细胞穿透肽

研究方法与实验指南

Cell-Penetrating Peptides Methods and Protocols

原著　[瑞典] Ülo Langel

主审　王　建

主译　付爱玲

中国出版集团

世界图书出版公司

西安　北京　广州　上海

图书在版编目(CIP)数据

细胞穿透肽 研究方法与实验指南/(瑞典)朗格尔著;付爱玲译. —西安:世界图书出版西安有限公司,2016.9
书名原文:Cell-Penetrating Peptides Methods and Protocols
ISBN 978-7-5192-0093-0

Ⅰ.①细… Ⅱ.①朗…②付… Ⅲ.①细胞生物学—研究—指南 ②细胞生物学—实验—指南 Ⅳ.①Q2-62②Q2-33

中国版本图书馆 CIP 数据核字(2015)第 219009 号

版权贸易登记号 25-2013-020

Translation from English language edition:
Cell-Penetrating Peptides
by Ülo Langel
Copyright © 2011 Humana Press
Humana Press is a part of Springer Science + Business Media
All Rights Reserved

细胞穿透肽研究方法与实验指南

原　著	[瑞典]Ülo Langel	
主　译	付爱玲	
责任编辑	杨　莉　　马元怡	

出版发行	**世界图书出版西安有限公司**	
地　址	西安市北大街 85 号	
邮　编	710003	
电　话	029-87233647(市场营销部)	
	029-87234767(总编室)	
传　真	029-87279675	
经　销	全国各地新华书店	
印　刷	陕西金德佳印务有限公司	
开　本	787mm×1092mm　1/16	
印　张	26	
字　数	480 千字	

版　次	2016 年 9 月第 1 版
印　次	2016 年 9 月第 1 次印刷
书　号	ISBN 978-7-5192-0093-0
定　价	130.00 元

序

Foreword

    细胞膜是细胞与细胞外环境之间的半通透性屏障,它将细胞内外分离开来,从而保障了细胞内环境的稳定性。尽管细胞的这层磷脂双分子膜对细胞的存活和功能必不可少,但在细胞内出现故障时,具有修理能力的蛋白质和核酸等大分子物质却难以进入细胞内并达到有效的浓度。近 20 年来,研究者发现自然界存在着可引导大分子物质进入细胞的多肽,即细胞穿透肽(cell-penetrating peptides,CPPs)。CPPs 的发现和快速发展,成为解决上述问题的有力工具。

    CPPs 是一类由 5~30 个氨基酸组成的短肽,其特征是可以有效地将其他物质转运至细胞内;有些 CPPs 甚至能够携带生物分子穿过哺乳动物的生理屏障;而有些 CPPs 本身具有生物学功能,因此,CPPs 在生物学基础研究和药物开发方面,均具有广泛而重要的应用前景。

    CPPs 作为一种新型多肽,其研究方法具有独特性。在技术手段上涉及了多个学科领域,包括药理学、生物化学与分子生物学、细胞生物学、药剂学、生物物理学等方面的内容,因此与传统的、比较局限的单学科内容不同。实验方法和技术是从事科学研究的必要手段,在进行 CPPs 研究时,有必要有一本反映时代进展、阐述 CPPs 实验方法的参考书。由瑞典 Stockholm 大学 Ülo Langel 教授主编的 *Cell-Penetrating Peptides Methods and Protocols* 一书涵盖了 CPPs 热点研究的多种技术手段,包括跨膜机制的研究方法、功能研究方法和体内实验技术等,参与人员包括了世界范围内从事 CPPs 工作的科学家,如 Alain Joliot、Steven F. Dowdy 等。

    目前,由付爱玲教授翻译的这本著作即将出版。通读全稿,感觉翻译内容清晰易懂,实验细节详实,尤其在每章后的注意事项中,详细罗列了实验必须注意的要点和条件,有利于初学者和研究人员顺利地进行实验操作。总之,该书的出版将为提高 CPPs 及相关研究提供很大帮助,是以为序。

中国科学院院士

前　言

1980 年代末至 2000 年代初,几个重要的实验推翻了蛋白质和多肽不能通透细胞膜的传统学说。第一个实验是在 1988 年,两个独立的研究组分别证明了 HIV 转激活子蛋白的细胞间穿梭能力[1,2];第二个实验是在 1991 年,Alain Prochiantz 研究组报道了触角同源区(一种果蝇同源蛋白)的细胞内在化现象[3],并且随后在 1994 年发现了 pAntp (43～58)或者称为穿透素(penetraxin)的短肽,是细胞内在化所的必需的区域[4]。今天,已报道了上百种这类短肽,它们被统称为细胞穿透肽(cell-penetrating peptides,CPPs)[5],一些实验组称其为蛋白转导区(protein transduction domains,PTDs)、特洛伊木马肽、模型双极性肽或膜转位序列。总体而言,目前仍难以对 CPPs 下准确的定义,因为它们的穿透机制尚不明确。尽管如此,如今对 CPPs 的理解是:CPPs 为一类含有 5～40 个氨基酸的短肽,具有进入细胞内部的能力,它们以内吞等多种机制进入细胞;当它们与生物活性分子通过共价或非共价方式连接后,可使生物分子转运入细胞[6]。

本书分为 5 个部分,覆盖了 CPPs 研究中最重要的方面。第一部分简短介绍了 CPPs 的研究历史、背景和分类,总结了预测它们的可能性;该部分还对 CPPs 的一个重要组分——穿透素的研究概况做了介绍。由于本书主要针对现有的 CPPs 研究方法,没有 CPPs 的摄取机制完全展开阐述。第二部分介绍了 CPPs 穿膜机制的检测方法。由于在与磷脂膜相互作用的细胞摄取中,CPPs 的结构起了重要作用,因此 CPPs 进入细胞的检测方法是本书的重要内容。这部分详细介绍了使用细胞组织化学、激光共聚焦技术、电子显微镜技术等检测 CPPs 的穿膜机制。在研究方法上,药物动力学和热力学摄取是研究 CPPs 机制的重要工具。第三部分阐述了 CPPs 的功能。例如使用 CPPs 的独特性质,研究细胞内(间)相互作用和信号转导的生化机制。CPPs 的功能是 CPPs 研究中最令人振奋的内容之一,在调节细胞内蛋白与蛋白之间相互作用中可能成为一种重要的药物治疗方法。第四部分总结了 CPPs 在应用领域的飞速发展,尤其在基因调节方面促进小干涉 RNA(siRNA)等寡核苷酸的转运,以诱导基因沉默。第五部分是这本书的另一个重要内容,讨论了 CPPs 在体内的应用,以及作为药物的应用前景,例如具有肿瘤选择性的柔性 CPPs 技术经过多年的发展,目前终于结出硕果,器官选择性的 CPPs 输送方法是近几年研究的热点,其他研究热点还包括 CPPs 与具有临床治疗价值的纳米颗粒和多聚物连接在体内的输送等等。

总之,在这 20 多年的研究历程中,对 CPPs 的研究不仅帮助我们拓宽了现有的理论知识和技术方法,更好地了解细胞对物质的摄取机制,还对临床药物的发展大有裨益。

Ülo Langel

参考文献

［1］Frankel A D,Pabo C O. Cellular uptake of the tat protein from human immunodeficiency virus. *Cell* 55,1988:1189-1193.

［2］Green M,Loewenstein P M. Autonomous functional domains of chemically synthesized human immunodeficiency virus tat trans-activator protein. *Cell* 55,1988:1179-1188.

［3］Joliot A,Pernelle C,Deagostini-Bazin H, Prochiantz A. Antennapedia homeobox peptide regulates neural morphogenesis. Proc. *Natl Acad Sci USA* 88,1991: 1864-1868.

［4］Derossi D,Joliot A H, Chassaing G, et al. The third helix of the Antennapedia homeodomain translocates through biological membranes. *J Biol Chem*,1994,269: 10444-10450.

［5］Hansen M, Kilk K, Langel U. Predicting cell-penetrating peptides. *Adv Drug Deliv Rev* 60,2008:572-579.

［6］Langel ü. Preface//Langel ü. Handbook of Cell-Penetrating Peptides. 2th ed. Boca Raton: *CRC Press/Taylor & Francis ü*, 2006.

原著作者

RACHIDA ABES

GUDRUN ALDRIAN

PAULO F. ALMEIDA

ANDREY A. ARZUMANOV

THOMAS J. BELL

MATTIAS BELTING

CORINNE BETTS

ROLAND BROCK

DAN BROWNE

DANIEL CAPALDI

YI-DA CHUNG

LIDIJA COVIC

LAURENCE CROMBEZ

MICHAEL D. DAKE

SÉBASTIEN DESHAYES

GILLES DIVITA

CHRISTIAN DOHMEN

STEVEN F. DOWDY

EDMOND DUPONT

JAMES EBERWINE

AKIKO EGUCHI

EMELÍA EIRÍKSDÓTTIR

SAMIR EL ANDALOUSSI

ANDERS FLORÉN

SHIROH FUTAKI

MICHAEL J. GAIT

JOSE GOMEZ

ASTRID GRÄSLUND

PETER GUTERSTAM

HIDEYOSHI HARASHIMA

STEPHEN D. HARRISON

FRÉDÉRIC HEITZ

TINA HOLM

LARS HOLMBERG

JOHN HOWL

MATTIAS HÄLLBRINK

SUZANNE L. JACQUES

HENRIK J. JOHANSSON

RANDOLPH M

EIJA JOKITALO

ALAIN JOLIOT

LISA RENEE JONES

SARAH JONES

KENTARO KOGURE

KARIDIA KONATE

GEORGIOS KOUKOS

ATHAN KULIOPULOS

PIRJO LAAKKONEN

ÜLO LANGEL

BERNARD LEBLEU

JANE LEE

TAAVI LEHTO

MARIA LINDGREN

MARK A. LINDSAY

ANNELY LORENTS

PER LUNDIN

DEREK MACLEAN

SHIGEMI MATSUYAMA

STERGHIOS A. MOSCHOS

HONG MOULTON

FRANZISKA MUSSBACH

IMRE MÄGER

LENA MÄLER

IKUHIKO NAKASE

PETER E. NIELSEN

KÄRT PADARI

CAROLINE PALM-APERGI

REGINA PIETRUCHA

MARGUS POOGA

ALAIN PROCHIANTZ

SIEGMUND REISSMANN

ANTTI RIVINOJA

PAUL D. ROBBINS

JONATHAN B. ROTHBARD

IVO R. RUTTEKOLK

HELIN RÄÄGEL

FATOUMA SAID HASSANE

AMER F. SALEH

RETO SAUDER

RUPA SAWANT

BUERK SCHAEFER

ANTHONY SCOZZARI

JOACHIM SEELIG

TAKEHIKO SHIRAISHI

KAREN G. SPINK

PILLE SÄÄLIK

BORIS TCHERNYCHEV

ULF TEDEBARK

VLADIMIR P. TORCHILIN

SARAH L. TRESSEL

WOUTER P. R. VERDURMEN

ERNST WAGNER

JACOB M. WAUGH

OLEG WERBITZKY

ANDERS WITTRUP

MATTHEW WOOD

HAIFANG YIN

MALIHA ZAHID

SI-HE ZHANG

ANDRÉ ZIEGLER

目录

Content

第一部分　总　论

第二部分　细胞穿透肽进入细胞的机制研究

第三部分　细胞穿透肽的功能研究

第一部分

总　论

第1章

细胞穿透肽的分类和预测

Maria Lindgren, Ülo Langel

摘要：细胞穿透肽(cell-penetrating peptides,CPPs)领域的研究改变了多肽难以进入细胞的传统观念。在过去的15年里,已证明有100多个氨基酸的多肽能够进入细胞,并且能够携带其他生物分子进行细胞内转运。这里总结和分析了CPPs的共性,并以此为基础,推测其他多肽是否具有细胞通透性。总之,本章通过多个实例介绍了CPPs的研究进展、分类和摄取机制,并对具有治疗潜力的CPPs进行了详细阐述。

关键词：细胞穿透肽;细胞摄取;胞内输送;药物转运;siRNA;选择性输送

1. 细胞穿透肽

在过去的几年里,细胞穿透肽(cell penetrating peptides, CPPs)或者称为蛋白转导区(protein transduction domains,PTDs)的相关文献数量快速增多。CPPs是输送生物活性分子进入细胞最有前途的载体之一,在未来的药物治疗中将起到重要作用[1-3]。CPPs能够促进不同类型的生物分子向细胞内转运,这些生物分子包括质粒 DNA、寡核苷酸、小干涉 RNA (short interfering RNA,siRNA)、肽核酸(peptide nucleic acid, PNA)、蛋白和多肽,以及脂质体和纳米颗粒等。

发现的第一批 CPPs 是天然蛋白的一部分,这些蛋白具有通透细胞的能力,如 pAnt 和 Tat(trans-activiting protein,反式激活蛋白)。随后设计合成了非天然 CPPs,如模型双极性肽(model amphipathic peptide,MAP)和其他没有任何天然母体蛋白的多肽等。尽管 CPP 的一级结构不同,但它们有共同的基本性质,即都具有转运其他分子进入细胞的能力,而这种性质使其成为了一类新型多肽,分类的方法已在"前言"中阐述。

在 CPPs 的分类中,有几个亚类。这几个亚类由他们的来源或序列特征所定义(表 1-1)。这种分类是理解 CPPs 功能机制和他们相互关系的一种方式,并用以阐明其他多肽是否为 CPP 家族的成员。

如上所述,天然来源的 PTDs 是 CPPs 的一种亚类。例如,CPP 中来源于同源蛋白的 pAnt 或称穿透素[2],由 Prochiantz 和 Joliot 两位科学家发现,他们认为 CPPs 或 PTDs 包含一个区域[4],细胞可以识别这个特殊的区域,并在细胞内转运中起着必要的作用。然而,一些文献认为不存在这个特殊的区域[5,6],这可能是由于天然来源的 CPPs,其结构与膜活性肽,如穿孔素或短杆菌肽结构相似,因此可能具有相似的功能,即进入非靶向细胞并引发内在免疫反应的溶酶体裂解作用[7]。

表 1 - 1　CPPs 家族的几个例子

家族	名称与序列	来源	参考文献
天然蛋白来源的多肽	穿透素 RQIKIWFQNRRMKWKK - NH$_2$	果蝇触角同源蛋白	[7]
	Tat(48~60) GRKKRRQRRRPPQ	人免疫缺陷病毒1(HIV - 1)的,Tat	[16]
	pVEC LLIILRRRIRKQAHAHSK - 酰胺	VE - 钙黏着蛋白	[58]
	VP22 肽 NAKTRRHERRRKLAIER	单纯疱疹病毒	[14]
嵌合肽	MPG GALFLGFLGAAGSTMGA - cya	HIV gp41 和猴病毒 40 T 抗原 NLS 融合序列的一个疏水区	[20]
	Pep - 1 KETWWETWWTEWSQPKKKRKV - cya	猴病毒大 T 抗原和 HIV 反转录酶的 NLS	[23]
	转运素/TP10 GWTLNS - / AGYLLGK^{a}INLKALAALAKKIL - NH$_2$	甘丙肽和肥大细胞脱粒肽	[6,25]
	M918 MVTVLFRRLRIRRACGPPRVRV - NH$_2$	肿瘤抑制蛋白 p14ARE,其中 3~8 为反转的 1~22 位氨基酸序列	[53]
	YTA2,4 YTAIAWVKAFIRKLRK - NH$_2$, IAWVKAFIRKLRKGPLG - NH$_2$	种子序列的 MMP 切割位点	[35]
合成肽	MAP KLALKLALKALKAALKLA	模型双极性多肽	[28]
	八聚或九聚精氨酸 RRRRRRRR/R	阳性电荷序列	[40,50]
	CADY GLWRALWRLLRSLWRLLWRA - cya	来源于 PPTG1 和带电荷的氨基酸	[32]
	POD GGG[ARKKAAKA]4	眼部转运多肽	[86]

—NH$_2$ 为 N 基末端;—cya 为 N—末端的巯乙胺;a 为侧链连接

2. CPPs 家族

根据 CPPs 的来源和序列特征,可将其分为 3 类:蛋白来源的多肽、嵌合肽和设计(合成)肽(表 1-1)。嵌合肽和设计肽的区别在于嵌合肽的部分序列来源于天然蛋白。

蛋白来源的多肽是最大、也是最为人熟知的一类 CPPs 家族成员,其中,pAnt 或穿透素的地位比较突出(第 2 章)。穿透素是一种同源区来源的多肽。同源区是作为转录因子的同源蛋白与 DNA 结合的一段序列,长度为 60 个氨基酸。穿透素的发现是在研究果蝇触角同源蛋白的内在化过程中,观察到分泌的转录因子可被周围活细胞所摄取[8];为进一步了解其进入细胞的机制,设计了几个位点突变的同源区,发现它的第三个螺旋(48~53 位氨基酸)是细胞穿透的必需结构[9],这些结果最终导致穿透素的发现(表 1-1),并且对其构效关系的研究又得到了几个具有穿透活性或没有活性的拟似物[11]。穿透素是目前文献中应用最为广泛的 CPPs。

来源于 Tat 蛋白的 CPP 是蛋白的部分序列(86~102 位氨基酸)。Tat 蛋白参与 HIV 的复制,它包含 3 个不同的功能区[12,13]:①对转录激活重要的酸性 N—末端区;②含有锌指模块的富半胱氨酸 DNA 结合区(22~37 位氨基酸);③与入核有关的碱性区(49~58 位氨基酸)。与同源蛋白和单纯疱疹病毒类型 1 蛋白 VP22 相似[14],Tat 蛋白被活细胞分泌后,随即进入周围细胞[13,15]。Tat 蛋白进入细胞具有时间和浓度依赖性,但低温可部分抑制其细胞穿透能力。Tat 蛋白中穿透能力最强的片段是 Tat 48~60,该片段包含了蛋白的整个碱性区[16]和核定位信号区(nuclear localization signal, NLS)。NLS 本身不能进入细胞,但可使 CPP 进入细胞后定位于细胞核。另外,Tat 48~60 虽然不像穿透素那样含有螺旋结构,但仍可以进入细胞,并聚集于细胞核[16]。随后,将 Tat 48~60 简化为 6~9 个精氨酸(表 1-1),其功能与 CPP 相同,目前作为 CPP 应用于重组蛋白的构建[17,18]。

第二个 CPPs 家族是嵌合肽,它们的部分序列来源于天然多肽或蛋白,如蛋白的信号序列或 NLS。其中信号序列可被受体蛋白识别,帮助蛋白前体进入细胞器,例如内质网或线粒体,以及具有相同结构特征的区域。与 NLS 偶联的信号序列可进入一些细胞器并浓集于核。例如,卡波西肉瘤纤维母细胞生长因子 1[19]、HIV-1gp41 融合区的疏水区[20]、保守的免疫球蛋白轻链 Ig(v)信号肽[21]和来源于核转录因子 κB(nuclear transcription factor κB, NF-κB)[22]或猴病毒 40(Simian virus 40, SV40)T 抗原的 NLS 连接形成的嵌合肽[23]。

来源于甘粒肽(galparan)的转运素[24],由神经肽甘丙肽 1~13 和黄蜂毒素肽肥大细胞脱粒肽融合而来。它的产生是源于使用嵌合方法开发甘丙肽受体的抑制剂,当时已知甘丙肽的脯氨酸 13 和 $N\varepsilon$ - 生物素 - 赖氨酸的取代物对甘丙肽受体的亲和力相似,将这两种取代物加入到细胞培养基后,观察到甘丙肽或脯氨酸 13 不能进入细胞,但甘丙肽或 $N\varepsilon$ - 生物素 - 赖氨酸分布在细胞质和细胞核,这个能通透细胞的多肽后来被命名为转运素(表 1 - 1)[25]。在大量的类似物中,转运素 10(transportan 10,TP10)最有效,因此被大量应用于外源物质的细胞内转运[26,27]。

合成肽的结构多被设计形成双极性 α 螺旋,因此成为目前同源性最高的 CPPs 家族。最早合成的 CPPs 为模型双极性肽(model amphipathic peptide,MAP)。它的合成是在研究肥大细胞脱粒肽和 P 物质等多聚阳离子肽与 G 蛋白之间可能存在直接接触时,Oehlke 等[28]设计了一个包含 18 个氨基酸的 MAP(表 1 - 1)。这个肽能以能量依赖性或非依赖性的途径进入巨细胞和内皮细胞,并且可作为其他多肽的转运载体[29]。MAP 在 ≥4μmol/L 时显示出浆膜穿孔毒性,但其他几个类似物却具有毒性低、细胞摄取率高的特点[30]。

Divita 研究组开发了几个 CPPs,与 ON 和 siRNA 非共价结合后,以实现它们的细胞内转运[31]。CADY 也是合成 CPP 家族里的一份子(表 1 - 1)[31,32]。CADY 通过其双极性肽与压缩质粒的性质,非共价连接 ON 和 siRNA,以介导它们的细胞内转运[33]。

另外两个合成 CPPs 的例子是 YTA - 2 和 YTA - 4(表 1 - 1)。这两个肽的设计是以一个相对非特异的基质蛋白酶切位点对应的一个小氨基酸片段作为种子序列,然后根据 Hällbrink 的 CPPs 序列预测方法[34],在种子序列上增加几个氨基酸,使其具有膜通透性。实验证明 YTA - 2 和 YTA - 4 均能够将荧光素和氨甲蝶呤(MTX)等化合物转运进入耐药性的乳腺癌细胞[35]。

如前所述,目前已有超过 100 个多肽序列被认为是 CPP。这里仅陈述了几个最常用和新近报道的 CPP,以说明 CPP 成员的发现历史。

3. 穿膜机制

文献中关于 CPPs 的主要研究内容是证明其能够成功用作转运载体,其次就是 CPPs 进入细胞的机制(图 1 - 1)。

当对比一些 CPPs 的一级结构时,容易发现它们与裂解肽,如蜂毒肽、爪蟾抗菌肽、穿孔素或其他蛋白有一定程度的相似性。细胞裂解肽能够在细胞膜上聚集并使膜形成孔洞,通过这些孔洞裂解肽进入细胞。这种直接穿透的方式会使细胞膜遭到破坏,最终可能导致细胞死亡;另外,蛋白质还可通过受体介导的内吞方式进入到细胞内,例如胰岛素或甘丙肽与细胞膜上的

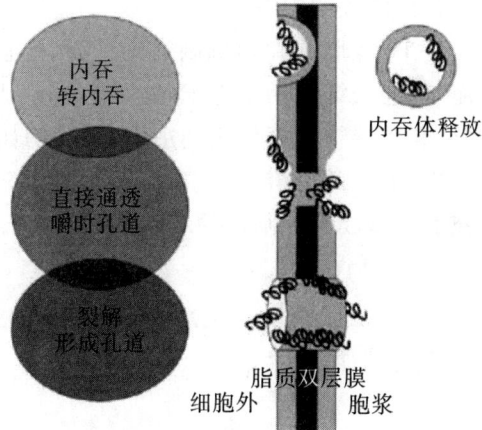

图 1-1　CPPs 进入细胞的可能机制(圆圈内表示有争议的穿膜机制)

受体结合后,经内吞方式进入细胞。这种内吞转运方式需要在细胞表面有一个特异性的受体,并且有一定的机制调节细胞摄取,但这种摄取方式对细胞不产生毒性。胰岛素和甘丙肽本身不是 CPP,没有显示出能够作为 CPP 转运载体的能力。由上述两种蛋白质的入胞机制进行推测,CPPs 可能兼有两种细胞转运方式的某些特征,具有无毒和大量转运的独特能力。

目前的观点认为,CPP 至少有两个比较合理的入胞机制:内吞和直接穿透。不同的 CPP 穿膜机制不同。一个 CPP 的具体机制有赖于几个参数,如分子大小(偶联物)、温度、细胞类型和细胞内外的稳定性等[36,37]。

尽管 CPPs 进入细胞的机制仍存在争议[38],但第一批报道的 CPPs,尤其是 Tat 和穿透素,以及多聚 Arg[39-41]、转运素[25]、MPG[20] 或 Pep-1[42] 等,能够以不依赖能量的途径通过浆膜。由于以往多聚甲醛固定细胞的方法导致富含阳离子的 CPPs 在细胞内重新分布[45],产生 CPPs 不依赖能量在脂质双分子层上直接穿透的错误判断,所以目前使用显微镜观测 CPPs 的细胞内转运和定位均在活细胞上进行[46,47]。

后来报道的 TP10、抗生素和细胞裂解肽可通过结构中的螺旋构象或疏水序列增加与浆膜的结合,然后在膜上形成一些瞬时的孔洞[42,48],通过这些孔洞,CPPs 直接进入细胞,细胞通过囊泡与胞浆膜的融合,从而对破坏膜进行修复[49]。已经证明一些低浓度的 CPPs 通过该方式进入细胞,膜修复系统可能与细胞膜的完整性有关。

富含精氨酸的短 CPPs 主要通过内吞方式进行细胞摄取[50-52]。首先,富含阳离子氨基酸残基的 CPP 与细胞膜上的阴离子组分,如硫酸肝素、唾液酸或者磷脂酸以静电作用结合[8,53-55];然后,不同的 CPPs 以不同形式的内吞途径进入细胞,如形成细胞质膜微囊(胞膜窖)、巨胞饮、网格蛋白依赖的途径或者胆固醇依赖的网格蛋白介导的途径[56-59]。另外,不同的肽浓度可能以不同的内吞方式进入细胞[4],例如,较高浓度 CPPs(>10μmol/L) 的入胞机制可能是能量依赖的内吞途径[36,52]。

虽然 CPPs 入胞的确切机制尚不清楚,但已明确 CPPs 的连接物如 CPPs 或寡核苷酸,进入细胞后被包裹在囊泡中。促进分子从囊泡的逃逸必然是提高 CPPs 或连接物发挥作用的适当方法,例如,硬脂酸化的精氨酸 9 肽或者富脯氨酸的 CPPs 的水溶性较高,从而提高囊泡膜的不稳定性,最终使 CPPs 连接的分子被释放到细胞内[60,61]。

---

4. 能否预测 CPPs 进入细胞?

在确认成为 CPP 前,一个多肽至少需要经过 3 个不同实验的检测[62,63]。但适当的预测手段,可初步预测多肽的细胞通透能力。多肽的这种能力基本上由其一级结构的氨基酸性质所决定。

Hällbrink 等提出了预测多肽是否具有膜通透能力的方法[34]。这个方法是将已知的细胞穿透序列文库与其他无通透活性的多肽类似物进行对比,从而得到 CPPs 这类多肽特征性的参数,如部分亲和力、pKa、分子量以及氢键形成能力等。待预测多肽的性质如果恰好落在这些参数范围内,则可能成为一个 CPP。这种预测方法成功测试了已知的 CPPs,但不包括 Tat 肽。尽管如此,这种方法仍可用于筛选随机的蛋白序列,即从头设计 CPPs。

将已知的 CPPs 按照生物进化的原则排列成系统谱系,发现蛋白来源的多肽、嵌合肽或合成肽在它们各自的类别内(而不是类别间),具有密切的关联或能够形成簇系[64]。

另一个相似的例子见于 1990 年代末,Duguid 等人报道了通过生化方法来预测质粒递送肽的效果[33]。这种方法也是基于多肽的"整体"性质,而不是简单的一级结构序列。

目前预测 CPP 的准确度大概为 80%。YTA 肽就是预测方法合成的一个细胞穿透种子序列[35]。

---

5. 应 用

至今,以 CPPs 作为药物载体,通过共价或者非共价连接方式,向体内或体外成功输送外源物质的数量已超过 300 种。CPPs 作为载体的优势在于低毒性和无细胞类型的限制。尽管 CPPs 可输送大量不同类型和大小的物质(小分子、寡核苷酸、质粒 DNA、肽、蛋白质、纳米颗粒、脂质体、病毒和量子点等)进入细胞,但实际应用多集中在寡肽、蛋白质、核酸或类似物的细胞转运(图 1 - 2)。目前 siRNA 等核酸类物质的胞内转运是 CPPs 研究领域中的热点。

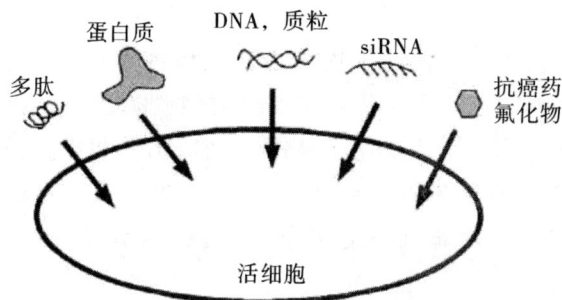

图 1-2 CPPs 向体内外细胞转运物质

在抗癌药物研究方面,CPPs 可用于增加化疗药物的抗癌效果。例如,Tat-阿霉素连接物有效促进抗药性 MCF-7 或 ADR 乳腺癌细胞的死亡[65];YTA2 和 YTA4 使氨甲蝶呤对抗 MTX 的乳腺癌细胞 MDA-MB-231 的敏感性提高了 100 倍,并增加了药物对抗药性肿瘤细胞的效果[35],其中 MTX、MTX-YTA2 和 YT2 的估计 EC50s 分别是 18.5μmol/L、3.8μmol/L 和 2μmol/L,这证明了 CPPs 可引导作用明确的治疗分子进入药物。另外,一些凋亡诱导肽与 CPPs 连接后,抗肿瘤效果明显增强。

由于 CPPs 本身没有细胞特异性,因此当 CPPs 与常规的抗癌药或抗菌(抗凋亡)肽连接后,在体内应用时可产生副作用。提高特异性的一个方法是在 CPP 中加入管家序列,例如,通过体内噬菌体文库的筛选得到靶向肿瘤血管的管家序列[66,67],化合物与含有管家序列的 CPPs 连接后,可靶向肿瘤组织转运。PEGA 肽(可在小鼠胸腺癌细胞中浓聚)与含有管家序列的 pVEC 连接后,在体内仍可聚集于胸腺癌细胞,并且 PEGA-pVEC 融合肽与苯丁酸氮芥结合后,可明显增加后者的抗癌效果[68]。

在神经科学研究领域,CPPs 是神经退行性疾病中帮助神经元恢复的有用工具[69,70]。CPPs 被用于检测 β 淀粉肽的功能和毒性[71,72]、凋亡过程[73]、轴突研究[71,74]和神经损伤等[75]。由于血-脑屏障的存在,基因或蛋白质不能进入中枢神经系统,而 CPPs 可携带外源性物质进行跨屏障转运,这对中枢神经系统疾病的治疗尤其具有吸引力[4,6]。

寡核苷酸作为治疗分子的主要障碍是真核细胞膜对 DNA 的通透性差、在细胞内到达靶位的效率低,这两个因素严重制约着寡核苷酸的开发。基因转运载体的研究直接关系到新型药物分子的发展。因此,大量的非病毒载体被用于临床前研究和临床试验,包括脂类、多聚阳离子、纳米粒子和多肽[76,77]。

CPPs 能够输送种类繁多的物质进入细胞,所转运的物质在大小和化学性质上有极大不同。因此,需要不同的连接方法,通过共价或者非共价偶联,或者二者联合使用,将 CPP 与外源性物质连接以便于应用。选择合适连接方法的原则在于:合理性、可重复性、在化学计量学上的可控性。CPPs 与寡核苷酸可非共价连接[78],也可通过双硫键共价连接[79],这依赖于寡核苷酸的结构和性质。尽管共价连接方法在体内应用时便于定量和检测,但可能改变连接物的性质。一些 CPPs 与连接物非共价连接后,形成稳定的纳米粒子而不需要化学交联或化学修饰,例如,MPG 可向体外和体内细胞输送核酸(质粒 DNA,寡核苷酸或 siRNA);Pep 将蛋白质和多肽转运入多种细胞株和体内细胞[80,81]。非共价连接方法也扩展到其他 CPPs,包括 Tat 和转运素等[82-84]。

6. CPP 研究的热点

如前所述,CPP 研究的热点是 siRNA 的体内外转运。靶向特异组织 CPPs 的设计和开发也是目前研究的主要内容。

RNA 干涉曾经是生物学领域的一个重大发现,今天已成为最具挑战性的治疗方法之一。理论上,siRNA 能够特异性抑制任何蛋白质的表达,然而,将 siRNA 直接注射到动物体内后,siRNA 进入细胞的效率低,并且容易被肝脏和肾脏快速代谢。CPPs 可使 siRNA 通过细胞膜,是少数能够高效转运 siRNA、无毒和无免疫原性的药物载体。高效的药物摄取明显降低了达到效果所需的剂量,从而部分消除了由于缺乏特异性而产生的副作用。

胆固醇修饰的 Tat 和穿透素的生物稳定性提高[3],并且可将 siRNA 输送至肺。修饰的 CPPs 也可进行鼻黏膜和视网膜靶向转运[85,86]。

一种向细胞内输送 siRNA 的方法是将 CPPs、双链 RNA 和 RNA 结合蛋白组成复合物[87],其中结合蛋白与 siRNA 高亲和力结合后,屏蔽 siRNA 的负电荷,CPPs 引导复合物进入细胞。

使用多肽进行特异性的细胞转运,尤其是靶向肿瘤转运的报道日渐增多[88]。这种方法的大体思路是增添与目的组织具有较高亲和力的配基[68],从而在靶组织内 CPPs 发挥细胞穿透作用[89,90]。抗癌药物的靶向治疗可在极低剂量下特异性杀死肿瘤细胞,避免过多的副作用[91,92]。另一个靶向治疗的目的是肿瘤成像[93],以提高肿瘤手术的成功率。此外,将多肽作为药物的观点使得基于多肽的靶向治疗在药物发展中将占有一席之地[94]。

最后,CPPs 作为实验工具在市场上销售,例如,商业化的穿透素含有一个对亲核攻击敏感的活性基团——巯基,巯基可与任何连接分子之间自发形成双硫桥,从而使 CPPs 和连接物之间容易形成稳定的共价键,以利于转导。当然,也有大量的报道是将 CPPs 与连接物简单混合,制备出的混合物即能产生作用,例如 Pep-1,商品名为"Chariot"[42],与化合物混合后,可直接进入细胞[31]。

7. 结论和应用前景

　　一直以来,由于多肽和寡核苷酸的生物膜通透性低、降解速度快,因此被普遍认为应用价值有限。但 CPPs 的出现迅速改变了这种观点,现在认为多肽和寡核苷酸可以作为药物应用。

　　另外,目前的研究显示 CPPs 在体内足够稳定[95-98],化学修饰或基团取代后半衰期延长,如 D-氨基酸替换或聚乙二醇修饰[88,89,99]。CPPs 的另一个细胞非特异性问题也即将解决。

　　多肽与小分子有机分子相比有诸多优点,例如,高效性、高特异性和低毒性。他们没有药物-药物相互作用的问题,并且不激活免疫系统,如 CPPs 可用于输送疫苗。

　　CPPs 的发现和应用,开辟了一条崭新的药物输送和药物研发的途径,解决了药物如小分子化合物、肽、蛋白和核酸的细胞转运和生物利用度的问题。CPPs 总体上有以下优势:入胞速度快,转导效率高,生理状态下稳定,无毒,无免疫性[95,101]。但在其发现 20 多年后,CPPs 仍徘徊在临床治疗的门口。在过去 10 年中,CPPs 的临床前研究、临床 I 期和 II 期实验的成功,显示了其临床应用的希望和巨大潜力。可以预见,CPPs 对药物和生物学的发展将产生深远的影响。

致　谢

　　本工作由瑞典研究委员会(VR-NT)、Stockholm 大学生物膜研究中心,以及 Knut 和 Alice Wallenberg 基金会资助。

参考文献

[1] Jarver P, Langel ü. The use of cell-penetrating peptides as a tool for gene regulation. *Drug Discov Today*, 2004, 9 : 395-402.

[2] Joliot A. Transduction peptides within naturally occurring proteins. *Sci STKE*, 2005 : 54.

[3] Moschos S A, Jones S W, Perry M M, et al. Lung delivery studies using siRNA conjugated to TAT(48-60) and penetratin reveal peptide induced reduction in gene expression and induction of innate immunity. *Bioconjug Chem*, 2007, 18 : 1450-9.

[4] Dupont E, Prochiantz A, Joliot A. Identification of a signal peptide for unconventional secretion. *J Biol Chem*, 2007, 282 : 8994-9000.

[5] Hallbrink M, Florén A, Elmquist A, et al. Cargo delivery

[6] kinetics of cell-penetrating peptides. *Biochim Biophys Acta*, 2001, 1515 : 101-9.

[6] Lindgren M E, HallbrinkM. M, Elmquist A M, et al. Passage of cellpenetrating peptides across a human epithelial cell layer in vitro. *Biochem J*, 2004, 377 : 69-76.

[7] Ma H L, Whitters M J, Konz R. et al. IL-21 activates both *innate* and adaptive immunity to generate potent antitumor responses that require perforin but are independent of IFN-gamma. *J Immunol*, 2003, 171 : 608-15.

[8] Joliot A, Pernelle C, Deagostini-Bazin H, et al. Antennapedia homeobox peptide regulates neural morphogenesis. *Proc Natl Acad Sci U S A*, 1991, 88 : 1864-8.

[9] Derossi D, Joliot A H, Chassaing G, et al. The third helix of

the Antennapedia homeodomain translocates through biological membranes. *J Biol Chem*,1994,269:10444-50.

[10] Derossi D, Chassaing G, Prochiantz A. Trojan peptides: the penetratin system for intracellular delivery. *Trends Cell Biol*, 1998,8: 84-7.

[11] Derossi D,Calvet S,Trembleau A,et al. Cell internalization of the third helix of the Antennapedia homeodomain is receptor-independent. *J Biol Chem*,1996, 271:18188-93.

[12] Ruben S. , Perkins A,Purcell R,et al. Structural and functional characterization of human immunodeficiency virus tat protein. *J Virol*,1989,63:1-8.

[13] Vogel B E,Lee S J, Hildebrand A,et al. A novel integrin specificity exemplified by binding of the alpha v beta 5 integrin to the basic domain of the HIV Tat protein and vitronectin. *J Cell Biol*,1993,121: 461-8.

[14] Elliot B C, Wisnewski A V, Johnson J,et al. In vitro inhibition of Cryptosporidium parvum infection by human monoclonal antibodies. *Infect Immun*,1997, 65:3933-5.

[15] Ensoli B, Buonaguro L, Barillari G,et al. Release, uptake, and effects of extracellular human immunodeficiency virus type 1 Tat protein on cell growth and viral transactivation. *J Viro*,19931, 67:277-87.

[16] Vives E, Brodin P, Lebleu B. A truncated HIV-1 Tat protein basic domain rapidly translocates through the plasma membrane and accumulates in the cell nucleus. *J Biol Chem*, 1997,272:16010-7.

[17] Schwarze S R, Ho A, Vocero-Akbani A,et al. In vivo protein transduction: delivery of a biologically active protein into the mouse. *Science*,1999,285:1569-72.

[18] Futaki S, Nakase I,Tadokoro A,et al. Arginine-rich peptides and their internalization mechanisms. *Biochem Soc Trans*, 2007,35: 784-7.

[19] Lin M. L,Bertics P J. Laminin responsiveness is associated with changes in fibroblast morphology, motility, and anchorage-independent growth: cell system for examining the interaction between laminin and EGF signaling pathways. *J Cell Physiol*,1995, 164:593-604.

[20] Morris M. C, Vidal P, Chaloin L,et al. A new peptide vector for efficient delivery of oligonucleotides into mammalian cells. *Nucleic Acids Res*,1997, 25:2730-6.

[21] Chaloin L,Vidal P, Heitz A,et al. Conformations of primary amphipathic carrier peptides in membrane mimicking environments. *Biochemistry*,1997,36:11179-87.

第2章

穿透素的故事

Edmond Dupont, Alain Prochiantz, Alain Joliot

摘要：细胞穿透肽（CPPs）通常是指能够进入细胞内基质的疏水性短肽，学术研究和实际应用对其感兴趣的原因包括以下两个方面：①CPPs可直接通透生物膜，颠覆了亲水性大分子不能通透生物膜的观念；②CPPs能够协助亲水性负载物进入细胞，从而使治疗性药物的发展摆脱了生物膜的限制。有趣的是，目前两个最常用的CPP：Tat和穿透素，均来源于天然蛋白HIV Tat蛋白和果蝇触角同源蛋白。对穿透素的认识和确定与其母体蛋白的研究有密切的关系。

关键词：穿透素；细胞穿透肽；同源区；同源蛋白

1. 概 述

亲水性分子难以通透生物膜的学说在历史上极具权威性。20年前，CPPs从两个互不相关的研究——HIV转录调节因子Tat蛋白和果蝇触角同源蛋白的研究开始被发现。在这两个研究中，均需要确定蛋白的细胞活性，要求将蛋白添加到细胞培养基中，但意料之外地观察到了它们竟然能够进入细胞，结果发现了细胞穿透肽。

2. 意料之外的研究——穿透素的来历

1988年，有文献报道了细胞可俘获HIV Tat并将其输送到细胞核[1,2]。与此同时，在研究神经元形状与位置关系的基础上，开始了对同源蛋白转录因子功能的探索。

1880年代中期，观察到脑神经元的伸展方式依赖于共培养的星形胶质细胞[3,4]。尤其令人吃惊的是，只有神经元和星形细胞来源于同一脑区时，树突才能形成。这些结果表明多型性发育程序和位置信息之间有一个理论上的联系。同时，在果蝇中发现了转录因子的同源蛋白家族，该家族的功能与组织形状和位置信息有关。因此，推测在多细胞水平上神经元形状的多型性发育程序可能也适用于单细胞水平。

同源蛋白的本质其实是与 DNA 结合的同源区。这个区域在各物种中高度保守。它由 3 个 α 螺旋组成,其中第三个螺旋在识别 DNA 靶位时尤为重要[5]。将果蝇同源区序列(Antennapedia homeodomain, AntpHD)注射到单个神经元中,注射的同源区可进入细胞核,并在相同的 DNA 位点拮抗内源性同源蛋白的作用[6-8]。意外的是,当将 AntpHD 加入培养基作为对照时,观察到同样的现象。这个结果提示 AntpHD 可能能被细胞摄取。随后的实验证明了这种可能性,并且合成的 60 个氨基酸的 AntpHD 长肽可进入细胞并定位于细胞核[8]。

3. 同源区转位

当试图分析同源区的神经刺激功能和作用机制时,发现两个不同的点突变可影响蛋白或 DNA(AntpHD 50A)相互作用的特异性,或者同源区(AntpHD 48S)的结构[9-11]。两个突变体的 DNA 结合能力不仅降低(AntpHD 50A)或者完全消失(AntpHD 48S),而且还丧失了生物活性(刺激神经元生长)。更重要的是,1 个丝氨酸残基取代了 3 个连续的氨基酸(Trp 48、Phe 49 和 Glu 50)的 AntpHD 48S 突变体的细胞转位活性完全丧失。并且 Trp 48 和 Phe 49 在几乎所有的同源区内均具有保守性,并对同源区结构尤为重要[10]。

这个结果在意料之外,打断了研究者曾决定研究同源区入胞机制的实验安排。有趣的是,在观察中发现 AntpHD 在细胞质内分布不均一,并大部分聚集于细胞核。另外,在 4℃ 时细胞对 AntpHD 仍有摄取,并显示同样的不均匀染色。为排除细胞固定对分布的影响,在活细胞上用 FITC 标记的同源区进行相同的实验,共聚焦显微镜确定了相同的实验结果[8]。最后,证明了 AntpHD 在 4℃ 和 37℃ 两种温度下能够完整地进入细胞核,提示细胞内降解非常有限[12]。

4. 穿透素多肽

AntpHD 48S 的结果提示在其第三个螺旋中存在一个细胞定位序列。化学合成构成螺旋的 16 个氨基酸(同源区的 43~58 位),N—末端连接生物素后可进入活细胞[13]。而这个多肽删除 N—末端或 C—末端的极短形式,则不能进入细胞,揭示这 16 个氨基酸的多肽是内在化的必需序列。

与 AntpHD 相似,穿透素在 4℃ 和 37℃ 时均能以能量非依赖的机制进入细胞,并且进入胞浆和核后的浓度没有明显降低[13]。穿透素与 Tat 和寡精氨酸肽在含有高比例碱性氨基酸方面非常相似[14-17]。然而,穿透素的特殊性在于疏水性基团,尤其是色氨酸,对穿透过程至关重要[13],并且穿透素和其他阳离子 CPPs 在细胞内的活动也不相同。尽管生物物理学和生物学方法极大地帮助人们了解穿透素,但全面理解它们的穿膜机制仍需进一步研究。

4.1. 电荷和疏水性:双模式的相互作用

由于 D 型氨基酸组成的反相 D‑穿透素与穿透素的内在化程度相同[18],表明穿透素跨膜转运时不需要镜像膜受体。另一方面,在离子型表面活性剂存在的条件下,穿透素具有形成多聚体的独特能力,因此详细检测了穿透素或脂质之间的相互作用[13]。生物物理学研究表明,穿透素首先主要通过静电作用与磷酸酯质阴离子相互作用,然后插入脂质双层膜[19-21]。尽管开始的研究强烈支持穿透素与脂质的头部相结合,以不利于直接穿透的方式穿过双层膜[22,23],但最近更多的实验模型和技术揭示了穿透素诱导了类似电穿孔的方式以通透脂质双层膜[19,24,25]。最近,使用新型固态 NMR 技术检测到非聚集的穿透素可自动插入到脂质双层膜内部成分中[26],若没有脂质成分的存在,则穿透素难以进行转位[27-29]。

穿透素或脂质之间的相互作用是双方的契合过程。穿透素在水溶液里是无规则线圈结构,但在阴离子的磷酸脂质溶液中结构发生改变:在肽或脂质比例低(1∶325)时,穿透素呈现 α 螺旋构象[13,30-33];在肽或脂质比例高(1∶10)时,穿透素呈现反向平行的 β 折叠构象[21,33,34];此外,穿透素可改变脂质双层膜的组成,当穿透素插入双层膜深处时脂质芳香链的位置发生改变[35];当穿透素加入到脑脂质混合液时,能够诱导六方相的形成[31]。因此,当穿透素加入到伪亲水性的环境后,诱导脂质结构瞬时重组,从而使穿透素从细胞外转移到细胞质。

4.2. 肽转位中结构参数的影响

突变分析证明了疏水和电荷性质对穿透素功能的影响:碱性残基的突变有利于肽插入脂酰基链,但使双层膜不稳定[36];疏水性的增加也使细胞膜出现瞬时的不稳定[37,38]。所有证据均说明穿透素的疏水性和电荷性之间细微的交互作用是转位所必需的。实际上,极小的修饰,例如仅用两个苯丙氨酸残基取代两个色氨酸残基,在活细胞中也能改变肽与脂的相互作用,从而造成膜穿透功能丧失[13,35,37,39]。相反,螺旋构象和双极性对肽的转位似乎不必要[18]。实际上,通过突变增加穿透素的双极性,将增强肽的细胞毒性而不是转位效率[40]。

4.3. 穿透素内在化机制

最近在活细胞上对穿透素内在化机制的研究表明,其内在化过程比原来预想的更为复杂,可能主要通过细胞摄取,并且摄取后多肽存在于囊泡中[14,15]。这个机制与直接穿透的内在化过程(尤其在4℃)和生物物理研究结果不一致。事实上,没有理由排除穿透素能够以依赖细胞类型和负载物的内吞方式进入细胞。与Tat不同,内吞可能并不是穿透素进入胞浆和核内的唯一途径。细胞摄取穿透素可能是通过细胞表面高度阴性电荷的糖类,尤其是糖胺聚糖(glycosaminoglycans,GAGs)。复合糖能够限制穿透素插入细胞膜,刺激穿透素聚集并且诱导内吞[41]。同时,GAGs可能增加膜附近的肽浓度,有利于与磷脂膜相互作用并诱导转位。

其他几个研究还证明了穿膜机制的多样性[36,42,43]。例如,穿透素在HeLa和MC57细胞株中的内在化方式明显不同,巨胞饮抑制剂乙基异丙基阿米洛利(ethylisopropyl amiloride,EIPA)在高浓度(50μmol/L)而不是低浓度(10μmol/L)时,可降低细胞对穿透素的摄取[17,44]。

5. 应　用

在发现同源区不久,就验证了它可用于向细胞内有效递送生物活性分子。靶向β淀粉肽和前体蛋白的反义寡核苷酸和rab3a羧基末端的蛋白区分别与AntpHD连接后,可引导它们有效进入细胞[45,46]。体内应用AntpHD作为载体的第一个例子是介导来源于HLA-cw3细胞毒素-T-细胞的多肽进入细胞,以诱导T细胞反应[47]。向细胞内运送寡肽和寡核苷酸时,可用16个氨基酸的穿透素取代AntpHD作为载体[48,49]。自此,从转运物质(从小分子药物到纳米粒子)到生物学领域(体内和体外),穿透素的应用范围快速扩展[50]。需要提及的是,尽管大量的多肽具有细胞通透性,但仅小部分具有生物载体功能。

6. 结　论

在发现CPPs最初的10余年中,总有人询问CPPs的发展是否成熟。原来的观点认为,神奇的CPPs能够转运任何亲水性分子进入细胞,目前这个观点因更复杂的情况得到改变,例如负载物的性质、与CPPs连接的方式,或者细胞器靶向等均能影响CPPs的细胞通透性。对这个领域的了解,仍较大程度地停留在实验上,往往依赖于复杂的实验方案,而简便的预测方法将会进一步促进CPPs的发展。

参考文献

[1] Frankel A D,Pabo C O. Cellular uptake of the Tat protein from human immunodeficiency virus. *Cell*, 1998, 55: 1189-1193.

[2] Green M,Loewenstein P M. Autonomous functional domains of chemically synthesized human immunodeficiency virus tat trans-activator protein. *Cell*,1988,55:1179-1188.

[3] Denis-Donini S, Glowinski J, Prochiantz A. Glial heterogeneity may define the three-dimensional shape of mouse mesencephalic dopaminergic neurons. *Nature*,1984, 307: 641-643.

[4] Chamak B, Fellous A, Glowinski J , et al. MAP2 expression and neuritic outgrowth and branching are coregulated through region-specific neuro-astroglial interactions. *J Neurosci*, 1987, 7:3163-3170.

[5] Gehring W J, Qian Y Q, Billeter M,et al. Homeodomain-DNA recognition. *Cell*,1994, 78:211-223.

[6] Ayala J,Touchot N, Zahraoui A,et al. The product of rab2, a small GTP binding protein, increases neuronal adhesion, and neurite growth in vitro. *Neuron*,1990, 4: 797-805.

[7] Borasio G D, John J, Wittinghofer A, et al. ras p21 protein promotes survival and fiber outgrowth of cultured embryonic neurons. *Neuron*, 1989,2: 1087-1096.

[8] Joliot A,Pernelle C, Deagostini-Bazin H, et al. Antennapedia homeobox peptide regulates neural morphogenesis. *Proc Natl Acad Sci U S A*,1991, 88:1864-1868.

[9] Bloch-Gallego E,Le Roux I,Joliot A H,et al. Antennapedia homeobox peptide enhances growth and branching of embryonic chicken motoneurons in vitro. *J Cell Biol*, 1993,120:485-492.

[10] Le Roux I. ,Joliot A H, Bloch-Gallego E,et al. Neurotrophic activity of the Antennapedia homeodomain depends on its specific DNAbinding properties. *Proc Natl Acad Sci U S A*, 1993,90:9120-9124.

[11] Le Roux I, Duharcourt S, Volovitch M,et al. Promoterspecific regulation of gene expression by an exogenously added homedomain that promotes neurite growth. *FEBS Lett*, 1995,368: 311-314.

[12] Joliot A H,Triller A,Volovitch M,et al. Alpha-2,8-Polysialic acid is the neuronal surface receptor of antennapedia homeobox peptide. *New Biol*, 1999, 3:1121-1134.

[13] Derossi D,Joliot A H, Chassaing G,et al. The third helix of the Antennapedia homeodomain translocates through biological membranes. *J Biol Chem*, 1994, 269: 10444-10450.

[14] Duchardt F,Fotin-MLeczek M,Schwarz H,et al. A comprehensive model for the cellular uptake of cationic cell-penetrating peptides. *Traffic*, 2007,8:848-866.

[15] Maiolo J R, Ferrer M, Ottinger E A. Effects of cargo molecules on the cellular uptake of arginine-rich cell-penetrating peptides. *Biochim Biophys Acta*, 2005,1712:161-172.

[16] Manceur A,Wu A, Audet J. Flow cytometric screening of cell-penetrating peptides for their uptake into embryonic and adult stem cells, *Anal Biochem*, 2007,364:51-59.

[17] Nakase I, Niwa M, Takeuchi T,et al. Cellular uptake of arginine-rich peptides: roles for macropinocytosis and actin rearrangement. *Mol Ther*, 2004,10:1011-1022.

[18] Derossi D,Calvet S, Trembleau A,et al. Cell internalization of the third helix of the Antennapedia homeodomain is receptor-independent. *J Biol Chem*, 1996,271:18188-18193.

[19] Binder H,Lindblom G. Chargedependent translocation of the Trojan peptide Penetratin across lipid membranes. *Biophys J*, 2003, 85: 982-995.

[20] Christiaens B, Symoens S, Verheyden S, et al. Tryptophan fluorescence study of the interaction of penetratin peptides with model membranes. *Eur J Biochem*, 2002, 269: 2918-2926.

[21] Persson D, Thorén P E G,Nordén B. Penetratin-induced aggregation and subsequent dissociation of negatively charged phospholipid vesicles. *FEBS Lett*, 2001, 25245: 1-6.

[22] Fragneto G,Bellet-Amalric E,Charitat T,et al. Neutron and X-ray reflectivity studies at solid-liquid interfaces: the interactions of a peptide with model membranes. *Physica B*, 2000, 276-278: 501-502.

[23] Fragneto G, Graner F,Charitat T,et al. Interaction of the third helix of Antennapedia homeodomain with a deposited phospholipid bilayer: a neutron reflectivity structural study. *Langmuir*,2000,16: 4581-4588.

[24] Bjaklund J, Biverstahl H,Gralund A, et al. Real-time transmembrane translocation of penetratin driven by light-generated proton pumping. *Biophys J*,2006, 91: L29-L31.

[25] Magzoub M,Pramanik A, Gralund A. Modeling the endosomal escape of cell-penetrating peptides: transmembrane pH gradient driven translocation across phospholipid bilayers. *Biochemistry*, 2005,44:14890-14897.

[26] Su Y,Mani R, Hong M. Asymmetric insertion of membrane proteins in lipid bilayers by solid-state NMR paramagnetic relaxation enhancement: a cell-penetrating peptide example. *J Am Chem Soc*, 2008, 130: 8856-8864.

[27] Barany-Wallje E,Keller S, Serowy S, et al. A critical reassessment of penetratin translocation across lipid membranes. *Biophys J*, 2005, 89: 2513-2521.

[28] Persson D,Thorén P E, Esbjorner E K,et al. Vesicle size-dependent translocation of penetratin analogs across lipid membranes. *Biochim Biophys Acta*, 2004,1665:142-155.

[29] Terrone D, Sang S L, Roudaia L,et al. Penetratin and related cellpenetrating cationic peptides can translocate across lipid bilayers in the presence of a transbilayer potential. *Biochemistry*, 2003,42:13787-13799.

［30］ Drin G, Mazel M, Clair P, et al. Physico-chemical requirements for cellular uptake of pAntp peptide. Role of lipid-binding affinity. *Eur J Biochem*, 2001,268:1304-1314.

［31］ Berlose J. P, Convert O, Derossi D, et al. Conformational and associative behaviours of the third helix of antennapedia homeodomain in membrane-mimetic environments. *Eur J Biochem*, 1996,242: 372-386.

［32］ Lindberg M, Graslund A. The position of the cell penetrating peptide penetratin in SDS micelles determined by NMR. *FEBS Lett*, 2001, 497: 39-44.

［33］ Magzoub M, Kilk K, Eriksson L E, et al. Interaction and structure induction of cell-penetrating peptides in the presence of phospholipid vesicles. *Biochim Biophys Acta*, 2001, 1512: 77-89.

［34］ Bellet-Amalric E, Blaudez D, Desbat B, et al. Interaction of the third helix of Antennapedia homeodomain and a phospholipid monolayer, studied by ellipsometry and PM-IRRAS at the air-water interface. *Biochim Biophys Acta*, 2000,1467: 131-143.

［35］ Zhang W, Smith S O. Mechanism of penetration of Antp(43-58) into membrane bilayers. *Biochemistry*, 2005, 44: 10110-10118.

［36］ Christiaens B, Grooten J, Reusens M, et al. Membrane interaction and cellular internalization of penetratin peptides. *Eur J Biochem*, 2004,271:1187-1197.

［37］ Esbjorner E K, Lincoln P, Norden B. Counterion-mediated membrane penetration: cationic cell-penetrating peptides overcome born energy barrier by ion-pairing with phospholipids. *Biochim Biophys Acta*,2007, 1768:1550-1558.

［38］ Dupont E, Prochiantz A, Joliot A. Identification of a signal peptide for unconventional secretion. *J. Biol Chem*,2007,282: 8994-9000.

［39］ Magzoub M, Eriksson L E, Gralund A. Comparison of the interaction, positioning, structure induction and membrane perturbation of cell-penetrating peptides and non-translocating variants with phospholipid vesicles. *Biophys Chem*,2003,103: 271-288.

［40］ Drin G, Demene H, Temsamani J, et al. Translocation of the pAntp peptide and its amphipathic analogue AP-2AL. *Biochemistry*, 2001,40:1824-1834.

［41］ Ghibaudi E. Boscolo B, Inserra G, et al. The interaction of the cell-penetrating peptide penetratin with heparin, heparan-sulfates and phospholipid vesicles investigated by ESR spectroscopy. *J Pept Sci*,2005, 11:401-409.

［42］ Letoha T, Gaal S, SomLai C, et al. Membrane translocation of penetratin and its derivatives in different cell lines. *J Mol Recognit*,2003,16:272-279.

［43］ Letoha T, Gaal S, SomLai C, et al. Investigation of penetratin peptides. Part 2. In vitro uptake of penetratin and two of its derivatives. *J Pept Sci*,2005, 11:805-811.

［44］ Fischer R, Waizenegger T, Kohler K, et al. A quantitative validation of fluorophore-labelled cell-permeable peptide conjugates: fluorophore and cargo dependence of import. *Biochim Biophys Acta*,2002,1564:365-374.

［45］ Allinquant B, Hantraye P, Mailleux P, et al. Downregulation of amyloid precursor protein inhibits neurite outgrowth in vitro. *J Cell Biol*,1995,128:919-927.

［46］ Perez F, Lledo P M, Karagogeos D, et al. Rab3A and Rab3B carboxy-terminal peptides are both potent and specific inhibitors of prolactin release by rat cultured anterior pituitary cells. *Mol Endocrinol*, 1994,8:1278-1287.

［47］ Schutze-Redelmeier M P, Gournier H, Garcia-Pons F, et al. Introduction of exogenous antigens into the MHC class I processing and presentation pathway by Drosophila antennapedia homeodomain primes cytotoxic T cells in vivo. *J Immunol*,1996,157:650-655.

［48］ Theodore L, Derossi D, Chassaing G, et al. Intraneuronal delivery of protein kinase C pseudosubstrate leads to growth cone collapse. *J Neurosci*,1995,15:7158-7167.

［49］ Troy C M, Derossi D, Prochiantz A, et al. Downregulation of Cu/Zn superoxide dismutase leads to cell death via the nitric oxide-peroxynitrite pathway. *J Neurosci*,1996,16:253-261.

［50］ Dupont E, Prochiantz A, Joliot A. Penetratins. Handbook of Cell-Penetrating Peptides. *Florida:CRC Press*,2005:5-28.

第二部分

细胞穿透肽进入细胞的机制研究

第3章

检测细胞穿透肽与膜的相互作用

Astrid Gräslund, Lena Mäler

摘要:本章介绍检测细胞穿透肽(CPPs)诱导膜性能改变的生物物理方法,如荧光或NMR光谱法,以及膜渗漏的测定方法。同时也讨论了一些有用的生物膜模型系统,如一定尺寸(直径100nm)的大单层脂质体(large unilamellar phospholipid vesicles,LUVs)。使用LUVs包裹染料分子进行膜渗漏研究;并使用NMR方法检测膜混合胶束(双层膜微泡)模拟系统在光谱仪的磁场下的定位情况。

关键词:荧光;NMR;大单层脂质体;双层膜微泡;膜渗漏;膜流动性;膜动力学

---

1. 概　述

  细胞穿透肽(CPPs)进入细胞的机制仍存在争议,不同的CPPs进入细胞的途径可能不同,负载物的存在也可能使转运途径发生改变,并且细胞类型及其他因素也对转运方式产生影响。对大多数CPPs而言,尤其在负载物存在的条件下,主要以内吞通路进入细胞。CPPs转运寡核苷酸时,由CPPs与细胞表面的蛋白聚糖相互作用始发的巨胞饮,可能是跨膜转运的主要通路[1-4]。然而,无论直接转位通过浆膜,还是从内吞体逃逸进入细胞内,均需要CPPs与生物膜之间的相互作用。

  为了更好地了解CPPs活性的机制,需要使用生物物理学方法探索CPP与模型膜之间的相互作用。经典的方法包括在肽存在或不存在的条件下,通过荧光或其他探针,或者通过追踪肽穿膜过程诱发的膜渗漏,来研究膜的性能。强效抗菌肽能够在磷脂膜或人工双层膜上形成稳定的、可被显微镜观察到的孔道,而CPPs可能形成不能被直接观察到的瞬时孔道[5],因此,不能使用显微镜进行观察。本章将讨论使用光谱法,如荧光或NMR光谱,以及膜渗漏的检测方法,来研究肽诱导的膜性能改变。

  在使用荧光光谱的测试中,适量的荧光探针被溶解于制备的膜溶液中,荧光偏振各向异性检测探针的动力学变化,反映了膜流动性和动力学性质[6]。典型的NMR研究不需要一个外部探针,但一个脂质的质子转化到特定位置的氘核时,能够直接反映双层膜的动力学性质。在这些研究中,

^{2}H NMR被用于分析磁共振脂质混合物(双层膜微泡),这将揭示脂质的脂酰链在四极分裂中的不同位置。当双层膜微泡与稳态磁场相垂直时,这个关系是 $\Delta = 3/2(e^2qQ/h)S_{CD}(1/2)$,这里 Δ 是四极分裂,而 S_{CD} 是段序参量,这个公式包含脂质序列的直接信息。在适宜状态下,可能用于测定肽作用于脂质脂酰链不同部分的效果[7]。

简单情况下,渗漏研究是当 CPPs 加入到脂质体外部时,包裹在脂质体内的荧光染料的渗出[8,9]。更加详细的研究是检测包裹在脂质体内的荧光标记 CPPs 在不同状态下是否转位通过双层膜[10,11]。

对于这些生物物理学研究,必须使用含有磷脂成分的模型膜。在适宜的条件下,当双极性肽与水性溶液混合后,它们自发形成双层膜,封闭后形成颗粒或脂质体。进一步处理后,如简单地搅拌,颗粒将形成不同的囊泡,根据不同的大小和层数判断出囊泡的种类,例如,形成脂质多层结构称为大型多层囊泡(large multilamellar vesicles,LMVs)。

LMV 分散体经冻融后能形成更加规整的结构,若再通过微滤器混悬后可得到直径为 100~200nm 的大单层囊泡(large unilamellar vesicles,LUVs);经超声(超声波)处理后,则得到直径为 20~50nm 的小单层囊泡(small unilamellar vesicles,SUVs;图 2-1)。这个囊泡呈小球状,由磷脂膜包裹的水组成。磷脂双层大约厚 5nm,提示 SUVs 有较强的弯曲度。LUVs 是良好的细胞模拟体,具有较弱的弯曲度和一个相对大的内部容积。它们能够被成功应用于多种光谱学研究,尽管在这些研究中光散射有时可能会引起严重问题。第三种单层囊泡是直径 10~100μm 的巨单层囊泡(giant vnilamellar vesicles,GUVs)。下面将详细介绍如何制备 SUVs 和 LUVs(参见 CPP 手册中 Eriksson 和 Gräslund 所著章节[12])。

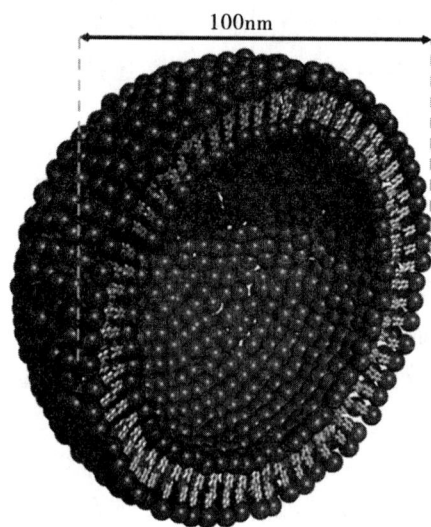

图 2-1 大单层磷脂脂质体模型(直径 100nm)

对磁共振脂质混合物进行 NMR 分析,需要一定浓度比例的 DMPC 和 DHPC。二者的浓度比例 q = [DMPC]/[DHPC],大约为 3.5,混合物(双层膜微泡)在磁场下可发生自发共振,并且混合物在磁场下和远高于液晶凝胶化转变温度条件下应能够观察到连续相的形成[13-16]。

2. 材　料

2.1. 囊泡的制备
(1)磷脂:带有两性离子头部的 1 - 棕榈酰 - 2 - 油酰 - 磷脂酰胆碱(POPC)、带有负电荷头部的 1 - 棕榈酰 - 2 - 油酰 - 磷脂酰甘油(POPG)、二油酰磷脂酰胆碱(DOPC)和二油酰磷脂酰甘油(DOPG)。
(2)磷酸缓冲液,pH 约为 7(约 50mmol/L)。
(3)冷冻干燥机。
(4)超声浴(超声仪)。
(5)100nm 孔径的聚碳酸酯滤器。

2.2. 荧光法研究膜的流动性
(1)小单层囊泡的磷酸溶液(50mmol/L 的磷酸溶液,pH = 7)。
(2)膜结合荧光探针 1,6 - 二苯基 - 1,3,5 - 己三烯(DPH)。
(3)连接有偏振光的荧光光度计。

2.3. NMR 法研究膜序列和膜动力学
(1)链氘化磷脂,一般为 1,2 - 二肉豆蔻酰基甘油磷酸胆碱(DMPC - d_{54})和 1,2 - 二正乙醇酰基甘油磷酸胆碱(DHPC - d_{22})。
(2)磷酸缓冲液,pH 为 5.5。
(3)不含氘的蒸馏水。
(4)混悬仪。
(5)微波炉或者水浴。

2.4. 钙黄绿素荧光法测定膜渗漏
(1)大单层囊泡的磷酸溶液(50mmol/L 的磷酸溶液,pH 为 7)。
(2)荧光素衍生物钙黄绿素。
(3)表面活性剂吐温 - X。

3. 方　法

3.1. 制备 SUVs

由于 SUVs 引起的光散射现象比 LUVs 小的多,因此有时比 LUVs 更适合进行光学研究。

(1)制备脂质混悬液。脂质的选择依赖于它们的头部电荷:仅带有两性电荷,或两性电荷和阴性头部的混合物(如 80∶20 或 70∶30)才适合制备 SUVs。总脂质浓度为 1mmol/L。在水溶液中将脂质混合,如在 pH 为 7 的 50mmol/L 磷酸缓冲液中。将混合物混匀,得到分散的 LMVs,此时 LMVs 是在双层膜间含有水分的类似于洋葱的双层膜结构。

(2)超声:冰冷的 LMVs 分散体在氮气下超声,直至溶液变得透明(约 30min),此时 SUVs 的直径小于 100nm(附注 1)。

(3)离心(25 000g)。

(4)动态激光光散射(dynamic laser light scattering, DLS)测定囊泡的大小和尺寸分布。

3.2. 制备 LUVs

(1)制备液体混悬液,液体的选择同 SUVs,将液体溶解在有机溶剂(如氯仿)中混匀。

(2)仔细冷冻干燥,形成干燥的膜(附注 2)。

(3)将干燥的膜溶解在缓冲液中,如 pH 为 7 的 50mmol/L 磷酸缓冲液,混匀制备出分散的 LMVs。

(4)通过重复(4 次)冻融以降低囊泡的弯曲度。

(5)为得到大小齐整的囊泡,挤压溶液通过 100nm 孔径的聚碳酸酯滤器多次(一般为 20 次)。这将得到直径为 100nm 的 LUVs,并且有相对比较窄的大小分布(附注 3)。

(6)动态激光光散射测定囊泡的大小和尺寸。

3.3. 荧光研究膜流动性

将荧光探针 DPH 溶解于双层膜 SUVs 中,探针的极性被用于检测膜流动性[17]。

(1)根据以上实验方法制备 SUVs,总液体浓度大约 1mmol/L。

(2)加入 1mmol/L 的 DPH 乙醇储备液 DPH 完全溶解于双层膜中心,终浓度为 2μmol/L。

(3)测定 DPH 荧光极性的稳定相[6,19,20]。

3.4. NMR 法研究膜序列和膜动力学

（1）配制高浓度比例的溶液。将 DMPC－d_{54} 的溶解于无氧的蒸馏水或缓冲液中（用无氧的蒸馏水配制），加入适量的 1mol/L DHPC 储备液，得到 q＝［DMPC］∶［DHPC］＝3.5，总的液体浓度应当为 50～150mmol/L 的溶液。

（2）将混合物加热到 45℃，并冷却至转变温度以下（约 15℃）。

（3）混匀，并重复温度循环过程，直至溶液变清澈。

（4）在制备后的混合液中加入 CPP（附注 4）。

（5）放入 NMR 磁场，并重复温度循环过程。

（6）NMR 实验应当在 37℃～45℃进行。

（7）得到 ^{2}H 谱的标准四极回波序列 $\pi/2 - \tau_1 - \pi/2 - \tau_2 - acq$ [21]。扫描间的循环延迟一般设定为 2s，谱宽为 100kHz。一般记录几千个瞬变现象。

（8）在含有或没有 CPP 条件下测定四极分裂，可得到多肽对脂质序列（和动力学）作用的效果[22]。

3.5. 钙黄绿素荧光法测定膜渗漏

将荧光染料钙黄绿素包裹在 LUVs 中，高浓度下其荧光会自猝灭。观察荧光的增加可用于测定渗漏情况[5,19,20]。加入吐温－X 后被认定为 100% 的渗漏。

（1）根据上述步骤 1 和步骤 2 制备 LUVs。作为步骤 2 中冷冻干燥的替代步骤，在氩气中将氯仿蒸干，将膜放在真空中至少 1h，以保证完全除去氯仿。

（2）在 50mmol/L 磷酸钾缓冲液（pH 7.4）中制备 55mmol/L 的钙黄绿素溶液，然后用 100nm 的聚碳酸酯滤器过滤。

（3）使用钙黄绿素溶液分散步骤 1 中的干燥薄膜，溶液浓度为 10mmol，混匀。

（4）重复冻融（一般为 4 次）以减少囊泡层数。

（5）为得到大小齐整的囊泡，挤压溶液通过 100nm 孔径的聚碳酸酯滤器多次（一般为 20 次）。

（6）连续通过 3 个葡聚糖 G25，以除去未包裹的钙黄绿素。稀释因子大约为溶液体积的 1.5 倍。

（7）总液体浓度一般为 0.4mmol/L 的样品放置在荧光计中，测定钙黄绿素的荧光背景，然后将 CPP 加入到液体中。如果囊泡内的钙黄绿素被渗漏出来，则荧光增加。

（8）测定完后，加入 10% 吐温－X 裂解囊泡，得到 100% 渗漏的终点值。

4. 附　注

（1）SUVs 是亚稳态结构，可放置几天。

（2）干燥的脂质膜水化前必须除去所有的有机溶剂，残留的溶剂将导致错误的结果。

（3）LUVs 能够储存几周，尤其在惰性气体中。

（4）为制备含有 CPPs 的磁共振双层膜微泡，需要将肽加入制备好的 DMPC 溶液中。DMPC 和 CPP 加入到 DHPC 溶液中时，均是可溶性的。

致　谢

本研究由瑞典研究委员会，生物膜研究中心基金，Knut 和 Alice Wallenberg 基金会资助；感谢 Jesper Lind 博士在绘图方面的帮助。

参考文献

[1] Patel L N, Zaro J I, Shen W C. Cell penetrating peptides: Intracellular pathways and pharmaceutical perspectives. *Pharm Res*, 2007, 24: 1977-1992.

[2] Jones A T. Macropinocytosis: searching for an endocytic identity and a role in the uptake of cell penetrating peptides. *J Cell Mol Med*, 2007, 11: 670-684.

[3] Kerr M C, Teasdale R D. Defining macropinocytosis. *Traffic*, 2009, 10: 364-371.

[4] Wadia J S, Stan R V, Dowdy S F. Transducible TAT-HA fusogenic peptide enhances escape of TAT-fusion proteins after lipid raft macropinocytosis. *Nat Med*, 2004, 10: 310-315.

[5] Andersson A, Danielsson J, Graslund A, et al. Kinetic models for peptide-induced leakage from vesicles and cells. *Eur Biophys J*, 2007, 36: 621-635.

[6] Lakowicz J R. Principles of Fluorescence Spectroscopy. Kluwer. 2nd ed. New York: *Academic/Plenum Ch*, 1999: 10.

[7] Seelig J Deuterium magnetic resonance: theory and application to lipid membranes. *Q Rev Biophys*, 1977, 10: 353-418.

[8] Schwarz G, Arbuzova A. Pore kinetics reflected in the dequenching of a lipid vesicle entrapped fluorescent dye. *Biochim Biophys Acta*, 1995, 1239: 51-57.

[9] Bárány-Wallje E, Gaur J, Lundberg P, et al. Differential membrane perturbation caused by the cell penetrating peptide Tp10 depending on attached cargo. *FEBS Lett*, 2007, 581: 2389-2393.

[10] Magzoub M, Pramanik A, Gralund A. Modeling the endosomal escape of cell-penetrating peptides: Transmembrane pH gradient driven translocation across phospholipid bilayers. *Biochemistry*, 2005, 44: 14890-14897.

[11] Bjorklund J, Biverstahl H, Gralund A, et al. Real-time transmembrane translocation of penetratin driven by light-generated proton pumping. *Biophys J*, 2006, 91: L29-L31.

[12] Graslund A, Eriksson L E G. Biophysical studies of cell-penetrating peptides. In Cell-Penetrating Peptides: Processes and Applications (ed. ü. Langel). New York: *CRC*, 2002: 223-244,.

[13] Ram P, Prestegard J H. Magnetic field induced ordering of bile salt/phospholipid micelles: new media for NMR structural investigations. *Biochim Biophys Acta*, 1988, 940: 289-294.

[14] Sanders C R, Hare B J, Howard K P, et al. Magnetically-oriented phospholipid micelles as a tool for the study of membrane-associated molecules. *Prog NMR Spectrosc*, 1994, 26: 421-444.

[15] Sanders C R, Prosser R S. Bicelles: a model membrane system for all seasons. *Structure*, 1998, 6: 1227-1234.

[16] Gaemers S, Bax A. Morphology of three lyotropic liquid crystalline biological NMR membrane perturbation caused by the cell penetrating peptide Tp10 depending on attached cargo. *FEBS Lett*, 2001, 581: 2389-2393.

[17] Magzoub M, Pramanik A, Graslund A. Modeling the endosomal escape of cell-penetrating peptides: Transmembrane pH gradient driven translocation across phospholipid bilayers. *Biochemistry*, 2005, 44: 14890-14897.

[18] Lakowicz J R. Principles of Fluorescence Spectroscopy, 2nd ed. New York: *Kluwer Academic/Plenum*, 1999: 72.

[19] Magzoub M, Oglecka K, Pramanik A, et al. Membrane perturbation effects of peptides derived from the N-termini of unprocessed prion proteins. *Biochim Biophys Acta*, 2005, 1716:126-136.

[20] Oglecka K, Lundberg P, Magzoub M, et al. Relevance of the N-terminal NLS-like sequence of the prion protein for membrane perturbation effects. *Biochim Biophys Acta*,

2008, 1778:206-213.

[21] Davis J H, Jeffrey K R, Bloom M, et al. Quadrupolar echo deuterium magnetic resonance spectroscopy in ordered hydrocarbon chains. *Chem Phys Lett*, 1976, 42:390-394.

[22] Biverstahl H, Andersson A, Graslund A, et al. NMR solution structure and membrane interaction of the N-terminal sequence (1～30) of the bovine prion protein. *Biochemistry*, 2004, 43:14940-14947.

第 4 章

双极性细胞穿透肽与模型膜的相互作用

Sébastien Deshayes, Karidia Konate, Gudrun Aldrian, Frédéric Heitz, Gilles Divita

摘要：由于细胞膜的通透性差,治疗性分子需要载体的协助才能进入细胞。经过 20 多年的发展,细胞穿透肽(CPPs)已被广泛用于帮助生物分子向细胞内运输。CPPs 来源于蛋白转导区、嵌合结构或者模拟序列。一些 CPPs 属于双极性肽,通过一级结构氨基酸序列或者二级结构的 α 螺旋折叠产生明显的亲水和疏水区。大多数 CPPs 能够向体内外细胞运输不同的治疗性分子,如核酸或蛋白质。尽管它们的内在化机制尚存在争议,但有必要阐明 CPPs 的本质,以适应其未来的发展。本章以 MPG、Pep-1 和 CADY 等几个常用 CPP 为例,介绍检测双极性 CPPs 生物物理性质的几个方法:特异性的表面物理学方法用于研究双极性肽与模型膜之间的交互作用,圆二色谱和远红外色谱检测其结构变化。

关键词：细胞穿透肽;相互作用;磷脂;膜;吸收;插入;构象;多样性

1. 概　述

自从破解人类基因组以来,分析基因组相关蛋白、寻找其中具有潜力的治疗新型药物的研究大幅增多。然而,尽管大多数化合物具有治疗前景,但经常由于生物学参数的问题限制了它们的临床应用。特异性细胞靶向和机制的研究有助于开发新型的生物活性药物。细胞膜的低通透性往往是限制生物活性分子成为药物的一个突出问题。目前研究并优化了几种药物运输方法,包括化学、生物和物理学方法。

经过 20 多年的发展,细胞穿透肽(CPPs)已被广泛用于帮助不同类型的生物分子向细胞内的运输,这些生物分子包括小肽、蛋白质和核酸等。CPPs 可将生物分子运送到生物体的不同器官并进入不同类型的细胞[1-3]。尽管它的定义仍在讨论中,但总体上 CPPs 被认为是少于 30 个氨基酸残基的短肽序列,通常带有足够的正电荷的氨基酸,具有通透生物膜的特殊能力,并能够携带其他物质进入细胞[4]。CPPs 根据与负载物连接键的类型可分为两类:一些 CPPs 与负载物共价结合,而有些 CPPs 与负载物不通过任何化学交联或残基融合,也能形成稳定的非共价连接的复合物[5,6]。非共价连接方法不需要在靶细胞内有任何化学切割,就能使负载物释放出来,并且还可以根据细胞系或负载物的性质制备不同的组方,因此非共价连接方法有更大的开发可能性。根据内在化机制的研究结果,CPPs 的细胞摄取机制可能是直接转位或内吞方式,或者几个途径的共同作用[7]。尽管一些生物学和生物物理学方法被应用于研究 CPPs 的性质,但这些研究方法尚缺乏普遍性。因此不得不逐个研究 CPPs 的穿膜能力。对 CPPs 的结构分析结果显示,CPPs 的生物物理性质在内在化过程中起重要作用,对它的深入研究将可能提高 CPPs 的转运能力[2,8]。

我们研究组开发了 3 个可非共价应用的双极性 CPP:MPG、Pep - 1 和 CADY 肽。这 3 个肽均可以组成纳米复合物,有效运送核酸、蛋白质和 siRNA 进入细胞[9]。MPG 和 Pep - 1 是一级结构的双极性肽,即它们的一级结构由阳性电荷残基的亲水区与另一侧非极性氨基酸的疏水区组成[10]。

MPG 疏水区由 HIV - 1 蛋白 gp41 融合序列衍生而来(GALFLGFL-GAAGSTMGA),而亲水区部分来自于猴病毒 40(simian virus 40,SV40)大 T 抗原的核定位信号区(nuclear localization sequence,NLS)亲水部分(PKKKRKV)。前者是结合核酸、促进负载物细胞内转运的必要区域,而后者是有效靶向细胞膜和内在化的必要区域[11 - 14]。亲水片段和疏水片段之间由 3 个氨基酸连接(WSQ),从而形成完整的结构。Pep - 1 的疏水区与 MPG 不同,它来源于 HIV - 1 反转录的富色氨酸区域(KETWWETWWTE)[15,16]。CADY 是来源于嵌合肽 PPTG1 的一个二级结构双极性肽,而 PPTG1 是融合肽 JTS1 载体的一个变异体[17]。CADY 在溶液中呈螺旋构象,分子模型显示最低能量状态时的结构是一个双极性螺旋构象,一侧是堆积和暴露的色氨酸残基,另一侧是精氨酸和赖氨酸残基,而疏水性残基在另外一侧[18,19]。

本章介绍了研究双极性 CPPs 内在生物物理性质的几个方法。双极性肽和模型膜之间相互作用的研究采用特异性的表面物理学方法,肽结构的表征采用圆二色谱(circular dichroism,CD)和红外线光谱进行研究。本章将重点探讨 MPG、Pep - 1 和 CADY 的生物物理学性质。

2. 材　料

2.1. 化学试剂

(1)氯仿(CHCl$_3$)和甲醇。

(2)NaCl(超纯,99.99%);十二烷基硫酸钠(sodium dodecyl sulfate,SDS)水溶液(10%,w/V)。

(3)纯净水。

2.2. 磷　脂

1,2 - 二油酰 - sn - 甘油 - 3 - 磷酸胆碱(DOPC),1,2 - 二油酰 - sn - 甘

油 - 3 - (1' - rac - 外消旋甘油)（DOPG),1,2 - 二棕榈酰 - sn - 甘油 - 3 - 磷酸胆碱(DPPC),1,2 - 二棕榈酰 - sn - 甘油 - 3 - 磷酸 - (1' - rac - 外消旋甘油)（DPPG)。

2.3. 肽载体 MPG、Pep - 1 和 CADY

（1）MPG 是含有 27 个氨基酸残基的多肽（GALFLGFLGAAGSTMGAW-SQPKKKRKV),分子量为 2 908Da),N—末端被乙酰化,而 C—末端是一个巯乙胺基团(- NH - CH_2 - CH_2 - SH)。MPG 的合成和纯化见参考文献[20,21]。巯乙胺基团是转导和稳定 MPG/DNA 复合物颗粒的必需基团[11,12]。MPG 的冻干粉末在 - 20℃下至少可储存 1 年。

（2）Pep - 1 是含有 21 个氨基酸残基的多肽（KETWWETWWTEWSQP-KKKRKV),分子量为 2 907Da, N—末端被乙酰化,而 C—末端是一个巯乙胺基团(NH - CH_2 - CH_2 - SH)。Pep - 1 可自己合成或商业购买（Charior®, Active Motif 公司）。Pep - 1 的合成和纯化见参考文献 15。巯乙胺基团是转导和稳定 Pep - 1 或 DNA 颗粒的必需基团[15]。Pep - 1 的冻干粉末在 - 20℃下至少可储存 1 年。

（3）CADY 是含有 20 个氨基酸残基的多肽（GLWRALWRLLRSLWRLL-WKA),分子量为 2 653Da, N—末端被乙酰化,而 C—末端是一个巯乙胺基团(NH - CH_2 - CH_2 - SH)。CADY 可自己合成或商业购买（N - ter®, Sigma 公司）。CADY 的合成和纯化见参考文献 18。巯乙胺基团是转导和稳定 CADY 或 DNA 颗粒的必需基团[18,19]。CADY 的冻干粉末在 - 20℃下至少可储存 1 年。

3. 方 法

研究方法包括:配制多肽、磷脂和小单层囊泡（small unilamellar vesicles, SUVs)溶液;在气 - 水界面研究膜的相互作用;分析在模型膜存在的条件下肽的结构状态。

3.1. 载体、磷脂和 SUV 溶液的配制
3.1.1. 配制载体溶液

（1）将装有多肽粉末的试管在室温下放置 30min,以防止多肽粉末水化。然后打开试管,将多肽溶解在水中,浓度不超过 1mg/mL（约为 350mmol/L)。

（2）轻敲试管,然后低速混悬 20s,使其混匀。

（3）测定紫外光谱,并计算消光系数(ε)。

（4）反复冻融可导致多肽聚集,因此应避免多次冻融。多肽储备液在 4℃下大约可稳定 2 个月。

3.1.2. 配制磷脂溶液

（1）将装有多肽粉末的试管在室温下放置30min，以防止多肽粉末水化。然后打开试管，将多肽溶解在氯仿甲醇（3:1;V/V）混合液中，浓度不超过100mg/mL（125mmol/L）；

（2）将脂质溶液转移到玻璃试管内，低速振摇20s，混匀。

（3）脂质储备液在 -20℃下可稳定大约12个月。

3.1.3. 配制 SUVs 溶液

根据要求，使用 DOPC、DOPG，或 DOPC 和 DOPG 的混合液［80:20（m/m）］制备 SUVs。

（1）将5mg的磷脂储备液（100mg/mL）倒入10mL的玻璃瓶中。

（2）在高真空下放置3h，挥发掉氯仿与甲醇的混合液。

（3）将脂质重悬于水中，涡旋混合溶液（3mL），相应的磷脂浓度为2mmol/L。

（4）在冰水浴中超声脂质分散体。

（5）离心除去沉淀。

（6）所有制备的 SUVs 在4℃过夜，以备第二天使用。

（7）SUVs 储备液在 -20℃下可稳定大约1周。

3.2. 气-水界面膜的相互作用

MPG、Pep-1 和 CADY 属于双极性分子[8,9]。一级结构双极性肽，如MPG 和 Pep-1，由亲水区域与疏水基团连接而成；而二级结构双极性肽CADY，是通过一个二级螺旋结构将亲水区和疏水区分离，从而形成双极性特征。它们的双极性特征使其可作为表面活性剂。另外，由于它们的生物活性与脂膜界面有关，因此表面物理学方法完全适合研究其理化性质和生物学性质。下面的表面物理学方法，可确定一个分子的几个理化性质，如表面亲和力（尤其对疏水或亲水分子）、双极性特征、插入磷脂单层和脂质相互作用的性质。这些方法一般称为"单层技术"，是研究分子（如抗菌肽或膜渗漏肽）界面性质的有力工具，可完全应用于研究双极性 CPPs[22-24]。

3.2.1. 气-水界面吸附

双极性分子是能够吸附在界面上的化合物。它们通常是非对称分子，具有定位于界面的能力[22]。脂类和表面活性剂是双极性分子的良好模型，它们有良好的亲和力，因此主要吸附在气-水界面，一旦吸附在此界面上，这些双极性分子通常形成单分子层，使纯水的表面张力降低。表面压 Π 可反映表面张力的变化，公式为 $\Pi = \gamma_水 - \gamma_溶液$。这里 $\gamma_水$ 是纯水的表面张力，

$\gamma_{溶液}$是吸附单层分子膜溶液的表面张力。表面压与表面张力相似,是每一个单位长度的力,通常由张力仪测定,用 mN/m 表示。对于纯的气 - 水界面,表面张力在 20℃时,$\gamma_水 = 72.8\text{mN/m}$。下面是标准吸附的测定方法,能够确定气 - 水界面的亲和力,以及肽的双极性[22]。通过表面压 Π 绘图,可测定两个重要的数值,饱和表面压($\Pi_{饱和}$)是指在纯水中多肽是否对界面有强亲和力,即强的双极性。临界胶束浓度(critical micellar concentration,CMC)反映最大浓度,此时表面张力不再增加(图 4 - 1)。

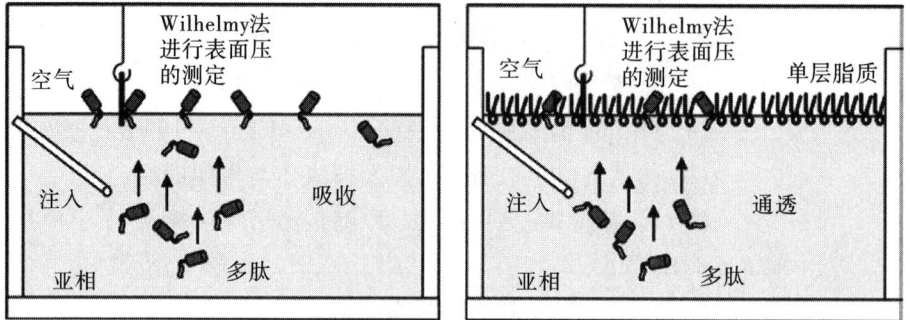

图 4 - 1　表面物理学方法测定气 - 水界面的示意图。左侧:吸附原理。一定浓度的肽被注入亚相中,电磁搅拌子轻轻搅拌亚相。肽在游离气 - 水界面形成的单分子层降低了表面张力,并使表面压增加。图中 Π 值组成的吸收曲线表示肽有效浓度下的作用。右侧:穿透原理。插入测定显示同样的吸附原理,然而,在界面单分子层的扩散形成起始表面压(Π_i)。肽的插入使表面压 ΔΠ 发生改变。穿透曲线由 ΔΠ 值绘图而来。表面压用 mN/m 表示

(1)在 71mL 的聚四氟乙烯 Langmuir 槽中灌满含有 0.154mol/L NaCl 缓冲液的亚相溶液。注意不能有液体溢出(附注 1)。

(2)在气 - 液界面插入一个 Langmuir-Blodgett 探针,一个 Wilhelmy 铂盘[22],根据水的表面张力(20℃时 $r_水$ 为 72.8mN/m)校准 Langmuir-Blodgett 膜张力计(附注 2)。

(3)在亚相中注入少量高溶度的多肽溶液,在磁力搅拌器上轻轻搅拌。肽在亚相中的有效浓度根据 71mL 槽的稀释度来计算。肽浓度的表面压(Π)在平衡 30min 后进行测定。

(4)重复第 3 步,直到表面压不再增加。然后对表面压的增加绘图,作为肽在亚相中有效浓度下的功能。最终的吸附曲线,Π = f(浓度)是指饱和表面压(Π_{oat})和 CMC(图 4 - 2;附注 3)。

3.2.2. 插入磷脂单层膜

磷脂的双极性可使它们在气 - 水界面形成单层分子。通过磷脂在界面的扩散和表面张力的测定,可得到单层分子形成的特定表面压(Π_i)。这种方

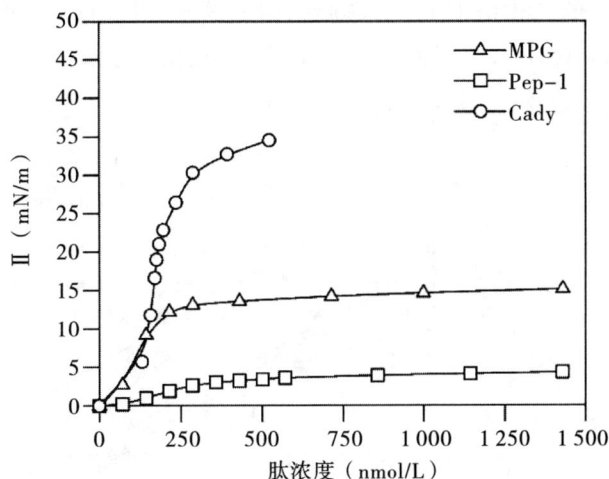

图 4 - 2　测定双极性肽的吸附,在 0.154mol/L NaCl 缓冲溶液组成的亚相溶液中,检测 Pep-1(空心方格),MPG(空心三角形)和 CADY(空心圆)的吸附曲线,确定 Pep-1 (5mN/m),MPG(13mN/m)和 CADY(30mN/m)的 Πsat 的总和,这些数据说明了 CADY 是双极性最强的多肽。Pep-1 在游离的气 - 水界面有最低的亲和力。Pep-1、MPG 和 CADY 的 CMC 值分别为 500nmol/L,250nmol/L 和 230nmol/L,其中 MPG 和 CADY 的数值比较接近。CMC 值与观察到的气 - 水界面相互作用数值一致,由于 CADY 的 CMC 最低,而 Pep-1 最高,说明 CADY 为较强的双极性肽,即 CADY 有最低的 CMC 值

方法在分析肽插入模型膜时非常有用,事实上,插入磷脂单层膜的多肽改变了初始表面压(Πi),而变化后的表面压($\Delta\Pi$)则反映着肽对单层膜的亲和性,即反映肽或脂质之间的相互作用。下列方法介绍了穿透和插入实验(图 4 - 1B),可测定肽对磷脂单层的亲和力,以及肽与脂质相互作用的性质[22,24]。表面压的变化($\Delta\Pi$)反映了初始表面压(Πi)的改变(透膜曲线),可计算得到临界插膜压(Critical Pressure of Insertion,CPI;多肽插入磷脂单层的标志)。

(1)在 71mL 的聚四氟乙烯 Langmuir 槽中灌满含有 0.154mol/L NaCl 缓冲液的亚相溶液。注意不能有液体溢出(附注 1、2)。

(2)在气 - 液界面插入一个 Langmuir-Blodgett 探针和一个 Wilhelmy 铂盘,根据水的表面张力(20℃时为 72.8mN/m),校准 Langmuir-Blodgett 膜张力计(附注 2)。

(3)轻轻在氯仿与甲醇的混合液中滴加少量高溶度的脂质溶液,直至能够测定到明显的表面压。在平衡 30min 后,测定磷脂单层膜的初始表面压(Πi;附注 4)。

(4)向亚相中注入少量高浓度的多肽溶液,在磁力搅拌器上轻轻搅拌。在吸附实验中肽在亚相中测定的终浓度接近 CMC 值。在平衡 30min 后测定磷脂初始表面压(Πi)的变化($\Delta\Pi$)。

(5)重复第 3 步和第 4 步,直到得到足够数量的数据(附注 4)。然后,表

面压的变化($\Delta\Pi$)作为磷脂初始表面压(Πi)的一个作用。最终的透膜曲线，$\Delta\Pi = f(\Pi i)$,可以测定 CPI,以及肽或脂质的相互作用力(图 4 - 3;附注 5)。

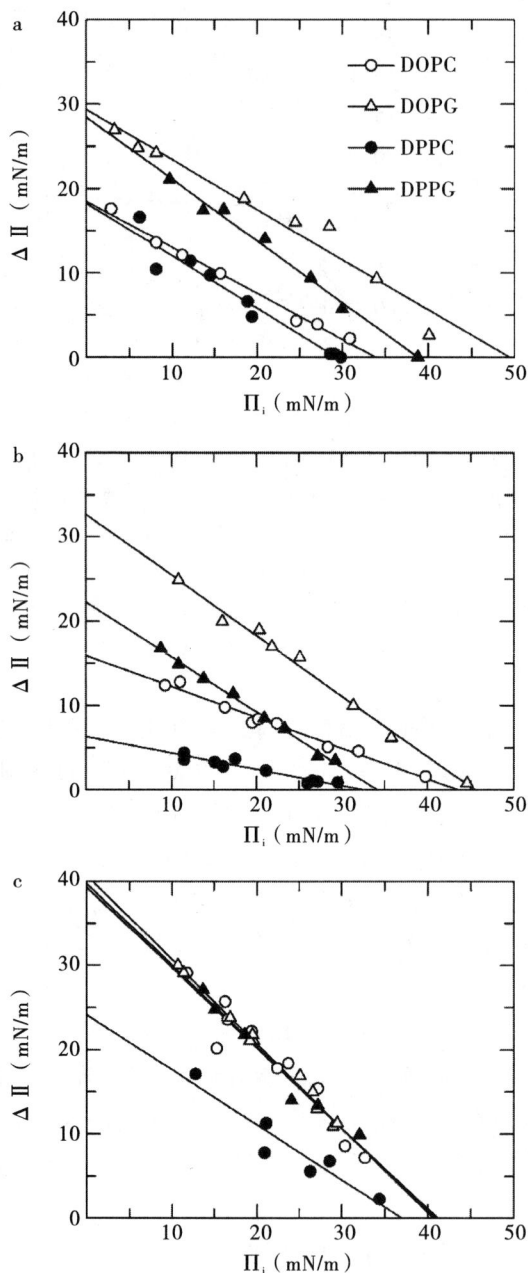

图 4 - 3 双极性肽插入磷脂单层膜。MPG(a)、Pep - 1(b)和 CADY(c)在 DOPC(空心圆)、DOPG(空心三角形)、DPPC(实心圆)和 DPPG(实心三角形)磷脂单层膜中的透膜曲线。CPI 值越高,说明多肽越容易插入到脂质单层膜中。但是由于脂质的极性和(或)脂酰链不同,它们的亲和力也稍有不同

3.3. 膜相互作用:结构的研究

下面介绍使用光谱法研究多肽结构的内在性质。这些方法包括圆二色谱(circular dichroism,CD)和傅里叶变换红外光谱(Fourier transform-infrared,FT-IR)。这两种方法可测定多肽在不同环境,如水、缓冲液、脂质囊泡或其他类膜溶剂(SDS,TFE)中的构象状态。此外,结构分析也能提示肽与其他分子(如脂和肽)的相互作用。下列步骤是研究 MPG、Pep-1 和 CADY 内在结构特征的标准方法。

3.3.1. 圆二色谱法进行结构分析

圆二色谱(CD)是对 R 和 L 两种圆偏振光吸收程度不同所产生的现象。这种吸收程度的不同与波长的关系称圆二色谱,是一种测定分子不对称结构的光谱法。在分子生物学领域中主要用于测定蛋白质的立体结构,也可用来测定核酸和多糖的立体结构。所有光学活性分子均有 CD。每一个天然氨基酸,除了甘氨酸外,包含一个不对称的 $\alpha-C$,因此具有光学活性。任何肽和蛋白质均有一个特征性的 CD 光谱。并且由于二级结构的 ψ 角的不同,CD 光谱的位置和密度也有所不同。因此,CD 光谱是肽和蛋白质二级结构的特征[25,27]。其中 α 螺旋分别在 193nm、207nm 和 222nm 处有特征带。对右手螺旋而言,在 207nm 和 222nm 处最低,而 193nm 最高;左手螺旋时二者反转。β 折叠的 CD 光谱由中心在 195nm 和 217nm 的两个带组成,一个最大,一个最小。β 转角是一个较大范围的 CD 光谱,一个位于 205nm 处呈负值,而另一个在 222nm 处呈正值。无规线圈的 CD 特征峰是在 198nm 处较深的最低值。

(1)将多肽储备液用水稀释到 $75\mu mol/L$,以制备多肽样品(附注 6);

(2)将 $200\mu L$ 样品($75\mu mol/L$)加入到 1mm 的石英比色皿中;

(3)测定 SDS 溶液时,将 $200\mu L$ 样品($75\mu mol/L$)加入到 1mm 的石英比色皿中,再加入 $10mmol/L$ 的 SDS 储备液,校正多肽浓度;

(4)测定 SUVs 时,将 $200\mu L$ 样品($75\mu mol/L$)加入到 1mm 的石英比色皿中,再加入 $2mmol/L$ 的 SUVs 储备液,校正多肽浓度;

(5)在 Jasco 810 圆二色谱仪上测定所有样品的 CD 光谱,在 190~260nm 扫描 3 次,间隔为 0.5nm,带宽 1nm,标准灵敏度,取平均值,以各溶剂作为空白,包含多肽溶液的光谱值减专空白值;

(6)CD 值被表示为每个残基的平均椭圆度($deg\ cm^2/dmol$);

(7)MPG、Pep-1 和 CADY 在水、SDS 或 DOPG 组成的 SUVs 中典型的光谱见图 4-4(附注 7)。

3.3.2. 傅里叶变换红外光谱

FT-IR 光谱法的工作原理是由于化学键的振动能级不同。共振频率或者振动频率取决于分子等势面的形状、原子质量和最终的相关振动耦合[28]。为使分子的振动模式在红外活跃,必须存在永久偶极的改变。结合能量被修改,导致它们的振动频率发生变化,能被红外光谱仪检测。肽和蛋白的红

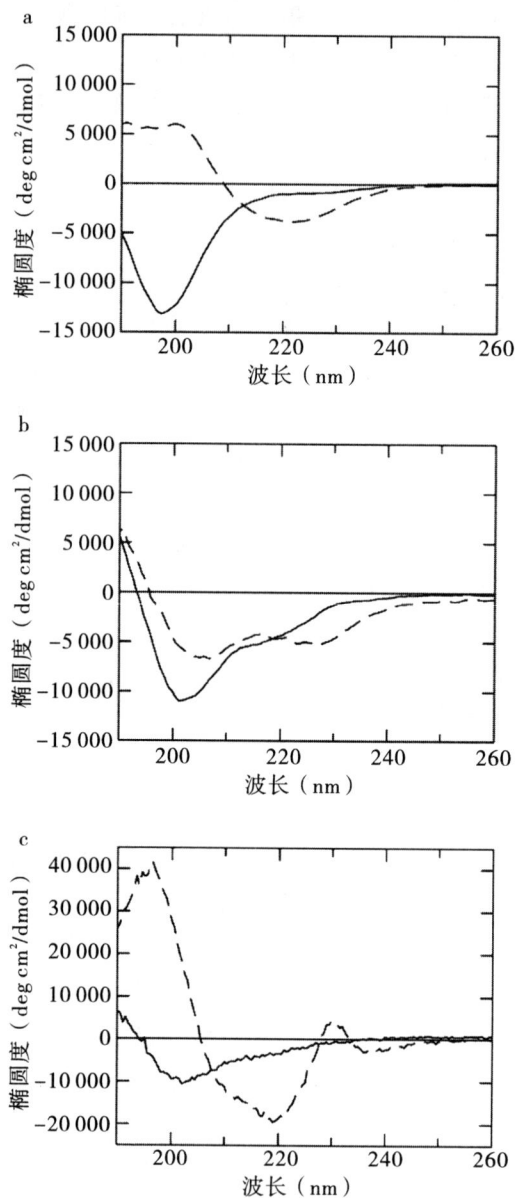

图4-4 CD 对双极性 CPPs 进行构象分析。(a)游离的 MPG(实线)和在 2.20mmol/L 的 SDS 溶液中(虚线)的 CD 图;(b)游离的 Pep-1(实线)和在 DOPC/DOPG(80/20,m/m)脂质与肽比例为 7:1 时(虚线)的 CD 图;(c)游离的 CADY(实线)和 DOPG 脂质与肽比例为 5:1 时的 CD 图。数据用"deg cm²/dmol"表示。多肽在溶液中主要是无规线圈。在不同环境(在 SDS,DOPC/DOPG 和 DOPG 存在条件下)中有特异的二级结构,即部分 β 折叠(MPG),部分 α 螺旋(Pep-1)或主要的 α 螺旋(CADY)

外吸收光谱由吸收光带组成,这反映了氨基酸的振动模式以及肽键和氢键的特征[29,30]。尽管蛋白质的二级结构中有 7 种酰胺键,但研究最常用的是酰胺 I。它有两种最主要的振动方式:肽键中 C＝O 键的伸展和变角,这些振动的实际频率有赖于 C＝O 和 NH 间的氢键,也依赖于肽和蛋白质的二级结构。这个结构与频率间的相互关系形成了每个蛋白构象的特征条带。例如,α 螺旋和 β 折叠的 FT-IR 特征性酰胺 I 光谱中心在 1 655/cm 和(1 625 ~ 1 640)/cm,在 1 680/cm 附近的附加带是反向折叠。无规线圈的条带通常在 1 650/cm 处。

(1)将多肽储备液用水稀释到 75μmol/L;

(2)将纯肽和脂质与肽的混合物(9∶1;mol/mol)放置于氟板上,在氮气下挥发掉溶剂;

(3)在 IFS－28 光谱仪(安装有液氮冷却的 MCT 记录仪)上记录 FT-IR 光谱;

(4)游离的 MPG 和 Pep－1 在 DOPC 磷脂中典型的 FT-IR 光谱见图4－5(附注 8)。

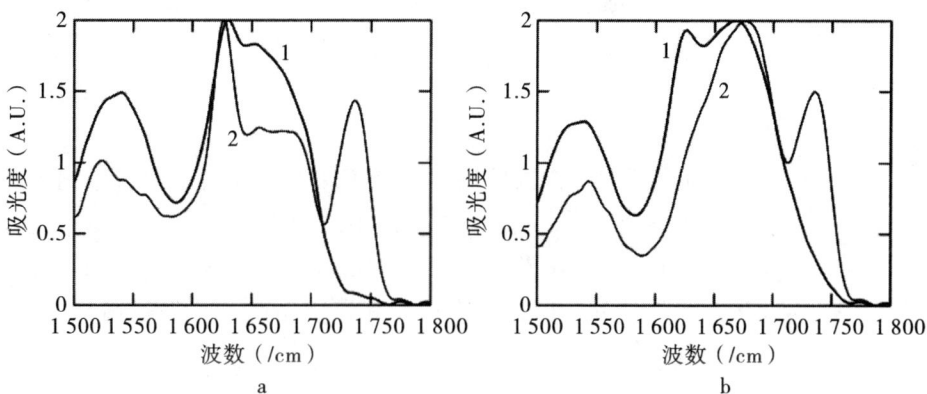

图 4－5　红外光谱分析双极性 CPPs 的构象。在游离的 MPG(a)、Pep－1(b)和 DIPC 存在的条件下,脂质与肽的比例为 9∶1(mol/mol)[2]。校正光谱后,吸收度用任意单位表示。MPG 和 Pep－1 能够进行构象变化,在磷脂存在条件下从无规线圈转变成 α 螺旋和 β 折叠

4. 附　注

(1)根据样品量和浓度选择不同的 Langmuir 槽。少量的肽或蛋白质,通常使用 10mL 的 Langmuir 槽。亚相可由不同的溶液组成,如纯水,NaCl 或不同 pH 值、离子力、浓度的磷酸缓冲液。

(2)使用小型的 Langmuir 槽时,必须使用 du Nouy 探头,而不是 Wilhelmy 铂金板,以免产生错误结果。

(3)测定多肽、蛋白质或其他生物分子的 Πsat 值时,该值应为最小,但具

有明显的界面性质。事实上,一个分子的双极性越小,它对气(水)界面的亲和力就越小,因此表面压增加,Πsat 值就越低。在气(水)界面上没有任何亲和力的生物分子,表面压没有增加,因此就没有 Πsat 值或 CMC 值。强烈建议在气(水)界面上加入少量高亲和力的特异分子(脂质、多肽、表面活性剂等),来检查实验是否可靠。

(4)从不同的磷脂扩展中可得到几个不同的磷脂单层膜初始表面压(Πi),也就是说,在一点到另一点得到确切的相同初始表面压是相对困难的。因此,增加测定次数直到观察到 $\Delta\Pi = f(\Pi i)$ 曲线趋势,这样才能得到统计学上有效的重复性。

(5)通过外推 Πi 值,直到 $\Delta\Pi = 0$,得到临界穿膜压(Critical Pressure of Insertion,CPI)。通过 $\Delta\Pi = 0$ 时外推的 $\Delta\Pi$ 值与 Πsat 值对比,得到多肽与脂质的相互作用力。总之,CPI 高说明多肽能够自动插入磷脂单层膜。此外,大于 35mN/m 的数值表示能够自动插入生物膜。如果 $\Delta\Pi = 0$ 时的 $\Delta\Pi$ 值与 Πsat 值明显不同,则说明多肽与脂质相互作用力强,而数值相似则说明多肽或脂质没有相互作用或作用较弱。

(6)补充研究显示,20 ~ 30 个残基的多肽(200μL,75μmol/L),在 1mm 比色皿中能够得到良好信号与噪音比例的 CD 光谱。尽管使用较高和较低浓度,但必须调整几个参数以获得良好信号与噪音比例,如比色皿的光路和获取时间。

(7)尽管一些方法可用于分析 CD 光谱和测定二级结构的比例,但这与检测的蛋白质有关,并且一些方法不适用于小肽。

(8)谨记 FT-IR 光谱需要干燥的脂质与肽样品。这个方法可能由于多肽聚集产生的分子内相互作用而导致 β 折叠的比例过高。因此,FT-IR 研究需结合其他结构分析方法。

致　谢

本研究由国家科学研究中心(Centre National dela Recherche Scientifique,CNRS),国家研究署(ANR – 06 – BLAN – 0071)和欧盟(QLK – CT – 2001 – 01451)共同资助。感谢 May C. Morris(CRBM – UMR5237 – CNRS)对文稿的认真校对,以及实验室和合作实验室全部人员富有成果的讨论。

参考文献

[1] Dietz G P,Bahr M. Delivery of bioactive molecules into the cell: the Trojan horse approach. *Mol CellNeurosc*,2004,27:85-131.

[2] Fischer R,Fotin-MLeczek M,Hufnagel H,et al. Break on through to the other side-biophysics and cell biology shed light on cell-penetrating peptides. Chem. *Bioche*,2005,6:

2126-2142.

[3] Heitz F,Morris M C, Divita G. Twenty years of cell-penetrating peptides：from molecular mechanisms to therapeutics. *Br. J. Pharmacol*, 2009, 157：195-206.

[4] Langel ü. Preface, Cell-Penetrating Peptides. 2nd edition. (Ed.：ü. Langel)：CRC Press. *Boca Raton*,2006.

[5] Morris M C, Deshayes S, Heitz F,et al. (2008) Cell-penetrating peptides：from molecular mechanisms to therapeutics. Biol. *Cell*,100：201-217.

[6] Mano M,Teodósio C, Paiva A,et al. On the mechanisms of the internalization of S4 (13)-PV cell-penetrating peptide. *Biochem. J*, 2005,390：603-612.

[7] Duchardt F, Fotin-MLeczek M, Schwarz H,et al. A comprehensive model for the cellular uptake of cationic cell-penetrating peptides. *Traffic*,2007,8：848-866.

[8] Deshayes S, Morris M C,Divita G,et al. Cell-penetrating peptides：tools for intracellular delivery of therapeutics. *Cell Mol Life Sci*, 2005,62：1839-1849.

[9] Crombez L, Morris MC, Deshayes S, et al. Peptide-based nanoparticle for ex vivo and in vivo drug delivery. *Curr Pharm Des*,2008,14：3656-3665.

[10] Deshayes S, Morris M C, Heitz F,et al. Delivery of proteins and nucleic acids using a non-covalent peptide-based strategy. *Adv Drug Deli Rev*,2008, 60：537-547.

[11] Morris M C, Vidal P, Chaloin L,et al. A new peptide vector for efficient delivery of oligonucleotides into mammalian cells. *Nucleic Acids Res*,1997,25：2730-2736.

[12] Morris M C, Chaloin L, Méry J,et al. A novel potent strategy for gene delivery using a single peptide vector as a carrier. *Nucleic Acids Res.* ,1999, 27：3510-3517.

[13] Simeoni F, Morris M C, Heitz F,et al. Insight into the mechanism of the peptide-based gene delivery system MPG：implications for delivery of siRNA into mammalian cells. *Nucleic Acids Res*,2003, 31：2717-2724.

[14] Deshayes S, Gerbal-Chaloin S, Morris M C, et al. On the mechanism of non-endosomial peptide-mediated cellular delivery of nucleic acids. *Biochim. Biophys. Acta*,2004,1667：141-147.

[15] Morris M. C, Depollier J, Méry J, et al. A peptide carrier for the delivery of biologically active proteins into mammalian cells. *Nat. Biotechnol*,2001, 19：1173-1176.

[16] Deshayes S, Heitz A, Morris M C, et al. Insight into the mechanism of internalization of the cell-penetrating carrier peptide Pep-1 through conformational analysis. *Biochemistry*, 2004,43：1449-1457.

[17] Rittner K, Benavente A, Bompard-Sorlet A, et al. New basic membranedestabilizing peptides for plasmid-based gene delivery in vitro and in vivo. *Mol. Ther*,2002, 5：104-114.

[18] Crombez L,Aldrian-Herrada G, Konate K, et al A new potent secondary amphipathic cell-penetrating peptide for siRNA delivery into mammalian cells. *Mol. Ther*, 2009：17, 95-103.

[19] Konate K, Crombez L, Deshayes S,et al. Insight into the cellular uptake mechanism of a secondary amphipathic cell penetrating peptide for siRNA delivery. *Biochemistry*,2010,49：3393-3402.

[20] Méry J, Granier C, Juin M,et al. Disulfide linkage to polyacrylic resin for automated Fmoc peptide synthesis. Immunochemical applications of peptide resins and mercaptoamide peptides. *Int. J. Pept. Protein Res*,1993,42：44-52.

[21] Vidal P, Chaloin L, Méry J,et al. Solid-phase synthesis and cellular localization of a C- and/or N-terminal labelled peptide. *J. Pept. Sci.* ,1996, 2：125-133.

[22] Maget-Dana R. The monolayer technique：a potent tool for studying the interfacial properties of antimicrobial and membranelytic peptides and their interactions with lipid membranes. *Biochim. Biophys. Acta*,1999,1462：109-140.

[23] Brockman H. Lipid monolayers：why use half a membrane to characterize proteinmembrane interactions. *Curr Opin Struct. Biol*,1999,9：438-443.

[24] Calvez P, Bussières S, Demers E,et al. Parameters modulating the maximum insertion pressure of proteins and peptides in lipid monolayers. *Biochimie*,2009, 91：718-733.

[25] Greenfield N, Fasman G D. Computed circular dichroism spectra for the evaluation of protein conformation. *Biochemistry*,1969, 8：4108-4116

[26] Chen Y H, Yang J T,Chau K H. Determination of the helix and beta form of proteins in aqueous solution by circular dichroism. *Biochemistry*,1974, 13：3350-3359.

[27] Yang J T, Wu C S,Martinez H M. Calculation of protein conformation from circular dichroism. *Methods Enzymol*, 1986, 130：208-269.

[28] Griffiths P R , De Haseth J A. Fourier transform infrared spectrometry in Chemical Analysis. John Wiley and Sons Inc, New York ,1986.

[29] Surewicz W K,Mantsch H H. New insight into protein secondary structure from resolution-enhanced infrared spectra. *Biochim. Biophys. Acta*,1988, 952：115-130.

[30] Jackson M. Mantsch H H. The use and misuse of FTIR spectroscopy in the determination of protein structure. Crit. *Rev Biochem Mol Bio*,1995,30：95-120.

第5章

应用 NMR 研究细胞膜模型的三维结构及细胞穿透肽在其中的定位

Lena mäler, Astrid Gräslund

摘要:细胞穿透肽(CPPs)通常是具有与膜直接作用能力的阳离子小肽。大多数 CPPs 与双层膜相互作用时呈现明确的三维结构,但它们在水溶液中却大多没有明晰的结构。为了阐明 CPPs 空间结构和膜之间的关系,需要合适的生物膜模型。核磁共振(nuclear magnetic resonance,NMR)是研究多肽在溶液中的结构,以及探索在双层膜模型中定位的一种优势技术。本章介绍了制备膜模型的方法、NMR 技术检测 CPPs 三维结构的方法,并详细阐述了脂质 – 肽相互作用(即 CPPs 在双层膜中的定位)的研究技术。

关键词:CPP;胶束;双层膜微泡;膜;双层膜;磷脂;核磁共振;结构

1. 概　述

从结构上看,细胞穿透肽(CPPs)通常是一类带有阳性电荷的小肽,它们在不同环境中可形成不同的二级结构。总体而言,这些肽在水性缓冲液中没有清晰的结构,但在膜或膜类似物存在的条件下具有明确的二级结构。大多数 CPPs 在特定的膜环境下(往往是一些阴离子双层膜表面,并且肽与脂的比例不能过高)形成双极性 α 螺旋结构[1]。一些 CPPs 形成的这种结构,是阳离子氨基酸残基与阴离子双层膜表面之间静电作用的结果,而其他多肽则主要是疏水作用的结果。CPPs 的二级结构与其作用机制之间的关系尚不完全清楚,因此本章对其进行了研究。尽管一些 CPPs 对膜似乎没有影响[2,3],但有些 CPPs 具有细胞毒性,可诱发膜渗漏[2,3]。

生物膜一般主要由脂类和蛋白质组成的复杂结构。研究 CPPs 的结构、形状及在双层膜的定位,需使用一个脂质双层膜模型[4]。典型的双层膜模型包括囊泡(或脂质体)、双层膜微泡[5-11]或混合胶束和表面活性剂胶束[12](图5-1)。其实双层膜的主要结构是多种脂类的混合,其中一个典型例子是真核细胞中性磷脂(双极性)POPC、POPC 常被用于制备囊泡。此外,大量的脂质也能用于制备合适的模型膜。例如,短脂链的脂类和不同极性电荷头部的脂类等。最简单的模拟试剂是表面活性剂,如 SDS、DHPC[12]、磷脂酰

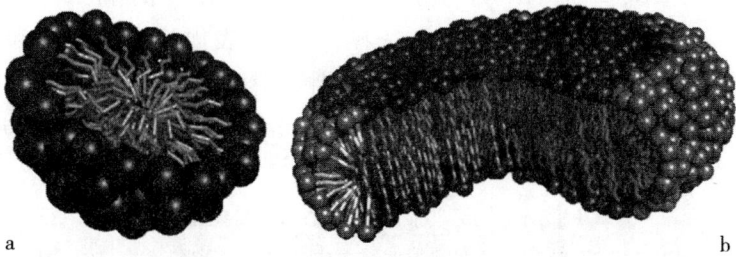

图 5-1　胶束(a)和磷脂双层膜微泡(b)的结构示意图。a 和 b 通常用于研究多肽与膜的相互作用。在 b 中,切面显示出双层膜性质

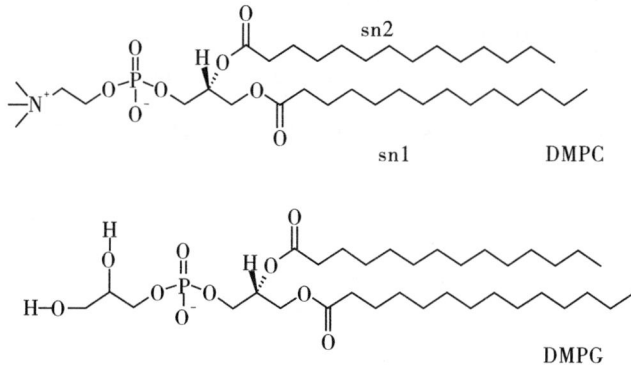

图 5-2　制备双层膜微泡时常用的 2 个分子结构。1,2-二肉豆蔻酰基-sn-甘油-3-磷酸胆碱(DMPC)和负电荷 1,2-二肉豆蔻酰基-sn-甘油-3-[磷酸-(1-甘油)](DPMG)。DPMC 以两个脂肪酸链的位置命名

胆碱等,后两者已被成功用于测定完整膜蛋白和蛋白区的 NMR 溶液结构。双层膜微泡是磷脂和表面活性剂的混合物[5-11]。它们可形成盘状聚集,表面由双层磷脂构成,周围绕有表面活性分子[8,9]。磷脂 DMPC 和阴离子 DMPG 一般用于形成双层膜微泡的分子结构(图 5-2)。

　　研究 CPPs 结构的方法有多种,包括肽与膜相互作用的关系。在所有的多肽结构研究中,均需要合适的膜模型[4]。膜模型的选择取决于多肽结构。一个最便捷的二级结构测定方法是 CD 光谱学测定,能够得到大致的二级结构类型比例。FT-IR 与 CD 法相似,也可得到多肽和蛋白质二级结构类型的比例。

　　尽管这些方法能够快速对结构进行估计,但总体来说,它们不能提供原子水平的信息,这是 FT-IR 和 CD 光谱法的严重缺陷。而溶液状态的 NMR 却能够提供原子水平结构分析,在过去的 30 年内已成功用于研究多肽和蛋白质的结构和活动性能[13,14]。NMR 的主要障碍是对蛋白质或肽-脂质复合物的尺寸有所限制,这个尺寸限制与分子流动性有关。大分子或流动性较慢的复合物,在 NMR 光谱中出现严重的线增宽,最近的发展使这个限制

缩小,例如,TROSY 实验[15]报道了几个完整膜蛋白的溶液结构[16]。另外,尺寸的限制对膜模型有所选择,一般的表面活性剂胶束和磷脂双层膜微泡可用于研究膜结合肽和蛋白的结构;磷脂胶束的结构总体太大,NMR 不能分辨出膜中的肽;小单层囊泡(SUVs)用于研究结合肽某些性质的方法,效果可能更好。

　　NMR 技术已成功揭示 CPPs 在模型膜(表面活性剂、双层膜微泡和简单的有机溶剂等)中的详细结构[17-23]。已将大量的 CPPs 进行了 NMR 分析,包括穿透素和转运素,以及朊蛋白和 doppel 蛋白 N—末端衍生的多肽(图 5-3)。CPPs 的结构研究常使用同核 2D ^{1}H 法,其中有共振峰识别,相关实验如 COSY[24]和 TOCSY[25]。在结构计算中重要的距离限制,可从 NOESY 核增强谱中得到[26]。

　　阐明 CPP 对膜的作用可能比了解它们在膜中的定位更加重要。一些可行的方法可进行这些研究,例如荧光光谱法能够用于研究特异性荧光基团在双层膜上的定位[27-29]。荧光激发器的激发光,以及供体与受体之间荧光基团的荧光共振能量转移(fluorescence resonance energy transfer, FRET),是证明肽在双层膜定位的一个有用的方法。

　　溶液 NMR 也能在原子分辨率水平上明确 CPP 在双层膜中的定位。有几个 NMR 技术可用于这项研究。例如,多肽中骨架氨基酸原子的 ^{1}H~^{2}H 交换率,含有特异性残基插膜深度的信息;脂质分子不同部分上结合的顺磁探针,能够在共振接近探针时控制松弛率的增加,以提供多肽不同部分如何结合膜分子的详细信息;最后,通过交叉弛豫测量,直接近距离观察脂质分子的不同部分和肽的特异氨基酸残基的相互作用。有些方法很容易成功检测

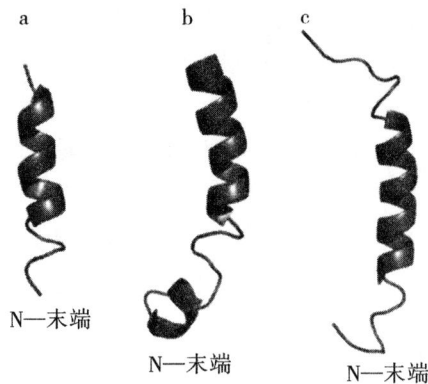

图 5-3　几个 CPPs 在模型膜中的 NMR 衍生结构。(a)穿透素在 q=0.5 时 DMPC/DMPG/DHPC 磷脂双层膜微泡(30% PG)中的结构;(b)转透肽在 DMPC/DHPC q=0.33 中的结构;(c)牛朊蛋白 N—末端片段[1-30]在 DHPC 中的结构(穿透素:100MQ,转运素:1SMZ 和 4 朊蛋白衍生肽:1SKH)

双层膜微泡中的小肽,如饱和转移差异实验[30]或选择性 1D NOESY
实验[31]。

　　总之,NMR 技术与其他方法联合使用,可解析 CPPs 与模型膜之间的相
互作用,不仅能够揭示 CPPs 的三维结构,而且可以明确肽在模型膜中的定
位。在本章中,介绍了适合多肽进行 NMR 研究的生物膜模型的制备和应
用,也介绍了 NMR 的基本流程。本章主要使用同核二维[1]H 方法测定 CPPs
在模型膜中的结构和定位。这些方法的详细理论和实际操作见 Cavanagh
等[14]编著的《现代 NMR 技术》。

2. 材　料

　　为进行高分辨率的 NMR 研究,需要制备合适的模型膜系统,包括胶束
溶液或双层膜微泡溶液。根据需要选择不同的膜系统:CPPs 溶液结构的测
定在胶束溶液中进行;研究 CPPs 在双层膜微泡中的定位,小的快速翻转双
层膜微泡可能更合适。

2.1. 胶束的制备

　　(1)表面活性剂一般为下面几种中的一种:十二烷基硫酸钠(SDS)、十
二烷基磷酸胆碱(DPC)或 1,2 - 二己酰基 - sn - 甘油 - 3 - 磷脂胆碱
(DHPC)。为进行高分辨率的 NMR 研究,通常使用无氚的表面活性剂。

　　(2)磷酸缓冲液,pH 5.5 ~ 7(50mmol/L)。

2.2. 快速翻转双层膜微泡(复合双层胶束)的制备

　　(1)含氚的磷脂 1,2 - 二肉豆蔻酰 - sn - 甘油 - 3 - 磷脂胆碱(DMPC -
d_{54})、1,2 - 二肉豆蔻酰 - sn - 甘油 - 3 - (磷酸 - 外消旋甘油)(DMPG -
d_{54})、1,2 - 二正乙醇酰基甘油磷酸胆碱(DHPC - d_{22}),以及无氚的 DMPC,
DMPG 和 DHPC。

　　(2)磷酸缓冲液,pH 5.5,通常配置 0.2mol/L 的储备液(50mmol/L)。

　　(3)冷冻干燥机。

　　(4)涡流混合器。

　　(5)微波炉。

2.3. 测定 CPPs 在双层膜中的定位

　　(1)重水(^2H_2O);

　　(2)自旋标记的脂质,1 - 棕榈酰 - 2 - 硬脂酰 - (5 - 氮氧自由基) -
sn - 甘油 - 3 - 磷酸胆碱、1 - 棕榈酰 - 2 - 硬脂酰 - (12 - 氮氧自由基) -

sn－甘油－3－磷酸胆碱、1－棕榈酰－2－硬脂酰－(16－氮氧自由基)－sn－甘油－3－磷酸胆碱。

---

3. 方 法

由于 CPPs 通常是由固相合成的小肽,这种合成方法不允许插入价格便宜的 ^{15}N 或 ^{13}C 同位素。因而高分辨率的 NMR 法被用于测定其三维结构,以及研究 CPPs 在双层膜中的定位,研究小肽通常用的是标准的同核二维方法[14]。

确定 CPPs 的结构和定位通常需联合 2D TOCSY 和 NOESY 实验。当脂质或表面活性剂信号和肽的信号重叠较小时,采用 2D COSY 实验可能更好。

当研究 CPPs 在模型双层膜(双层膜微泡)时,需联合使用 ^{1}H－^{2}H 骨架氨基交换实验,顺磁标记脂质,以及多肽－脂质 NOEs 的测定,其中后者能够通过简易的饱和转移差异实验检测。

NMR 实验中所使用的样品通常包括一个表面活性剂溶液,或者表面活性剂和磷脂(双层)的混合物,实验中多肽的浓度大约为 $100\mu mol/L$ ~ $1mmol/L$。

3.1. 制备含有 CPPs 的胶束溶液

(1)在水溶液(水或磷酸缓冲液)中溶解合适的表面活性剂(一般为 DPC、DHPC 或者 SDS),浓度为 50 ~ 150mmol/L。

(2)加入 CPP(粉末)。一般浓度变化范围在 0.5 ~ 1mmol/L(附注1)。

3.2. 制备含有 CPPs 的混合双层胶束溶液

在双层膜微泡溶液中对肽或蛋白质片段进行高分辨率 NMR 分析时,往往使用链氘脂质(DMPC、DMPG 和 DHPC)。脂和表面活性剂最终浓度应为 150 ~ 300mmol/L。混合物的总浓度为 300mmol/L。在高分辨 NMR 的研究中,合适的脂质与表面活性剂的比例(q 值)为 0.15 ~ 0.5。在一个 q = 0.5 的 DMPC 与 DHPC 双层膜微泡的样品中,这表明 DMPC 的终浓度为 100mmol/L,DHPC 的浓度为 200mmol/L。表面活性肽或蛋白质片段可能需要加入配好的双层膜微泡溶液中。

(1)将脂质与水溶液(通常是磷酸缓冲液)混合,旋涡混匀直至产生匀浆液(附注2)。一般用于 NMR 的是链氘脂质和表面活性剂。

(2)在水中(用于 NMR 时,使用重水)配制表面活性剂的储备液。1mol/L 的 DHPC 溶液可用于制备总脂质浓度(磷脂 + 表面活性剂)为 300mmol/L 的双层膜微泡(附注3)。

（3）在匀浆液中加入适量的表面活性剂溶液，得到合适的 q 值（附注 4、5）。

（4）旋涡混匀样品，然后加热到脂质熔点温度以上（DMPC/DHPC 混合物一般加热到 45℃），循环加热几次，直到产生透明的低黏度溶液（附注 6、7）。

（5）在上述制备好的溶液中加入适量的 CPP。进行 2D ^{1}H NMR 测定时，一个样品中一般含有大约 0.5～1mmol/L 的多肽（附注 8）。

（6）如果使用自旋标记的脂质，在样品中加入少量、相当浓度的标记脂质的甲醇溶液（2.5μL，0.1mol/L）。

3.3. ^{1}H – ^{2}H 交换实验中样品的制备

（1）冷冻干燥制备好的 NMR 样品（副标题 3.2）。

（2）在重水（^{2}H$_2$O）中快速溶解样品。

（3）将样品转移到 5mm 的 NMR 试管中，尽快开始 NMR 实验。

3.4. NMR 技术进行 CPPs 三维结构的分析

（1）记录二维同核 NOESY 谱和 TOCSY 谱作为数据集，使用 16～64 次扫描，得到约 2 048 × 512 个复合数据点（附注 9）。

（2）NOESY 混合时间通常被设定为 100～300mmol/L（附注 10）。

（3）TOCSY 实验中合适的混合时间是 30～80ms。

（4）对包含氘表面活性的样品（SDS 或 DPC），可能使用大约 512 增量的标准 COSY 或者双量子滤波偶合相关二维核磁共振（double-quantum filtered COSY, DQF – COSY）[32]进行记录。

（5）同核实验中，可通过激发脉冲序列[33]或者水门[34]进行水抑制（附注 11）。

3.5. NMR 技术测定 CPPs 在双层膜中的定位

（1）通过记录 TOCSY 数据集进行 ^{1}H – ^{2}H 交换实验（一次 TOCSY 一般需要 1～2h）。通过调控峰强度的降低，可测定单个酰胺中氢原子与溶剂的交换能力，以此检测单个残基在模型膜中的位置。

（2）在 TOCSY 谱中通过调控自旋标记的脂质（顺磁弛豫增强，PRE）对单个氨基酸残基信号强度的作用，研究不同顺磁探针的效果。另外，T$_1$ 或 T$_2$ 的测定能够更定量地计算自旋标记和单个氨基酸残基之间的距离。

（3）在含有肽的无氘双层膜微泡样品中进行饱和转移差异实验（saturation transfer difference, STD）[30,35]。

4. 附 注

(1)CPP - 表面活性剂复合物中如果多肽完全与胶束结合,则分子大小为 10 ~ 30kDa。

(2)为制备双层膜微泡,在加入 DHPC 溶液前,脂质需要正常混悬在缓冲液中,此时应为一种透明、低黏度的溶液。

(3)在制备双层膜微泡中使用 DHPC 储备液很方便。由于 DHPC 吸湿性极强,因此当加入脂质混悬液中时,很难估计其真实的重量。因此,DHPC应在干燥的空气中制备储备液,这对计算双层膜微泡的大小(q 值)是非常重要的,并且可以控制脂质和 DHPC 的相对浓度。

(4)一些 DHPC 在溶液中以游离的单体形式存在,从而造成 DHPC 浓度的计算值增高,并且低估了真正的双层膜微泡大小(q 值)。

(5)使用介绍的方法可制备不同 q 值的双层膜微泡。然而,报道的总脂质浓度(脂质 + 表面活性剂)的最小值大约为 100mmol/L,这样才能维持双层膜微泡的盘状结构[36]。

(6)双层膜微泡溶液可储存于冷冻室(- 20℃)中几个月,但负电荷脂质(二肉豆蔻酰甘油磷脂,DMPG)组成的双层膜微泡更易于降解。

(7)可使用不同长度脂酰链的脂质制备双层膜微泡,如 1,2 - 二月桂酰 - sn - 甘油 - 3 - 磷酸胆碱(DLPC,12C)和二棕榈酰 - sn - 甘油 - 3 - 磷酸胆碱(DPPC,16C)。然而,值得注意的是,还没有完全表征这些混合物的形态。

(8)如果 CPP-双层膜微泡复合物中的多肽完全与双层膜微泡结合,则分子大小超过 50kDa[37]。

(9)NMR 实验中测定 CPP 结构和膜定位的详细方法见参考文献 14。

(10)在 NOESY 实验中,混合时间不能太长。多肽 - 表面活性剂或多肽 - 双层膜微泡复合物尺寸相当大,快速自旋扩散可能影响对 NOESY 衍生距离限制的解释。

(11)为增加同核实验的敏感性,需要有良好的水抑制,并使用含氘的脂质和表面活性剂使脂质或表面活性剂信号最小。

致 谢

本研究由瑞典研究委员会,生物膜研究中心和 Carl Trygger 基金资助;同时感谢 Jesper Lind 博士在制图方面的帮助。

参考文献

［1］ Graslund A,Eriksson L E G. Biophysical studies of cell-penetrating peptides//Langel ü. In Cell penetrating peptides: processes and applications. Boca Raton:CRC, 2002:223-244.

［2］ Magzoub M,Oglecka K, Pramanik A,et al. Membrane perturbation effects of peptides derived from the N-termini of unprocessed prion proteins. *Biochim Biophys Acta*, 2005, 15: 126-136.

［3］ Saar K, Lindgren M, Hansen M,et al. Cellpenetrating peptides: a comparative membrane toxicity study. *Anal Biochem*, 2005,345:55-65.

［4］ Maler L , Graslund A. Artificial membrane models for the study of macromolecular delivery. *Methods Mol. Biol*, 2009, 480:129-139.

［5］ Sanders C R, Prestegard J H. Magnetically orientable phospholipid bilayers containing small amounts of a bile salt analogue CHAPSO. *Biophys*,1990,58:447-460.

［6］ Vold R R, Prosser S R, Deese A J. Isotropic solutions of phospholipid bicelles: a new membrane mimetic for highresolution NMR studies of polypeptides *J. Biomol.* NMR, 1997, 9: 329-335.

［7］ Sanders C R, Prosser R S . Bicelles: a model membrane system for all seasons. *Structure*,1998, 6:1227-1234.

［8］ Chou J J, Baber J L, Bax A. Characterization of phospholipid mixed micelles by translational diffusion *J. Biomol.* NMR, 2004,29:299-308.

［9］ Andersson A, Maler L. Magnetic resonance investigations of lipid motion in isotropic bicelles. *Langmuir*, 2005, 21: 7702-7709.

［10］ Marcotte I,Auger M. Bicelles as model membranes for solid- and solutionstate NMR studies of membrane peptides and proteins. *Concepts Magn. Reson*,2005, 24:17-37.

［11］ Prosser R S, Evanics F, Kitevski J L,et al. Current applications of bicelles in NMR studies of membrane-associated amphiphiles and proteins. *Biochemistry*,2006,45:8453-8465.

［12］ Damberg P, Jarvet J, Graslund A. Micellar systems as solvents in peptide and protein structure determination. *Methods Enzymol*,2001,339:271-285.

［13］ Wüthrich K. NMR of Proteins and Nucleic Acids: Wiley-Interscience. New York,1986.

［14］ Cavanagh J, Fairbrother W J, Palmer A G, et al. Protein NMR Spectroscopy. Principles and Practice Academic. *San Diego*, 2007.

［15］ Pervushin K, Riek R, Wider G,et al. Attenuated T2 relaxation by mutual cancellation of dipole-dipole couplings and chemical shift anisotropy indicates an avenue to NMR structures of very large biological macromolecules in solution. *Proc Natl. Acad. Sci. USA*,1997,94:12366-12371.

［16］ Tamm L K,Liang B. NMR of membrane proteins in solution Prog. *Nucl. Magn. Reson. Spectrosc*, 2006,48:201-210.

［17］ Lindberg M, Graslund A. The position of the cell penetrating peptide penetratin in SDS micelles determined by NMR. *FEBS Lett*,2001, 497:39-44.

［18］ Lindberg M, Jarvet J, Langel ü, et al. Secondary structure and position of the cell-penetrating peptide transportan in SDS micelles as determined by NMR. *Biochemistry*,2001, 40: 3141-3149.

［19］ Lindberg M, Biverstahl H, Graslund A,et al. Structure and positioning comparison of two variants of penetratin in two different membrane mimicking systems by NMR. *Eur. J. Biochem*,2003, 270:3055-3063.

［20］ Andersson A, Almqvist J, Hagn F, et al. Diffusion and dynamics of penetratin in different membrane mimicking media. *Biochim. Biophys. Acta*,2004,1661:18-26.

［21］ Bárány-Wallje E, Andersson A, Graslund A, et al. NMR solution structure and position of transportan in neutral phospholipid bicelles. *FEBS Lett.* ,2004,567:265-269.

［22］ Biverstahl H, Andersson A, Graslund A, et al. NMR solution structure and membrane interaction studies of the N-terminal sequence（1～30）of the bovine prion protein. *Biochemistry*,2004, 43:14940-14947.

［23］ Bárány-Wallje E, Andersson A, Graslund A,et al. Dynamics of transportan in bicelles is surface charge dependent. *J. Biomol. NMR*,2006, 35:137-147.

［24］ Aue W P, Bartholdi E, Ernst R R. Two-dimensional spectroscopy. Applications to nuclear magnetic resonance. *J Chem. Phys*,1976, 64:2229-2246.

［25］ Braunschweiler L,Ernst R R. Coherence transfer by isotropic mixing: application to proton correlation spectroscopy. *J Magn. Reson*,1983, 53:521-528.

［26］ Jeener J, Meier BH, Bachmann P,et al. Investigation of exchange processes by two-dimensional NMR spectroscopy. *J Chem. Phys*, 1979,71:4546-4553.

［27］ Lakowicz J R. Principles of Fluorescence Spectroscopy. New York:*Kluwer Academic*,1999.

［28］ Chattopadhyay A,London E. Parallax method for direct measurement of membrane penetration depth utilizing fluorescence quenching by spin-labeled phospholipids. *Biochemistry*, 1987,26:39-45.

［29］ Abrams F S,London E. Extension of the parallax analysis of membrane penetration depth to the polar region of model membranes: use of fluorescence quenching by a spin-label attached to the phospholipid polar headgroup. *Biochemistry*, 1993,32:10826-10831.

［30］ Mayer M, Meyer B. Group epitope mapping by saturation transfer difference NMR to identify segments of a ligand in direct contact with a protein receptor. *J. Am. Chem.* Soc, 2001, 123:6108-6117.

［31］ Kessler H, Mronga S, Gemmecker G. Multi-dimensional

NMR experiments using selective pulses. *Magn. Reson. Chem.* ,1991,29:527-557.

[32] Piantini U, Sorensen O W, Ernst R R. Multiple quantum filters for elucidating NMR coupling networks. *J. Am. Chem. Soc*,1982,104:6800-6801.

[33] Hwang T L,Shaka A J. Water suppression that works. Excitation sculpting using arbitrary waveforms and pulsed field gradients. *J Magn. Reson*,1995,112:275-279.

[34] Piotto M, Saudek V, Sklenr V. Gradient-tailored excitation for single-quantum NMR spectroscopy of aqueous solutions. *J Biomol NMR*,1992,2:661-665.

[35] Wang J, Schnell J R, Chou J J. Amantadine partition and localization in phospholipid membrane: a solution NMR study Biochem. *Biophys Res Commun*,2004,324:212-217.

[36] Glover K J, Whiles J A,Wu G,et al. Structural evaluation of phospholipid bicelles for solution-state studies of membrane-associated biomolecules. *Biophys J*,2001:81 2163-2171.

[37] Lind J, Nordin J, Maler L. Lipid dynamics in fast-tumbling bicelles with varying bilayer thickness: effect of model trans-membrane peptides. *Biochim. Biophys Acta*, 2008, 1778: 256-2534.

第 **6** 章

测定细胞穿透肽在细胞内的稳定性

Ivo R. Ruttekolk, Wouter P. R. Verdurmen, Yi-Da Chung, Roland Brock

摘要：目前分析细胞穿透肽(CPPs)的摄取和细胞内分布主要依赖于荧光显微镜。但荧光显微镜不能分辨完整的荧光标记的 CPPs 类似物或者其代谢物。本章介绍了荧光相关光谱(fluorescence correlation spectroscopy, FCS)可作为分析肽在细胞和细胞裂解液中的稳定性的有力工具。将细胞裂解液和多肽共孵育后进行测定，可得到总的细胞内肽含量。这种方法与蛋白酶抑制剂联合应用，可阐明多肽的转运途径。细胞内 FCS 测定为多肽降解，以及多肽与完整细胞内相关结构的关系提供了直接的证据。

关键词：CPPs；FCS；水解稳定性；荧光；显微镜；多肽降解

1. 概　述

共聚焦显微镜实时跟踪带有荧光基团 CPPs 的细胞摄取和亚细胞定位，是分析细胞摄取 CPPs 的一种常用方法[1-5]。此外，使用流式细胞仪可直接定量测定带有荧光基团 CPPs 的细胞摄取率。然而，大多数荧光标记的方法不能区分完整分子、荧光基团和其代谢物，从而使产生的结果难以解释。尤其在亚细胞定位方面，荧光分布不能完全反映完整多肽的性质。另外，即使 CPPs 在细胞内和细胞外均具有水解稳定性(对于测定 CPPs 的摄取率至关重要)，但有证据表明在实验过程中仅保持稳定是不够的[6-9]，例如，尚需阐明不同的 CPPs 及其负载物是否通过内吞途径进入细胞[1,10-12]。

不用荧光标记而能直接检测完整 CPPs 及 CPP - 负载物的一种技术是质谱[6,13,14]。它使用稳定的同位素为内标，能够绝对定量 CPPs。然而，质谱不能检测完全降解的多肽。另一种检测物质转运的方法是根据生物活性进行测定，例如荧光素酶拼接校正实验测定 CPP - 寡聚核苷酸向细胞内的转运[15,16]。尽管这两种方法均能检测细胞质内的完整多肽，但它们都不能对内吞体里的多肽序列和降解过程进行定量分析。

荧光相关光谱(fluorescence correlation spectroscopy, FCS)是对以上技术进行有力补充的一种方法，它可提供完整的细胞和裂解液中多肽降解的信息。FCS 是在大小如大肠杆菌的共聚焦检测器中，通过荧光密度的暂时波

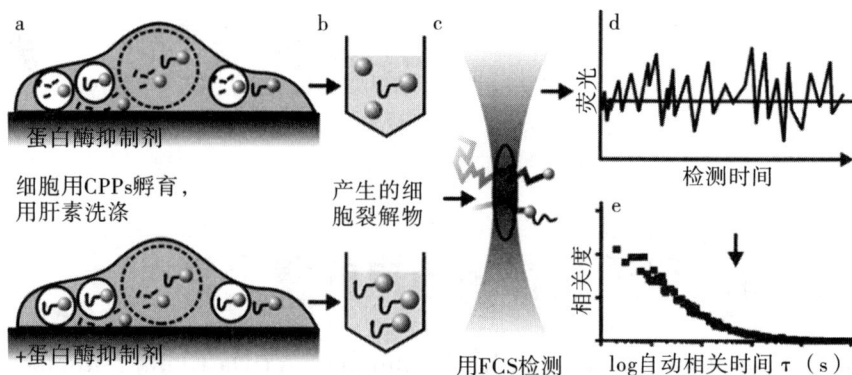

图 6-1 在细胞裂解液中进行 FCS 的实验步骤

动,从而获取荧光标记分子的浓度和活动信息[17]。在生物样品中,运动是分子本身、分子和另一个分子之间相互作用的一种特性,当与成像方法联合应用时,可得到完整细胞中的分子信息[18,19]。本章介绍了在细胞裂解液和完整细胞中 FCS 测定 CPPs 完整性的方法。为了获取细胞内多肽断裂的总体情况,本实验也包括了人宫颈癌(HeLa)细胞与 CPPs 共孵育后进行裂解,然后进行 FCS 测定的方法(图 6-1a ~ e)。溶酶体蛋白酶抑制剂被用来检测在溶酶体中不同种类的蛋白酶对细胞内 CPPs 断裂的影响。第二部分的实验介绍了在单个白血病 Jurkat E1 T 细胞中,分别由 D - 和 L - 氨基酸组成的CPPs 稳定性的检测方法。

2. 材　料

　　理论上,所有细胞系均可使用 FCS 进行分析。为了测定细胞裂解液,多肽与细胞成分(如 DNA 和细胞膜)的相互作用能够通过完整肽部分的定量而获得。经验显示,这些分子比水解片段更容易发生相互作用。对细胞内FCS 测定而言,细胞特征明显影响测定的可行性和质量,例如细胞大小、形状和细胞活性等。

2.1. 溶酶体蛋白酶抑制剂处理的 HeLa 细胞裂解液的制备

　　(1) HeLa 细胞在添加 10% 胎牛血清的 RPMI 1640 中进行培养。

　　(2) 24 孔培养板。

　　(3)溶酶体蛋白酶抑制剂:3mmol/L 的抑肽素 A(DMSO 溶解)和 E-64d(溶解在 DMSO 中,浓度为 50mmol/L)。抑制剂在 - 20℃ 可储存数月。

　　(4)裂解缓冲液:含有 1%(V/V)吐温 - X - 100 的 PBS。该溶液在室温下可稳定数月。每次使用前加入蛋白酶抑制剂。

（5）荧光素标记的九聚精氨酸（nona-arginine，R_9）。肽溶解于少量的 DMSO 中（肽浓度大约为 10mmol/L）。在 Tris-HCl 缓冲液（PH 8.8）中测定 A492 得到其浓度值，其摩尔消光系数约为 75 000mol/（L·cm）。溶解于 DMSO 的多肽在 4℃可长时间储存。

（6）肝素：溶于水中，浓度为 2mg/mL。水溶液冷冻于 -20℃中可稳定数月。不要使用再次冻融的溶液。

2.2. HeLa 细胞裂解液的 FCS 测定

（1）胰酶/EDTA 溶液：PBS 中含有 $400\mu g/mL$ 胰酶和 $40\mu g/mL$ 的 EDTA。

（2）384 孔培养板（$175\mu m$）。

（3）Tris HCl 缓冲液：100mmol/L Tris-HCl，pH 8.8。

（4）牛血清白蛋白（bovine serum albumin，BSA）：5%（w/V）。BSA 水溶液在 -20℃可储存数月，溶液能被冻融几次。

（5）TCS SP5 共聚焦显微镜，配有一个 HCX PL APO 63 × N.A. 1.2 水浸透镜和一个 FCS 检测单位。

（6）ISS VISTA 软件。

2.3. 由 D - 和 L - 氨基酸组成的 Arg 处理的活细胞的制备

（1）人白血病 Jurkat E6.1 T 细胞（ATCC）在添加 10% 胎牛血清的 RPMI 1640 中进行培养。

（2）由 L - （R_9）或者 D - （r_9）氨基酸组成的荧光素标记的九聚精氨酸。

2.4. 在活白血病细胞中进行细胞内 FCS 测定

（1）同副标题 2.2 的步骤 1 ~ 6。

（2）将显微镜完全包封在一个空气加热的孵箱中，在实验过程中控制湿度以维持细胞活力。

（3）Globals 光谱软件。

3. 方　法

3.1. 溶酶体蛋白酶抑制剂处理的 HeLa 细胞裂解液的制备

（1）在 24 孔培养板中植入 HeLa 细胞，密度为每孔 80 000 个细胞，培养基为 $800\mu L$ RPMI + 10% 胎牛血清。

（2）24h 后洗涤细胞。在 $10\mu mol/L$ 抑肽素 A 中孵育 30min 以抑制天冬氨酸蛋白酶[20]，或者在 $40\mu mol/L$ E - 64d 中孵育 30min 以抑制半胱氨酸蛋白酶[21]。以 2 个未经处理的细胞（附注 1）和抑肽素 A 的溶剂为对照

（0.33% DMSO）。

（3）除去包含溶酶体蛋白酶抑制的培养基或溶剂对照。加入含有 5μmol/L R_9、抑制剂或溶剂对照的 RPMI + 10% 胎牛血清的培养基，在 37℃下孵育 60min。

（4）用含有 10% 胎牛血清的 RPMI 洗涤细胞 2 次，然后在 37℃下用含有 100μg/mL 肝素和 10% 胎牛血清的 RPMI 孵育 2 次，时间为 5min，除去表面结合的肽（附注 2）。

（5）在细胞中加入 500μL 新配制的裂解缓冲液（附注 3），在冰上孵育 60min 以达到完全裂解。

（6）用枪头吹吸裂解液，然后在 4℃ 条件下 20 000g 离心 20min，以除去残留的膜碎片（附注 4）。将裂解液冻存在 −20℃ 备用（附注 5）。

3.2. HeLa 细胞裂解液中的 FCS 测定

（1）为得到多肽的消化肽对照，将 R_9 多肽用包含胰酶（400μg/mL）和 EDTA（40μg/mL）的 PBS 在 37℃ 下消化 16h。

（2）用 0.1% BSA 的 PBS 溶液在室温下包被 384 孔培养板 30min，以减少多肽在孔壁上的吸附。随后，用 PBS 洗涤 2 次。

（3）用 Tris 缓冲液（pH 8.8）是将细胞裂解液稀释 5 倍（附注 6），并在冰上保存裂解液直至进行测定。

（4）在一个孔中加入 10nmol/L 荧光素的 PBS 溶液，作为对照，另一孔中加入 PBS（附注 7）。另外，在孔中分别加入胰酶消化的 R_9 和完整的 R_9，其裂解液或缓冲液与溶酶体蛋白酶抑制剂处理的样品相似。

（5）调节激光功率，使信号的噪声比最大（附注 8）。使用 Leica SP5 软件调节 FCS 的激光功率，ISS vista 软件获得 FCS 数据。

（6）使用荧光素测定结构参数，重复 3 次（附注 9）。

（7）对完整和胰酶消化的 R_9（加入 20% 细胞裂解液和 80% Tris 缓冲液）进行自相关测量（附注 10）。

（8）将细胞裂解液加入 BSA 包被的 384 孔培养板中，每个样品进行 5 × 10s 的自相关测量。

3.3. 使用 ISS 软件包分析 FCS 测定结果

使用 ISS 软件包分析 FCS 测定结果。

3.4. 结果说明

实验中使用溶酶体裂解酶抑制剂样品的原始自相关测量曲线见图 6 − 2a、b。不同方法处理后，各代表性曲线的重叠结果表明自相关曲线不受 DMSO 或抑肽素 A 影响，但 HeLa 细胞的裂解液经 E − 64d 处理后，曲线明显

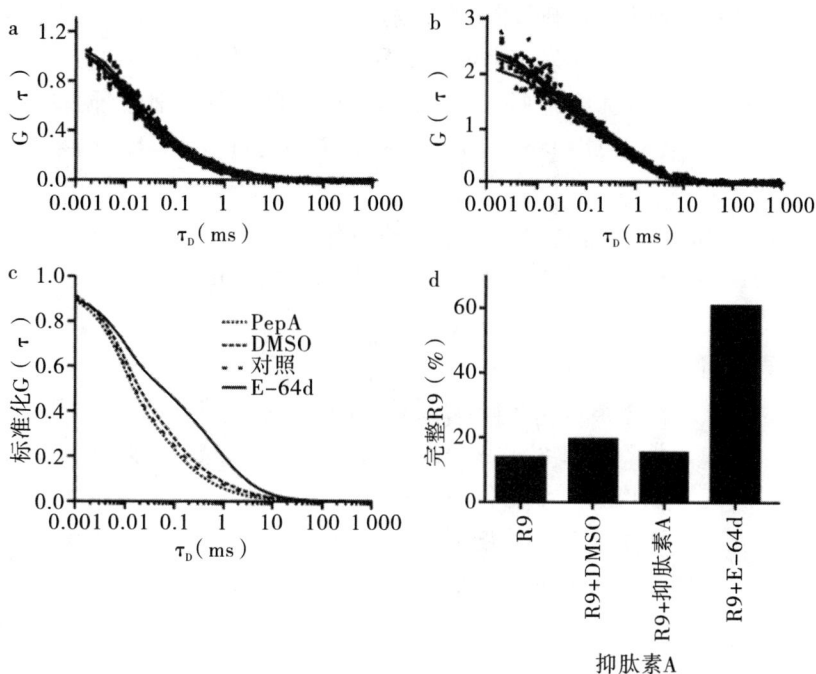

图 6 - 2　经溶酶体蛋白酶抑制剂处理 HeLa 细胞后,用 FCS 分析 R_9 的稳定性。HeLa 细胞培养基中加入 $5\mu mol/L\ R_9$,并在 37℃ 孵育 1h 后,在没有抑制剂(a)或者加入 $40\mu mol/L\ E -$ 64d(b)条件下,对其裂解液进行相关性功能分析。(c)HeLa 细胞经不同处理后,裂解液的代表性相关曲线叠加对比图,包括多肽对照、DMSO 溶剂对照、$10\mu mol/L$ 抑肽素 A 和 $40\mu mol/L\ E - 64d$。(d)溶酶体蛋白抑制剂处理 HeLa 细胞后,测定完整 R_9 的相对量

向右移动,说明扩散比较缓慢(图 6 - 2c)。曲线向右移动提示存在较多的完整 R_9。扩散速度慢不仅反映了较高的分子量,也说明了与裂解液中其他细胞成分的相互作用(在降解的 R_9 中没有观察到这种现象)。完整的 R_9 和降解的 R_9 之间的扩散时间大约相差 $30\mu s$(不同的实验设计实际值可能不同)。在裂解液 - 缓冲液混合物中二者的差别更大,降解的 R_9 的平均扩散时间为 $74\mu s$,而完整的 R_9 为 $900\mu s$。在存在或缺乏溶酶体蛋白质抑制剂的条件下,计算了孵育后完整 R_9 的相对量。当细胞与 E - 64d 孵育后,60% 的 R_9 保持完整,而其他状态下的完整 R_9 比例 < 20%(图 6 - 2d)。这个结果说明在 HeLa 细胞中,R_9 主要由半胱氨酸蛋白酶降解,半胱氨酸蛋白酶抑制剂 E - 64d 可抑制其降解。

3.5. 由 D - 和 L - 氨基酸组成的聚精氨酸处理的活细胞

(1)吸取 300 000 个人白血病 Jurkat E1 细胞,并重悬在包含 500nmol/L R_9 或 r_9 的完整培养基中(RPMI + 10% 胎牛血清,$200\mu L$)。

(2)在 37℃ 条件下孵育 30min。用完整培养基洗涤,缓慢摇晃 5min,重悬在新鲜的培养基中。将细胞接种于 9 孔显微镜室中并进行培养。

3.6. 在白血病细胞中进行细胞内 FCS 测定

(1)使用荧光素调整和固定结构参数,重复 3 次。

(2)洗涤后 1h,用共聚焦显微镜确定单个细胞(附注 12)。

(3)使用 ISS vista 软件对每个细胞进行 $5 \times 10s$ 的自相关检测。

3.7. 使用 Globals 光谱软件分析细胞内 FCS 测定结果

人白血病细胞的 FCS 测定结果见图 6-3。

3.8. 结果说明

与细胞裂解液中的测定不同,细胞内 FCS 测定不能进行连续检测,这是由于计算的自相关函数在很大程度上有所不同(图 6-3),因此,每个曲线均应分别检测。细胞仅与 500nmol/L 的多肽孵育。这个浓度比共聚焦成像研究多肽摄取时的浓度明显更低,因此,在细胞中看不到荧光。这个共聚焦检测的定位是根据透射成像(图 6-3a、d)。

在开始获取自相关函数时快速出现白色,提示细胞中存在大量不活动的多肽。由于多肽没有扩散,因此不能可靠定量。在 R_9 处理的 Jurkat 细胞中,一些在 10s 的测定期内分子活动明显(图 6-3a,左侧曲线)。在其他测定期内,出现缓慢的扩散,说明完整的 R_9 与细胞成分相互作用(图 6-3e,右侧曲线),并且在 r_9 中也观察到了这个现象(图 6-3c)。此外测定期内没有检测到高于背景的信号(图 6-3b)。然而,在 r_9 处理的细胞中,没有观察到迅速扩散的分子,验证了迅速扩散的分子是 R_9 的裂解产物。另外,r_9 中白色更加显著,说明存在大量不活动的 r_9。

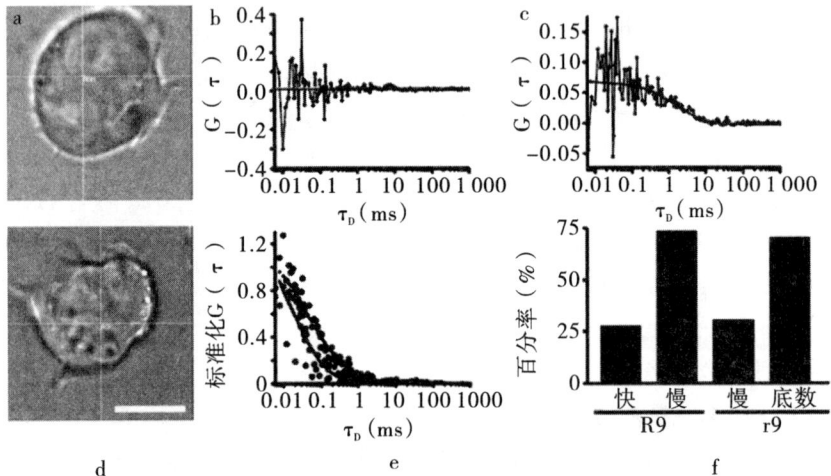

图 6-3 在 Jurkat 细胞中用 FCS 法检测 R_9 和 r_9。Jurkat 细胞用 500nmol/L 的 R_9 或 r_9 处理 30min 后。摇动并洗涤,放入 8 孔的显微镜室中。1h 后,调整 FCS,使其聚焦于细胞核中,如图 $a(r_9)$ 和 $d(R_9)$ 所示。$R_9(e)$ 和 $r_9(b、c)$ 是代表性的图片。图 f 显示的是在 R_9 和 r_9 细胞中测定的平均比例

4. 附　注

（1）在未处理的对照裂解液中,加入完整或降解的 R₉。这个检测将作为分析降解程度的参照。

（2）在个别浓度时用肝素和胰酶处理细胞,以除去细胞表面结合的聚精氨酸。

（3）用最少量的裂解液,以减少 FCS 检测中裂解缓冲液的可能出现的干扰。

（4）通过离心可能除去一些残余物结合的多肽。从标记多肽中降解产生的游离荧光基团在离心后难以除去,这是由于它与裂解组分可能不能相互作用。

（5）当然,FCS 实验不需冷冻步骤也能进行。然而,由于实际原因,往往在实验进行中需要冷冻裂解液。推荐储存在 -20℃ 的裂解液不超过数日。

（6）使用 pH 8.8 的缓冲液。因为在此 pH 值条件下,连接在多肽上的荧光基团的亮度最好。

（7）荧光基团的浓度在 1 ~ 100nmol/L 时,FCS 测试才能得到最好的信号噪音比。可调整 PBS 对照的背景荧光激光密度以得到最佳的信号噪音比[22]。

（8）超过一定的激光功率时,特异性的荧光信号不再增加(荧光基团饱和),而背景信号进一步增加。最佳的激光功率产生最佳的特异性信号。由于对荧光素这样的光敏感染料而言,高激光功率可能造成荧光褪色。

（9）结构参数过大可能是针孔错位或由于盖玻片的厚度而错误地调整校正环;或者存在几个分子,而它们的扩散自相关时间相似。结构参数应当为 4 ~ 8。

（10）在 384 孔培养板中,尽管 20μL 的量已经足够,但标准量是 50μL。

（11）保证使用较低的激光功率,以减少荧光的褪色。

（12）保证细胞在低激光电源下照射,从而使光漂白作用最小化。

致　谢

感谢大众汽车基金会和荷兰 Nijmegen 大学医学中心的资助。

参考文献

[1] Duchardt F, Fotin-MLeczek M, Schwarz H, et al. A comprehensive model for the cellular uptake of cationic cell-penetrating peptides. *Traffic*, 2007, 8:848-866.

[2] Fotin-MLeczek M, Welte S, Mader O, et al. Cationic cell-pe-

netrating peptides interfere with TNF signalling by induction of TNF receptor internalization, *J. Cell Sci*, 2005, 118: 3339-3351.

[3] Herbig M E, Weller K M, Merkle H P. Reviewing biophysical and cell biological methodologies in cell-penetrating peptide (CPP) research. *Crit. Rev. Ther. Drug Carrier Syst*, 2007, 24: 203-255.

[4] Henriques S T, Melo M N, Castanho M A. How to address CPP and AMP translocation? Methods to detect and quantify peptide internalization in vitro and in vivo (Review). *Mol Membr Biol*, 2007, 24: 173-184.

[5] Vives E, Richard J P, Rispal C, et al. TAT peptide internalization: seeking the mechanism of entry. *Curr Protein Pept. Sci*, 2003, 4: 125-132.

[6] Elmquist A, Langel ü. In vitro uptake and stability study of pVEC and its all-D analog. *Biol. Chem*, 2003, 384: 387-393.

[7] Palm C, Jayamanne M, Kjellander M, et al. Peptide degradation is a critical determinant for cell-penetrating peptide uptake. *Biochim. Biophys. Acta*, 2007, 1768: 1769-1776.

[8] Trehin R, Nielsen H M, Jahnke H G, et al. Metabolic cleavage of cell-penetrating peptides in contact with epithelial models: human calcitonin (hCT)-derived peptides, Tat(47-57) and penetratin(43-58). *Biochem. J*, 2004, 382: 945-956.

[9] Fischer R, Bachle D, Fotin-MLeczek M, et al. A targeted protease substrate for a quantitative determination of protease activities in the endolysosomal pathway. *Chem Bio Chem*, 2006, 7: 1428-1434.

[10] Pillay C S, Elliott E, Dennison C. Endolysosomal proteolysis and its regulation. *Biochem J*, 2002, 363: 417-429.

[11] Räage, H., Säälik P, Hansen M, et al. CPP-protein constructs induce a population of nonacidic vesicles during trafficking through endo-lysosomal pathway. *J. Control Release*, 2009, 139: 108-117.

[12] Tunnemann G, Martin R M, Haupt S, et al. Cargo-dependent mode of uptake and bioavailability of TAT-containing proteins and peptides in living cells. *FASEB J.*, 2006, 20: 1775-1784.

[13] Burlina F, Sagan S, Bolbach G., et al. Quantification of the cellular uptake of cell-penetrating peptides by MALDI-TOF mass spectrometry. *Angew. Chem. Int. Ed. Engl*, 2005, 44: 4244-4247.

[14] Burlina F, Sagan S, Bolbach G, et al. A direct approach to quantification of the cellular uptake of cellpenetrating peptides using MALDI-TOF mass spectrometry. *Nat. Protoc*, 2006, 1: 200-205.

[15] Kang S H, Cho M J, Kole R. Up-regulation of luciferase gene expression with antisense oligonucleotides: implications and applications in functional assay development, *Biochemistry*, 1998, 37: 6235-6239.

[16] EL Andaloussi S, Guterstam P, Langel Ü. Assessing the delivery efficacy and internalization route of cell-penetrating peptides, *Nat. Protoc*, 2007, 2: 2043-2047.

[17] Rigler R, Mets U, Widengren J, et al. Fluorescence correlation spectroscopy with high count rate and low-background - analysis of translational diffusion, *Eur. Biophys. J. Biophys. Lett*, 1993, 22: 169-175.

[18] Bacia K, Schwille P. Fluorescence correlation spectroscopy. *Methods Mol. Biol*, 2007, 398: 73-84.

[19] Waizenegger T, Fischer R, Brock R. Intracellular concentration measurements in adherent cells: a comparison of import efficiencies of cell-permeable peptides. *Biol. Chem*, 2002, 383: 291-299.

[20] Rich D H, Bernatowicz M S, Agarwal N S, et al. Inhibition of aspartic proteases by pepstatin and 3-methylstatine derivatives of pepstatin. Evidence for collected-substrate enzyme inhibition. *Biochemistry*, 1985, 24: 3165-3173.

[21] Tamai M, Matsumoto K, Omura S, et al. In vitro and in vivo inhibition of cysteine proteinases by EST, a new analog of E-64. *J Pharmacobiodyn*, 1986, 9: 672-677.

[22] Koppel D E Statistical accuracy in fluorescence correlation spectroscopy. *Phys Rev A*, 1974, 10: 1938-1945.

第7章

多肽结合和插入脂质双层膜的预测工具

Paulo F. Almeida

摘要:在设计新型细胞穿透肽(CPPs)方面,多肽结合和插入膜能力的预测是一种重要并节约时间的技术。通过与实验结果进行比对,介绍了使用 Wimley-White 亲水指数计算来预测 CPPs 性质的技巧。此外,在许多情况下可估算出近似的静电作用。最后本章也讨论了计算插入可能性的方法。

关键词:结合热动学;膜插入;界面疏水指数;辛醇疏水指数;蛋白转导区;双极性肽

1. 概 述

细胞穿透肽领域的发展必然涉及到它的设计。预测多肽的性质可使实验时间明显缩短。在这些性质中,最重要的是 CPPs 和膜之间的相互作用,如多肽结合和插入脂质双层膜能力的确定。多肽与膜的结合能力可通过多种实验方法进行检测,包括等温滴定量热法、荧光光谱和圆二色谱(circular dichroism, CD)等。预测多肽性质的方法不是为了取代实际实验,而是基于简单的计算来设计有效的 CPPs。本章以经典的 CPPs,如穿透素和 Tat 肽等为例,介绍如何使用多肽的预测工具。

这里介绍的方法是过去几十年内由 IrVine 市加州大学的 Stephen White 实验室开发的 Wimley-White 亲水指数[1]计算法,这个方法非常简单。在 http://www.blanco.biomol.uci.edu 网站中的软件膜蛋白管理器中包含了这些指数的计算[2],目前可通过互联网免费获取。研发这些指数和工具的所有成果均归功于 S. H. White 和他的同事。

White 和 Wimley 设定了两个不同的疏水指数:辛醇疏水指数[1,3]和界面疏水指数[1,4]。在这些指数中,应注意4点:①两个指数均由实验得来;②表示全部残基的指数,即它们不仅包括氨基酸侧链,也包括肽单位(CONH);③这些指数由分配系数而来,分配系数以摩尔浓度为单位;④这些指数适用于任意多肽,尤其对从头设计的多肽更为重要。

疏水指数包括3个组分:①侧链和肽单位中每个残基的自由能转换;②多肽 N—和 C—末端的自由能转换;③多肽二级结构(α 螺旋或 β 折叠)中分子内

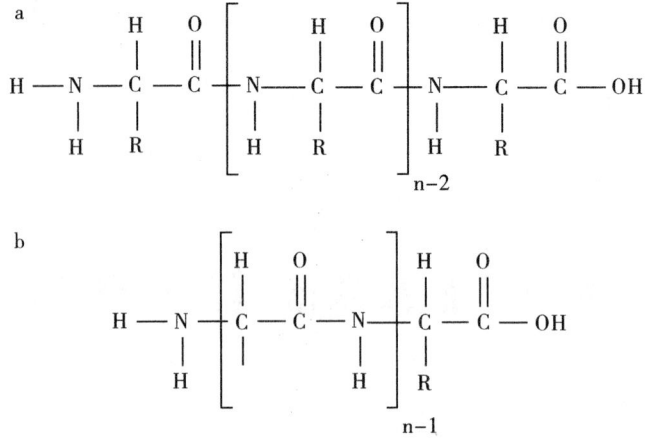

图 7-1 两个具有代表性的多肽链(a 和 b)

氢键的自由能转换。一个多肽通常由图 7-1a 表示,但这里使用的是图 7-1b 显示的多肽链。图 7-1b 与 7-1a 的多肽链仅有稍许不同。图 7-1b 更着重于以肽单元作为一个基团,因此在计算 N—末端的作用时较为方便。

一个氨基酸残基由 3 个不同部分组成(图 7-2):肽单位(CONH)、亚甲基(CH_2)和侧链(R,最小的是 H)。每个残基的从水到辛醇或者 POPC 双层界面的转换疏水指数可通过每个部分加到 Gibbs 自由能数值中计算出来。即每个残基的 Gibbs 转换自由能(ΔG^X)的计算是加上甘氨酰基团 $CH_2CONH(\Delta G^{glycyl})$的值,侧链自由能($\Delta G^{sc}$)的计算是加上相对与甘氨酰残基的自由能。每个残基的自由能见表 7-1。

多肽从水到辛醇或者到 POPC 膜表面的 Gibbs 表面转换自由能可通过简单地加入每个残基(ΔG^X)计算出来。但这并不包含 N—和 C—末端和肽(分子间)氢键的作用。

Hristova 和 White 研究了末端的作用[5]。为得到多肽 C—末端从水到双层膜界面的转换自由能,需要加上(序列中所有残基的 ΔG_{if}^X 值)C—末端相对于肽单位(CONH)转换自由能的差值(图 7-3)。对于不同 C—末端的多肽,转换自由能的计算是加上相对于 C—末端的差值。

对 N—末端而言,数值能够从乙酰化的 N—末端的转变衍生而来,这包含了甲基和肽单位的转换自由能(图 7-4)。不同 Gibbs 自由能之间的关系见图 7-5。

总之,测定含有一些末端多肽的 Gibbs 转换自由能,需加上序列中残基的 ΔG_{oct}^X 或 ΔG_{if}^X 值。一些基团的数值见表 7-3。

为了详细描述 Wimley-White 法,需了解分子内氢键的作用:这些氢键使得多肽形成一个规则的二级结构。当每个残基形成氢键结合的 α 螺旋时,多肽的 Gibbs 自由能大约降低 0.4kcal/mol[6]。对 β 折叠而言,大约降低 0.5kcal/mol[7]。尽管其他实验组[8-10]估计形成 α 螺旋时降低 2 个值,但这种偏差的可能原因已经清楚[11]。因此,只要使用完整的 Wimley-White 法,推荐采用每残基减少的值为 0.4kcal/mol,从而保证计算的一致性。此外,采用 0.4kcal/mol 的值时,计算和实验得出的结合自由能具有良好的一致性[12]。

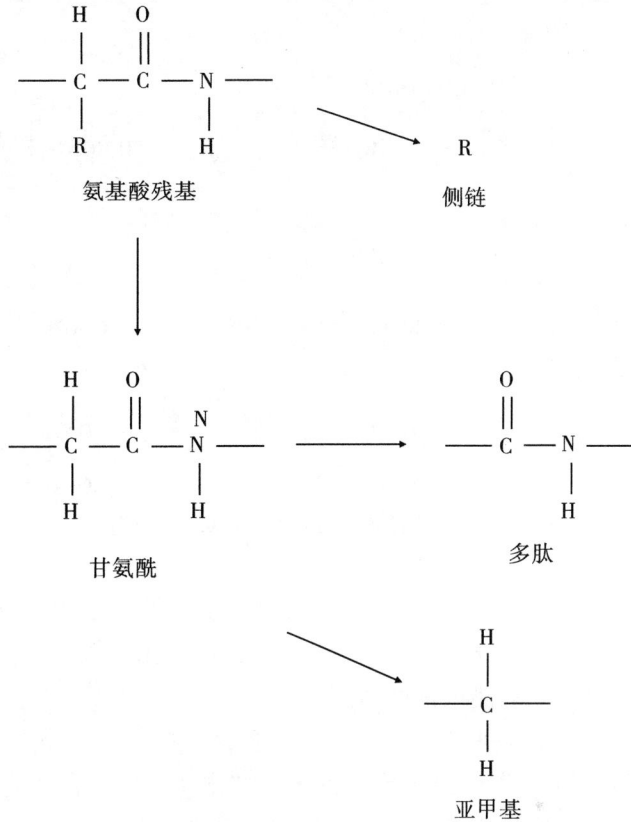

图 7-2　一个残基可分解为侧链、肽单位和亚甲基

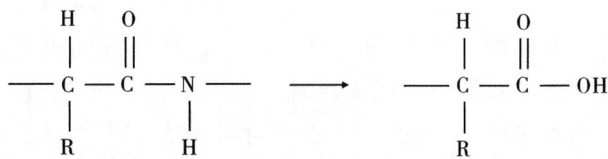

图 7-3　从肽单位得到一个 C—末端自由能的推理过程

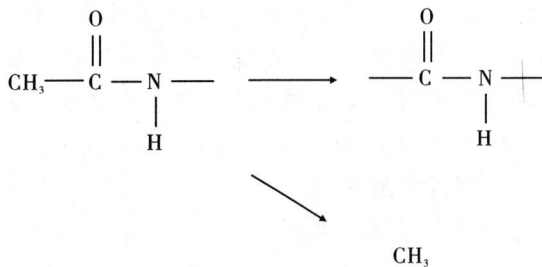

图 7-4　乙酰氨末端分解为肽和甲基

N—末端

W→if

NH_3^+ +0.5

0.4

CH_3CONH +0.1

NH_2 −0.2   0.3

W→oct

NH_3^+ +2.4

2.0

NH_2 +0.4

2.3

CH_3CONH +0.1

C—末端

W→if

COO^- −0.7

1.9

$CONH_2$ −2.6   2.7

$COOH$ −3.4

W→oct

COO^- +5.5

3.6

$CONH_2$ +1.9   4.8

$COOH$ +0.7

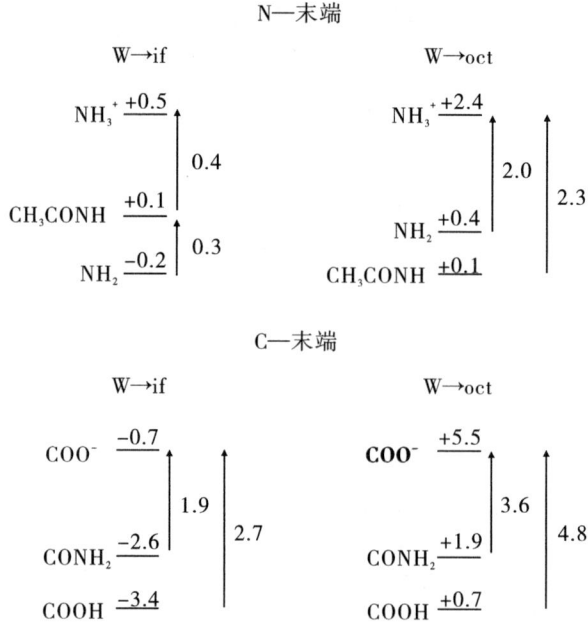

图7-5 不同末端基团及它们的变异体从水(w)到界面(if)或丁醇(oct)的Gibbs自由能变化

对于辛醇疏水指数,尽管从水到辛醇全部残基转换得到的数值最初从非结构肽中获得,但它们确实能够估算出含氢键的残基(α螺旋肽)从水到疏水性双层膜内部的转移[13]。

以上所述的计算均指一个多肽在常温下,与由双极性脂类POPC形成的膜之间的联系,并且在全部界面疏水指数实验都在此条件下进行[4-6]。这些计算也应适用于在液相中的其他磷脂酰胆碱类。然而,大多数阳离子CPPs难以与两性脂质膜结合,实验往往是在阴性脂质存在的条件下进行,一般是磷脂酰甘油(PG)或磷脂酰丝氨酸(PS)。有些实验研究了某些阳性多肽与阴性膜的相互作用,并在热动学上进行良好的表征[8-10]。但总体而言,尚不了解在多肽结合和插入膜时负电荷脂质的作用,在这一点上,仅能根据多聚阳离子多肽[14-17]和双极性肽的测定结果[18-21],归纳出一些大致的规律。而这些规律对推测小聚阳离子多肽与负电荷脂质膜的相互作用非常有用,即估算出多肽与膜的结合Gibbs自由能大约是 −1kcal/mol[14-16]。如果一个PC膜包含了大约50mol%的阴离子脂质(PG或PS),或者至少不少于30mol%,一个合理的起始点是肽中的碱性残基数目乘以 −1kcal/mol,并加上PC膜的Gibbs结合自由能的值,这个静电自由能通常大约是1kcal/mol。如果这个膜仅包含了20mol%的阴离子脂质,采用大约一半的静电自由能似乎是一个合理的预测起始。

对于阳性双极性多肽,需要一个谨慎的论证。上述推测疏水和静电对Gibbs结合自由能作用的主要规律是加和作用,但阳性双极性多肽不是。早在富色氨酸的抗菌肽中已证明了它们没有这种亲水和静电作用的加和性[21]。疏水作用越大,结合的静电作用就越小。对于抗菌肽的突变体,有效的肽电荷降低了大约 20%,对每个疏水性的结合自由能为 - 3kcal/mol[21]。此外,多肽电荷的作用依赖于它们的位置和间距[17]。

这种算法如何用于计算 CPP 插入的可能性? 研究者提出了一个假说:双极性 α 螺旋肽的插膜可能性与转移到 POPC 膜界面和双层膜疏水内部自由能的差值有关[12]。使用 Wimley-White 界面和辛醇亲水指数 ΔG_{if}^o 和 ΔG_{oct}^o 可计算它们的自由能。研究者又尝试提出了 $\Delta G_{oct-if}^o = \Delta G_{oct}^o - \Delta G_{if}^o \leqslant 20$kcal/mol 作为插入的阈值,低于这个值时,双极性肽能够暂时插入双层膜,正常情况下伴随一些膜的重组,甚至能够在膜上形成一个小的瞬时孔道;如果 ΔG_{oct-if}^o 远高于这个值时,肽可能不能通过膜。阳性 CPPs 的推测值尚不清楚[12]。假如对阳性 CPPs 有效的话,提示 ΔG_{oct-if}^o < 20kcal/mol 的多肽将可能成为穿膜肽。然而,膜上阴性电荷脂质将一定会改变 Gibbs 结合和插入自由能的大小。根据目前拥有的数据,似乎自由能的改变与结合和插入状态相一致,在这种情况下差异可能不会太大。如此,膜上存在的负电荷将成为决定肽结合与否的唯一重要因素。但是插入可能不过多依赖电荷,从 POPC 中计算到的 ΔG_{oct-if}^o 值仍然正确。在任何情况下,ΔG_{oct-if}^o 值应仅用于 CPPs 的比较,而不能作为一个绝对的指标。

副标题 3 中使用了 5 个 CPPs 的例子:穿透素(乙酰 - RQIKIWFQNR-RMKWKK - 酰胺)[22,23]、HIV - 1 Tat 47 ~ 57(YGRKKRRQRRR)[24]、Tp10W(AGWLLGKINLKALAALAKKIL - 酰胺[12,20];转运素 10 的 Y3W 变种[25]),在一些例子中也使用了九聚精氨酸(乙酰 - R_9 - 酰胺)和九聚赖氨酸(乙酰 - K_9 - 酰胺)。所有肽在水中主要以无结构形式存在。当与膜结合时,TP10W 形成双极性螺旋结构[12];穿透素也形成一个非传统意义的双极性螺旋[22,23,26];而 Tat 主要以非结构形式存在[23]。七聚精氨酸 - 色氨酸(乙酰 - R_7W - 酰胺)、九聚精氨酸和九聚赖氨酸在阴离子膜上均是以非结构形式存在[23]。

2. 材　料

计算从水到辛醇或双层膜的 Gibbs 转换自由能的“材料”见表 7 - 2 和 7 - 3。

2.1. 所有残基的疏水指数(表 7 - 1)

表 7 - 1 为界面和辛醇疏水指数表。所有残基从水到双层膜界面或辛醇的 Gibbs 转换自由能(ΔG^X)[1-4]。

表 7 – 1　界面和辛醇疏水指数

氨基酸	界面 ΔG^o_{if}（kcal/mol）	辛醇 ΔG^o_{oct}（kcal/mol）
Ala	0.17 ± 0.06	0.50 ± 0.12
Arg +	0.81 ± 0.11	1.81 ± 0.13
Asn	0.42 ± 0.06	0.85 ± 0.12
Asp –	1.23 ± 0.07	3.64 ± 0.17
Asp0	– 0.07 ± 0.11	0.43 ± 0.13
Cys	– 0.24 ± 0.06	– 0.02 ± 0.13
Gln	0.58 ± 0.08	0.77 ± 0.12
Glu –	2.02 ± 0.11	3.63 ± 0.18
Glu0	– 0.01 ± 0.15	0.11 ± 0.12
Gly	0.01 ± 0.05	1.15 ± 0.11
His0	0.96 ± 0.12	2.33 ± 0.11
Ile	– 0.31 ± 0.06	– 1.12 ± 0.11
Leu	– 0.56 ± 0.04	– 1.25 ± 0.11
Lys +	0.99 ± 0.11	2.80 ± 0.11
Met	– 0.23 ± 0.06	– 0.67 ± 0.11
Phe	– 1.13 ± 0.05	– 1.71 ± 0.11

注：1 kcal = 4186J

2.2. 不同基团从水到界面或者辛醇的 Gibbs 转换自由能（表 7 – 2）

表 7 – 2　不同基团从水到双层膜界面或辛醇的 Gibbs 转换自由能

	水→界面（kcal/mol）	水→辛醇（kcal/mol）
ΔG^{glycyl}	0(4)	+ 1.15(3)
ΔG^{CONH}	+ 1.2(4)	+ 2.0(3)
ΔG^{COOH}	– 2.2(4,5)	+ 2.7(3)
ΔG^{CH_3}	– 1.1(5)	– 1.9(3,28)

2.3. 末端基团从水到界面或到辛醇的 Gibbs 转换自由能（表 7 – 3）

表 7 –3　不同 N—和 C—末端基团的 Gibbs 转换自由能

末端基团	水→界面 ΔG（kcal/mol）	水→辛醇 ΔG（kcal/mol）
N—末端		
NH_3^+	+ 0.5	+ 2.4
NH_2	– 0.2	+ 0.4
CH_3CONH	+ 0.1	+ 0.1
C—末端		
COOH	– 3.4	+ 0.7
COO—	– 0.7	+ 5.5
$CONH_2$	– 2.6	+ 1.9

全部残基转换自由能的值加上这些数值，就得到不同末端的多肽的转换自由能[5]

3. 方　法

3. 1. 多肽从水到 POPC 膜界面或到辛醇 Gibbs 转换自由能的计算

以 5 个 CPP 为例介绍 Gibbs 转换自由能的算法:穿透素、HIV Tat、Tp10W、九聚精氨酸(乙酰 – R$_9$ – 酰胺)和九聚赖氨酸(乙酰 – K$_9$ – 酰胺)。副标题 3 中也使用相同的例子,副标题 3 中的所有步骤可使用 MPEx 的"Totalizer"程序进行计算[2]。

3. 1. 1. 多肽序列中添加所有残基的作用

在表 7 – 1 中显示的是所有残基的疏水指数(附注 1)。在序列中添加全部残基的作用,可得到从水到辛醇和膜界面的 Gibbs 转换自由能。

穿透素:　　　$\Delta G^o_{oct} = +10.2kcal/mol, \Delta G^o_{if} = +2.3kcal/mol$
　　　　　　　　　非结构化

Tat:　　　　　$\Delta G^o_{oct} = +17.7kcal/mol, \Delta G^o_{if} = +6.5kcal/mol$
　　　　　　　　　非结构化

Tp10W:　　　$\Delta G^o_{oct} = +5.6kcal/mol, \Delta G^o_{if} = -0.6kcal/mol$
　　　　　　　　　非结构化

九聚赖氨酸:$\Delta G^o_{oct} = +25.2kcal/mol, \Delta G^o_{if} = +8.9kcal/mol$
　　　　　　　　　非结构化

九聚精氨酸:$\Delta G^o_{oct} = +16.3kcal/mol, \Delta G^o_{if} = 7.3kcal/mol$
　　　　　　　　　非结构化

3. 1. 2. 加入末端基团的作用

末端基团对自由能的作用见表 7 – 3[5](附注 2)。只需加上表 7 – 3 中的数值,就能得到 N—或 C—末端对自由能的作用。例如,如果多肽有一个游离的阳离子型 N—末端(NH$_3^+$),那么转化到界面的自由能需加上 0.5kcal/mol;如果是酰胺化 C—末端,则需加上 –2.6kcal/mol。

因此,对于穿透素、九聚精氨酸或九聚赖氨酸而言,若是乙酰化 N—末端,需加上 +0.1kcal/mol(辛醇或界面),若是酰胺化 C—末端, +1.9kcal/mol(辛醇)或 –2.6kcal/mol(界面)。对于 Tat,若是游离末端(NH$_3^+$), +2.4kcal/mol(辛醇)或 +0.5kcal/mol(界面);若是游离的—COO$^-$末端, +5.5kcal/mol(辛醇)或 –0.7kcal/mol(界面)。对于 Tp10W,若是游离末端(NH$_3^+$), +2.4(辛醇)或 + 0.5(界面);若是酰胺化 C—末端, +1.9kcal/mol(辛醇)或 –2.6kcal/mol(界面)。计算结果如下:

穿透素:　　　$\Delta G^o_{oct} = +12.2kcal/mol, \Delta G^o_{if} = -0.3kcal/mol$
　　　　　　　　　非结构化

Tat:　　　　　　$\Delta G^\circ_{oct} = +25.6\text{kcal/mol}, \Delta G^\circ_{if} = +6.2\text{kcal/mol}$
　　　　　　　　非结构化

Tp10W:　　　　$\Delta G^\circ_{oct} = +9.3\text{kcal/mol}, \Delta G^\circ_{if} = -2.8\text{kcal/mol}$
　　　　　　　　非结构化

九聚赖氨酸:$\Delta G^\circ_{oct} = +27.2\text{kcal/mol}, \Delta G^\circ_{if} = +6.4\text{kcal/mol}$
　　　　　　　　非结构化

九聚精氨酸:$\Delta G^\circ_{oct} = +18.3\text{kcal/mol}, \Delta G^\circ_{if} = 4.7\text{kcal/mol}$
　　　　　　　　非结构化

3.1.3. 加入二级结构的作用

　　α 螺旋对转移到界面的作用,是上述结果 + 形成螺旋的氨基酸残基数量 ×(-0.4kcal/mol);对转移到辛醇的作用,那些结果已经反映了由氢键形成的 a 螺旋肽(附注3)。

　　穿透素与膜表面结合时,形成大约 60% 的α螺旋[22,23,26],Tat 基本上是无结构形式[23],Tp10W 大约有 60% 的α螺旋[12]。应考虑多肽中螺旋的含量百分比,结果如下:

穿透素:　　　$\Delta G^\circ_{oct} = +12.2 \text{ kcal/mol}, \Delta G^\circ_{if} = -4.1\text{kcal/mol}$(60% 螺旋)

Tat:　　　　　$\Delta G^\circ_{oct} = +25.6\text{kcal/mol}, \Delta G^\circ_{if} = +6.2\text{kcal/mol}$(非结构化)

Tp10W:　　　$\Delta G^\circ_{oct} = +9.3\text{kcal/mol}, \Delta G^\circ_{if} = -7.8\text{kcal/mol}$(60% 螺旋)

3.2. 转移到阴离子脂质(PC/PG 或 PC/PS 混合物)膜界面 Gibbs 转换自由能的算法

　　如果没有其他信息,估算多肽与阴离子脂质膜结合的静电自由能的最简单方法是多肽的净电荷 ×(-1kcal/mol)。然而,这是假定结合时静电作用和疏水作用可以加合(附注4)。如果囊泡包含了超过 30% 的负电荷脂质,直接使用这个数值;如果囊泡仅包含大约 20% 的负电荷脂质,使用这个数值的一半。例如,使用 25% 和 40% 的 PG 研究穿透素,25% PG 研究 Tat,20% PS 和 50% PS 研究 Tp10W 时,穿透素有 +7 个净电荷,40% PG 时 +(-7kcal/mol),25% PG 时 +(-3.5kcal/mol);Tat 有 +8 个净电荷,+(-4kcal/mol);Tp10W 有 +5 个净电荷,20% PG 时 +(-2.5kcal/mol),50% PG 囊泡时 +(-5kcal/mol),结果如下:

穿透素:　　　$\Delta G^\circ_{if} = -11.1\text{kcal/mol}$(40% PG);

　　　　　　　$\Delta G^\circ_{if} = -7.6\text{kcal/mol}$(25% PG)

Tat:　　　　　$\Delta G^\circ_{if} = +2.2\text{kcal/mol}$(非结构化)

Tp10W:　　　$\Delta G^\circ_{if} = -10.3\text{kcal/mol}$(20% PS);

　　　　　　　$\Delta G^\circ_{if} = -12.8\text{kcal/mol}$(50% PS)

3.3. 转移到界面和膜结合的计算值和实验值的比较

当实验结果与使用 Wimley – White 界面指数计算的结果对比时,并且此时实验解离常数(K_D)用摩尔单位表示(结合常数用倒数摩尔单位表示),那么从常数中推导出来的 Gibbs 自由能数值($\Delta Go = RT \ln K_D$)必须加上统一的校正值 – 2. 4kcal/mol[1]。

例如穿透素,如果不包括静电和统一校正值时,从 PC/PG(60:40)实验中测定的解离常数为 12mmol/L[22],相应的 DG° 为 – 2. 6kcal/mol,而实验得出的静电作用是 – 6. 9kcal/mol [22]。因此,完整的 Gibbs 结合能是 ΔG°_{bind} = – 2. 6 – 6. 9 – 2. 4 = – 11. 9kcal/mol,与计算值 ΔG°_{if} = – 11. 1kcal/mol 相似。

Tat 多肽在 PC/PG(75:25)实验中,如果不包括静电和统一校正值时,测定的解离常数大约为 0. 2mol/L[24],相对应的 ΔG° = – 1kcal/mol, 实验得出的静电作用是 – 4kcal/mol[24]。完整的 Gibbs 结合能是 – 7. 4kcal/mol,比计算值 9kcal/mol 大(附注 5)。

对于 Tp10W 而言,众多 POPC 实验中得到的解离常数为 K_D = 140μmol/L。加上校正后,得到数值 ΔG_{bind} = – 7. 6kcal/mol,这与 POPC 计算得到的数值十分吻合(ΔG°_{if} = – 7. 8kcal/mol)。当 POPC: POPC 为 80:20 和 50:50 时,实验得到的解离常数分别是 3μmol/L 和 0. 5μmol/L(数值已包括静电作用)[20]。加上校正,这些 K_D 对应的 ΔG°_{bind} = – 9. 9kcal/mol(20% PS)和 – 11kcal/mol (50% PS)。相对应的计算值,ΔG°_{if} = – 10. 3kcal/mol (20% PS)和 – 12. 8kcal/mol(50% PS)与实验值非常相似,但与期望的双极肽数值相比稍高。

3.4. 多肽插膜能力的计算

为了估测插膜的可能性,需计算界面的束缚态和插膜态自由能的差值。这个计算必须考虑多肽的二级结构(氢键),并且仅对双极性脂质膜有效(严格的 POPC 膜)。在假定膜脂质电荷稳定的情况下,通过相似的计算以定量的方式,可以暂时应用于荷电膜表面结合和插膜态的估算。这个绝对值极可能是不正确的,但多肽之间的相对差值则可能有助于多肽的设计(附注 6)。

穿透素:　　　ΔG_{oct-if} = + 16. 9kcal/mol(60% 螺旋)

Tat:　　　　　ΔG_{oct-if} = + 19. 4kcal/mol(非结构化)

Tp10W:　　　 ΔG_{oct-if} = + 17. 1kcal/mol(60% 螺旋)

九聚赖氨酸:ΔG_{oct-if} = + 20. 8kcal/mol(非结构化)

九聚精氨酸:ΔG_{oct-if} = + 13. 6kcal/mol(非结构化)

4. 附 注

（1）全部残基从水转移到辛醇或 POPC 双层膜界面的疏水指数，是加上了侧链（ΔG^{sc}）和甘氨酰（ΔG^{glycyl}）基团的作用。不含氢键的肽单位（CONH）从水转移到辛醇有一个自由能的变化 $G_{oct}^{CONH} = +2.0kcal/mol$[1,3]；转移到界面时 $\Delta G_{if}^{o\ CONH} = +1.2kcal/mol$[1,4]。甘氨酰基从水转移到辛醇的转换能的计算，是加上肽键和亚甲基的作用（表 7-2）：$\Delta G_{oct}^{glycyl} = \Delta G_{oct}^{CONH} + \Delta G_{oct}^{CH_2} = +2.0 - 0.85 = +1.15kcal/mol$[1,3]。相似地，转移到双层膜界面时 $\Delta G_{if}^{glycyl} = 0$[1,4]。然后全部残基的指数需加上甘氨酰基和侧链的作用，例如丙氨酸，$\Delta G_{oct}^{sc} = -0.65$[1,3]，因此所有残基值为 $\Delta G_{oct}^{Ala} = -0.65 + 1.15 = +0.50$[1,3]。Wimleg 等[3] 计算出侧链对从水到辛醇转移的 Gibbs 自由能的贡献，Wimley 和 White[4] 给出了侧链对从水到双层膜表面转移的自由能的贡献。整个残基的计算值见表 7-1。

（2）Hristova 和 White 建立了末端计算方法，表 7-3 中末端的 Gibbs 转换能数值的计算见参考文献 5。

（3）尽管最初由无结构型小肽推算而来[3]，一个肽单位（CONH）从水到正辛醇的 Gibbs 转换自由能（$\Delta G_{oct}^{CONH} = +2.0kcal/mol$）实际上合理地估计了形成氢键的残基（α螺旋肽）从水到疏水双层膜内部的自由能[13]。对于转移到界面，Gibbs 转换能是每个含有氢键的螺旋残基减去大约 0.4kcal/mol 的自由能[6]。

（4）大量结果显示，多肽的一个阳性电荷和阴离子脂质，或者超过 30mol% 阴离子的脂质膜之间的作用大约是 -1kcal/mol[14-16]。这尤其适用于简单的多聚阳离子肽，如寡聚赖氨酸（Lysn，$n = 3 \sim 7$），并且静电结合自由能和寡聚赖氨酸的残基数量之间存在线性关系[15]。对于较强的阳离子 CPPs，这种简单的经验法则与实验得出的静电自由能高度一致。穿透素（+7个净电荷）与高 PG 含量的囊泡（>35%）结合后，实验测定的静电自由能是 -6.9kcal/mol[22] 和 -8.1kcal/mol[23]，而经验法则推测的是 -7kcal/mol。对于这里讨论的 Tat 变异体（+8 个净电荷），与低 PG 含量的（25mol%）囊泡结合后，实验测定的结果是 -4kcal/mol[24]，与推测值 -8kcal/mol 或 2kcal/mol 相一致。然而，对于双极性多肽，静电和疏水作用的自由能的贡献总体上不能加和[21]，从实验中得出的 ΔG_{bind}^{o} 相当大。

（5）Tat 计算值和实验值的偏差太大，不能用"不准确"来解释。而且，它似乎源于与中性（双极性脂质）膜的结合。

（6）研究者提出了一个假说：对螺旋双极性肽如 Tp10W，如果 ΔG_{oct-if} <20kcal/mol，那么这些肽可能通过 POPC 膜后在囊泡内分步释放[12]。对于强阳离子 CPPs，没有资料支持这个猜测，只是有一个有趣的现象，聚精氨酸

的 ΔG_{oct-if} 比聚赖氨酸要小,而由精氨酸组成的 CPPs 比赖氨酸组成的 CPPs
更有效[29-32]。另外,穿透素应比九聚精氨酸 CPP 的穿透效果差。通过
Gibbs 结合能的计算,推测 Tat 比九聚精氨酸 CPP 的效果差得多,这与实验结
果相一致[29-32]。

致　谢

　　　　该工作由 NIH(National Institutes of Health;No. GM072507)资助;同时感
谢 Steve White 和 Bill WimLey 对该稿件的建议。

参考文献

[1] White S H, WimLey W C. Membrane protein folding and stability: physicalprinciples. *Annu. Rev. Biophys. Biomol. Struct*,1999,28:319-365.

[2] Jaysinghe S,Hristova K, WimLey W,et al. Membrane Protein Explorer (MPEx), 2009. http://www. blanco. biomol. uci. edu/mpex.

[3] WimLey W C, Creamer T P, White S H. Solvation energies of amino acid side chains and backbone in a family of host-guest pentapeptides. *Biochemistry*,1996,35:5109-5124.

[4] WimLey W C, White S H. Experimentally determined hydrophobicity scale for proteins at membrane interfaces. *Nat. Struct. Biol*,1996,3:842-848.

[5] Hristova K, White S H. An experiment-based algorithm for predicting the partitioning of unfolded peptides into phosphatidylcholine bilayer interfaces. *Biochemistry*, 2005, 44: 12614-12619.

[6] Ladokhin A S, White S H. Folding if amphipathic ahelices on membranes: energetics of helix formation by melittin. J Mol. Biol,1999, 285:1363-1369.

[7] WimLey W C, Hristova K, Ladokhin A S,et al. Folding of bsheet membrane proteins: A hydrophobic hexapeptide model. *J Mol Biol*,1998, 277:1091-1110.

[8] Wieprecht T, Apostolov O, Beyermann M,et al. Thermodynamics of the R-helix-coil transition of amphipathic peptides in a membrane environment: Implications for the peptide-membrane binding equilibrium. *J. Mol. Biol*,1999, 294:785-794.

[9] Wieprecht T, Apostolov O, Beyermann M,et al. Interaction of a mitochondrial presequence with lipid membranes Role of helix formation for membrane binding and perturbation. *Biochemistry*,2000,39:15297-15305.

[10] Klocek G, Schulthess T, Shai Y, et al. Thermodynamics of melittin binding to lipid bilayers. Aggregation and pore formation. *Biochemistry*,2009, 48:2586-2596.

[11] Fernandez-Vidal M, Jayasinghe S, Ladokhin A S, et al. Folding amphipathic helices into membranes: Amphiphilicity

trumps hydrophobicity. *J Mol Biol*,2007,370:459-470.

[12] Almeida P F, Pokorny A. Mechanisms of antimicrobial, cytolytic, and cell-penetrating peptides: From kinetics to thermodynamics. *Biochemistry*,2009,48:8083-8093.

[13] Jayasinghe S, Hristova K, White S H. Energetics, stability, and prediction of transmembrane helices. *J Mol Biol*,2001, 312: 927-934.

[14] Kim J, Mosior M, Chung L,et al. Binding of peptides with basic residues to membranes containing acidic phospholipids. *Biophys J*,1991, 60:135-148.

[15] Ben-Tal N, Honig B, Peitzsch R M,et al. Binding of small basic peptides to membranes containing acidic lipids: theoretical models and experimental results. *Biophys J*, 1996, 71: 561-575.

[16] Murray D, Arbuzova A, Hangyás-Mihályné G,et al. Electrostatic properties of membranes containing acidic lipids and adsorbed basic peptides: theory and experiment. *Biophys J*, 1999, 77:3176-3188.

[17] Mosior M, McLaughlin S. Binding of basic peptides to acidic lipids in membranes: effects of inserting alanine(s) between the basic residues. *Biochemistry*,1992,31:1767-1773.

[18] Gregory S M, Cavenaugh A, Journigan V,et al. A quantitative model for the all-or-none permeabilization of phospholipid vesicles by the antimicrobial peptide cecropin A. *Biophys J*, 2008, 94:1667-1680.

[19] Gregory S M, Pokorny A, Almeida P F F. Magainin 2 revisited: a test of the quantitative model for the all-or-none permeabilization of phospholipid vesicles. *Biophy J*, 2009, 96: 116-131.

[20] Yandek L E, Pokorny A, Almeida P F F. Small changes in the primary structure of transportan 10 alter the thermodynamics and kinetics of its interaction with phospholipid vesicles. *Biochemistry*,2008,47: 3051-3060.

[21] Ladokhin A S, White S H. Protein chemistry at membrane interfaces: non-additivity of electrostatic and hydrophobic in-

teractions. *J Mol Biol*,2001, 309: 543-552.

[22] Persson D, Thorén P E, Herner M,et al. Application of a novel analysis to measure the binding of the membrane-translocating peptide penetratin to negatively charged liposomes. *Biochemistry*,2003, 42:421-429.

[23] Thorén P E G, Persson D, Esbjorner E K,et al. Membrane binding and translocation of cell-penetrating peptides. *Biochemistry*,2004, 43:3471-3489.

[24] Ziegler A, Blatter X L, Seelig A,et al. Protein transduction domains of HIV-1 and SIV TAT interact with charged lipid vesicles. Binding mechanism and thermodynamic analysis. *Biochemistry*,2003, 42:9185-9194.

[25] Yandek L E, Pokorny A, Florén A,et al. Mechanism of the cell-penetrating peptide transportan 10 permeation of lipid bilayers. *Biophys J*,2007, 92:2434-2444.

[26] Magzoub M, Eriksson L E G, Graslund A. Conformational states of the cell-penetrating peptide penetratin when interacting with phospholipid vesicles: effects of surface charge and peptide concentration. *Biochim. Biophys. Acta*, 2002, 1563: 53-63.

[27] Binder H, Lindblom G. Chargedependent translocation of the trojan peptide penetratin across lipid membranes. *Biophys J*, 2003, 85: 982-995.

[28] Tanford C. The hydrophobic effect: formation of micelles and biological membranes. 2nd Ed:Krieger Malabar FL,1991.

[29] Mitchell D J, Kim D T, Steinman L,et al. Polyarginine enters cell more efficiently than other polycationic homopolymers. *J Pept Res*,2000, 56:318-325.

[30] Sakai N, Matile S. Anionmediated transfer of polyarginine across liquid and bilayer membranes. *J Am Chem Soc*,2003, 125:14348-14356.

[31] Sakai N, Takeuchi T, Futaki S,et al. Direct observation of anion mediated translocation of fluorescent oligoarginine carriers into and across bulk liquid and anionic bilayer membranes. *Chem Bio Chem*,2005,6:114-122.

[32] Rothbard J B, Jessop T C, Lewis R S,et al. Role of membrane potential and hydrogen bonding in the mechanism of translocation of guanidinium-rich peptides into cells. *J Am Chem Soc*,2004, 126:9506-9507.

第 8 章

蛋白聚糖参与细胞穿透肽介导的转运

Anders Wittrup, Si-He Zhang, Mattias Belting

摘要：细胞穿透肽（CPPs）已被广泛应用于输送大分子物质进入细胞内的作用位点。许多 CPPs 在进行有效的细胞摄取和物质转运时，有赖于细胞表面的硫酸乙酰肝素蛋白聚糖（heparan sulfate proteoglycans, HSPGs）。本章介绍了研究蛋白聚糖（proteoglycans, PGs）参与 CPPs 摄取的方法，也详细介绍了通过阳离子交换树脂纯化 PG，在目的细胞株中确定 HSPG 核心蛋白性质的方法。最后，本章还介绍了调节 HSPG 核心蛋白表达水平的方法，以检测 CPPs 在摄取时关键蛋白的特异性。

关键词：CPPs；CHO 细胞突变；硫酸乙酰肝素；磷脂酰肌醇聚糖；蛋白聚糖；siRNA；多配体聚糖

1. 概　述

　　许多基因和蛋白转运载体（包括 CPPs）带有正电荷，与细胞表面的负电荷硫酸乙酰肝素蛋白聚糖（heparan sulfate proteoglycans, HSPGs）相互作用后，结合于细胞表面并进行细胞内转运[1]。在早期的研究中，已证明了多聚 - L - 赖氨酸或 DNA 复合物的摄取依赖于 HSPG[2]：细胞表面的 HSPG 降解后，复合物的摄取降低了大约 80%；并且与野生型 CHO 细胞相比，在蛋白聚糖（proteoglycans, PGs）缺陷的细胞中，DNA 报告基因的表达水平降低了 53 倍，由此证明细胞表面 PGs，尤其是 HSPGs，参与了 CPPs 的入胞过程[3-6]。

　　PGs 是一类具有相同性质的蛋白家族，1 或几个糖胺聚糖（glycosaminoglycans, GAGs）通过羟基与蛋白的丝氨酸残基相连。GAGs 是异构二糖（己糖胺和葡萄糖醛酸）的多聚体，包含 20～150 个二糖单位。GAGs 的合成可通过以下 3 种途径：①GAGs 链通过四聚糖结构与蛋白连接；②多糖链聚合；③链的酶学修饰（主要在不同部位进行硫酸化修饰）。蛋白和多肽与 PG 的相互作用是通过核心蛋白和 GAGs 链之间的作用。通常多碱性肽，包括几个寡聚的氨基酸（如 CPPs），能够与带负电荷的 GAGs 结合。

　　细胞表面的 PGs 主要是带有取代基的 HS，它们属于两个蛋白家族：膜夹层 I 型转膜的多配体蛋白聚糖[1-4]和磷脂酰肌醇锚定的蛋白聚糖[1-6]。当多配体蛋白聚糖和磷脂酰肌醇蛋白聚糖聚集时，可诱发细胞内吞[7,8]。至今,核心蛋白在细胞摄取 CPPs 或其他 HS 配体中的作用尚没有详细的研究。资料显示,多配体蛋白聚糖 2 可促进八聚精氨酸进入细胞;基底膜蛋白多糖在表面存在 HSPGs 时,可介导 HIV - Tat 的摄取[9,10];多配体蛋白寡糖和磷脂酰肌醇类的 HSPGs 可介导大分子偶联物的摄取[11]。

研究 HSPGs 的主要技术见表 8 - 1。下面介绍了 CPPs 依赖 PGs 进入细胞的研究方法,也介绍了在目的细胞株中纯化和表征 HSPGs 的方法,还介绍了 HSPGs 核心蛋白参与 CPPs 摄取的研究方法。

表 8 - 1　研究 HSPGs 的方法

方法	研究目的	参考文献
放射性物质标记和纯化		[20]
[^{35}S] - 硫酸	特异性硫酸化 GAG 标记和检测	副标题 3.3
[^{3}H] - 葡萄糖胺	GAG 标记	
阴离子交换色谱	PG/GAG 纯化和结构分析(电荷)	副标题 3.3
尺寸排阻色谱	PG/GAG 纯化和结构分析(大小)	
凝胶电泳	大、小分子的分离	副标题 3.3
干扰 HS 的合成		
氯酸盐	总硫酸化抑制	[21]
CHO 细胞突变	pgsA(木糖基转移酶);pgsB(半乳糖基转移酶 I);pgsG(葡萄糖醛酸基转移酶 I);pgsD(GL-cA 和 GlcNAc 糖基转移酶);pgsE(GlcNAc N - 脱乙酰酶或 N - 磺基转移酶);pgsF(2 - O - 磺基转移酶);pgsH(6 - O - 磺基转移酶)	副标题 3.1
条件性敲除	EXT - 1,磺基转移酶	[22,23]
干扰 HSPG 的功能		
降解裂解酶	肝素裂解酶 I ~ III	
竞争或阻断	竞争性抑制剂,如肝素	[24]
HSPG 抗体进行免疫印迹分析		
核心蛋白特异性抗体	特异性 HSPG 核心蛋白	副标题 3.4
ΔHS("抗性")抗体(3G10)	所有 HSPG 核心蛋白(肝素裂解酶 III 降解后识别新表位)	副标题 3.4
表型特异性的 ScFv 抗 HS 抗体	HS 表型	[15]
其他抗 HS 抗体	10E4(GlcNAC/GlcNS 混合序列),JM13(2 - OS,GlcNS,或 GlcN)HepSS1(GlcNS),JM403(GlcN)	[25]
调节 HSPG 表达		
敲除核心蛋白的 siRNA	特异性 HSPG 核心蛋白	副标题 3.5
核心蛋白过表达	特异性 HSPG 核心蛋白	副标题 3.6

2. 材　料

2.1. 干扰 HS 的合成

（1）不添加 10% 胎牛血清的 F12K 细胞培养基。

（2）在添加谷氨酰胺、青霉素或链霉素和 10% 胎牛血清的 F12K 培养基中生长的 CHO - K1 和 pgsA、B、D、E、F、G 或 H 细胞（ATCC）。

2.2. 干扰 HSPG 的功能

（1）不添加 10% 胎牛血清的 DMEM（dulbecco's modified eagle medium）培养基。

（2）在添加谷氨酰胺、青霉素/链霉素和 10% 胎牛血清的 DMEM 培养基中生长的 HeLa 细胞（ATCC）。

（3）48 孔培养板。

（4）盖玻片和载玻片。

（5）磷酸盐缓冲液（PBS）：137mmol/L NaCl，2.7mmol/L KCl，10mmol/L Na_2HPO_4，1.8mmol/L KH_2PO_4，pH 7.4。

（6）肝素酶Ⅲ（E. C. 4.2.2.8）。

（7）软骨素酶 ABC（E. C. 4.2.2.4）。

（8）消化液：添加 20mmol/L HEPES - HCl（pH 7.4）和 0.5% 牛血清白蛋白（BSA）的 DMEM。

2.3. [^{35}S] - 硫酸标记 PG 及 DEAE 纯化

（1）添加或不添加 10% 胎牛血清的 DMEM。

（2）在添加谷氨酰胺、青霉素/链霉素和 10% 胎牛血清的 DMEM 培养基中生长的 HeLa 细胞（ATCC）。

（3）48 孔培养板。

（4）PBS：137mmol/L NaCl，2.7mmol/L KCl，10mmol/L Na_2HPO_4，1.8mmol/L KH_2PO_4，pH 7.4；

（5）MEM *w/o* $MgSO_4$。

（6）[^{35}S] - SO_4。

（7）2% Tx 缓冲液：0.15mol/L NaCl，10mmol/L KH_2PO_4，10mmol/L EDTA，5μg/mL 卵清蛋白（ovalbumin，OVA），pH 7.5，2% 吐温 X - 100，1 × 完全蛋白酶抑制剂。

（8）DE52 未膨胀的 DEAE 纤维素基质。将 DEAE 纤维素加入水中，形成大约 50%（*V/V*）的混悬液或浆液。

（9）Poly - Prep 色谱柱。

(10)PD – 10 脱盐柱。

(11)Eq. 缓冲液：7mol/L 尿素，10mmol/L Tris – HCl，pH 8.0，0.1% 吐温 X – 100（附注 1）。

(12)尿素 – B：6mol/L 尿素，0.5mol/L HAc，5μg/mL 卵清蛋白，pH 5.8，0.1% 吐温 X – 100。

(13)尿素 – C：6mol/L 尿素，10mmol/L Tris – HCl，5μg/mL 卵清蛋白，pH 8.0，0.1% 吐温 X – 100。

(14)Tris 缓冲液：0.05mol/L Tris – HCl，pH 7.5。

(15)4mol Gu 缓冲液：4mol/L Gu – HCl，50mmol/L HAc，5μg/mL 卵清蛋白，pH 5.8，0.2% 吐温 X – 100（附注 2）。

(16)葡聚糖。

(17)葡聚糖硫酸酯。

(18)重悬液：1mol/L NaCl，10mmol/L Tris-HCl，pH 7.5，0.05% 吐温 X – 100。

(19)HS 酶缓冲液：50mmol/L NaOAc，150mmol/L NaCl，5mmol/L $CaCl_2$，50mmol/L HEPES – HCl，pH 6.5，0.5 × 完全蛋白酶抑制剂 *w/o* EDTA。

(20)ABC 酶缓冲液：40mmol/L NaAc，40mmol/L Tris-HCl，pH 7.8，0.5 × 完全蛋白酶抑制剂 *w/o* EDTA。

(21)肝素酶 III（E. C. 4.2.2.8）。

(22)软骨素酶 ABC（E. C. 4.2.2.4）。

(23)4 × LDS NuPAGE 样品缓冲液。

(24)4% ~ 12% NuPAGE Bis – Tris 凝胶。

(25)甘油标准溶液：30% 乙醇，5% 醋酸，2.5% 甘油。

2.4. HSPGs 的免疫印迹

(1)添加或不添加 10% 胎牛血清的 DMEM。

(2)在添加谷氨酰胺、青霉素/链霉素和 10% 胎牛血清的 DMEM 培养基中生长的 HeLa 细胞（ATCC）。

(3)不含抗体的 DMEM（10% 胎牛血清）。

(4)Tris 盐缓冲液（TBS）：25mmol/L Tris-HCl，150mmol/L NaCl，2mmol/L KCl，pH 7.4。

(5)TTBS：加入 0.5% 吐温 – 20 的 TBS。

(6)奶粉。

(7)牛血清白蛋白（bovine serum albumin）。

(8)小鼠单克隆 3G10 抗 DHS 抗体。

(9)小鼠单克隆 B – B4 抗多配体蛋白聚糖 – 1 抗体。

(10)羊多克隆 L – 18 抗多配体蛋白聚糖 – 2 抗体。

（11）HRP 连接的绵羊抗小鼠抗体。

（12）HRP 连接的绵羊抗山羊抗体。

（13）4 × LDS NuPAGE 样品缓冲液。

（14）4% ~ 12% NuPAGE Bis – Tris 凝胶。

2.5. 敲除 HSPG 核心蛋白

（1）添加或不添加 10% 胎牛血清的 DMEM。

（2）在添加谷氨酰胺、青霉素/链霉素和 10% 胎牛血清的 DMEM 培养基中生长的 HeLa 细胞（ATCC）。

（3）不含抗体的 DMEM（10% 胎牛血清）。

（4）Opti – MEM。

（5）Lipofectamine 2000。

（6）确定功能的 siRNA 序列（制备成 10μmol/L 的储备液）：Silencer® 阴性对照 siRNA、磷脂酰肌醇蛋白聚糖 – 1、多配体蛋白聚糖 – 1、多配体蛋白聚糖 – 1、多配体蛋白聚糖 – 1。

2.6. 过表达 HSPG 核心蛋白

（1）添加或不添加 10% 胎牛血清的 DMEM。

（2）在添加谷氨酰胺、青霉素/链霉素和 10% 胎牛血清的 DMEM 培养基中生长的 HeLa 细胞（ATCC）。

（3）不含抗体的 DMEM（10% 胎牛血清）。

（4）Opti – MEM。

（5）Lipofectamine 2000。

（6）GFP 连接核心蛋白组成的重组蛋白，如 N—末端带有 GFP 的多配体蛋白聚糖 – 2 或多配体蛋白聚糖 – 3 融合蛋白：pEGFP – N3/SDC2 – MYC 或 pEGFPN3/SDC3 – MYC[12]。

3. 方　法

大量的酶（ > 40 个）参与 PG 的合成和修饰，这为干扰 PG 的合成提供了多种可能的靶点。PGs 也有几个独特的理化性质，可通过一系列实验对其进行分离和分析。

PGs 中 GAG 链的硫酸化是将细胞与 $[^{35}S]$ – 硫酸孵育（培养基中不能含有硫酸根离子），从而进行选择性的放射性标记。此外，GAGs 的阴离子性质使得整个 PG 带有高度负电荷，从而可通过阴离子交换色谱进行纯化。通常的实验操作是用 DEAE 纤维素纯化 PGs，结果可得到纯化的 $[^{35}S]$ – 硫酸标记 PGs。[^{35}S]的放射性可作为定量 PG 的一个检测指标,例如,分子经 SDS - PAGE 分离后进行放射自显影分析 PG。

　　大多数完整的 PGs 由于含有 GAG 基团,成为一个相对大的蛋白。但完整的 PGs 在电泳或大小排阻色谱中进行分离时,呈现一个宽的涂片(图 8 - 1),因此不能确定分子量。为使用免疫印迹检测特异的蛋白"条带",必须使用酶学的方法消化 GAG 的核心蛋白。所用的酶有 GAG 裂解酶、特异的 HS 肝素酶和特异的 CS(DS)酶。副标题 3.4 详述了在进行免疫印迹前肝素酶的消化过程,副标题 3.3 也介绍了相似的消化过程,此外,GAG 裂解酶也用于消化细胞表面 GAGs。

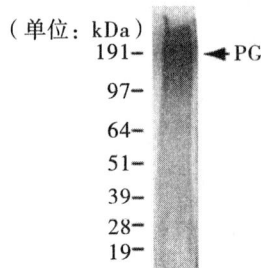

图 8 - 1　PG 涂片。从 HeLa 细胞中纯化[^{35}S] - 硫酸标记的 PG,在 4% ~12% 的聚丙烯酰胺凝胶中进行分离,凝胶干燥后,通过放射自显影检测 PGs。箭头表示 PG 的中心分布

3.1. 干扰 HS 合成

　　目前已分离和表征了大量 GAG 生物合成酶缺陷的 CHO 突变细胞株[13]。pan - GAG 缺陷株,如 pgsA、pgsB 和 pgsG 是不含有合成四糖连接区的基因,从而缺乏 HS 和 CS/DS 合成酶。pgsD 细胞株由于不含有 EXT1 或 GlcA/GlcNAc 转移酶的基因而不表达 HS,但该细胞株的 CS(DS)表达量大约是野生型细胞的 3 倍。pgsE、pgsF 或 pgsH 细胞株缺乏特异性 HS 修饰酶的克隆而不表达 HS 链的 N—硫酸、2—O—硫酸或 6—O—硫酸基团。这些突变的 CHO 细胞株能够直接应用于研究 CPPs 的入胞机制。使用缺陷细胞株的方法能够解决"CPPs 摄取是否需要完整 GAG 或 HS"的问题,以及验证在这个过程中是否需要特定的 HS 修饰酶。

3.2. 干扰 HSPG 功能

　　下面介绍消化细胞表面 HS 和 CS/DS 的实验方法。该方法相对简单,适合于大多数细胞类型和 CPPs,与其他实验(CHO 细胞突变)一起,共同测定细胞表面 GAG 在细胞摄取 CPPs 时的作用。

　　为了更加详细地研究针对某一个 CPP 的 GAG 结构特异性,可使用过量未标记的 GAG 竞争性结合 GAG/CPP 复合物,以确定参与 CPP 结合的特异性 GAG 结构。表型特异性单链抗 HS 和抗 CS 抗体可用于这种实验[14,15]。

（1）在48孔培养板或8孔显微镜玻片上培养所需的细胞,如HeLa细胞（附注3）。

（2）过夜生长,使细胞密度达到50%~80%。

（3）用消化液洗涤2次。

（4）每孔加入0.25mL的消化液。

（5）每孔加入2.5mIU的肝素酶Ⅲ或125mU的软骨素酶ABC,在37℃孵育3h。

（6）用PBS洗涤细胞2次。

（7）进行CPP摄取实验（附注4）。

3.3. $[^{35}S]$ – 硫酸标记PG及DEAE纯化

下面是阴离子交换纯化$[^{35}S]$ – 标记膜PG的实验方案。SDS – PAGE分离纯化的PG。放射自显影观测或使用副标题3.3中介绍的免疫印迹检测PG的含量。

（1）在$75cm^2$培养瓶中加入3×10^6个HeLa细胞（根据需要选择培养条件）。

（2）细胞生长超过24h,密度达到大约80%。

（3）用15mL PBS洗涤细胞层。

（4）在37℃用不含硫酸盐的培养基（MEM）培养1h。

（5）吸出培养基,加入10mL包含$100\mu Ci/mL[^{35}S]$ – 硫酸的培养基（不含其他硫酸盐的MEM）,过夜培养。

（6）用PBS洗涤细胞2次。

（7）吸出PBS,加入1.5mL 2% Tx缓冲液,在室温下摇晃、裂解细胞20~30min（如果细胞量少则加少量的裂解缓冲液,如6孔培养板中每孔加入$300\mu L$裂解液）。

（8）收集裂解液和细胞碎片。

（9）裂解液在4 500g离心10min,取上清液。

（10）在上清液中加入1个体积的等渗缓冲液。

（11）按下列步骤在已平衡的DEAE纤维素柱中纯化PGs:

①填充0.5mL的DE – 52基质（附注5）。

②用5mL的Eq.缓冲液平衡柱。

③在样品中加入$50\mu g$的葡聚糖和$50\mu g$的葡聚糖硫酸酯作为载体。

④将样品加入柱中,弃去流出液。

⑤当样品通过柱时,用5mL尿素 – B洗柱。

⑥用5mL尿素 – C洗柱。

⑦用5mL Tris缓冲液洗柱。

⑧在柱下放置一个收集管。依次加入$5 \times 0.5mL$的Gu缓冲液洗脱PG。

每次缓冲液流尽时,才加入下一次缓冲液。

（12）在样品中加入 50μg 葡聚糖,取出 1/50 体积（50μL,进行 DPM 测定）。

（13）在 4.5 倍体积、-20℃ 预冷的乙醇中沉淀样品。确保溶液完全混合,并在 -20℃ 过夜。

（14）样品在 4 500g 离心 10min,弃去上清液。

（15）用冰冷的 95% 乙醇洗涤 1 次,完全挥干。

（16）在 2.5mL 重悬缓冲液中将颗粒悬浮,保证颗粒完全溶解（附注 6）。

（17）样品在 4℃ 用 PD - 10 脱盐。用水平衡柱,并用 3.5mL 水洗脱。取出 1/50 的洗脱液（进行 DPM 测定）。

（18）将样品分为 3 份（附注 7）。

（19）将样品放置在 -80℃ 冷冻室内。

（20）冷冻干燥样品,直到干燥。

（21）将其中的 2 份溶解到 100μL HS 酶缓冲液内（一个样品为未消化的对照）,另一份溶解到 100μL ABC 酶缓冲液内。

（22）在 HS 酶样品中加入 6mIU 的肝素酶 III;在 ABC 酶样品中加入 40mU 的软骨素酶 ABC。以不加酶的 HS 酶缓冲液作为未消化的对照品。

（23）在 37℃ 孵育 3h。

（24）再次加入酶,然后在 37℃ 孵育过夜。对照品也在 37℃ 过夜。

（25）在所有样品中加入 1/3 体积的 4×LDS（附注 8）。

（26）每个样品在 4% ~ 12% NuPAGE Bis - Tris 凝胶中至少上样 5 000 ~ 10 000 DPM（第 17 步所测定的量）,在 200V 电压下分离蛋白（大约 1h）。

（27）用甘油溶液固定和平衡凝胶 30min。

（28）在凝胶干燥器中 80℃ 干燥 2h,或者直到凝胶完全干燥。

（29）使用放射自显影胶片观测完整和消化的 PGs,或者使[^{35}S]敏感的放射自显影板进行过夜曝光。

3.4. HSPG 的免疫印迹分析

为了确定目的细胞的 HSPG 核心蛋白能够介导 CPP 的内在化,第一步应是明确 HSPG 的组成。抗 HS 的抗体 3G10 可识别由肝素酶 III 消化后的新表位[16]。因此,这个抗体可通过免疫印迹检测全部 HSPG 核心蛋白。图 8 - 2 的免疫印迹结果显示了在 HeLa 细胞中分离的 PGs。

（1）根据副标题 3.3 描述的步骤 1 ~ 17（略去 3 ~ 5 步）,在一个 6 孔培养板上至少有 1 个孔用于分离 PGs。

（2）将脱盐纯化的 PG 分为 2 份。

（3）将样品放置于 -80℃ 冷冻室中。

（4）冷冻干燥样品,直到干燥。

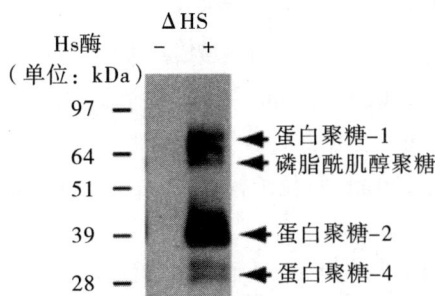

图 8-2　确定 HSPG 核心蛋白。从 HeLa 细胞中 DEAE 纯化的 PGs 被肝素酶Ⅲ和软骨素酶 ABC 消化(+)或未消化(-)。然后蛋白在 4% ~ 12% 聚丙酰胺凝胶中分离,电转移后观测抗 ΔHS 抗体

　　(5)将其中的 2 份溶解到 50μL HS 酶缓冲液内(一个为消化的样品,另一个为未消化的对照)。

　　(6)两份样品中都加入 0.6mIU 的肝素酶 III 和 40mU 的软骨素酶 ABC 进行消化(附注 9)。

　　(7)在 37℃ 孵育 3h。

　　(8)再次加入酶,然后在 37℃ 孵育过夜。对照品也在 37℃ 过夜。

　　(9)在所有样品中加入 1/3 体积的 4 × LDS。

　　(10)每个样品在 4% ~ 12% NuPAGE Bis - Tris 凝胶中至少上样 2cm² 细胞{如果 PGs 用[³⁵S] - 硫酸标记,则加入 5 000 ~ 10 000DPM},在 200V 电压下分离蛋白(大约 1h)。

　　(11)在 30V 转入 PVDF 膜 2h。

　　(12)若在核心蛋白的免疫印迹时,用 3% BSA 的 TTBS 溶液阻断 PVDF 膜 30min,若是抗 - ΔHS 抗体(3G10)时,用 TTBS 溶解的 5% 干奶粉阻断。

　　(13)将膜在核心蛋白特异性抗体中孵育,在 4℃ 过夜。

　　(14)用 TTBS 洗膜 3 次,每次 5min。

　　(15)将膜在合适的 HR 标记的二抗中孵育。

　　(16)用标准的 ECL 底物使蛋白条带显色,并进行检测(附注 10)。

3.5. 敲除 HSPG 核心蛋白

　　下面是在 HeLa 细胞中使用 siRNA 敲除 HSPG 核心蛋白的实验方法。这个方法尤其适合研究 CPPs 或其他 PG 配体的摄取。标准的脂质体试剂(如 lipofection)与细胞表面 PG 结合[17,18],能够强烈抑制 PG 与配体的结合。本实验也介绍了细胞表面相关脂质体的去除方法。

　　(1)在转染前 24h,将细胞培养在 6 孔培养板中(每个孔有 250 000 个 HeLa 细胞),在添加 10% 胎牛血清的 DMEM 培养基中进行培养(附注 11)。

　　(2)转染时,按下述步骤用 Opti - MEM 稀释 siRNAs 和 Lipofectamine 2000。

每个培养孔的转染方法如下：

①用 250μL 的 Opti – MEM 稀释 5μL 的 siRNA 储备液。

②用 250μL 的 Opti – MEM 稀释 12.5μL 的 Lipofectamine 2000，在室温下孵育 10min。

③将 250μL 质粒溶液与 250μL 的 lipofectamine 溶液混合，在室温下孵育 20min。

（3）用 DMEM *w/o* 血清和抗体洗涤细胞 1 次。

（4）每孔加入 2 000μL Opti – MEM *w/o* 血清和抗体。

（5）每孔加入 500μL siRNA 或 Lipofectamine 2000 溶液。

（6）在 37℃ 孵育 5h。

（7）用 1mol/L NaCl 的 PBS 溶液洗涤细胞 2 次。细胞在高渗缓冲液不能超过 30s（附注 12）。

（8）快速除去 1mol/L NaCl 缓冲液，用 PBS 轻柔洗涤 1 次。

（9）在每孔中加入 2 500μL DMEM（含 10% 胎牛血清）。

（10）孵育细胞 24h。

（11）依照副标题 3.3 的步骤 7 ~ 17 步纯化 PGs。

（12）依照副标题 3.4，用 ΔHS 或核心蛋白特异性抗体检测培养孔中核心蛋白的敲除情况。

（13）在不同孔中进行 CPP 摄取实验。

3.6. 过表达 HSPG 核心蛋白

过表达连接有荧光物质（如 GFP）的 PG 核心蛋白可用于分析 CPPs 及其偶联物 PG 核心蛋白的共定位。此外，核心蛋白的特异性抗体也可能检测内源性或过表达核心蛋白自身的定位。然而，大多数商业化的核心蛋白抗体在免疫荧光实验中缺乏特异性，因此下面选择在 HeLa 细胞中过表达 GFP 连接的核心蛋白（图 8 – 3）。

（1）转染前 24h，将细胞培养在 8 孔显微镜玻片中（每个孔有 30 000 个 HeLa 细胞），在添加 10% 胎牛血清的 DMEM 培养基中进行培养（附注 11）。

（2）转染时，按下述方法用 Opti – MEM 稀释质粒（多配体蛋白聚糖 – 2 – GFP 和多配体蛋白聚糖 – 3 – GFP 的质粒）和 Lipofectamine 2000。每个培养孔的转染方法如下：

①用 25μL 的 Opti – MEM 稀释 0.5μg 的质粒。

②用 25μL 的 Opti – MEM 稀释 0.75μL 的 Lipofectamine 2000，在室温下孵育 10min。

③将 25μL 质粒溶液与 25μL 的 lipofectamine 溶液混合，在室温下孵育 20min。

（3）用 DMEM *w/o* 血清和抗体洗涤细胞 1 次。

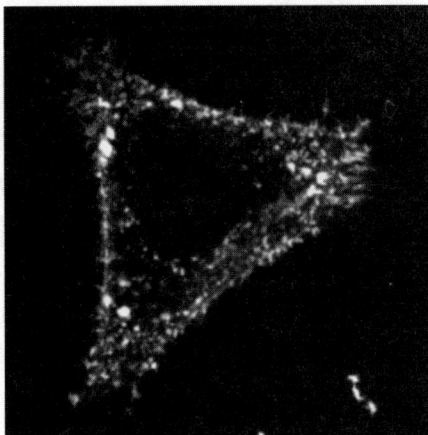

图 8-3　GFP 标记的多配体蛋白聚糖在细胞内的定位。共聚焦显微镜观察过表达的
GFP-多配体蛋白聚糖。蛋白定位在细胞表面和细胞内囊泡

　　(4)每孔加入 200μL Opti-MEM *w/o* 血清和抗体。

　　(5)每孔加入 50μL 质粒与 Lipofectamine 2000 溶液。

　　(6)在 37℃过夜孵育。

　　(7)用 1mol/L NaCl 的 PBS 溶液洗涤细胞 2 次。细胞在高渗缓冲液不能
超过 30s(附注 12)。

　　(8)快速除去 1mol NaCl 缓冲液,用 PBS 轻柔洗涤 1 次。

　　(9)除去 PBS,加入 DMED *w/o* 血清。

　　(10)细胞在 37℃孵育 4~6h。

　　(11)用荧光标记的 CPPs 或 CPP 负载物孵育细胞(附注 13)。

　　(12)将细胞进行活细胞荧光成像。

4. 附　注

　　(1)溶液中的尿素如果含有氰酸铵,可与蛋白共价结合。因此,尿素完
全溶于水后,应立即制备缓冲液,不要加热溶液。此外,在制备缓冲液前,应
在 4℃保存尿素储备液和进行阴离子交换色谱。

　　(2)使用实用级 Gu-HCl 时,应先用活性炭除去杂质。将 Gu-HCl 溶
于水中,加入大约 10g/L 的活性炭,在 4℃下搅拌过夜,双层滤纸过滤 2 次,
然后加入缓冲液的其他成分,调节 pH 值。

　　(3)本章虽以 HeLa 细胞为例,但可通用于研究其他细胞的 PG 参与 CPP
的摄取。

　　(4)研究 CPPs 或 CPPs 介导物质摄取的方法有几种[19],例如荧光标记
法、测定偶联蛋白的功能等。荧光标记法可使用荧光显微镜或流式细胞仪

检测。偶联蛋白的功能检测也是研究 CPPs 能力的方法。在这些方法中,被转运大分子物质的活性是最终的结果,如报告基因活性等。这里介绍了以上两种方法。

(5)膨胀前的50% (*V/V*) DE－52 基质匀浆应保存在4℃。装柱前匀浆应脱气几分钟。重悬匀浆时,小心不要产生气泡。

(6)在随后的步骤中,为进行完全的酶消化,一定要尽可能除去胍。将沉淀物重悬在包含 1mol/L NaCl 的缓冲液内,可除去大多数与 PGs 连接的胍基离子。此步骤中确保沉淀物完全溶解,否则会造成大量样品丢失。

(7)由于大多数细胞相关的 PG 是 HS 或者取代的 CS/DS,肝素酶和软骨素酶消化后的完整 PG 主要是 CS/DS 和 HSPG。如果酶消化完全,那么肝素酶消化后[^{35}S]－硫酸放射性在高分子区的降低,粗略反映了软骨素酶消化的残留信号强度。这个信号代表了总 PG 中 HSPG 的量,反之亦然。

(8)如果对纯化的 PG 进行其他分析,样品应在加入 4×LDS 缓冲液前,保存在－80℃。

(9)除了 HS 取代基外,多配体蛋白聚糖也带有 CS 链。为了得到反映核心蛋白的清晰条带,必须降解所有 GAG 链。因此,样品必须经肝素酶和软骨酶处理。

(10)在 GAG 裂解酶处理的样品中,HSPG 核心蛋白条带具有特异性,在未消化的样品中,条带明显变弱。在实验开始,谨慎操作会得到一条仅含 GAG 裂解酶的条带(不含 PG),可以避免条带出现在消化后样品中的风险。

(11)为进行敲除实验,每个 siRNA 样品最好先检测蛋白水平以确定敲除的有效性。此外,在准备 CPP 摄取测定的样品时,应预先准备好所需的材料,如 48 孔板或 8 孔板匹配的显微镜载玻片。

(12)用 1mol/L NaCl 洗涤是为了除去膜有关的脂质体试剂。应轻柔洗涤细胞,尽量避免细胞裂解和剥离。

(13)需使用带有荧光标记的 CPP 或负载体,如 Alexa Fluor 546 或相似的荧光分子,才能使用荧光显微镜进行 CPPs 摄取和分析实验[19]。

致　谢

本章的工作由瑞典癌症基金,瑞典研究委员会,瑞典战略研究基金会,瑞典医学会,Lund 自然地理协会,Crafoordska、Gunnar Nilsson、Lundbergs 和 Kamprad 基金会,Lund 大学医院捐赠资金及政府资助的临床研究资助。

参考文献

[1] Poon G M, Gariepy J. Cellsurface proteoglycans as molecular portals for cationic peptide and polymer entry into cells. *Biochem Soc Trans*,2007,35:788-793.

[2] Mislick K A, Baldeschwieler J D. Evidence for the role of proteoglycans in cation-mediated gene transfer. *Proc Natl Acad Sci USA*,1996,93:12349-12354.

[3] Console S, Marty C, Garcia-Echeverria C, et al. Antennapedia and HIV transactivator of transcription (TAT) "protein transduction domains" promote endocytosis of high molecular weight cargo upon binding to cell surface glycosaminoglycans. *J Biol Chem*,2003,278:35109-35114.

[4] Tyagi M, Rusnati M, Presta M,et al. Internalization of HIV-1 tat requires cell surface heparan sulfate proteoglycans. *J Biol Chem*,2001,276:3254-3261.

[5] Sandgren S, Cheng F, Belting M. Nuclear targeting of macromolecular polyanions by an HIV-Tat derived peptide. Role for cell-surface proteoglycans. *J Biol Chem*, 2002, 277: 38877-38883.

[6] Sandgren S,Wittrup A, Cheng F,et al. The human antimicrobial peptide LL-37 transfers extracellular DNA plasmid to the nuclear compartment of mammalian cells via lipid rafts and proteoglycan-dependent endocytosis. *J Biol Chem*, 2004, 279: 17951-17956.

[7] Tkachenko E,Lutgens E, Stan R V,et al. Fibroblast growth factor 2 endocytosis in endothelial cells proceed via syndecan-4-dependent activation of Rac1 and a Cdc42-dependent macropinocytic pathway. *J Cell Sci*,2004,117:3189-3199.

[8] Yanagishita M, Hascall V C. Metabolism of proteoglycans in rat ovarian granulosa cell culture. Multiple intracellular degradative pathways and the effect of chloroquine. *J Biol Chem*, 1984,259:10270-10283.

[9] Argyris E G, Kulkosky J, Meyer M E, et al. The perlecan heparan sulfate proteoglycan mediates cellular uptake of HIV-1 Tat through a pathway responsible for biological activity. *Virology*,2004,330:481-486.

[10] Nakase I, Tadokoro A, Kawabata N,et al. Interaction of arginine-rich peptides with membrane-associated proteoglycans is crucial for induction of actin organization and macropinocytosis. *Biochemistry*,2007,46:492-501.

[11] Wittrup A, Zhang S H, Ten Dam G B, et al. ScFv antibody-induced translocation of cell-surface heparan sulfate proteoglycan to endocytic vesicles: Evidence for heparan sulfate epitope specificity and role of both syndecan and glypican, *J Biol Chem*,2009,284:32959-32967.

[12] Landgraf P, Wahle P, Pape H C,et al. The survival-promoting peptide Y-P30 enhances binding of pleiotrophin to syndecan-2 and -3 and supports its neuritogenic activity. *J Biol Chem*,2008,283:25036-25045.

[13] Zhang L, Lawrence R, Frazier B A, et al. CHO glycosylation mutants: proteoglycans. *Methods Enzymol*,2006,416:205-221.

[14] Welch J E, Bengtson P, Svensson K,et al. Single chain fragment anti-heparan sulfate antibody targets the polyamine transport system and attenuates polyamine-dependent cell proliferation. *Int J Oncol*,2008,32:749-756.

[15] Dennissen M A, Jenniskens G J, Pieffers M,et al. Large, tissue-regulated domain diversity of heparin sulfates demonstrated by phage display antibodies. *J Biol Chem*,2002,277: 10982-10986.

[16] David G, Bai X M, Vander Schueren B,et al. Developmental changes in heparin sulfate expression: in situ detection with mAbs. *J Cell Biol*,1992,119:961-975.

[17] Belting M, Petersson P. Intracellular accumulation of secreted proteoglycans inhibits cationic lipid-mediated gene transfer. Co-transfer of glycosaminoglycans to the nucleus. *J Biol Chem*,1999,274:19375-19382.

[18] Belting M, Petersson P. Protective role for proteoglycans against cationic lipid cytotoxicity allowing optimal transfection efficiency in vitro. *Biochem J*,1999,342(Pt 2):281-286.

[19] Wittrup A, Belting M. Characterizing peptide-mediated DNA internalization in human cancer cells. *Methods Mol Biol*,2009, 480:101-112.

[20] Iozzo R V. Proteoglycan Protocols. Humana Press. Totowa: New Jersey,2001

[21] Humphries, D E, Silbert J E Chlorate: a reversible inhibitor of proteoglycan sulfation. *Biochem Biophys Res Commun*, 1988,154:365-371.

[22] Inatani M, Irie F, Plump A S,et al. Mammalian brain morphogenesis and midline axon guidance require heparan sulfate. *Science*,2003,302:1044-1046.

[23] Bullock S L, Fletcher J M, Beddington R S, et al. Renal agenesis in mice homozygous for a gene trap mutation in the gene encoding heparan sulfate 2-sulfotransferase. *Genes Dev*, 1998,12:1894-1906.

[24] Wittrup A, Sandgren S, Lilja J,et al. Identification of proteins released by mammalian cells that mediate DNA internalization through proteoglycan-dependent macropinocytosis. *J Biol Chem*,2007,282:27897-27904.

[25] vanden Born J, Salmivirta K, Henttinen T,et al. Novel heparan sulfate structures revealed by monoclonal antibodies. *J Biol Chem*,2005,280:20516-20523.

第 *9* 章

细胞穿透肽的摄取动力学

Anders Florén, Imre Mäger, Ülo Langel

摘要:随着对细胞穿透肽(CPPs)多种摄取机制的深入了解,CPPs 吸收动力学变得越来越复杂。在此介绍 3 种不同的检测手段,用于研究 CPPs 介导转运的动力学情况:细胞内积聚和膜裂解作用、细胞内 CPPs 与携带的生物分子的分离,以及所携带分子的生物学功能。与传统的静态孵育后进行测定的方法不同,这些检测均是在实验过程中进行的动态、实时、同位的测定。将实验数据综合后,可以获得 CPPs 摄取途径的动力学信息,还能提炼出一个简单、有价值的评价药物效应的研究方法。

关键词:CPP 摄取;动力学;流式细胞仪;荧光;生物发光;荧光淬灭

1. 概 述

当以 CPPs 作为药物载体时,其摄取率是一个重要但又经常被忽视的参数。关注 CPPs 摄取动力学方面的研究很少,并且其中的大部分研究多使用荧光标记的多肽[1-10],或者放射性物质标记[11]或生物标记的多肽[12,13]。

在细胞摄取过程中存在着多种竞争因素,但这些因素并没有被解决,如细胞内隔离、输送物质的降解、胞吐作用,以及静态的最终测定方法等,例如,仅测定 CPP 的标记荧光信号是不够的,因为胞吐作用使得一个弱的载体可能出现与有效载体相似的荧光。因此,检测摄取过程中的顺序、半衰期、速率常数、坪值等,将可能进一步揭示 CPPs 的摄取机制,还可以为 CPP - 药物的连接和化学修饰提供有价值的参考。

目前对 CPPs 摄取机制的了解很大程度上依赖于荧光标记物的检测,特别是激光共聚焦扫描显微镜(confocal laser scanning microscopy, CLSM)的使用。CLSM 是一种多用途的工具,用于观测和确定 CPPs 的内在化途径,它可以在活细胞中实时、动态监测 CPPs 的摄取过程[14-16]。但这种方法有几个局限性,例如量化困难、控温问题等;更为严重的是,CLSM 通常在每幅图像中只捕捉少数细胞,从这些细胞中得到的数据甚至可能不具有统计学意义。

动力学研究的缺乏(除了 CLSM)的部分原因在于测量设备的技术限制。在此阐述了 3 种简单的同位检测方法,能够在相同的孵育条件下,在不同的时间点得到大量的数据,这些实验方法简单、可变,可根据荧光标记、淬灭剂、温度、培养基和化学修饰等方面的选择而进行改良。它们通过邻近荧光猝灭、荧光浓度淬灭和生物发光等,解决了摄取过程中多个方面的问题,如细胞内积聚、细胞内的生物利用度和生物学活性。这些实验通过同位检测方法,尽可能减少了误差的来源,并且减少了材料的消耗。

1.1. 邻近荧光淬灭法

　　邻近荧光淬灭法是用荧光酶标仪测定悬液中的细胞。它适用于测定多种荧光基团,包括紫外荧光基团[9]。例如,以氨基苯甲酸作为多肽的荧光基团,而以硝基酪氨酸(NO_2-Tyr)或组氨酸 - 二硝基苯基(DNP)作为 CPP 的荧光淬灭剂(图 9 - 1)。该方法不受背景自发荧光的影响,并且最大的优势是可直接在细胞悬液中定量测定总摄取量。由于在整个测量过程中不消耗材料,因此可进一步利用孵育后的细胞悬液。

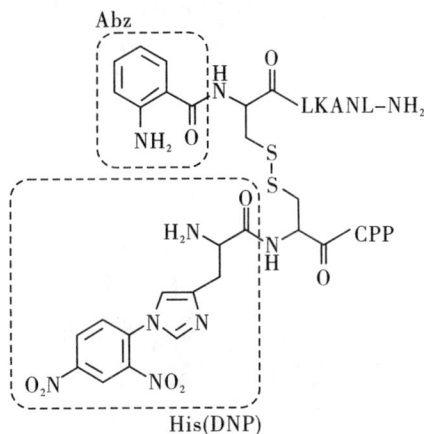

图 9 - 1　在荧光淬灭法中使用的负载物 - SS - CPP 分子结构。方框内标识的是氨基苯甲酸(Abz)和组氨酸 - 二硝基苯基的结构

1.2. 淬火时间推移吸收和 CPP 诱导的膜裂解

　　这是以流式细胞仪为基础的检测方法,适用于测定悬液中的细胞对羧基荧光素(FAM)标记多肽的吸收,分辨率为每分钟测定一个样品。实验如图 9 - 2 所示:左图是一个在控制温度下进行孵育的样品(温度不一定是37℃),每分钟从样品中取出一小部分进行分析(右图)。若分析细胞内积聚,则需在分析之前将样品转移到含有台盼蓝(trypan blue,TB)的 FACS 管中;若分析膜的完整性,则使用台盼蓝和(或)碘化丙啶(propidium iodide,PI)。台盼蓝是一种荧光淬灭剂,不能进入活细胞,可通过浓度淬灭的方式消除细胞外 FAM 的荧光[17,18],剩余的细胞内荧光则由 FAM 标记的 CPP 发出。第二次读数(可选)通过检测死细胞中 PI 的积聚量,分析 CPP 诱导的膜裂解作用,该检测方法可用于研究任何分子。与 CLSM 方法相比,淬灭法的研究

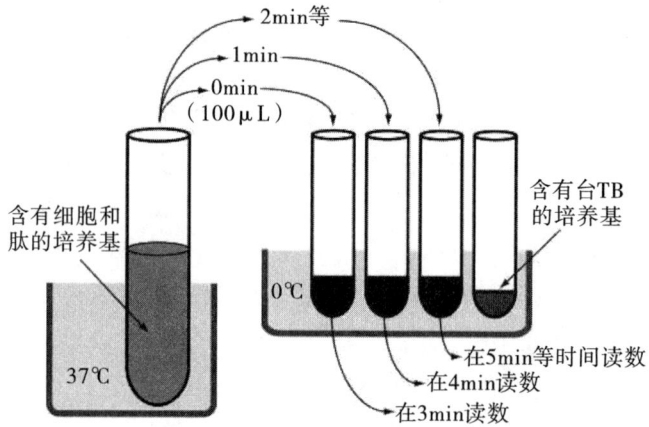

图9-2　CPP 时间推移测定时使用 TB 淬灭细胞外荧光。样品管中可加入 PI 用来检测细胞膜的完整性

对象是成千上万个细胞,通过适当的统计分析,可检测到每分钟荧光量的变化。但这种方法的不足之处在于它不能定量检测聚集的荧光量。

1.3. 生物发光分析

在这个方法中,荧光素通过一个可断裂的连接子与 CPP 连接[12],连接物转导进入过度表达荧光素酶的细胞。到达细胞质后,连接物被谷胱甘肽裂解,释放出的荧光素被荧光素酶转换成氧化形式,并发射出一个光子。光度计可实时读取该发光数,整合发光数可得到不同时间点的总摄取量。该方法的一大优势是能够在黏附的细胞上进行,而不必悬浮细胞。此外,从这个方法得到的数据反映的是生物效应,而不依赖标记分子的分离或降解。任何能稳定表达荧光素酶的细胞株,或瞬时转染荧光素酶基因的细胞,均可使用该方法进行转运研究。

2. 材　料

(1)细胞株和细胞培养所需的培养基。

(2)10cm 细胞培养板。

(3)缓冲液:添加葡萄糖(1mg/mL)、磷酸盐缓冲液(PBS)的 HEPES(4-羟乙基哌嗪乙磺酸)HKR(Hepes-buffered Krebs-Ringer)溶液。

(4)溶于 PBS 的 EDTA(3mmol/L)。

2.1. 荧光淬灭检测

(1)氨基苯甲酸-半胱氨酸-负载物和组氨酸-二硝基苯基-半胱氨

酸 – CPP 或半胱氨酸 – 硝基酪氨酸 – CPP,通过二硫键连接(图 9 – 1)。

(2)带有 320nm 激发光滤光片和 420nm 发射光滤光片的荧光酶标仪。

(3)0.5mol/L Tris(2 – 羧乙基)磷化氢(TCEP)或者二硝基酚(DTT)。

2.2. 淬火时间推移吸收和 CPP 诱导的膜裂解

(1)FAM 标记的 CPP 配制成 100μmol/L 的储备液。

(2)PI 溶于 PBS,终浓度为 10μg/mL(15nmol/L;见附注 1)。

(3)TB 溶于水中,浓度为 10mg/mL(附注 1)。

(4)恒温箱或者 37℃水浴锅,装冰的容器。

(5)标准 5mL 流式细胞管和管架。

(6)计时器。

2.3. 生物发光实验

(1) 100μmol/L 的荧光素 – 连接子 – CPP 储备液,游离的荧光素用于对照实验。

(2)用编码荧光素酶的质粒转染细胞,或者能稳定表达荧光素酶的细胞。

(3)带透明底板的白色 96 孔培养板和一个白色基板用于增加 96 孔培养板的信噪比(图 9 – 3)。

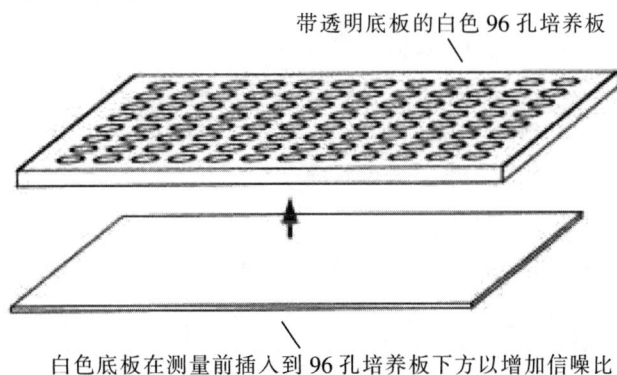

带透明底板的白色 96 孔培养板

白色底板在测量前插入到 96 孔培养板下方以增加信噪比

图 9 – 3　带透明底的白色 96 孔培养板用于确定细胞融合。在测量前,白色底板插入到 96 孔培养板下方以增加信噪比。白色底板可以为白色塑料板或白色硬纸板

3. 方　法

(1)在 37℃和 5% CO_2 的培养条件下,用标准细胞皿培养细胞(如 HeLa 细胞;附注 2)。

(2)为使细胞外基质完整,不采用胰酶消化,用 3mmol/L EDTA 消化细胞(附注 3)。

（3）这 3 个实验均能在任何反应介质中进行（例如添加或未加血清的培养基、PBS、HKRg 等）。

3.1. 荧光淬灭实验

（1）以 HeLa 细胞为例,在实验前 2d,将细胞接种于 10cm 的细胞培养皿中,实验当天细胞密度应达到 90%。

（2）实验时,先用 5mL 的 PBS 洗涤细胞,然后用 1mL 3mmol/L 的 EDTA 在 37℃ 孵育以分离细胞。加入 4mL 完全细胞培养基,在 500g 离心 10min,除去上清,用 1mL HKRg 重悬细胞。细胞计数后,用 HKRg 将细胞数调节到每毫升溶液 2.5×10^6 个细胞（50μL 缓冲液中每个孔有 1.25×10^5 个细胞;附注 4）。

（3）如果实验需使用内吞抑制剂,应在加入多肽前,将细胞用抑制剂预处理 30min。

（4）准备一个白色的 96 孔培养板进行实验。将 96 孔培养板置于冰上,每孔加入 150μL 负载物 - SS - CPP 的 HKRg 溶液。设置空白样品和阳性对照（即未淬灭的多肽）。

（5）当 96 孔培养板放在冰上时,将荧光酶标仪的温度设为 37℃。

（6）30min 后,每孔加入 50μL 的 1.25×10^5 个细胞,最终溶液体积为 200μL（附注 6）。

（7）将 96 孔培养板快速放入预热好的荧光酶标仪中,测量其荧光（320nm 或 420nm）。同时记录空白样品,以检测背景自发荧光是否稳定。在一定的时间间隔内读一次数（如每隔 30s）。每次测定之间摇晃 96 孔培养板,保证细胞处于悬浮状态。

（8）最终测定时（如 60min 后）,每孔加入足量的高浓度 TCEP 或 DTT,如 100μmol/L,以保证二硫键完全断裂。根据结果决定 100% 信号水平,减去初始荧光信号后,从而对数值进行标准化处理,或者也可以通过简单的计算得出所有细胞内在化多肽的 pmol 数。

3.2. 淬火时间推移吸收和 CPP 诱导的膜裂解

实验方法见图 9 - 2。它是一个在反应介质中（添加或未加血清的培养基、PBS 等）进行孵育的样品,在固定时间点从样品中取样。检测多肽的细胞内摄取和膜裂解作用均可使用同一样品,但两者的数据不能同时采集（附注 7）。样品在冰上用 TB 淬火 3min,立即用于测定（附注 8）。

（1）如副标题 3.1 第 1 步,在检测开始 2d 前接种细胞。

（2）用 3mmol/L EDTA 分离细胞,离心（副标题 3.1 第 2 步）,用 1mL 反应介质重悬细胞（添加或未加血清的培养基、PBS 等）,冰上放置。

（3）在样品管中取 50μL 细胞悬液,用 950μL 的 PBS 稀释（作为空白样品），然后设定流式细胞仪的激光频率为 488nm，并选择合适的通道记录荧光（FAM 为 519/20、PI 为 650/LP）。

（4）运用流式细胞仪计算悬液中的细胞数（附注 9）。当进行对照品实验时，稀释细胞悬浮液，使其在 50μL 中呈现每秒 200 个细胞（附注 10）。然后，在试管中加入 10μL 0.1mmol/L FAM 标记的多肽进行检测，检测结果作为 FAM 的阳性对照。

（5）在各个时间点，每次从孵育的样品中取出 100μL。例如，在对加入 1μmol/L CPP 的 HeLa 细胞悬液进行 0～9min 的检测时，每次从 1mL 孵育样品中取出 100μL 的细胞悬液，以及 890μL 的反应介质（对 PI 样品测定时，可成倍增加剂量）。该步骤千万不要加入 FAM 标记的 CPP。将培养管放置于 37℃温育 1min。

（6）准备一组试管（每个时间点 1 只），并做标记（0min、1min 等）。吸取 40μL 10mg/mL 的 TB，并在每支试管中加入 260μL 的反应介质，将试管置于冰上（或者准备另外一套试管，加入含有 1μg/mL PI 的反应介质 300μL，这些样品将在台盼蓝实验后进行测定）。

（7）加入 10μL 100μmol/L 的 CPP 溶液（如果是 PI 实验，加入 20μL）开始孵育，并开启定时器。立刻从培养的样品中取出 100μL，加入到放置在冰上的第一支试管中（0min；根据需要使用 PI 的第一个试管）。

（8）在 1min 时取出第二个 100μL 的样品，加入到第二支试管中 1min，并放置在冰上。取出 100μL 样品的步骤每分钟重复一次。

（9）在 3min 时需从第一支 TB 试管中（0min）采集数据。吸取第 3min 的样品后，直接将 0min 的样品放入流式细胞仪中读数。同时准备取出下一个样品（4min）。

（10）在 4min 时重复上述步骤并吸取 100μL 样品加入到 4min 的试管中。之后，开始操作 1min 的样品并采集数据（附注 11）。

（11）在 5min，吸取 100μL 样品加入到 5min 的样品管中。之后，开始操作 2min 的样品并采集数据。

（12）操作需每分钟重复一次。当最后一个样品分析完后，用 PBS 清洗流式细胞仪，并用 PI 样品分析细胞膜的完整性（附注 12）。

3.3. 生物发光检测

（1）用编码荧光素酶的质粒转染细胞（附注 13），或者用稳定表达荧光素酶的细胞株。

（2）转染后 24h，接种所需量的细胞（以 HeLa 细胞为例，每 100μL 的孔中 9 000 个细胞）到一个透明底的 96 孔培养板上（附注 14）。

（3）24h 后，用完全培养基配制一定浓度的荧光素 - 连接子 - CPP 复合物溶液。吸除原来的培养基，每孔加入 150μL 多肽溶液培养基。对照实验中,用等量的空白荧光素做对照(附注 15)。

(4)至少在 1.5h 的固定间隔内测量生物发光。例如,HeLa 细胞用 2.5μmol/L荧光素 – 连接子 – M918 复合物溶液培养 2h(图 9 – 4a)。在 2min 的间隔内记录发光数,结果显示,与未处理的细胞相比,其发光成倍数增长 (图 9 – 4b;附注 16)。

(5)所有时间点的总摄取量能够绘制成图 9 – 4b 的曲线(可用于计算曲线下的面积)。

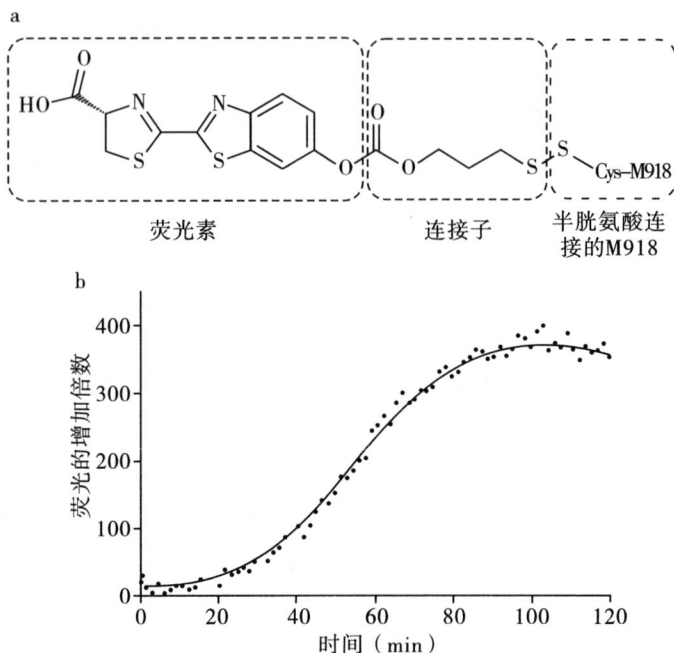

图 9 – 4　生物发光实验中的结果举例。HeLa 细胞经 2.5μmol 荧光素 – 连接子 – M918 复合物 (a)处理超过 2h 后,记录发光量。数据显示,与未经处理的细胞相比,其荧光成倍数增长(b)

4. 附　注

(1)TP 和 PI 都是致癌物,操作时需穿戴合适的防护装备。用最少量的二甲亚砜溶解 TB(3μL/mg),加水后得到 10mg/mL 的储备液。不要将台盼蓝储备液放入冰箱,因为它容易沉淀。

(2)任何细胞株均适用于这些实验,包括悬浮的生长细胞。本章是以 HeLa 细胞为例。

(3)根据以往的研究[9],收集 Bowes 人黑色素瘤细胞时可用刮取的方法。但 HeLa 细胞和 CHO 细胞应避免使用此法,因为这样处理后大部分细胞都无法存活。然而,这种做法可以用于制作 PI 阳性对照,因为存活的细胞将失去膜的完整性。

（4）当重悬细胞时,注意在每个实验中应为相同数量的细胞。

（5）本章没有过多阐述内吞抑制剂。30min 的孵育时间并不一定适用于所有的抑制剂。尤其注意不能使用氯喹,因为它的荧光在测定波长范围内。

（6）移液操作应该在冰上快速进行,最好使用 8 道排枪,因为摄取过程可能很快,甚至发生在最初的几秒钟内。

（7）虽然 TB 的荧光在 PI 的光谱范围内较弱,但痕量的 TB 会影响到 PI 的荧光,除非它被彻底洗去。

（8）确定荧光淬灭应用含有 FAM 标记 CPP 的贴壁细胞进行标准的摄取操作。PBS 彻底洗涤后,用 EDTA 收集细胞(副标题 3.1 第 2 步),如同副标题 3.2 第 3 步,阴性对照和阳性对照各准备 3 支试管,试管细胞量相同。首先测定阴性对照和阳性对照,用来确定基线和阳性信号。然后将 FAM 标记的 CPP 加入到剩余 4 个试管中,室温下放置 30s。在其中一个阴性对照和阳性对照管中加入淬灭剂,然后将 4 个试管在冰上放置 3min。检测未淬灭的阴性对照和阳性对照,以及淬灭的阴性对照和阳性对照,结果应为淬灭的阳性对照应与未淬灭的阳性对照量相似或稍高,淬灭的阴性对照量应与未淬灭的阴性对照量相同或非常接近。

（9）细胞总量 =（20 × 每秒细胞数 × 采集时间）/流量。

（10）不同的鞘流和仪器得到的数据也不同。样品管在记录的 20s 内至少应有 2 000 个细胞。若进行对比实验,应调整细胞数量到一定值。

（11）大多数流式细胞仪的软件都具有自动排序功能。

（12）膜裂解作用是 PI 阳性细胞占"所有细胞"的百分数,而不仅是细胞膜完整的活细胞。

（13）Lipofectamine 2000 转染方法见供货商的说明书。

（14）测定时在 96 孔培养板的透明底部下方插入一个白色底板可增加信噪比和敏感度(图 9 - 3)。

（15）使用 8 道排枪可以节约时间。摄取过程极快,甚至是最初孵育的几分钟内就已进行摄取,尤其是游离的荧光素,它可透过细胞膜。

（16）由于不同批次的操作基线可能会产生波动,因此可能需要对数据进行标准化处理。在处理过程中,往往需要游离荧光素和未处理细胞的摄取数据。

致 谢

本章的工作由以下单位和资金支持:瑞典研究理事会(the Swedish Research Council,VR-NT),Stockholm 生物膜研究中心,Knut 和 Alice Wallenberg 基金会,欧洲区域发展基金会,爱沙尼亚(Estonia)的化学生物学优秀人才中心,爱沙尼亚政府的目标融资(SF0180027s08),以及欧洲社会基金的多拉(DoRa)计划和阿基米德(Archimedes)基金。

参考文献

[1] Polyakov V,Sharma V, Dahlheimer J L,et al. Novel Tat-peptide chelates for direct transduction of technetium-99m and rhenium into human cells for imaging and radiotherapy. *Bioconjug Chem*,2000, 11:762-71.

[2] Drin G, Mazel M, Clair P,et al. Physicochemical requirements for cellular uptake of pAntp peptide. Role of lipid-binding affinity. *Eur J Biochem*,2001,268: 1304-14.

[3] Drin G, Cottin S, Blanc E,et al. Studies on the internalization mechanism of cationic cell-penetrating peptides. *J Biol Chem*, 2003,278:31192-201.

[4] Suzuki T, Futaki S, Niwa M,et al. Possible existence of common internalization mechanisms among arginine-rich peptides. *J Biol Chem*,2002,277: 2437-43.

[5] Richard J, Melikov K, Vives E, et al. Cell-penetrating peptides. A reevaluation of the mechanism of cellular uptake. *J Biol Chem*,2003,278:585-90.

[6] Jones S, Christison R, Bundell K, et al. Characterisation of cell-penetrating peptide-mediated peptide delivery. *Br J Pharmacol*,2005, 145:1093-102.

[7] Li X, Higashikubo R, Taylor J. Use of multiple carboxylates to increase intracellular retention of fluorescent probes following release from cell penetrating fluorogenic conjugates. *Bioconjug Chem*,2008,19:50-6.

[8] Tünnemann G, Ter-Avetisyan G, Martin R,et al. Live-cell analysis of cell penetration ability and toxicity of oligo-arginines. *J Pept Sci*,2008, 14:469-76.

[9] Hallbrink M, Florén A, Elmquist A,et al. Cargo delivery kinetics of cell-penetrating peptides. *Biochim Biophys Acta*, 2001,1515:101-9.

[10] Cheung J C, Kim Chiaw P, Deber C M, et al. A novel method for monitoring the cytosolic delivery of peptide cargo. *J Control Release*,2009,137:2-7.

[11] Pooga M, Hallbrink M, Zorko M, et al. Cell penetration by transportan. *FASEB J*,1998,12:67-77.

[12] Jones L R, Goun E A, Shinde R, et al. Releasable luciferin-transporter conjugates: tools for the real-time analysis of cellular uptake and release. *J Am Chem Soc*,2006,128:6526-7.

[13] Wender P A, Goun E A, Jones L R, et al. Real-time analysis of uptake and bioactivatable cleavage of luciferin-transporter conjugates in transgenic reporter mice. *Proc Natl Acad Sci U S A*,2007,104:10340-5.

[14] Watkins C L, Schmaljohann D, Futaki S, et al. Low concentration thresholds of plasma membranes for rapid energyindependent translocation of a cell penetrating peptide. *Biochem J*,2009,420:179-89.

[15] Duchardt F, Fotin-MLeczek M, Schwarz H, et al. A comprehensive model for the cellular uptake of cationic cellpenetrating peptides. *Traffic*,2007,8:848-66.

[16] Kosuge M, Takeuchi T, Nakase I, et al. Cellular internalization and distribution of arginine-rich peptides as a function of extracellular peptide concentration, serum, and plasma membrane associated proteoglycans. *Bioconjug Chem*, 2008, 19: 656-64.

[17] Manceur A, Wu A, Audet J. Flow cytometric screening of cell-penetrating peptides for their uptake into embryonic and adult stem cells. *Anal Biochem*,2007,364:51-9.

[18] Busetto S, Trevisan E, Patriarca P, et al. A single-step, sensitive flow cytofluorometric assay for the simultaneous assessment of membrane-bound and ingested Candida albicans in phagocytosing neutrophils. *Cytometry A*,2004,58:201-6.

第10章

脂质与细胞穿透肽相互作用的热力学研究

Reto Sauder, Joachim Seelig, André Ziegler

摘要：生物细胞能通过不同方式有效摄取阳离子多肽，这些方式可用于向细胞内转运药物。例如，1967年发现的内吞现象，可使多肽包裹在内吞囊泡中，但多肽（生物分子）如果被溶酶体酶降解，就没有治疗价值了。除了内吞（以及其中的各种类型），阳离子细胞穿透肽（CPPs）还有可能到达活细胞的胞浆和核。1988年首次发现了这一现象，但至今尚不清楚出现在胞浆中的CPP是否需要膜蛋白的主动转运机制和信号分子；或者是否为被动扩散，因此能够由缺乏蛋白质和多糖的模型膜所模拟？本章将介绍以下研究方案：在模型膜中检验CPPs与膜的结合和干扰。实验方法包括微囊的制备、脂质定量、膜渗漏分析、脂质多态性分析（^{31}P NMR）和膜结合实验等（等温滴定量热法）。通过这些实验，检测到了CPPs之间的主要差异：在低的微摩尔浓度下，非两亲性的CPP，如九聚精氨酸（WR$_9$）和穿透素，与模型膜的亲和力较低，并且不会出现膜渗漏现象；与此相反，它们的两亲性的衍生物，如酰基化的WR$_9$（C$_{14}$、C$_{16}$、C$_{18}$）或者是两亲性的穿透素突变体p2AL，在低的微摩尔浓度下可结合和干扰脂质模型膜。这表明尽管均为CPPs，但转运机制却不相同。

关键词：细胞膜；药物转运；脂质体；膜锚定；蛋白转运

---

1. 概　述

过去[1,2]和目前的研究[3-5]均表明真核细胞能够摄取阳离子化合物（如CPPs）或者其他阳离子聚合物（如聚乙烯亚胺[6]或DEAE葡聚糖[7]）等。在微摩尔浓度下，它们与带有阴离子的细胞表面多糖结合，随后发生内吞作用。包裹在内吞囊泡中的CPPs或CPP复合物（质粒DNA、siRNA等），由于内吞囊泡可被溶酶体快速降解，没有或仅有少部分生物分子能够到达靶细胞器（如细胞核进行基因表达），因而几乎不具有生物医药方面的应用价值。

然而，Frankel[8]和Green[9]的研究证明了CPP HIV－1 Tat携带外源基因到达了细胞核，打破了生物分子内吞后不具有医药应用价值的观念，因此受到了广泛的关注。事实表明，将CPPs及生物分子转运入细胞质和细胞核具有高度的治疗意义，Frankel和Green重新开始了对阳离子多肽的实验，此时距离最初报道的聚赖氨酸的研究[2]已经有20年了。

随后使用荧光标记的CPPs证实了各种不同的CPPs的确能够进入生物细胞的胞浆并到达核中[10-21]，同时也发现了CPPs可以进入那些没有内吞作用细胞的胞浆(例如细菌)[22-24]。这些发现令人惊喜,因为这意味着一些CPPs能够穿过胞浆膜和(或)内吞体膜,尽管它们的阳离子特性不能以被动扩散形式快速透过磷脂双分子层[25]。这些发现导致一种相当有争议的观点,即可进入胞浆和核中的"神奇"摄取[26]。

一些实验假象可能造成错误的结论:在显微镜观测时有时需要固定细胞,当用甲醇、乙醇或多聚甲醛处理细胞后,细胞膜发生破坏,表面结合的CPP似乎以直接扩散的方式进入细胞[27]。用活细胞或未经固定的细胞可避免以上错误[10-21]。有资料详细对比了CPP进入胞浆所需的条件,但CPPs进入细胞的机制可能不止一种[28]。

一些双极性的CPPs具有类似表面活性剂的特性。它们对带电荷和不带电荷的脂质都有很高的亲和力,它们可以分散到双分子层疏水内部,在微摩尔浓度下干扰细胞膜分子模型,这种特性与双极性抗生素多肽类似[29,30]。这些双极性CPPs无论在纯脂质膜(没有膜蛋白或多糖)或活细胞的胞浆膜,穿透能力几乎相同[31],这种进入细胞的分子机制包括孔和地毯形成方式[32,33]。另外,一些双极性CPPs由于pH改变引起结构变化和脂质的相互作用,可能从内吞体中释放出来(内吞体裂解或融合肽)[11,34,35]。双极性CPPs的膜扰动性质,使得它们的细胞毒性通常比非双极性CPPs高[36,37]。

相比之下,非双极性CPPs(如精氨酸聚合物)的毒性较低[36],但它们与脂质膜的亲和性较差(哺乳动物细胞膜阴离子脂质成分通常相当低)。此外,它们不能进入疏水双分子内部[38-40],因此在微摩尔浓度下不会诱发膜渗漏,这提示其进入胞浆时[28]不需要脂质,而需要细胞膜上的其他成分。它们在一定的条件下才能进入模型膜(缺少蛋白质或多糖),例如较高的浓度(类似电穿孔)、非生理状态[41,42]、电化学梯度[43]、反复脂质相位循环[44]或易破的囊泡等[45,46]。

本章定量比较了不同CPPs与膜的相互作用。使用选用的CPP,证明在低微摩尔浓度下,双极性的CPPs可干扰模型膜,而非双极性CPPs无此作用。提高CPP的双极性可通过膜锚定("酰化")[47]或使用它的突变体("p2AL")[48],每种方法都介绍了所需要的参数和相关文献,从所举例子的数据(图10-1~10-3)得到的结论见副标题4。

2. 材　料

2.1. 化学试剂

(1)钼酸铵,$(NH_4)_6Mo_7O_{24} \cdot 4H_2O$。

(2)ANTS,8-萘胺-1,3,6-三磺酸,二钠盐(分子探针)。

(3)细胞膜渗漏实验用的缓冲液:20mmol/L Tris,134mmol/L NaCl,pH 8.5。

（4）ITC 实验用的缓冲液：20mmol/L Tris，100mmol/L NaCl，pH 7.4。

（5）钙黄绿素。

（6）Contrad 90。

（7）DOPE，1,2 - 二油酰 - sn - 甘油 - 3 - 磷酸乙醇胺。

（8）DOPE - PEG 2000，1,2 - 二油酰 - sn - 甘油 - 3 - 磷酸乙醇胺 - N - 甲氧基聚乙二醇。

（9）孔雀石绿草酸盐。

（10）DPX，对二甲苯二吡啶溴化物（分子探针）。

（11）70% 高氯酸。

（12）85% 磷酸。

（13）磷脂酰胆碱（POPC），1 - 棕榈酰 - 2 - 油酰 - sn - 甘油 - 3 - 磷酸胆碱。

（14）POPE，1 - 棕榈酰 - 2 - 油酰 - sn - 甘油 - 3 - 乙醇胺。

（15）POPE，1 - 棕榈酰 - 2 - 油酰 - sn - 甘油 - 3 - 磷酸 - （1´ - sn - 甘油）钠盐。

（16）磷酸二氢钾，KH_2PO_4。

（17）CL - 6B 琼脂糖。

（18）Tris，Tris（羟甲基）甲胺。

（19）Triton X - 100。

2.2. 仪　器

（1）荧光分光光度计 F - 4500。

（2）等温滴定量热仪，附带容量为 203.7μL 的反应细胞池和容量为 38.45μL 的注射器。

（3）核磁共振测量仪 DRX - 400，运行时的共振频率为[1]H 400MHz 和[31]P 162MHz。

（4）紫外 - 可见光分光光度计 8453。

2.3. 脂质体的制备（MLVs）

当磷脂溶于水时，会有自动结合的倾向。在空气与水的界面中，它们缓慢地集合成单分子层，在体相中快速形成双分子层的脂质囊泡（"脂质体"）[49,50]。该自组装的解离常数是 10^{-10}/mol[51]，POPC 的横截面面积是 68Å^2[52]，流体状态时疏水层厚度和 P - P 的距离分别是 27Å 和 38Å[53]。脂酰链的长度、数量和双键位置极大地影响了凝胶 - 流体相的转变温度（T_m），例如，POPC 的 T_m 为 - 2℃[54]。

大多数生物膜处于液晶状态[55]，到达相变温度时导致双分子层渗漏[56-58]。脂质多态性是可调控的,部分可通过调节脂质头部基团的截面积与脂酰链的横截面的比例,来调节脂质结构。头部基团较小的脂质,如DOPE,不能形成连续的双分子层,而是形成倒六角相(H$_{ii}$)[59]。因此,DOPE常被作为转染试剂混合物,使细胞膜不稳定,从而促进跨膜转运[60]。基于这方面的考虑,建议CPPs制成倒脂质胶束结构[61]。

模型膜可由多种方法制备,例如过滤挤出、超声、反相蒸发或表面活性剂稀释等[62]。制备的囊泡不仅大小不同,稳定性、脂质填充密度、内(外)层脂质化学计量、结合焓等方面也不同。例如巨单层囊泡(GUVs)特别容易破裂[63],而由过滤挤出制备的直径约100nm的大单层囊泡(LUVs)具有分散度小[64]、优良的储存稳定性、横向填充密度接近于真核细胞(28~35mN/m)[65,66]、内(外)单层脂质化学计量平衡等性质。由超声制备的小单层囊泡(SUVs)直径为30~50nm,由于空间位阻的存在,使得脂质外层的分子比内层更多[67]。这对计算未进入内层膜的多肽脂质结合计量学显得尤为重要。与SUVs相互作用的多肽,在ITC测定(与LUVs相比)时可能有不同的结合焓,该检测在低浓度时能得到更好的结果[68]。此外,大约需要17~38个水分子(n_w)用于一个磷酸脂质分子的完全水化[69,70],所以脂质水化必须每克水超过0.4~0.9g脂质。尤其在制备高浓度的NMR样品时,可能需要考虑额外的囊泡内的水[71]。

在氯仿或是二氯甲烷中的脂质储备液,比油腻的磷脂"粉末"能更方便地分成小份。另外,有机溶剂需使用非塑料的小瓶(移液器),移液需在低温下进行(二氯甲烷和氯仿的沸点在760mmHg下分别是40℃和62℃),并用旋转蒸发仪除去有机溶剂。

①脂质混悬液(16mmol/L,2mL,POPG与POPC的摩尔比为1:1)的制备如下:

②将一个5mL梨形烧瓶称重,加入12.16mg POPC(20mg/mL的储备液0.608mL)。旋转蒸发除去溶剂,随后高真空蒸发(0.1mb)超过4h。再次称量烧瓶。

③加入第二种脂质,如12.34mg POPG(20mg/mL的储备液0.617mL)。旋转蒸发除去溶剂,随后高真空蒸发(0.1mb)超过4h。再次称量烧瓶。计算两种脂质的重量比。总的脂浓度根据副标题2.8进行测定。

④可能加入的其他脂质,如聚乙二醇脂质(DOPE-PEG 2000),加入方法如上述第3项(也可见副标题2.7),PEG化脂质在过滤挤出时增加回压。

⑤干燥的脂质膜用约2.0mL的缓冲液水化(具体的量由所测的脂质重量决定),灌入氩气层、涡旋,在室温下水化1h[72]。随后,用台式摇床(旋涡仪)再次剧烈摇动烧瓶,得到多层囊泡(MLVs),该MLVs的总脂量为16mmol/L,粒径分布范围为0.5~10μm。由于囊泡尺寸较大,因此光散射高,外观呈乳白色。偶尔可见沉积物,尤其在水化时间太短或溶剂蒸发后的

脂质膜太厚时,可见明显沉淀。

⑥MLVs 经超声[73]或反复冻融后[74],挤压通过一定孔径的滤器,可制备 LUVs 或 SUVs[73],分别见副标题 2.4 和 2.5 所述。

2.4. 大单层囊泡(LUVs)

(1)多层囊泡(MLV;副标题 2.3)经 5 次循环冻融后减小层数[75]、囊泡尺寸(<1μm)和粒径分布[76]。方法是将烧瓶在 -80℃ 冰箱中放置 20min,随后控温水浴。通常不会产生沉淀。

(2)第一个注射器吸取混悬液,挤压通过 19mm 的注射过滤器,进入第二个注射器中。两个注射器之间至少重复挤出 11 次[74,79]。需要注意的是,挤压的温度需在脂质 T_m 之上,因为低于 T_m 时囊泡会迅速融合[77,78]。样品从第二个注射器中回收,以保证除去混悬液中较大的颗粒。过滤器孔隙可为 50nm、100nm 或 200nm[79]。

(3)由于囊泡尺寸减小,脂质分散体变得清澈。建议使用动态光散射仪(dynamic light scattering,DLS)进行囊泡尺寸和分布实验。

(4)制备好的囊泡用氩气层封顶(防止氧化),4℃ 储存(防止水解)[80],在囊泡融合前使用[81]。避免冷冻或反复冷冻[82,83]。一般而言,较高电荷的脂质体能够防止囊泡融合,而高浓度的二价金属离子或 PEG 却能促进囊泡融合。关于脂质体稳定性的综述见参考文献 81,83 和 84。

2.5. 小单层囊泡(SUVs)

(1)将副标题 2.3 中制备的 MLV 用探头超声 40min,功率设为 35W。超声过程中,样品用氩气保护、水浴降温(只比脂质 T_m 稍高)。在此过程中,超声时间、功率-容积比、超声波长对制备低粒径分布的 SUVs 尤为重要[85]。例如,当使用 10mL 的容积时,超声时间需要超过 35min,功率应为 50W[86]。更高的功率-容积比可能使磷脂去酯化[87]。相反,在相对较低的功率(80W、300mL 水浴)下使用水浴超声,产生的囊泡可能粒径分布较高且层数较多[88,89],这种方法产生的部分较大囊泡,可通过离心或使用 Sephadex G-5 色谱柱分离[90,91]。最后,由于相对较高的功率,超声仪的探头可迅速将溶液加热超过 60℃,该温度将导致脂质降解,因此需要迅速冷却。

(2)超声处理后,将 SUVs 转移到两个离心试管中,16 000g 离心10min,以除去超声探头上的钛合金碎片(干扰 DLS 光学研究)。将制备的囊泡装入 4mL 的存储小瓶中,氩气密封,4℃ 保存。与 LUVs 相反,SUVs 外层膜的脂质分子比内层高 2 倍[67],这种高的能量曲度会使它们在几天后融合成更大的囊泡[92]。

2.6. NMR 样品的制备

MLVs 的制备过程与副标题 2.3 中的第 1~5 步骤相似,但有以下例外:

（1）不能首先假设 CPPs 进入到 MLVs 内层。因此,缓冲液(副标题2.3中第5步)已包含了多肽,使其能进入各层。

（2）NMR 检测前,反复冻融 MLVs 5 次,使囊泡的直径减小到大约 $1\mu m$,并加速内层的水化。

（3）为节约脂质,少量的脂质(通常 <5mg)直接在 NMR 瓶中干燥以防损失。有机溶剂用温和的氮流除去(因为不能与旋转蒸发仪连接)。在这方面,氯仿虽不是温室气体[93],但吸入后可能引起肝癌[94],因此需要在通风橱里进行操作。

2.7. 脂质的选择

（1）高浓度的 POPC 脂质可用于制备模型膜,因为它的 T_m 比环境温度低得多,并且它是哺乳动物细胞膜中的主要脂质[95, 96]。

（2）研究 CPPs 与膜的静电作用时,推荐添加阴离子脂质 POPG(植物和细菌细胞)或 POPS(真核细胞)。革兰氏阳性菌细胞膜的阴离子脂质量可达 50% ~80%[97,98],而哺乳动物细胞膜中只有 2% ~12%,主要存在于细胞质膜的内层[99]。只有细胞死亡或凋亡后,才会出现在细胞膜外层[100]。因此,制备真核细胞磷脂膜时,阴离子脂质含量应为 0~10% 。

（3）由于 CPPs 带有阳离子,可能会导致阴离子脂质的囊泡聚合和沉淀[101]。在脂质混合物中加入 2mol% ~4mol% PEG 化的脂质能防止囊泡聚合[102]。更高的比例(大于 5mol% ~8mol% ,取决于 PEG 链的长度)将使 PEG 链发生"蘑菇到刷子"的转变[103-105],这可能会增加[106]或减少多肽的结合[107]。

2.8. 脂质定量方法

磷脂含量的测定是通过高氯酸氧化后检测磷酸盐的含量,其中释放的无机磷酸根离子与铵钼酸盐形成的磷钼酸,可用分光光度法进行测定。阳离子孔雀石绿可提高检测的灵敏度[108]。因此,该方法不能使用磷酸盐的缓冲液。当磷酸盐浓度较高时,则需使用表面活性剂稳定的有色络合物,如吐温 20[109]。

（1）穿实验服,戴防护眼镜和手套。

（2）显色剂:1.05g 钼酸铵 $[(NH_4)_6MoO_{24} \cdot 4H_2O]$ 溶于 15mL 6mol/L 的 HCl 中,加入溶于 85mL 水的 0.12g 孔雀绿。搅拌 30min 后,滤纸过滤试剂,室温可稳定保存 6 周。

（3）在玻璃试管中加入大约 150nmol 的磷脂(如 $30\mu L$ 5mmol/L 的 POPC 悬浮液)。

（4）加入 $100\mu L$ 高氯酸(70%)。

（5）在通风橱的防护罩后,用钳子夹取小瓶,酒精灯小火煮约 3~4min

使溶液变为黄色,短暂的白烟过后,溶液再次变得澄清,剩下约 1/2 体积的溶液。冷却后,溶液用水补充至 1.0mL。

(6)体积的 1/10(100μL,一式 3 份)被加入到比色皿中(1cm 路径),加入 900μL 新过滤的显色剂,并立即混合。

(7)空白对照:在比色皿中加入 100μL 的水,并加入 900μL 的显色剂后混匀。

(8)标准曲线:比色皿中加入 5μL、10μL、15μL 和 20μL 的 1mmol/L KH_2PO_4,然后用水补充到 100μL,并加入 900μL 的显色剂。

(9)扫描(吸光度 660nm)记录标准曲线。

(10)测定、记录样品数值。

2.9. 多肽定量方法

由于多肽公司合成的多肽中含有大量的乙酸盐或三氟乙酸(TFA),含量甚至达到 40% 或更高。因此,有必要对多肽的含量进行测定。测定的方法有含氮量测定、氨基酸分析法、紫外吸收法等[110-113]。

尤其对 CPPs 而言,测定多肽的精确浓度极有必要。目前合成和纯化的多肽大多标注为纯度 >98%,这并不意味着在冻干粉中多肽含量 >98%。由于 CPPs 中精氨酸和赖氨酸等阳性离子的存在,使得纯化后依然含有相当高浓度的阴性离子,如乙酸或 TFA。例如,CPP 中 R_9 在 HPLC 纯化后,仍含有 9 个 TFA 离子对。总之,TFA 在冻干的多肽粉末中的含量可能达到 40% 或更高。因此,当使用 CPPs 时,需进行元素分析(N 元素)或氨基酸分析(在多肽酸解后用荧光试剂进行氨基酸定量测定)[110]。

由于大多数实验室备有分光光度计,在合成 CPPs 时若 N—末端插入光吸收氨基酸,如色氨酸(WR_9),将可在摩尔消光系数为 5 500 时定量检测 280nm 处在 6mol/L 盐酸胍变性液中的吸光值,以确定多肽浓度[111]。

在本实验中使用的多肽由 Fmoc 法和 Rink 氨基树脂固相合成。其中 C—末端酰胺化,不带电荷,而 N—末端由不同长度的脂肪酸(C_{14}、C_{16} 或 C_{18})酰化。多肽的序列为 WRRR RRRRR(WR_9),十四酰 - (C_{14} - WR_9),棕榈酰 - (C_{16} - WR_9)和硬脂酰 - WR_9(C_{18} - WR_9),RQIKIWFQNRRMKWKK(穿透素,Antp)和 RQIKIWFQAARMLWKK(穿透素 PZAL)[48]。根据螺旋环投影图[113],WR_9 和 Antp 是非极性的多肽,而酰化的 WR_9 衍生物[28,31]和 P2AL 是双极性分子[28,33]。

2.10. 荧光膜渗漏染色

钙黄绿素是一种两性离子,带有 6 个负电荷和 2 个正电荷,它的 pKa_4 值尚不确定,在 pH 为 7 时的净电荷为 - 3 或 - 4[114-117]。根据报道的 pKa 值,其他荧光渗漏染料的净电荷,如 ANTs、羧基荧光素和荧光素在 pH 为 7 时分

（null）

（null）

（null）

—
· 98 ·　细胞穿透肽研究方法与实验指南

· 98 ·　细胞穿透肽研究方法与实验指南

别为 −3、约 −2.7[118]和约 −1.6[114]。因为钙黄绿素的多价性，包封在囊泡中时（通常为 70mmol/L）具有高的离子强度。

$$I = \frac{1}{2}\sum_i^n C_i Z_i^2$$

其中 C_i 是离子 i 的浓度，Z_i 是它的电荷数。

假如钙黄绿素在 pH 中性（二钠盐）条件下的电荷数是 −3 或 −4，那么 70mmol/L 的钙黄绿素溶液产生的离子强度分别为 0.42mol/L 或 0.7mol/L，这些数值比生理盐水（0.154mol/L）高得多。当把离子浓度梯度作为 CPP 膜扰动的一个潜在机制时，这些数据尤为重要[119]。

3. 方　法

3.1. 膜渗漏实验（钙黄绿素荧光淬灭）

膜渗漏检测的原理是荧光染料在自猝灭浓度下被包埋在囊泡内，当膜渗漏时，荧光染料被释放出来，出现荧光，通过检测荧光量，可得到膜渗漏的程度[116]。羧基荧光素荧光染料在浓度大于 0.2mol/L 时荧光自猝灭，这是由于形成了没有荧光的二聚体[120]。

本实验中使用的荧光染料自身带负电荷，不能通透细胞膜[25]。自发的染料渗透过细胞膜需经数天，但无电荷的染料（荧光素，碳基荧光素）比三价染料（如钙黄绿素和 ANTS）速度快[116]。此外，多价的染料可与阳性多肽结合（图 10 − 2f、g），导致进入细胞增多（副标题 2.10）。

（1）LUVs 按副标题 2.4 中所描述的方法制备（总脂质浓度一般为 15mmol/L）。不同的是，缓冲液（20mmol/L Tris）包含了钙黄绿素（13mmol/L；在 pH 为 8.5 时离子强度为 104mmol/L）、不含有 NaCl，且 pH 为 8.5，即比钙黄绿素的 pK_a 值高 3 个 pH 单位。操作方法是首先将酸性钙黄绿素分散到缓冲液中，再用 NaOH 将 pH 值调节至 8.5，以溶解钙黄绿素。

（2）游离的钙黄绿素通过 SEC 除去。使用 Sepharose CL − 6B（分离 0.01 ~ 4MDa 的球状蛋白质）作为固相填充的玻璃柱，填充高度为 23cm，流动相为 20mmol/L Tris，134mmol/L NaCl，pH 8.5。为防止荧光染料褪色，柱身用铝箔包裹。当使用羧基荧光素作染料时，由于自发染料渗漏的速度比钙黄绿素快，建议在 4℃下进行层析[116]。

（3）泵的流速是 0.3mL/min。

（4）钙黄绿素吸光度为 495nm。

（5）在离心管中收集 1mL 组分。

（6）收集 51 ~ 57min 的组分（包含有钙黄绿素的脂质体）。

（7）弃去 120 ~ 145min 的组分（游离的钙黄绿素）。

（8）用动态光散射仪（DLS）检测囊泡的大小。

（9）测量脂质浓度（副标题 2.8），SEC 色谱柱的稀释因子通常约为 6。

（10）稀释脂质，终浓度为 0.1～0.45mmol/L，即接近培养细胞的总磷脂含量（如 25mL 培养基为 68μmol/L）[121]。

（11）将 1.4mL 载有钙黄绿素的囊泡加入到带有磁力搅拌棒的 1cm 荧光比色皿中。

（12）在连续搅拌下，扫描记录钙黄绿素荧光。基线记录 60s 后，加入微摩尔浓度的 CPP（图 10-1e）。

（13）平衡后（如 10min），添加 100mL 5% 的 Triton X-100 以释放整个囊泡。

（14）按下式计算由 CPP 诱导的相对膜泄漏（F_{rel}）

$$F_{rel} = \frac{F_{CPP} - F_0}{F_{triton} - F_0}$$

式中 F_0 表示最初的（淬灭）荧光，CPP 加入后荧光增加，Triton X-100 加入后荧光达到最大值。自淬灭浓度下，尽管 1cm 比色皿（>0.2mmol/L）中钙黄绿素几乎没有荧光，但实验中的 F_0 通常 >0（图 10-1a），这是由于当钙黄绿素被包封进稀释后的囊泡中时会产生更低的内部滤过效应。

（15）依照公式，并根据染料的浓度和荧光强度之间的线性关系计算染料释放的百分比。

该数据在荧光未淬灭时有效，即荧光值低于最大荧光值时的浓度。例如，在 1cm 比色皿中，钙黄绿素在约 20μmol/L 时可检测到最高荧光值。在横截面积为每 POPC68Å^2 和样品量为 1.4mL 时，0.45mmol/L POPC 制备的 LUV（直径 50nm）总泡内容量为 2.15mL。因此，合部膜裂解后，染料稀释因子为 1.4mL/2.15mL=651。从荧光强度和浓度之间的线性关系得出泡内钙黄绿素浓度为 651×20μmol/L=13mmol/L 和更低。若使用更高浓度的钙黄绿素时，囊泡浓度要相应降低。

3.2. 膜完整性检测（^{31}P 核磁共振谱）

磷-31 核磁共振是区分脂质双分子层、六角形结构和各向同性磷脂移动的一种简单方法[122]。由于核磁共振的缓慢转动，MLVs 产生了各向异性的化学位移（图 10-2a）。相反，快速翻转的结构（LUVs、SUVs、表面活性可溶性脂质的"混合胶束"）显示出各向同性的核磁共振信号。因此，这种方法仅适用于 MLVs 的检测（图 10-2b）。

由于囊泡聚集及随后与 CPPs 的沉淀[101]，水平排列的 NMR 射频线圈（包括全部样品管）比标准的垂直高分辨率 NMR 探针头更有优势（这是由于聚集物不适合用探针头检测）。一般使用 14×8mm 内径的 4 圈电磁阀，样品管为硼硅管或内容量为 400mL 和 150mL 的常用的商用螺丝瓶。

（1）这种方法不能使用磷酸盐缓冲液。MLVs 的制备见副标题 2.6。为节约脂质,该实验仅需 5mg 总脂质和 150μL 的液体,但脂质量可增加到每 100mg 液体含 100mg 脂质(特殊的脂质需检查水化系数)。

(2)用 200μL 的浓磷酸(85%)进行校准。用 ^{1}H 频率对小瓶形状进行磁场均匀化后("填隙法"),浓磷酸的 ^{31}P 信号被校准到 0ppm(依赖 pH 值)。

(3)然后用相同的磁性匀场值和化学位移校正值记录脂质样品。

(4)由于化学位移散度较宽,将核磁共振谱设置为固态化合物并记录数据。

(5)使用哈恩(Hahn)回波序列($90° - \tau - 180°, \tau = 40\mu s$)记录 ^{31}P NMR谱[123]。

3.3. 膜结合检测(等温滴定量热法)

膜与多肽结合由多种作用力驱动,如疏水相互作用力、静电吸引等,使它们的构象处于稳定状态(如螺旋型构象)。因此,细胞膜与多肽的相互作用可由多种亲和常数来表示,它们不仅数值不同,而且也有不同分子的含义[28,124-126]。

诸多研究表明非双极性 CPPs,如 R_9、Tat 和 PLL 不能分散到模型膜的疏水内层中,而是依旧结合在表面上[39,40,101,127-129]。

(1)根据副标题 2.5 制备 4mL 多肽溶液和 2mL SUVs。将溶液装入一个 4mL 的玻璃瓶中,在 0.7atm 搅拌 7min 脱气(气泡会在 ITC 实验时引起噪声增加和基线跳动,因此必须进行脱气)。在装入到仪器前,溶剂需保持在实验温度下,以尽量减少装入反应池和开始注射的时间(本仪器通常需 10 ~ 20min)。

(2)进行第一个实验时(空白实验),在缓冲液中滴入 SUVs 以测定脂质稀释产生的热量,这个数值在随后的实验中将被减去。

(3)空白实验后,通常用 2% Contrad 90 清洗反应池 15min,随后用大量水冲洗。

(4)洗涤量热器反应池中剩余的少量水会稀释多肽。因此,用多肽溶液将反应池润湿漂洗后,再进行测定。

(5)选择的注射量应能够在每次注射后产生足够的信号或噪声,以及能足够绘制出等温线的数据点。注射之间的间隔取决于反应动力学(搅拌速度):快速反应(如乙醇稀释)可以用 60s 的时间间隔,但目前多点结合的反应较慢,间隔时间最好为 90 ~ 120s(待反应平衡后),从装入到结束的实验时间通常为 1h。

(6)整合原始数据(图 10 - 3a),得到每次注射的热量,以及用反应物的摩尔比绘制的结合等温线。目测得到了第一个近似值:在最初的坪值,配体几乎完全结合使得坪值的热量(每摩尔配体)与反应焓一致。当摩尔比达到坪值的一半时,可以估算反应物的化学计量。另外,过渡范围的斜率大致相当于结合亲和力。

（7）使用多位点结合模型（图 10-3a）[28]拟合实验等温线得到 K、n、反应焓 ΔH 和熵 ΔS。因为非双极性的 CPPs 无法通过双分子层[39,40,101,127-129]，只能到达的脂质外层，而 SUVs 外层的脂质浓度大约是总脂质浓度的 60%[67]。

（8）建议在不同温度下做重复实验，有两个原因：一方面，反应可能完全由焓驱动，因此焓将会是 0，量热仪不能检测到任何信号（尽管结合反应正在进行）；另一方面，分子容量（ΔC_p^0）改变所产生的 ΔH 对 T 的斜率，为反应中疏水相互作用力（通常 ΔC_p^0 为负值）和静电作用（通常 ΔC_p^0 为正值）的贡献提供了重要的信息。静电作用对结合的贡献也可以通过不同盐浓度的重复实验进行计算。

（9）使用不同的缓冲液重复实验，可获得有关质子反应的有价值的信息（如富含组氨酸的 CPPs），由于缓冲液中的离子焓不同，因此可由 ITC 检测[130]。

4. 附　注

（1）膜渗漏实验（钙黄绿素荧光淬灭法）。该方法可观察到非双极性的 WR_9 和穿透素不会引起膜渗漏。相反，双极性的穿膜肽突变体 p2AL 在微摩尔浓度下，导致明显的膜渗漏（图 10-1e）。

阴离子染料和阳离子 CPPs 之间的静电相互作用也影响实验结果。例如，多肽与钙黄绿素的相互作用使荧光降低，理论上掩盖膜渗漏现象。这种现象在酰化 WR_9 衍生物和高浓度的 p2AL 中表现得更为强烈（图 10-1f、e）。与此相反，CPP 与染料 ANTS 的相互作用导致荧光增强，因此检测膜渗漏的灵敏度应该进一步提高（图 10-1g）。

WR_9 在改善的条件下（图 10-1h），仍不能检测到膜渗漏现象。这些数据支持了以往的研究，即非双极性 CPPs 在生理条件下[39,101,131-134]不能产生膜渗漏现象，但它们在特定条件下能引起膜渗漏，如较高摩尔的多肽/脂质比（＞0.2），更高透过性的染料（羧基荧光素），细胞膜上的离子梯度，pH ＞ 7.5 等[135]。

（2）膜完整性实验（^{31}P NMR 光谱）。该方法可观测到即使在非常高的多肽浓度下（4mmol/L），没有 CPPs 与类似生理膜的脂质形成反转胶束（图 10-2）。然而，所有双极性 CPPs 具有与表面活性剂相似的、破坏细胞膜的性质，支持了膜渗漏的数据（图 10-1）。C_{18}—、C_{16}—和 C_{14}—WR_9 的临界胶束浓度分别为 26μmol/L、49μmol/L 和约 5mmol/L，这是由表面活性测量值决定的（数据未显示）。

（3）膜结合实验。CPP 被生物细胞的摄取一般是以微摩尔浓度,而这个方法中也使用了这个浓度(与图 10 - 3 所用的浓度相似)。ITC 方法中,可观察到 CPP WR_9 对带有阴离子脂质的哺乳动物模型膜的亲和力较差(K 值约为 10^3;图 10 - 3b),而细胞膜上硫酸乙酰肝素等其他阴离子复合物和 CPP 具有高亲和力(K 值约为 10^5)[112]。

当细胞膜上包含了大量的阴离子脂质时(细菌膜;图 10 - 3a),非双极性 WR_9 的脂质亲和力则变得重要(甚至在微摩尔浓度下)。对不同物种的细胞选择不同的转染试剂可能非常重要。

（4）不同种类的 CPPs。在模型膜上采用不同的实验方法可以得出以下结论,非双极性 CPPs,如 WR_9 和穿透素,可能不直接跨过细胞膜,而是直接与脂质相互作用。

这与双极性 CPPs 形成了鲜明的对比,如酰化的 WR_9 和双极性穿膜肽的突变体 p2AL,两者均能在微摩尔浓度下显著扰动模型膜。

致 谢

本章的工作由瑞士国家科学基金会(Swiss National Science Foundation,SNF)资助。

参考文献

[1] Morad N, Ryser H J. Shen W C. Binding sites and endocytosis of heparin and polylysine are changed when the two molecules are given as a complex to Chinese hamster ovary cells. *Biochim Biophys Acta*, 1984, 801: 117-126.

[2] Ryser H J. A membrane effect of basic polymers dependent on molecular size. *Nature*, 1967, 215: 934-936.

[3] Kaplan I M, Wadia JS, Dowdy S F. Cationic TAT peptide transduction domain enters cells by macropinocytosis. *J Control Release*, 2005, 102: 247-253.

[4] Belting M, Mani K, Jonsson M, et al. Glypican - 1 is a vehicle for polyamine uptake in mammalian cells: a pivotal role for nitrosothiol - derived nitric oxide. *J Biol Chem*, 2003, 278: 47181-47189.

[5] Lundberg M, Wikstrom S, Johansson M. Cell surface adherence and endocytosis of protein transduction domains. *Mol Ther*, 2003, 8: 143-150.

[6] Kopatz I, Remy J S, Behr JP. A model for non-viral gene delivery: through syndecan adhesion molecules and powered by actin. *J Gene*, 2004, Med 6: 769-776.

[7] Zenke M, Steinlein P, Wagner E, et al. Receptor-mediated endocytosis of transferrin-polycation conjugates: an efficient way to introduce DNA into hematopoietic cells. *Proc Natl Acad Sci USA*, 1990, 87: 3655-3659.

[8] Frankel A D, Pabo C O. Cellular uptake of the tat protein from human immunodeficiency virus. *Cell*, 1988, 55: 1189-1193.

[9] Green M, Loewenstein P M. Autonomous functional domains of chemically synthesized human immunodeficiency virus tat transactivator protein. *Cell*, 1988, 55: 1179-1188.

[10] Marinova Z, Vukojevic V, Surcheva S, et al. Translocation of dynorphin neuropeptides across the plasma membrane. A putative mechanism of signal transmission. *J Biol Chem*, 2005, 280: 26360-26370.

[11] Wadia J S, Stan R V, Dowdy S F. Transducible TAT-HA fusogenic peptide enhances escape of TAT-fusion proteins after lipid raft macropinocytosis. *Nat Med*, 2004, 10: 310-315.

[12] Fretz M M, Penning N A, Al-Taei S, et al. Temperature, concentration- and cholesterol-dependent translocation of L and Docta-arginine across the plasma and nuclear membrane of $CD34^+$ leukaemia cells. *Biochem J*, 2007, 403: 335-342.

[13] Zaro J L, Rajapaksa T E, Okamoto C T, et al. Membrane transduction of oligoarginine in HeLa cells is not mediated by macropinocytosis. *Mol Pharm*, 2006, 3: 181-186.

[14] Vives E, Brodin P, Lebleu B. A truncated HIV-1 Tat protein basic domain rapidly translocates through the plasma mem-

brane and accumulates in the cell nucleus. *J Biol Chem*, 1997,272:16010-16017.

[15] Mitchell D J, Kim D T, Steinman L,et al. Polyarginine enters cells more efficiently than other polycationic homopolymers. *J Pept Res*,2000,56:318-325.

[16] Thoren P E, Persson D, Isakson P, et al. Uptake of analogs of penetratin, Tat (48-60) and oligoarginine in live cells. *Biochem Biophys Res Commun*,2003,307:100-107.

[17] Mano M, Henriques A, Paiva A,et al. Cellular uptake of S413-PV peptide occurs upon conformational changes induced by peptide-membrane interactions. *Biochim Biophys Acta*, 2006,1758: 336-346.

[18] Tunnemann G, Ter-Avetisyan G, Martin R M. Live-cell analysis of cell penetration ability and toxicity of oligoarginines. *J Pept Sci*,2008,14:469-476.

[19] Ter-Avetisyan G, Tunnemann G, Nowak D,et al. Cell entry of arginine-rich peptides is independent of endocytosis. *J Biol Chem*,2009,284:3370-3378.

[20] Fischer R, Fotin-MLeczek M, Hufnagel H,et al. Break on through to the other side-biophysics and cell biology shed light on cell-penetrating peptides. *Chembiochem*, 2005, 6: 2126-2142.

[21] Ziegler A, Nervi P, Durrenberger M,et al. The cationic cell-penetrating peptide CPP(TAT) derived from the HIV-1 protein TAT is rapidly transported into living fibroblasts: optical, biophysical, and metabolic evidence. *Biochemistry*, 2005,44:138-148.

[22] Geueke B, Namoto K, Agarkova I,et al. Bacterial cell penetration by beta3-oligohomoarginines: indications for passive transfer through the lipid bilayer. *Chembiochem*, 2005, 6: 982-985.

[23] Nekhotiaeva N, Elmquist A, Rajarao G K,et al. Cell entry and antimicrobial properties of eukaryotic cell-penetrating peptides. *FASEB J*,2004,18:394-396.

[24] Holm T, Netzereab S, Hansen M,et al. Uptake of cell-penetrating peptides in yeasts. *FEBS Lett*,2005,579:5217-5222.

[25] Glaeser R M,Jap B K. The "Born Energy" Problem in Bacteriorhodopsin. *Biophys J*, 1984,45:95-97.

[26] Nishihara M, Perret F, Takeuchi T,et al. Arginine magic with new counterions up the sleeve. *Org. Biomol. Chem*, 2005,3: 1659-1669.

[27] Richard J P, Melikov K, Vives E,et al. Cell-penetrating peptides. A reevaluation of the mechanism of cellular uptake. *J Biol Chem*,2003,278:585-590.

[28] Ziegler A. Thermodynamic studies and binding mechanisms of cell-penetrating peptides with lipids and glycosaminoglycans. *Adv Drug Deliv Rev*,2008,60:580-597.

[29] Scheller A, Oehlke J, Wiesner B,et al. Structural requirements for cellular uptake of alpha-helical amphipathic peptides. *J Pept Sci*,1999,5:185-194.

[30] Bechinger B,Lohner K. Detergent-like actions of linear amphipathic cationic antimicrobial peptides. *Biochim Biophys Acta*,2006,1758:1529-1539.

[31] Takeshima K, Chikushi A, Lee K K,et al. Translocation of analogues of the antimicrobial peptides magainin and buforin across human cell membranes. *J Biol Chem*, 2003, 278: 1310-1315.

[32] Shai Y. Mechanism of the binding, insertion and destabilization of phospholipid bilayer membranes by alpha-helical antimicrobial and cell non-selective membranelytic peptides. *Biochim Biophys Acta*,1999,1462:55-70.

[33] Deshayes S, Plenat T, Aldrian-Herrada G,et al. Primary amphipathic cell-penetrating peptides: structural requirements and interactions with model membranes. *Biochemistry*,2004, 43:7698-7706.

[34] Cho Y W, Kim J D, Park K. Polycation gene delivery systems: escape from endosomes to cytosol. *J Pharm Pharmacol*,2003,55:721-734.

[35] Subbarao N K, Parente R A, Szoka F C,et al. pH-dependent bilayer destabilization by an amphipathic peptide. *Biochemistry*,1987,26:2964-2972.

[36] Jones S W, Christison R, Bundell K,et al. Characterisation of cell-penetrating peptide-mediated peptide delivery. *Br J Pharmacol*,2005,145:1093-1102.

[37] Saar K, Lindgren M, Hansen M,et al. Cellpenetrating peptides: a comparative membrane toxicity study. *Anal Biochem*, 2005,345:55-65.

[38] Macdonald P M,Crowell K J, Franzin C M, et al. Polyelectrolyte-induced domains in lipid bilayer membranes: the deuterium NMR perspective. *Biochem Cell Biol*, 1998, 76: 452-464.

[39] Tiriveedhi V,Butko P. A fluorescence spectroscopy study on the interactions of the TAT-PTD peptide with model lipid membranes. *Biochemistry*,2007,46:3888-3895.

[40] Roux M, Neumann J M, Bloom M. 2H and 31P NMR group deuterated phosphatidylcholine and phosphatidylserine. *Eur Biophys J*,1988,16:267-273.

[41] Esbjorner E K, Lincoln P,Norden B. Counterion-mediated membrane penetration: Cationic cell-penetrating peptides overcome Born energy barrier by ionpairing with phospholipids. *Biochim. Biophys. Acta*,2007,1768:1550-1558.

[42] Sakai N, Takeuchi T, Futaki S. Direct observation of anion-mediated translocation of fluorescent oligoarginine carriers into and across bulk liquid and anionic bilayer membranes. *Chembiochem*,2005,6:114-122.

[43] Henriques S T, Costa J,Castanho M A. Translocation of beta-galactosidase mediated by the cell-penetrating peptide pep-1 into lipid vesicles and human HeLa cells is driven by membrane electrostatic potential. *Biochemistry*, 2005, 44: 10189-10198.

[44] Afonin S, Frey A, Bayerl S,et al. The cell-penetrating peptide TAT (48-60) induces a non-lamellar phase in DMPC membranes. *Chemphyschem*,2006,7:2134-2142.

[45] Thoren P E, Persson D, Karlsson M,et al. The antennapedia peptide penetratin translocates across lipid bilayers-the first direct observation. *FEBS Lett*,2000,482:265-268.

[46] Thoren PE, Persson D, Esbjorner EK,et al. Membrane binding and translocation of cell-penetrating peptides. *Biochem-*

istry,2004,43:3471-3489.

[47] Futaki S,Ohashi W,Suzuki T,et al. Stearylated arginine-rich peptides: a new class of transfection systems. *Bioconjug Chem*,2001,12:1005-1011.

[48] Drin G,Demene H,Temsamani J,et al. Translocation of the pAntp peptide and its amphipathic analogue AP-2AL. *Biochemistry*,2001,40:1824-1834.

[49] Schindler H. Exchange and interactions between lipid layers at the surface of a liposome solution. *Biochim Biophys Acta*, 1979,555:316-336.

[50] Qiu R,MacDonald R C. A metastable state of high surface activity produced by sonication of phospholipids. *Biochim Biophys Acta*,1994,1191:343-353.

[51] Smith R,Tanford C. Critical micelle concentration of L-alpha-dipalmitoylphosphatidylcholine in water and water/ methanol solutions. *J Mol Biol*,1972,67:75-83.

[52] Altenbach C,Seelig J. Ca-2 + Binding to phosphatidylcholine bilayers as studied by deuterium magnetic-resonance-evidence for the formation of a Ca-2 + complex with 2 phospholipid molecules,*Biochemistry*,1984,23:3913-3920.

[53] Lewis B A,Engelman D M. Lipid bilayer thickness varies linearly with acyl chain length in fluid phosphatidylcholine vesicles. *J Mol Biol*,1983,166:211-217.

[54] Santaren J F, Rico M, Guilleme J,et al. Thermal and 13C-NMR study of the dynamic structure of 1-palmitoyl-2-oleyl-sn-glycero-3-phosphocholine and 1-oleyl-2-palmitoyl-sn-glycero-3- phosphocholine in aqueous dispersions. Biochim. Biophys. *Acta*,1982,687:231-237.

[55] Cullis P R,Hope M J,Tilcock C P. Lipid polymorphism and the roles of lipids in membranes. *Chem Phys Lipids*,1986,40: 127-144.

[56] Langner M, Hui S W. Dithionite penetration through phospholipid bilayers as a measure of defects in lipid molecular packing. *Chem Phys. Lipids*,1993,65:23-30.

[57] Fabrie C H,Kruijff B,de Gier J. Protection by sugars against phase transition-induced leak in hydrated dimyristoylphosphatidylcholine liposomes. *Biochim Biophys Acta*,1990,1024: 380-384.

[58] Volodkin D,Mohwald H,Voegel J C,et al. Coating of negatively charged liposomes by polylysine: drug release study. *J Control Release*,2007,117:111-120.

[59] Marsh D. Intrinsic curvature in normal and inverted lipid structures and in membranes. *Biophys J*,1996,70:2248-2255.

[60] Felgner J H, Kumar R, Sridhar C N,et al. Enhanced gene delivery and mechanism studies with a novel series of cationic lipid formulations. *J Biol Chem*,1994,269:2550-2561.

[61] Prochiantz A. Getting hydrophilic compounds into cells: lessons from homeopeptides. *Curr Opin Neurobiol*, 1996, 6: 629-634.

[62] Szoka F, Papahadjopoulos D. Comparative properties and methods of preparation of lipid vesicles (liposomes). *Annu. Rev Biophys Biol*,1980,9:467-508.

[63] Fischer A, Oberholzer T,Luisi P L. Giant vesicles as models to study the interactions between membranes and proteins.

Biochim Biophys Acta,2000,1467:177-188.

[64] Elorza B, Elorza MA, Sainz MC,et al. Analysis of the particle size distribution and internal volume of liposomal preparations. *J Pharm Sci*, 1993,82:1160-1163.

[65] Seelig A. Local anesthetics and pressure: a comparison of dibucaine binding to lipid monolayers and bilayers. *Biochim Biophys Acta*,1987,899:196-204.

[66] Herbig ME, Fromm U, Leuenberger J,et al. Bilayer interaction and localization of cell penetrating peptides with model membranes: a comparative study of a human calcitonin (hCT)-derived peptide with pVEC and pAntp(43-58). *Biochim Biophys Acta*,2005,1712:197-211.

[67] Michaelson DM, Horwitz AF,Klein MP. Transbilayer asymmetry and surface homogeneity of mixed phospholipids in cosonicated vesicles. *Biochemistry*,1973,12, 2637-2645.

[68] Wieprecht T, Apostolov O, Beyermann M,et al. Membrane binding and pore formation of the antibacterial peptide PGLa: thermodynamic and mechanistic aspects. *Biochemistry*,2000, 39:442-452.

[69] Ruocco MJ,Shipley GG. Characterization of the sub-transition of hydrated dipalmitoylphosphatidylcholine bilayers - kinetic, hydration and structural study. *Biochim Biophys Acta*,1982, 691:309-320.

[70] Zhou Z, Sayer BG, Hughes, DW,et al. Studies of phospholipid hydration by high-resolution magic-angle spinning nuclear magnetic resonance. *Biophys J*,1999,76:387-399.

[71] Newman GC,Huang C. Structural studies on phophatidylcholinecholesterol mixed vesicles. *Biochemistry*, 1975, 14: 3363-3370.

[72] Bangham AD,Standish MM,Watkins JC. Diffusion of univalent ions across lamellae of swollen phospholipids. *J Mol Biol*,1965,13:238-252.

[73] Huang C. Studies on phosphatidylcholine vesicles. Formation and physical characteristics. *Biochemistry*,1969,8:344-352.

[74] Hope M J, Bally M B, Webb G,et al. Production of large unilamellar vesicles by a rapid extrusion procedure—characterization of size distribution, trapped volume and ability to maintain a membranepotential. *Biochim. Biophys Acta*,1985, 812:55-65.

[75] Kaasgaard T, Mouritsen OG, Jorgensen K. Freeze/thaw effects on lipid-bilayer vesicles investigated by differential scanning calorimetry. *Biochim Biophys Acta*,2003,615:77-83.

[76] Traikia M,Warschawski DE,Recouvreur M,et al. Formation of unilamellar vesicles by repetitive freeze-thaw cycles: characterization by electron microscopy and 31P-nuclear magnetic resonance. *Eur Biophys J*,2000,29:184-195.

[77] Larrabee A L. Time-dependent changes in the size distribution of distearoylphosphatidylcholine vesicles. *Biochemistry*, 1979, 18: 3321-3326.

[78] Suurkuusk J,Lentz B R, Barenholz Y,et al. Calorimetric and fluorescent-probe study of gel-liquid crystalline phase-transition in small, single-lamellar dipalmitoylphosphatidylcholine vesicles. *Biochemistry*,1976,15:1393-1401.

[79] Mayer, L D, Hope M J, Cullis P R. Vesicles of variable si-

zes produced by a rapid extrusion procedure. *Biochim. Biophys. Acta*, 1986,858: 161-168.

[80] Grit M,Crommelin D J A. The effect of aging on the physical stability of liposome dispersions. *Chem. Phys. Lipids*,1992, 62:113-122.

[81] Lasic DD. The mechanism of vesicle formation. *Biochem J*, 1988,256:1-11.

[82] Petersen N O,Chan S I. Effects of thermal prephase transition and salts on coagulation and flocculation of phosphatidylcholine bilayer vesicles. *Biochim. Biophys. Acta*, 1978, 509: 111-128.

[83] Lichtenberg D, Freire E,Schmidt CF,et al. Effect of surface curvature on stability, thermodynamic behavior, and osmotic activity of dipalmitoylphosphatidylcholine single lamellar vesicles. *Biochemistry*,1981,20:3462-3467.

[84] Winterhalter M,Lasic D D. Liposome stability and formation-experimental parameters and theories on the size distribution. *Chem Phys Lipids*,1993,64:35-43.

[85] Maulucci G, De Spirito M, Arcovito G,et al. Particle size distribution in DMPC vesicles solutions undergoing different sonication times. *Biophys J*, 2005,88:3545-3550.

[86] Pereira-Lachataignerais J, Pons R, Panizza P,et al. Study and formation of vesicle systems with low polydispersity index by ultrasound method. *Chem Phys Lipids*,2006,140:88-97.

[87] Hauser HO. Effect of ultrasonic irradiation on chemical structure of egg lecithin. *Biochem. Bioph. Res. Commun*,1971, 45:1049-1055.

[88] Woodbury DJ, Richardson ES,Grigg AW,et al. Reducing liposome size with ultrasound: bimodal size distributions. *J Liposome Res*,2006,16:57-80.

[89] Frimer AA, Strul G, Buch J,et al. Can superoxide organic chemistry be observed within the liposomal bilayer? *Free Radic Biol Med*,1996,20:843-852.

[90] Andrews S B, Hoffman RM, Borison A. Variations of size and distribution in suspensions of sonicated phospholipid bilayers. *Biochem Biophys Res Commun*,1975,65: 913-920.

[91] Yamaguchi T, Nomura M, Matsuoka T,et al. Effects of frequency and power of ultrasound on the size reduction of liposome. *Chem Phys Lipids*, 160: 58-62.

[92] Martin, F J, MacDonald R C. Phospholipid exchange between bilayer membrane vesicles. *Biochemistry*, 1997, 15: 321-327.

[93] McCulloch A. Chloroform in the environment: occurrence, sources, sinks and effects. *Chemosphere*,2003,50:1291-1308.

[94] Constan AA, Wong BA, Everitt JI,et al. Chloroform inhalation exposure conditions necessary to initiate liver toxicity in female B6C3F1 mice. *Toxicol Sci*,2002,66: 201-208.

[95] Blixt Y, Valeur A,Everitt E. Cultivation of HeLa cells with fetal bovine serum or Ultroser G: effects on the plasma membrane constitution. *In Vitro Cell Dev Biol*,1990,26:691-700.

[96] White DA. Phospholipid composition of mammalian tissue. Form and function of phospholipids: Elsevier. 2nd ed. *Amsterdam*, 1973:441-482.

[97] Epand R M Epand R F. Lipid domains in bacterial membranes and the action of antimicrobial agents. *Biochim. Biophys. Acta*,2009,1788:289-294.

[98] Beining PR,Huff E, Prescott B,et al. Characterization of the lipids of mesosomal vesicles and plasma membranes from Staphylococcus aureus. *J Bacteriol*,1975,121:137-143.

[99] Devaux PF. Static and dynamic lipid asymmetry in cell membranes. *Biochemistry*,1991,30:1163-1173.

[100] Martin SJ, Reutelingsperger CP, McGahon AJ,et al. Early redistribution of plasma membrane phosphatidylserine is a general feature of apoptosis regardless of the initiating stimulus: inhibition by overexpression of Bcl-2 and Abl. *J Exp Med*,1995,182:1545-1556.

[101] Ziegler A, Blatter XL, Seelig A,et al. Protein transduction domains of HIV-1 and SIV TAT interact with charged lipid vesicles. Binding mechanism and thermodynamic analysis. *Biochemistry*,2003,42:9185-9194.

[102] Persson D,Thoren PE, Lincoln P,et al. Vesicle membrane interactions of penetratin analogues. *Biochemistry*,2004,43: 11045-11055.

[103] Hristova K,Needham D. The influence of polymer-grafted lipids on the physical-properties of lipid bilayers—a theoretical—study. *J Colloid Interface Sci*, 1994,168:302-314.

[104] Tirosh O, Barenholz Y, Katzhendler J,et al. Hydration of polyethylene glycol-grafted liposomes. *Biophys J*,1998,74: 1371-1379.

[105] Garbuzenko O,Barenholz Y,Priev A. Effect of grafted PEG on liposome size and on compressibility and packing of lipid bilayer. *Chem Phys Lipids*,2005,135:117-129.

[106] Allende D, Simon SA, McIntosh TJ. Melittin-induced bilayer leakage depends on lipid material properties: evidence for toroidal pores. *Biophys J*,2005, 88:828-1837.

[107] Kaasgaard T, Mouritsen OG,Jorgensen K. Screening effect of PEG on avidin binding to liposome surface receptors. *Int J Pharm*,2001,214:63-65.

[108] Itaya K,Ui M. A new micromethod for the colorimetric determination of inorganic phosphate. *Clin Chim Acta*,1966, 14:361-366.

[109] Baykov AA, Evtushenko OA,Avaeva SM. A malachite green procedure for orthophosphate determination and its use in alkaline phosphatase-based enzyme immunoassay. *Anal Biochem*,1988,171:266-270.

[110] Vemuri S. Comparison of assays for determination of peptide content for lyophilized thymalfasin. *J Pept Res*,2005,65:433-439.

[111] Edelhoch H. Spectroscopic determination of tryptophan and tyrosine in proteins. *Biochemistry*,1967,6:1948-1954.

[112] Ziegler A,Seelig J. Binding and clustering of glycosaminoglycans: a common property of mono- and multivalent cell-penetrating compounds. *Biophys J*, 2008,94:2142-2149.

[113] Schiffer M, Edmundson AB. Use of helical wheels to represent the structures of proteins and to identify segments with helical potential. *Biophys J*,1967,7:121-135.

[114] Iritani N, Miyahara T. Determination of dissociation-constants of calcein by potentiometric method. *Jpn Anal*,1973,

22:174-178.

[115] Wallach DFH, Surgenor D M, Soderberg J, et al. Preparation and properties of 3, 6-dihydroxy-2, 4-bis-[N, N ¢ -di-(carboxymethyl)-aminomethyl] fluoran-utilization for the ultramicrodetermination of calcium. *Anal Chem*, 1959, 31: 456-460.

[116] Niesman MR, Khoobehi B, Peyman GA. Encapsulation of sodium fluorescein for dye release studies. *Invest Ophthalmol Vis Sci*, 1992, 33:2113-2119.

[117] Garcia MA, Paje SE, Villegas MA, et al. Preparation and characterization of calcein-doped thin coatings. *Appl Phys A Mater*, 2002, 74:83-88.

[118] Aschi M D, Archivio AA, Fontana A, et al. Physicochemical properties of fluorescent probes: experimental and computational determination of the overlapping pKa values of carboxyfluorescein. *J Org Chem*, 2008, 73:3411-3417.

[119] Rothbard JB, Jessop TC, Lewis RS, et al. Role of membrane potential and hydrogen bonding in the mechanism of translocation of guanidinium-rich peptides into cells. *J Am Chem Soc*, 2004, 126:9506-9507.

[120] Chen RF, Knutson JR. Mechanism of fluorescence concentration quenching of carboxyfluorescein in liposomes: energy transfer to nonfluorescent dimers. *Anal Biochem*, 1988, 172: 61-77.

[121] Gavino V C, Miller JS, Dillman JM, et al. Polyunsaturated fatty acid accumulation in the lipids of cultured fibroblasts and smooth muscle cells. *J Lipid Res*, 1981, 22:57-62.

[122] Seelig, J. P-31 Nuclear magnetic resonance and head group structure of phospholipids in membranes. *Biochim Biophys Acta*, 1978, 515:105-140.

[123] Soubias O, Gawrisch K. Nuclear magnetic resonance investigation of oriented lipid membranes. *Methods Mol Biol*, 2007, 400:77-88.

[124] Seelig J. Thermodynamics of lipidpeptide interactions. *Biochim Biophys Acta*, 2004, 1666::40-50.

[125] Persson D, Thoren PE, Herner M, et al. Application of a novel analysis to measure the binding of the membrane-translocating peptide penetratin to negatively charged liposomes. *Biochemistry*, 2003, 42:421-429.

[126] Beschiaschvili G, Seelig J. Peptide binding to lipid bilayers. Binding isotherms and zeta-potential of a cyclic somatostatin analogue. *Biochemistry*, 1990, 29:10995-11000.

[127] Franzin CM, Macdonald PM. Polylysine-induced 2H NMR-observable domains in phosphatidylserine/phosphatidylcholine lipid bilayers. *Biophys J*, 2001, 81:3346-3362.

[128] Macdonald PM, Crowell KJ, Franzin CM, et al. 2H NMR and polyelectrolyteinduced domains in lipid bilayers. *Solid State Nucl Magn Reson*, 2000, 16:21-36.

[129] Dennison S R, Baker RD, Nicholl ID, et al. Interactions of cell penetrating peptide Tat with model membranes: a biophysical study. *Biochem Biophys Res Commun*, 2007, 363: 178-182.

[130] Baker BM, Murphy KP. Evaluation of linked protonation effects in protein binding reactions using isothermal titration calorimetry. *Biophys J*, 1996, 71:2049-2055.

[131] Yi D, Guoming L, Gao L, et al. Interaction of arginine oligomer with model membrane. *Biochem Biophys Res Commun*, 2007, 359, 1024-1029.

[132] Kramer SD, Wunderli-Allenspach H. No entry for TAT(44-57) into liposomes and intact MDCK cells: novel approach to study membrane permeation of cellpenetrating peptides. *Biochim Biophys Acta*, 2003, 1609:161-169.

[133] Thoren PE, Persson D, Lincoln P, et al. Membrane destabilizing properties of cell-penetrating peptides. *Biophys Chem*, 2005, 114:169-179.

[134] Lamaziere A, Burlina F, Wolf C, et al. Non-metabolic membrane tubulation and permeability induced by bioactive peptides. *PLoS One*, 2007, 2:201.

[135] Fuchs SM, Raines RT. Pathway for polyarginine entry into mammalian cells. *Biochemistry*, 2004, 43:2438-2444.

第11章

钙与细胞膜修复

Caroline Palm-Apergi, Mattias Hällbrink

摘要：随着以细胞穿透肽(CPPs)为药物载体的研究越来越多,亟需了解它们与质膜的相互作用,并阐明其进入细胞的机制。钙是细胞运输网络中的一个关键调节因子。本章介绍了5种研究方法,以明确在钙参与下细胞穿膜肽和质膜之间的相互作用。

关键词：CPP;PTD;膜修复反应;FURA－2;碘化吡啶;LAMP－2

---

1. 概 述

细胞穿透肽(CPPs)或蛋白质转导区(protein transduction domains,PTDs)的机制是目前这个领域的研究热点。几个研究表明细胞巨胞饮是一种可能的摄取机制[1,2]。然而,有证据表明其他方式也参与了CPPs的摄取,如网格蛋白依赖的内吞或者其他形式的内吞作用[3-5]。同时,多肽可能通过两种方式进入细胞:在低浓度时是内吞作用,在高浓度时可直接穿透[6]。此外,被运载生物分子的大小在转运过程中也起着极为重要的作用[7]。因此,有必要了解多肽与质膜之间的相互作用。

当细胞质膜暴露在机械创伤或环境压力下时,触发了一个被称为细胞伤口愈合或膜修复反应的修复系统(membrane repair response,MRR)。MRR由破坏位点的局部钙离子流激活,随后激发了胞内囊泡(如核内体和溶酶体)的运动,使其与质膜融合以修复损伤[8-11]。即使脂质体也能自我修复,如当疏水结构在亲水性溶液中时,这种不利的能量状态导致自由能增加,从而刺激脂质体的自我修复[10]。

当CPPs与细胞表面结合时,在浆膜局部的浓度极可能增加,从而诱发内吞。同时多肽局部浓度的增加可能会导致膜失衡,随后导致直接穿透或破坏局部浆膜[12],因此应激活MRR并使膜重新封闭。由于钙离子内流触发的封闭仅需几秒钟。这就能解释为什么CPP在摄取时没有检测到渗漏的细胞内容物,甚至多肽引起的膜扰动。

在本章中介绍了5种方法,用来分析CPPs对浆膜的作用,以及钙离子的参与和 MRR。乳酸脱氢酶(lactate dehydrogenase,LDH)的泄漏实验用于检测浆膜上较大的孔隙。一种敏感的方法用于细胞内钙离子的测定。另一种敏感的检测方法是溶酶体 β－氨基己糖苷酶的测定[13],这种酶位于溶酶体内,浆膜创伤后,该酶由于溶酶体的胞吐作用而出现在细胞外。此外,通过使用不存在于正常细胞膜的溶酶体相关膜蛋白 CD107b(LAMP－2)的抗体,可应用荧光显微镜观察溶酶体的胞吐作用。最后,阐述了采用 HPLC 检测转运过程中钙离子的重要性。

2. 材　料

2.1. LDH 泄漏检测

　　(1)在添加 Glutamax－I 的 DMEM 或 DMEM/F－12 完全培养基培养 HeLa细胞或 CHO－K1 细胞。培养基中含有 10% FBS、1% 非必需氨基酸、1% 丙酮酸钠、100mg/mL 链霉素和 100U/mL 青霉素。

　　(2)96 孔培养板。

　　(3)添加 1g/L D－葡萄糖的 HKR 缓冲液(125mmol/L NaCl, 5mmol/L KCl,1.2mmol/L $MgSO_4 \cdot 7H_2O$,1mmol/L $CaCl_2 \cdot 2H_2O$,1.2mmol/L KH_2PO_4, 25mmol/L HEPES, 6mmol/L 葡萄糖,pH 7.4)。

　　(4)Triton－X 200 作为阳性对照。

　　(5)Promega 细胞毒性检测试剂盒。

　　(6)FlexStation II 荧光剂。

2.2. 细胞内钙离子测定

　　(1)DMEM 完全培养基培养 HeLa 细胞。

　　(2)96 孔培养板。

　　(3)添加 1g/L D－葡萄糖的 HKR 缓冲液。

　　(4)FURA－2 AM。

　　(5)离子霉素作为阳性对照。

　　(6)FlexStation II 荧光剂。

2.3. β－氨基己糖苷酶溶出检测

　　(1)在添加 Glutamax－I 的 DMEM 或 DMEM/F－12 完全培养基培养 HeLa细胞或 CHO－K1 细胞。培养基中含有 10% FBS、1% 非必需氨基酸、1% 丙酮酸钠、100mg/mL 链霉素和 100U/mL 青霉素。

　　(2)24 孔培养板。

　　(3)添加 1g/L D－葡萄糖的 HKR 缓冲液。

（4）0.1mol/L 枸橼酸钠缓冲液溶解的 1mmol/L 4 - 甲基伞形酮 N - 乙酰基 - β - D - 葡萄糖胺,pH 为 4.5。

（5）K_2CO_3(pH 10.5)。

（6）FlexStation II 荧光剂。

2.4. LAMP - 2 通过浆膜转运的免疫组化分析

（1）在添加 Glutamax - I 的 DMEM 或 DMEM/F - 12 完全培养基培养 HeLa细胞或 CHO - K1 细胞。培养基中含有 10% FBS、1% 非必需氨基酸、1% 丙酮酸钠、100mg/mL 链霉素和 100U/mL 青霉素。

（2）24 孔培养板。

（3）添加 1g/L D - 葡萄糖的 PBS 缓冲液。

（4）含 3% 多聚甲醛的磷酸盐缓冲液(0.1mol,pH 7.4)。

（5）甲醛。

（6）LAMP - 2 单克隆抗体(H4B4,DSHB,1:100)。

（7）Alexa Flour 488 (或 555) - 连接的羊抗鼠抗体(1:400)。

（8）穿孔素(0.1 ~ 0.8μg/mL)作为阳性对照。

（9）含有 10% 脱脂奶粉的 PBS。

（10）PI 1μg/mL。

（11）配有照相机的 Olympus BX61 显微镜,或者 Olympus FV1000 共聚焦显微镜。

2.5. CPP 摄取的 HPLC 分析

（1）在添加 Glutamax - I 的 DMEM 或 DMEM/F - 12 完全培养基培养 HeLa细胞或 CHO - K1 细胞。培养基中含有 10% FBS、1% 非必需氨基酸、1% 丙酮酸钠和 100mg/mL 链霉素和 100U/mL 青霉素。

（2）24 孔培养板。

（3）添加 1g/L D - 葡萄糖的 PBS 缓冲液。

（4）含有 0.1% 三氟醋酸的 0.1% Triton X - 100。

（5）含有 2 - 硝基苯胺(0.06mol/L)和 HCl(0.125mol/L)的 400μL 乙醇与水的混合物(1:1;V/V)。

（6）0.6mol/L $NaNO_2$,50μL。

（7）配有荧光检测器的 HPLC。

3. 方 法

当细胞膜损伤时,细胞外钙离子渗入细胞质并激活 MRR,诱导细胞内囊泡的胞吐作用,与破损浆膜融合,并在几秒钟内重新封闭细胞[10]。溶酶体是浆膜重新封闭的主要贡献者[14],微注射针对 LAMP - 1 浆膜区的抗体,可抑制浆膜重新封闭和溶酶体的胞吐作用[15]。

第一种方法介绍了对 LDH 泄漏的测量,该实验验证浆膜的损害严重以至不能修复[16,17]。在第二种方法中,通过钙与荧光染料的结合,测定进入细胞的钙离子流。常用的荧光染料 FURA - 2 可穿透细胞膜,但进入细胞后,FURA - 2 的乙酰甲氧基断裂,使 FURA - 2 不能从细胞出去。另外,细胞外的钙离子浓度大约是细胞内的 10 000 倍,因此细胞内钙离子浓度即使稍微变化均能被检测到,该方法非常适合检测膜扰动。

溶酶体胞吐作用的一个敏感指标是 β - 氨基己糖苷酶的释放。这是由于在 MRR 过程中,溶酶体的膜需用于弥补浆膜,而其中的内容物,如 β - 氨基己糖苷酶等,均被胞吐出细胞。第三种方法是利用 β - 氨基己糖苷酶的活性,可使 4 - 甲基伞形酮 1 - 2 - 乙酰氨基 - 2 - 脱氧 - β - D - 吡喃葡萄糖苷转变为 4 - 甲基伞形酮,比色法可进行测定。β - 氨基己糖苷酶胞外活性的检测方法比 LDH 法敏感性高。

第四种方法用于研究 CPP 转运时是否激活 MRR。溶酶体蛋白胞内区域的抗体,例如 LAMP - 2 的抗体,可用于检测浆膜上是否存在溶酶体蛋白。如果在细胞膜上存在 LAMP - 2 蛋白,很可能表明激活 MRR 后溶酶体发生了胞吐作用。

最后的方法可分析在转位过程中是否有钙的参与。若细胞外培养基中没有钙,那么 MRR 不能被激活,这将导致转位肽增多。反之,若细胞外钙浓度升高,MRR 则被激活,转位肽将减少。这些方法是研究 CPP 影响质膜,以及钙离子或 MRR 是否参与转运的良好指标[18]。

3.1. LDH 泄漏实验

(1)实验前 1d 在 96 孔培养板中接种 HeLa 或 CHO - K1 细胞,接种数量为每个孔 20 000 个细胞(100μL 培养基),设置 3 个复孔。

(2)用添加 1g/L D - 葡萄糖的 HKR 缓冲液洗涤细胞 2 次。

(3)在 37℃下,用溶解有 100μL 多肽的 HKR 缓冲液孵育细胞 25min。

(4)取 80μL 培养基,在黑色 96 孔培养板中加入 80μL CytoTox - ONE™ 试剂,在 21℃ 孵育 10min。

(5)在 560nm 和 590nm 处测定荧光。

(6)无泄漏被认为是未经处理的细胞,100% 泄漏则为 0.1% Triton X - 100 裂解细胞的总 LDH。

3.2. 细胞内钙离子浓度的测定

(1)实验前 1d 在 96 孔培养板中接种 HeLa 细胞,接种数量为每个孔

20 000 个细胞(100μL 培养基),设置 3 个复孔。

(2)在培养基中加入 FURA - 2 AM,终浓度为 2μmol/L。然后在 37℃孵育 30min。

(3)用 HKR 缓冲液替换培养基,然后培养 15min。

(4)自动加入多肽后(附注 1),用荧光分析仪在 510nm 激发波长下测量 $340_{(钙结合的 FURA-2)}/380_{(FURA-2)}$ 的比例。

(5)在加入多肽前 17s,间隔 4s,以及加入后 5min 或 30min 进行测定。

(6)未处理的细胞作为阴性对照,10μmol/L 离子霉素处理的细胞作为阳性对照。

3.3. β-氨基己糖苷酶的检测

(1)实验前 2d 将细胞接种到 24 孔培养板。

(2)用 HKR 缓冲液洗涤细胞 2 次。

(3)用溶解有 200μL 多肽的 HKR 缓冲液孵育细胞,37℃培养 1h。

(4)将 10μL 与细胞接触的缓冲液转移到 96 孔培养板中。

(5)加入 50μL 1mmol/L 的 4 - 甲基伞形酮 N - 乙酰基 - β - D - 葡萄糖胺溶液,37℃培养 1h。

(6)加入 150μL K_2CO_3 缓冲液(pH 10.5),用荧光光度计在 365/445nm (em/ex)测定 β - 己糖胺酶活性。

3.4. LAMP - 2 入膜转运的免疫组化分析

(1)实验前 2d 在带有盖玻片的 24 孔培养板中接种 HeLa 细胞,接种量为每孔 50 000 个细胞。

(2)用无血清培养基洗涤细胞 2 次。

(3)加入 400μL 肽,用无血清培养基在 37℃培养 30min。

(4)PBS 洗涤细胞 2 次。

(5)含 3% 多聚甲醛的 PBS 溶液 0.1mol/L,pH 7.4 固定细胞 30min(附注 2)。

(6)PBS 洗涤细胞 2 次。

(7)对照细胞用甲醇在 -20℃处理 15min。

(8)用含 10% 脱脂奶粉的 PBS 阻断 1h。

(9)在奶粉与 PBS 的混合溶液中加入 30μL 的 LAMP - 2 单克隆抗体。

(10)加入玻片并孵育 1h。

(11)PBS 洗涤细胞 3 次。

(12)在奶粉 - PBS 的混合溶液中加入 30μL Alexa Flour 488 (555) - 连接的山羊抗鼠抗体。

(13)加入玻片并在室温避光条件下孵育 30min。

(14)用 PBS 洗涤细胞 3 次。

(15)将盖玻片放在载玻片上,荧光封片剂(Fluoromount G)封片。

(16)荧光显微镜观测 LAMP - 2 的定位。

3.5. HPLC 分析 CPP 的摄取

(1)实验前 1d 在 24 孔培养板中接种 HeLa 或 CHO - K1 细胞,接种数量为每孔 100 000 个细胞(500μL 培养基),设置 3 个复孔。

(2)用含有不同钙浓度的 HKR 缓冲液洗涤细胞 2 次。

(3)用溶解有 200μL 多肽的 HKR 缓冲液孵育细胞,37℃培养 1h。

(4)制备 400μL 含有 0.06mol/L 2 - 硝基苯胺和 0.125mol/L HCl 的乙醇溶液(乙醇:水 = 1:1;附注 4)。

(5)制备新鲜的 0.6mol/L NaNO$_2$ 50μL。

(6)把细胞放置于冰上,用冰的不同钙浓度的 HKR 缓冲液洗涤细胞 2 次(附注 5)。

(7)加入 500μL 冰的不同钙浓度的 HKR 缓冲液到细胞中。

(8)将 50μL 0.6mol/L NaNO$_2$ 和 2 - 硝基苯胺溶液混合(第 4 步),并在室温下放置 5min。

(9)加入 10μL 上述试剂到细胞中,0℃反应 10min。

(10)吹入重氮试剂,用冰冷的 HKR 缓冲液洗涤细胞 2 次。

(11)裂解细胞用 200μL 含有 0.1% 三氟乙酸的 0.1% Triton X - 100,0℃放置 2h。

(12)在 HPLC 管中加入 180μL 细胞裂解液,并加入含有 0.1% 三氟乙酸的水 180μL。

(13)用连接荧光检测器的 HPLC 分析裂解液。

(14)定量采用 10pmol 的多肽。

---

4. 附　注

(1)实验前,多肽溶液应放置在添加有 1g/L D - 葡萄糖的 HKR 缓冲液中,然后放置于分光光度计中孵育 15min。

(2)用 1μg/mL 的 PI 补充第二抗体溶液,以便于评估细胞膜的完整性。

(3)这是为了暴露细胞内的所有 LAMP - 2 抗原。

(4)先将 2 - 硝基苯胺溶于乙醇,然后加水稀释。

(5)从这个步骤开始把所有材料置于冰上。

致　谢

本研究由 Jeansson 基金支持。

参考文献

[1] Kaplan I M, Wadia J S, Dowdy S F. Cationic TAT peptide transduction domain enters cells by macropinocytosis. *J Control Release*,2005,102:247-253.

[2] Nakase I, Tadokoro A, Kawabata N,et al. Interaction of arginine-rich peptides with membrane-associated proteoglycans is crucial for induction of actin organization and macropinocytosis. *Biochemistry*,2007,46:492-501.

[3] Richard J P, Melikov K, Brooks H,et al. Cellular uptake of unconjugated TAT peptide involves clathrin-dependent endocytosis and heparan sulfate receptors. *J Biol Chem*,2005,280:15300-15306.

[4] Duchardt F, Fotin-MLeczek M, Schwarz H, et al. A comprehensive model for the cellular uptake of cationic cell-penetrating peptides. *Traffic*,2007,8:848-866.

[5] Padari K, Sblik P, Hansen M, et al. Cell transduction pathways of transportans. *Bioconjug Chem*,2005,16:1399-1410.

[6] Fretz M M, Penning N A, Al-Taei S, et al. Temperature, concentration-and cholesterol-dependent translocation of l and docta-arginine across the plasma and nuclear membrane of CD34 + leukaemia cells. *Biochem J*,2007,403:335-342.

[7] Tünnemann G, Martin R M, Haupt S, et al. Cargo-dependent mode of uptake and bioavailability of TAT-containing proteins and peptides in living cells. *FASEB J*,2006,20:1775-1784.

[8] Bi G Q, Alderton J M,Steinhardt R A. Calcium-regulated exocytosis is required for cell membrane resealing. *J Cell Biol*, 1995,131:1747-1758.

[9] Togo T, Alderton J M, Bi G Q, et al. The mechanism of facilitated cell membrane resealing. *J Cell Sci*,1999,112:719-731.

[10] McNeil P L,Steinhardt R A. Plasma membrane disruption: repair, prevention, adaptation. *Annu Rev Cell Dev Biol*, 2003,19:697-731.

[11] Miyake K, McNeil P L. Vesicle accumulation and exocytosis at sites of plasma membrane disruption. *J Cell Biol*,1995, 131:1737-1745.

[12] Yandek L E, Pokorny A, Floren A, et al. Mechanism of the cell-penetrating peptide transportan 10 permeation of lipid bilayers. *Biophys J*,2007,92:2434-2444.

[13] Howl J, Jones S, Farquhar M. Intracellular delivery of bioactive peptides to RBL-2H3 cells induces beta-hexosaminidase secretion and phospholipase D activation. *Chembiochem*, 2003, 4:1312-1316.

[14] McNeil P L. Repairing a torn cell surface: make way, lysosomes to the rescue. *J Cell Sci*,2002,115:873-879.

[15] Reddy A, Caler E V, Andrews N W. Plasma membrane repair is mediated by Ca(2 +)-regulated exocytosis of lysosomes. *Cell*,2001, 106:157-169.

[16] Saar K, Lindgren M, Hansen M,et al. Cellpenetrating peptides: a comparative membrane toxicity study. *Anal Biochem*, 2005,345:55-65.

[17] Johansson H J, El Andaloussi S, Holm T,,et al. Characterization of a novel cytotoxic cell-penetrating peptide derived from p14ARF protein. *Mol Ther*,2008,16:115-123.

[18] Palm-Apergi C, Lorents A, Padari K,et al. The membrane repair response masks membrane disturbances caused by cell-penetrating peptide uptake. *FASEB J*,2009,23:214-223.

第 *12* 章

利用荧光显微镜检测蛋白转导通路

Helin Räägel, Pille Säälik, Ülo Langel, Margus Pooga

摘要:*细胞穿透肽(CPPs)可运载多种生物分子进入细胞。多年的研究表明,CPP-负载物主要通过内吞方式进入细胞,但是以何种内吞方式目前仍未达成共识。甚至更不了解CPP-负载物复合物的转运路径。因此,为确定复合物在细胞内的靶位并改善其细胞器的靶向性,需要阐明其内在化过程和细胞内的分布。本章重点介绍了含有内吞标记物的CPP-蛋白复合物的观测方法,例如转铁蛋白(网格蛋白介导内吞作用的标记物)和霍乱毒素(网格蛋白、小窝蛋白和脂阀结构蛋白的共同标记物),以确定进入细胞、到达靶细胞器(如溶酶体和高尔基体)过程中各通路的作用。此外,本章也介绍了CPP-蛋白复合物内在化后,内吞囊泡抗体染色方法。*

关键词:CPP;荧光显微镜;蛋白质转导;内吞;细胞内运输

---

1. 概 述

细胞穿透肽(CPPs)可作为有效的药物载体,在体内外介导生物活性分子进行细胞内转运[1-3]。然而,在应用于临床前,需要阐明这些载体进入细胞的机制,尤其是细胞内的靶位,以确保所携带的生物分子到达其发挥作用的细胞器靶点。

已知CPP-蛋白质复合物与细胞膜带负电荷的分子相互作用,如硫酸乙酰肝素蛋白多糖(heparan sulfate proteoglycans, HSPGs),诱发细胞产生内吞作用[4]。大量的资料表明,不同的复合物其内吞机制不同:网格蛋白依赖的内吞、小窝蛋白依赖的内吞、巨胞饮等均可能参与了CPP-蛋白质复合物的摄取[5-7]。值得一提的是,CPP-蛋白质复合物的内吞途径很大程度上取决于所选择的CPP,它的浓度甚至负载物的性质都可能影响摄取过程中的内在化方式[8,9]。

到达细胞后,CPP-蛋白质复合物进入内吞体,大多数内吞体与酸性溶酶体进行融合,而一些CPP-蛋白质仍存在于非酸性囊泡中[10,11]。虽然有些CPP-蛋白质复合物可定向转运到特定的细胞器,如细胞核[12],但复合物从内吞囊泡中的释放仍是CPP介导生物分子转运的限速步骤。

利用活细胞成像进行荧光共定位分析,可不用固定细胞,并能实时跟踪细胞内的复合物,还能分析 CPP - 蛋白质摄取过程中不同内吞途径的影响。连接转铁蛋白的 CPP - 负载物可用于检测网格蛋白依赖的内吞,而霍乱毒素是一种比较广泛的标记物,可用于跟踪不同来源的囊泡,即霍乱毒素是网格蛋白、小窝蛋白和脂阀结构蛋白的共同标记物。另外,构建的荧光融合蛋白(GFP、YFP、RFP 等)也非常适合研究蛋白质复合物的内在化和细胞转运。但荧光蛋白的实验结果高度依赖于融合蛋白的特异性、表达水平和准确定位,在此不再赘述。

除了荧光显微镜,还可使用 siRNA 研究不同的内吞通路[13],这种方法可特异性地干扰各个内吞通路,可获得详细的 CPP - 负载物摄取过程的信息。但需注意的是,一个摄取方式的下调可能激活其他方式,因此可能产生错误的实验结果。

此外,活细胞荧光探针也可用于研究复合物的细胞内转运,如 LysoSensor 探针用于检测内吞囊泡内的 pH 值,神经酰胺用于标记高尔基体等。但许多共定位实验需要特异性抗体染色,这就必须固定细胞,为测定囊泡中复合物的真实含量和定位带来了诸多不确定因素。

因此,每一种方法都有其优缺点,有必要采用不同的方法进行分析。

2.　材　料

2.1.　细胞培养

下面的方法适用于各种细胞株。根据实验需要选择合适的细胞株。例如,推荐使用 COS 细胞进行观测内吞通路(与 LysoSensor),这是由于 COS 细胞的再循环通路和内吞体 - 溶酶体通路在空间上与高尔基体相分离[14],而在 HeLa 细胞中,它们是相互混杂的。本章以 HeLa 和 COS 细胞为例,但这些方法可应用于其他细胞,例如经常用于研究肌动蛋白细胞骨架的 NIH 3T3 细胞。

HeLa 和 COS 细胞的培养条件:添加 10% 胎牛血清(FBS)、100IU/mL 青霉素和 100μg/mL 链霉素的 IMDM 培养基。

2.2.　多肽和负载蛋白

负载物与 CPP 的连接方法很多,例如二硫键、共价键或基因重组表达融合蛋白等。最简单的方法是直接将 CPP 与负载物混合,但这种方法要求负载物与载体肽具有高亲和力。例如,将生物素化的 CPP(CPPb)与荧光标记的亲和素蛋白(3:1)混合,保证所有多肽与负载物结合,溶液中没有游离的 CPP(附注 1)。

注意:为防止溶液中 CPP 降解和聚集,建议将溶解的 CPP 分装,- 20℃ 保存,避免反复冻融。

2.3. 细胞固定

2.3.1. 多聚甲醛固定

在使用抗体对内吞囊泡或细胞器染色时,通常需要进行固定,以便抗体分子顺利进入细胞内。固定剂包括多聚甲醛、PLP 固定或甲醇等。固定剂的选择根据抗体和目标抗原的定位而不同。一种适合的固定方法往往可产生良好的抗原 - 抗体识别效果。

(1)4% 多聚甲醛的 PBS 溶液。

(2)0.1% Triton X - 100 的 PBS 溶液(针对抗小窝蛋白抗体)。

2.3.2. PLP 固定(温和固定,现用现配)

(1)2% 多聚甲醛、75mmol/L 赖氨酸 - HCl、10mmol/L 高碘酸钠溶于 75mmol/L 磷酸盐缓冲液,pH 7.4。注意:75mmol/L 赖氨酸 - HCl(pH 7.4)溶液只稳定 1 个月。

(2)为增加通透性,使用 0.5% 皂素的 PBS 溶液(抗 PI3P 抗体),或含有 0.1% 牛血清白蛋白(BSA)的 0.01% 皂素的 PBS 溶液(用于抗脂阀结构蛋白 - 1,抗 β1 整合素和抗 Rab5)。

2.3.3. 甲醇固定

100% 甲醇于 -20℃ 下进行操作。

2.4. 细胞器染色的荧光标记物和抗体

许多荧光探针用于观测不同的细胞器,但它们的缺点仍为缺乏特异性(附注 2)。下面是一些成功使用的荧光探针。

2.4.1. 活细胞成像荧光标记

(1)PBS:137mmol/L NaCl,10mmol/L Na_2HPO_4,2.7mmol/L KCl,pH 7.4。

(2)8 孔盖玻片(附注 3)。

(3)含有 CPP - 蛋白和荧光探针、100IU/mL 青霉素和 100μg/mL 链霉素无 FBS 的 IMDM 孵育细胞(附注 4)。

(4)LysoSensor DND - 189(2μmol/L)分子探针,用于观测内吞体 - 溶酶体通路和内吞囊泡 pH 值。

(5)氟硼荧 - TR - C_5 神经酰胺(0.5μmol/L)分子探针,用于标识高尔基体复合物。

(6)Alexa Fluor 594(25μg/mL)标记的转铁蛋白,用于检测网格蛋白介导的内吞作用。

(7)Alexa Fluor 594(3μg/mL)标记的霍乱毒素 B 亚单位,用于小窝蛋白和脂阀结构蛋白介导的通路,以及不依赖网格蛋白和小窝蛋白的通路。

2.4.2. 固定细胞上抗体染色

(1)含 10% 胎牛血清、100IU/mL 青霉素和 100μg/mL 链霉素的 IMDM 培养基培养 HeLa 或 COS 细胞。

(2)24 孔培养板。

(3)圆形盖玻片(直径 12mm)。

(4)含 CPP - 蛋白、100IU/mL 青霉素和 100μg/mL 链霉素、无 FBS 的 IMDM 培养基培养细胞(附注 4)。

(5)根据抗体要求,选择适合的固定方法(副标题 2.3)。

(6)含 10% 脱脂奶粉的 PBS 阻断细胞中非特异性结合位点(使用 PLP 时,使用含有 0.1% BSA 和 0.01% 皂甙的 PBS 溶液)。

(7)抗 TGN46、抗 Rab5、抗脂阀蛋白、抗小窝蛋白和抗 PI3P 的抗体。

(8)针对第一抗体的第二抗体,如抗兔 Alexa Fluor 488 分子探针。

(9)PBS。

(10)封口膜。

(11)玻片、盖玻片。

(12)含 30% 甘油的 PBS 。

(13)密封盖玻片边缘的无色指甲油。

2.4.3. 肌动蛋白细胞骨架染色

(1)含 10% 胎牛血清、100IU/mL 青霉素和 100μg/mL 链霉素的 IMDM 培养基培养 HeLa 细胞或 NIH 3T3 细胞。

(2)24 孔培养板。

(3)圆形盖玻片(直径 12mm)。

(4)含 CPP - 蛋白、100IU/mL 青霉素和 100μg/mL 链霉素、无 FBS 的 IMDM 培养基培养细胞(附注 4)。

(5)4% 多聚甲醛的 PBS 溶液用于固定。

(6)0.1% Triton X - 100 的 PBS 溶液用于通透。

(7)10% 脱脂奶粉的 PBS 溶液,用于阻断细胞非特异性结合位点。

(8)荧光染料标记的鬼笔环肽,如鬼笔环肽 - Alexa Fluor 594。

(9)PBS。

(10)封口膜。

(11)玻片、盖玻片。

(12)含 30% 甘油的 PBS 。

(13)密封盖玻片边缘的无色指甲油。

2.5. siRNA 的应用

(1)24 孔培养板和圆形盖玻片(直径 12mm)。

（2）针对蛋白质的特异性 siRNA，例如针对小窝蛋白 1 或脂阀蛋白的 siRNA。

（3）加入 siRNA 前，用 10% FBS、不含抗生素的 IMDM 培养基培养细胞（附注 5）。

（4）添加 siRNA，不含血清、含 30% FBS 的 Opti - MEM I 孵育细胞。

（5）转染试剂 Oligofectamine。

（6）含 CPP - 蛋白、100IU/mL 青霉素和 100μg/mL 链霉素、无 FBS 的 IMDM 培养基培养细胞。

（7）如果固定细胞，见副标题 2.4.2 中第 5～13 步。

2.6. 激光扫描共聚焦荧光显微镜

与普通的宽场荧光显微镜相比，共定位研究首选激光扫描共聚焦显微镜（confocal laser scanning microscopy，CLSM）。对于活细胞成像，建议使用带有加热平台和内置 CO_2 室的显微镜。由于细胞在非最适温度和 CO_2 水平下仍可存活 30～45min 以上，因此在短时间的实验和（或）快速成像时不需要特殊装置。建议使用 60 倍，而不是 100 倍的油镜，以避免激光引起细胞损伤和荧光淬灭。

---

3. 方　法

每一种市售的荧光探针或抗体都有其优缺点。因此，建议在设计实验时，了解每一种方法的缺陷，并采用几种方法同时验证数据的准确性和结论的正确性。例如，在使用荧光探针进行活细胞成像时，建议也同时进行固体细胞的染色，反之亦然。

3.1. 活细胞成像
3.1.1 细胞培养

（1）实验前 1d，在 8 孔盖玻片上接种 8×10^3 HeLa 细胞或 COS 细胞。

（2）用 PBS 或无血清培养基洗涤细胞 2 次（附注 6）。

（3）以 3:1 的比例混合生物素化 CPP（CPPb）和荧光标记的蛋白质（亲和素蛋白）制备 CPP - 蛋白复合物，即 1μmol/L CPPb 与 0.33μmol/L 的亲和素 Texas 红，室温避光混合约 5min。

（4）所需浓度的 CPP - 蛋白复合物，与 25μg/mL 转铁蛋白 - Alexa Fluor 594 或 3μg/mL 霍乱毒素 B - Alexa Fluor 594，在 250μL 无血清培养基中孵育细胞，时间为 30min、1h 或 2h。

（5）用无血清培养基温和洗涤细胞。

（6）立即用激光共聚焦显微镜观察并记录结果。观察期间细胞应维持在无色培养基或 PBS 中。

3. 1. 2.　荧光探针 LysoSensor 或神经酰胺处理后活细胞成像

（1）实验前 1d,在 8 孔盖玻片上接种 8×10^3 HeLa 细胞或 COS 细胞。

（2）用 PBS 或无血清培养基洗涤细胞 2 次（附注 6）。

（3）以 3∶1 的比例混合的生物素化 CPP（CPPb）和荧光标记的蛋白质（亲和素蛋白）制备 CPP – 蛋白复合物,即 1μmol/L CPPb 与 0.33μmol/L 的亲和素 Texas 红,室温避光混合约 5min。

（4）在 250μL 含有 2μmol/L LysoSensor DND – 189 或 0.5μmol/L 的氟硼荧 – TR – C5 神经酰胺的无血清培养基中,用所需浓度的 CPP – 蛋白复合物与细胞孵育一段时间（1h）。

（5）不论孵育时间长短,建议记录图像前 2h 将 LysoSensor 加入到细胞中,使探针通过内吞体 – 溶酶体途径到达溶酶体。

（6）用无血清培养基温和洗涤细胞。

（7）立即用 GLSM 观察并记录结果。

3. 2.　固定细胞的成像

3. 2. 1.　内吞体标记物的荧光免疫组化

（1）实验前 2d,将 2.5×10^4 个 HeLa 细胞接种到 24 孔培养板的圆形盖玻片上,让其固定到表面;或者实验前 1d,每张盖玻片上接种 5×10^4 个细胞。

（2）以 3∶1 的比例混合生物素化 CPP（CPPb）和荧光标记的蛋白质（亲和素蛋白）制备 CPP – 蛋白复合物,即 1μmol/L CPPb 与 0.33μmol/L 的亲和素 Texas 红,室温避光混合约 5min。

（3）用添加 CPP – 蛋白复合物的无血清培养基（每孔 500μL）孵育细胞一段时间（30min、1h 或 2h）。短时间孵育可检测内吞前细胞器中的复合物,长时间孵育可检测内吞途径中的复合物。

（4）用 PBS 或无血清培养基洗涤细胞 2 次（附注 6）。

（5）根据一抗的要求,使用不同的固定、通透并阻断细胞的方法。

①用 4% 多聚甲醛的 PBS 溶液在冰上固定细胞 30min（每孔 500μL）,PBS 洗涤,用 0.1% 的 Triton X – 100 的 PBS 液通透,冰上放置 5min（每孔 500μL）,PBS 再洗一遍,含 10% 脱脂奶粉的 PBS 溶液阻断非特异性结合位点 45min 至 1h（每孔 500μL;适用于溶酶体小窝蛋白抗 – LAMP – 2 染色）。

②在 –20℃ 下用冷的甲醇（每孔 500μL;无需额外通透）固定 3 ~ 5min,用 PBS 洗涤细胞 2 次,含 10% 脱脂奶粉的 PBS 溶液阻断非特异性结合位点 45min 至 1h（每孔 500μL;适用于高尔基体 GN46 染色）。

③用 4% 多聚甲醛的 PBS 溶液在室温下固定细胞 20min（每孔 500μL）,

用 TBS(Tris 缓冲液)洗涤细胞 3 次,0.5% 的皂甙 TBS 溶液在室温下通透 15min(每孔 500μL),再次洗涤细胞,用 10% 热灭活的羊血清 TBS 溶液阻断非特异结合位点 45min 至 1h(每孔 500μL;适用于抗 PI3P 染色)。

④新鲜制备的含 2% 多聚甲醛的 PLP 固定液,在含 75mmol/L 的赖氨酸 - HCl 和 10mmol/L 高碘钠的 75mmol/L pH 7.4 磷酸盐缓冲液中室温固定 2h(每孔 500μL),洗涤细胞,并通透,同时用含 0.01% 皂甙的 0.1% BSA PBS 溶液阻断非特异性结合位点 8min(每孔 500μL;适用于抗 Rab5 和抗脂阀蛋白 - 1 染色)。

(6)PBS 洗涤细胞 2 次。

(7)根据所使用的抗体,准备第一抗体溶液(0.1 ~ 10μg/mL,从 1μg/mL 开始优化)。一抗染色在液滴中进行(每张玻片约 30μL;附注 7)。

①在含 1% 脱脂奶粉的 PBS 溶液中稀释(LAMP - 2、TGN46、小窝蛋白)。

②在 1% 热灭活羊血清的 TBS 中稀释(PI3P)。

③在含 0.01% 皂甙、0.1% BSA 的 PBS 中稀释(脂阀蛋白、Rab5)。

(8)室温下,将一抗在液滴中孵育细胞 1h(附注 8)。一定要将含细胞和液滴盖玻片的一面朝上放置(附注 7)。

(9)将有细胞的盖玻片朝上放回 24 孔培养板,用 PBS 清洗并温和摇晃 5 次,每次 5min(附注 9)。

(10)准备二抗溶液:使用约 1∶400 稀释的荧光标记的二抗,即抗兔 Alexa Fluor 488(附注 10),仍在液滴中进行二抗染色(每张玻片约 30μL)。

(11)室温下细胞与二抗孵育 45min(附注 8)。务必将含有细胞的盖玻片面朝向液滴。

(12)将盖玻片朝上放回 24 孔培养板,用 PBS 清洗并温和摇晃 5 次,每次 5min。

(13)用含 30% 甘油的 PBS 或防褪色溶液封闭玻片,无色指甲油密封盖玻片边缘(附注 11)。

(14)用 GLSM 观察标本,样品避光保存在 4℃(附注 12)。

3.2.2. 细胞肌动蛋白骨架的荧光免疫组化

(1)实验前 2d,将 2.5×10⁴ 个 HeLa 细胞或 NIH 3T3 细胞接种到 24 孔培养板的圆形盖玻片上,让其固定到表面,或者实验前 1d,每张盖玻片上接种 5×10⁴ 个细胞。

(2)以 3∶1 的比例混合生物素化 CPP(CPPb)和荧光标记的蛋白质(亲和素蛋白)制备 CPP - 蛋白复合物,即 1μmol/L CPPb 与 0.33μmol/L 的亲和素德克萨斯(Texas)红,室温避光混合约 5min。

(3)用添加 CPP - 蛋白复合物的无血清培养基(每孔 500μL)孵育细胞一段时间(30min、1h 或 2h)。

（4）用 PBS 或无血清培养基洗涤细胞 2 次。

（5）在冰上用 4% 多聚甲醛 PBS 固定细胞 30min（每孔 500μL）。

（6）PBS 洗涤。

（7）在冰上用 0.1% Triton X － 100 的 PBS 通透 5min（每孔 500μL；附注 13）。

（8）用 PBS 再次洗涤。

（9）用 10% 脱脂奶粉 PBS 阻断非特异性结合位点 40min（每孔 500μL）。

（10）PBS 洗涤 2 次。

（11）配制鬼笔环肽-Alexa Fluor 594 的 1% 脱脂奶粉 PBS 溶液（1.33U/mL）。

（12）室温下孵育细胞 30min（附注 8）。

（13）将盖玻片朝上放回 24 孔培养板，用 PBS 清洗并温和摇晃 5 次，每次 5min（附注 9）。

（14）含 30% 甘油的 PBS 将细胞封闭玻片，无色指甲油密封盖玻片的边缘（附注 11）。

（15）用 GLSM 观察标本，样品避光保存在 4℃（附注 12）。

3.3. siRNA 下调胞内通路

（1）实验前 1d，在 24 孔培养板的圆形盖玻片上接种 $3×10^4$ 个 HeLa 细胞，培养基为不含抗生素的完全 IMDM（附注 5）。

（2）接种 1d 后，进行第一次 siRNA 处理。每孔加入 100nmol/L 针对小窝蛋白－1 或脂阀蛋白－1 特异性的 siRNA，siRNA 用 1.5μL Oligofectamine 包裹，然后加入无血清 Opti－MEMI 培养基（每孔 250μL）。

（3）4h 后，每孔加入含 30% 血清 Opti－MEM 培养基 125μL，达到 10% 的血清含量，孵育过夜。

（4）第 1 次 siRNA 处理后 24h，重复上述步骤 2 和 3，使用浓度为 200nmol/L 的小窝蛋白特异性 siRNA，而不是 100nmol/L。

（5）第 2 次 siRNA 处理 24h 后，将培养基换为含有抗生素的 IMDM（每个孔 500μL）。

（6）培养 24h 后（第二次 siRNA 处理后 48h），按副标题 3.2.1 中第 2 ~ 14 步骤染色和固定细胞。

3.4. CLSM 成像

当细胞进行 CLSM 成像时，尽量使用低的激光密度来观察荧光和细胞，以免造成荧光淬灭和细胞损伤。在进行平行和对比实验时，需使用相同的激光密度和参数获取图像。

当在样品中使用超过 1 种的荧光标记物时，应检测荧光基因的交叉效应。一旦有所怀疑,应分别使用每一个通道获得图像,以避免结论错误。在共定位研究中,通常使用 Z - 扫描来检测整个细胞。

3.5. 内在化蛋白的定量和统计分析

除了细胞成像外,目前的许多共聚焦显微镜安装了两种荧光信号重叠的定量分析软件。为了分析两种不同信号的共定位(红色和绿色信号),应设定细胞内的目标区域。例如,若检测囊泡内荧光信号时,需在分析前,加强或标记目标囊泡的荧光。精确标记目标区域是追踪其信号并成像分析的基础。在目标区域成像完毕后,按要求操作使图像重叠。

---

4. 附 注

(1)亲和素蛋白是一种四聚体蛋白,含有 4 个生物素结合位点,但荧光基团标记后减少了结合位点的数量。因此,在实验中使用生物素化的 CPP 与亲和素蛋白的比例为 3∶1,以确保 CPP 与负载蛋白结合,且溶液中没有多余未结合的肽。

(2)确认需要的抗体或探针。

(3)活细胞成像实验中,8 孔盖玻片是一个很好的选择。

(4)在无血清的培养基中加入 CPP 以孵育细胞,这是由于血清成分会与肽结合,因此减少转运效率。此外,血清成分可能会引起肽的降解。

(5)根据操作说明,在不含抗生素的培养基进行 Oligofectamine 转染。

(6)吸取液体时要避免细胞脱落。从边角处将液体吸出。

(7)为节约成本,抗体孵育在液滴中进行,以保持抗体的最小用量。从 24 孔培养板底部取出盖玻片时,用一个尖端弯曲的注射器针头从板底分离玻片,然后用镊子小心取出。注意有细胞的一面! 不要划伤玻璃表面,使用镊子时不要用力过猛,否则可能打破玻片。

(8)抗体孵育时最好在湿润环境中进行,以防止样品干燥。

(9)抗体或鬼笔环肽处理后必须进行长时间清洗,并清洗多次,以确保除去未结合的化学物质和更清洁的成像背景。

(10)抗体处理期间,必须使用与 CPP - 蛋白复合物标记物光谱不同的荧光染料。

(11)用指甲油将盖玻片密封到载玻片上,以防止在成像过程中滑动。

(12)尽管信号背景比下降,但 Alexa Fluor 标记物放置几周后,荧光仍明亮且稳定。

(13)用甲醇固定或通透的细胞,因为甲醇对微丝的破坏,不能用鬼笔环肽染色。

致　谢

该工作得到了 Estonian 科学基金会, Etstonian 教育研究部, 瑞典 (Swidish)研究理事会(VR-NT), 生物膜研究中心, Stockholm、Knut 和 Alice Wallenberg 基金会的支持。

参考文献

[1] Schwarze S R, Ho A, Vocero-Akbani A, et al. In vivo protein transduction: delivery of a biologically active protein into the mouse. *Science*, 1999, 285(5433):1569-1572.

[2] El-Andaloussi S, Johansson H J, Lundberg P, et al. Induction of splice Correction by cell-penetrating peptide nucleic acids. *J Gene Med*, 2006, 8(10):1262-1273.

[3] Gitton Y, Tibaldi L, Dupont E, et al. Efficient CPP-mediated Cre protein delivery to developing and adult CNS tissues. *BMC Biotechnol*, 2009, 9:40.

[4] Console S, Marty C, Garcia-Echeverria C, et al. Antennapedia and HIV transactivator of transcription (TAT) "protein transduction domains" promote endocytosis of high molecular weight cargo upon binding to cell surface glycosaminoglycans. *J Biol Chem*, 2003, 278(37):35109-35114.

[5] Rinne J, Albarran B, Jylhava J, et al. Internalization of novel non-viral vector TAT-streptavidin into human cells. *BMC Biotechnol*, 2007, 7:1.

[6] Saalik P, Padari K, Niinep A, et al. Protein delivery with transportans is mediated by caveolae rather than flotillindependent pathways. *Bioconjug Chem*, 2009, 20(5):877-887.

[7] Wadia J S, Stan R V, Dowdy S F. Transducible TAT-HA fusogenic peptide enhances escape of TAT-fusion proteins after lipid raft macropinocytosis. *Nat Med*, 2004, 10(3):310-315.

[8] Tünnemann G, Martin R M, Haupt S, et al. Cargo-dependent mode of uptake and bioavailability of TAT-containing proteins and peptides in living cells. *Faseb J*, 2006, 20(11):1775-1784.

[9] Duchardt F, Fotin-MLeczek M, Schwarz H, et al. A comprehensive model for the cellular uptake of cationic cellpenetrating peptides. *Traffic*, 2007, 8(7):848-866.

[10] Raagel H, Saalik P, Hansen M, et al. CPP-protein constructs induce a population of non-acidic vesicles during trafficking through endo-lysosomal pathway. *J Control Release*, 2009, 139(2):108-117.

[11] Padari K, Saalik P, Hansen M, et al. Cell transduction pathways of transportans. *Bioconjug Chem*, 2005, 16(6):1399-1410.

[12] Bidwell G L 3 rd, Davis A N, Raucher D. Targeting a c-Myc inhibitory polypep polypeptide to specific intracellular compartments using cell penetrating peptides. *J Control Release*, 2009, 135(1):2-10.

[13] Hamilton A J, Baulcombe D C. A species of small antisense RNA in posttranscriptional gene silencing in plants. *Science*, 1999, 286(5441):950-952.

[14] Misaki R, Nakagawa T, Fukuda M, et al. Spatial segregation of degradation- and recycling-trafficking pathways in COS-1 cells. *Biochem Biophys Res Commun*, 2007, 360(3):580-585.

第 *13* 章

电子显微镜观测细胞穿透肽的入胞方式

Kärt Padari, Annely Lorents, Eija Jokitalo, Margus Pooga

　　摘要:尽管细胞穿透肽(CPPs)能够向细胞内转运各种大分子,但至今这些肽进入细胞的机制仍不清楚。荧光显微镜虽然可显示出 CPPs 在生理状态时主要以内吞方式进入细胞,但高浓度的 CPPs 或低于 10℃的温度,能重新激活非囊泡式的细胞输入模式,并且荧光显微镜难以阐明 CPP 分子与细胞外结构之间的相互作用(质膜形态变化等)。透射电子显微镜(transmission electron microscopy,TEM)是一种高分辨率的生物材料形态表征的有用工具,它不仅可以揭示非囊泡式的摄取机制,还可以在超微结构水平上,显示细胞表面 CPP 的相互作用和排列、细胞器的包裹、易位到细胞质等内容。本章中,将介绍 1.4nm 纳米金簇共价结合 CPP 的方法,及使用 TEM 观察细胞中纳米金™标记的 CPP 平板包埋技术。

　　关键词:CPP;透射电子显微镜;纳米金标记的 CPP

1. 概　述

　　细胞穿透肽(CPPs)已被用作有效的药物和基因转运载体,有些具有靶向性并能产生高的生物学效应[1-3]。然而,对它们的入胞方式和细胞内的精确定位等目前尚不清楚。为了更好地理解 CPPs 和负载物的摄取机制与分布,需采用不同的实验方法,互证性解释实验现象[4]。荧光显微镜是研究CPPs 摄取和细胞定位的常用工具,但它有一定的局限性。首先,在细胞环境中荧光信号可能淬灭[5];其次,光学显微镜分辨率有限,不能阐明 CPP 和质膜的相互作用以及与细胞器相关的精确位置。透射电子显微镜(transmission electron microscopy,TEM)则可在超微结构水平上可视化亚细胞,高精度地分析分子与膜的结合、摄取和细胞内运输[6]。但电子显微镜的主要缺点是需要固定样本,可导致一些多肽被动地在细胞内重新分布。不过,并非所有的CPP 在细胞固定后都会再分布[7],并且固定过程对 CPP – 负载物的影响也很小[8],因此,在 CPPs 领域可以使用 TEM。

　　TEM 大多用于研究 CPP 介导的蛋白或纳米金的转运,而不是表征 CPP本身在细胞内的命运和内在化机制[9-14]。例如,使用 TEM 观测 TAT 肽修饰的 16nm 纳米金的易位、穿膜进入细胞内的过程[12]。然而,为排除负载物分子大小对 CPPs 的影响,研究中常利用小的纳米金标签(1.4nm),而不是胶体金颗粒(14~16nm)[15,16]。此外,CPP 通过共价键与纳米金™(nanogold,NG)簇结合,成为能够准确定量的均一化合物,而胶体金不能控制每个粒子上多肽分子的数量。

最近的一项研究表明,来自穿孔素和颗粒酶的新型 CPP 不与细胞表面随机结合,而以球形结构聚集。尽管这些 CPP 通过细胞内吞机制进入细胞,但在开始的第一个小时内,内吞体的多肽簇不会分离[17,18]。NG 标记的 CPP 簇干扰脂质双层的正常包装,在 TEM 下细胞质膜变得不清楚。

在本章中,将使用 TEM 展示 NG 标记的 CPP 与细胞的相互作用,以及摄取方式。实验中采用预活化的纳米金标记 CPP,利用平板包埋技术将培养的细胞包埋在树脂中,以保持细胞的走向和形态。

2. 材　料

2.1. 细胞培养

本章以 HeLa 细胞为例。TEM 可用于其他任何细胞系或原代细胞。然而,平面包埋技术仅限于贴壁细胞。

2.2. 多肽的标记

对多肽进行标记。

2.2.1. 试剂和溶液

(1)含巯基的 CPP(附注 1)。

(2)单马来酰亚胺纳米金或单马来酰亚胺十一金簇(undecagold 标签)。

(3)无氧蒸馏水。抽真空后充入氩气至少 15min,以除去溶解于蒸馏水中的空气。

(4)50% 甲醇(≥99.9%),溶于无氧水中。

(5)0.1% 三氟乙酸(三氟乙酸,trifluoroacetic acid,TFA≥99.9%)无氧蒸馏水溶液(附注 2)。

(6)含 0.1% TFA 的乙腈。

2.2.2. 材料和设备

(1)充满氩气的离心管。

(2)分光光度计。

(3)温控混合器。

(4)滚动真空浓缩器。

(5)配有多肽纯化和凝胶过滤的反相色谱系统(附注 3)。

2.3. 准备 TEM 样品

（1）在含 10% 胎牛血清（FBS）、100IU/mL 青霉素、100μg/mL 链霉素的 IMDM 培养基中中培养 HeLa 细胞。

（2）用含 10% FBS、100IU/mL 青霉素、100μg/mL 链霉素的 IMDM 培养基中培养细胞,实验时在培养基中加入 CPP - 纳米金。

（3）二甲砷酸钠缓冲液:将 21.4g $Na(CH_3)_2AsO_2 \cdot 3H_2O$ 溶于 250mL 蒸馏水中,制备成 0.4mol/L 储备液（附注 4）。加 0.2mol/L 盐酸（约 8mL）加入 50mL 储备溶液中,调节 pH 至 7.4。添加蒸馏水配成 0.1mol/L 的工作液,或配成 0.2mol/L 的工作液（四氧化锇溶液的配制方法见步骤 9）。

（4）固定剂:含有 2.5% 戊二醛的 0.1mol/L 二甲砷酸盐缓冲液（pH 7.4）,新鲜配制。25% 的戊二醛储备液在 -20℃ 等分存储,不使用冻融过的试剂。

（5）银强化试剂:HQ 银试剂盒。可将试剂盒分装到离心管中并储存于 -20℃。该银强化试剂盒的成分对光敏感,因此需在暗室进行,在红色安全光照条件下,分装或标本染色。

（6）金调色试剂:

①2% 醋酸钠（$CH_3COONa \cdot 3H_2O$）水溶液（现用现配）。

②0.05% 氯化金（$HAuCl_4 \cdot H_2O$）水溶液（在 4℃ 下储存数个月）。

③0.3% 硫代硫酸钠（$Na_2S_2O_3 \cdot 5H_2O$）水溶液（新鲜配制）。

（7）锇酸染色和标本后固定（附注 5）。混合等体积的 2% 锇酸水溶液和 0.2mol/L 二甲砷酸缓冲液,得到含有 1% 锇酸的 0.1mol/L 二甲砷酸盐缓冲液。15mg 亚铁氰化钾加入到 1mL 1% 的锇溶液中（附注 6）。

（8）70% 乙醇水溶液。

（9）96% 乙醇水溶液。

（10）乙醇（≥99.5%）。

（11）丙酮（≥99.5%）。

（12）包埋树脂:TAAB 预混包埋试剂盒（附注 7）。

（13）含 2% 醋酸铀（uranyl acetate，UA）的 50% 乙醇（附注 8）。

（14）柠檬酸铅染色:20mg 的柠檬酸铅［$Pb_3(C_6H_5O_7)_2 \cdot 3H_2O$］加入到 10mL 无二氧化碳蒸馏水中（水沸腾 10min,除去 CO_2;附注 9）。加入 0.1mL 10mol/L 的 NaOH（附注 10）,密封管并剧烈震荡直到所有的柠檬酸铅溶解,使用前用 0.2μmol 的过滤器过滤。

（15）从样品的聚合树脂块除去盖玻片的液氮。

（16）一次性使用的塑料移液器。

（17）封口膜。

（18）包埋胶囊和胶囊支架:BEEM® 包埋胶囊和 BEEM® 胶囊支架。

（19）托盘。

（20）24 孔培养板。

（21）圆形盖玻片（直径 12mm）。

（22）细胞培养皿（35×10mm）。

3. 方　法

3.1. 纳米金标记多肽

（1）将冻干的多肽溶解于无氧的蒸馏水中得到 0.5mmol/L 的多肽溶液（附注 11）。

（2）在 280nm 处测定多肽浓度。如果肽含有色氨酸或酪氨酸（附注 12），在 210nm 测定（附注 12）。

（3）将单马来酰亚胺纳米金溶解于 50% 甲醇，浓度为 30μmol/L（附注 13）。

（4）将小份的 CPP（摩尔量超过 2.5 倍）加入到纳米金溶液中，搅拌（附注 14）。在 30℃ 避光条件下，温和搅拌混合物 60～90min。

（5）在 30℃ 通过旋转真空浓缩器除去甲醇，浓缩连接物溶液，浓度达到约 100μmol/L（附注 15）。

（6）在 280nm 处根据吸光度测定稀释度，并计算连接物的浓度。A280/cm 数值为 1 时，对应大约 2.1μmol 纳米金（附注 16）。将连接物溶液等份分装，储存于冷冻室。工作液等分存放在冰箱内，1 个月内使用（一些连接物在冰箱中储存少于 1 周），避免反复冻融。

（7）如有必要，反相色谱或凝胶过滤净化连接物溶液（附注 17）。

（8）通过旋转真空浓缩器（见第 5 步）浓缩色谱纯化组分，如有必要测量连接物溶液的浓度（附注 15）。

3.2. CPP－NG 连接物处理细胞及细胞固定

（1）在 100mL 玻璃杯中清洗盖玻片，70% 乙醇洗涤多次（3～4 次）以除去灰尘颗粒。用镊子在燃气火焰中干燥和消毒盖玻片。

（2）将灭菌的盖玻片置于细胞培养皿的底部（35×10mm）。建议一个培养皿中放置至少 3 个盖玻片，以获得 3 个平行结果（副标题 3.3），每一组实验还可以使用 4 个盖玻片。

（3）接种 HeLa 到细胞培养皿的盖玻片上，培养 2d，密度达到 80%～100%（附注 18）。

（4）除去培养基，将所需浓度的 CPP－NG 连接物加入 IMDM 中，孵育细胞。根据实验选择温度和时间，如 37℃、1μmol/L 的 CPP－NG、1h（3 个盖玻片的培养皿中溶液为 1mL）。

（5）固定前从培养箱中取出细胞，用预热的 IMDM 洗涤 2 次。

（6）吸除培养基，立即加入固定液。整个操作过程中，确保细胞不干燥。在室温下，用 2.5% 戊二醛二甲砷缓冲液固定细胞 30 ~ 60min。

（7）用二甲砷酸盐缓冲液洗涤细胞 3 次（可中断步骤，将样品置缓冲液中 4℃过夜）然后进行银增强实验（副标题 3.3）。

3.3. 银增强实验

电子显微镜检测纳米金颗粒时要求信号放大。在银离子和还原剂存在的情况下，金颗粒作为催化剂，还原银离子为金属银。银沉积到金上，将 1.4nm 的金颗粒扩大到约 10nm 直径或更大。银增强反应具有时间依赖性，纳米金颗粒在反应开始时迅速放大，随后由于颗粒表面积增加，增长的速率下降。但时间延长后，银可能会自发沉淀产生背景信号。因此，为了放大纳米金粒子的信号，又不增加背景，选择最佳的增强时间非常重要。此外，较高的温度下，银会更快沉积到金表面上。因此，通常平行准备 2 ~ 3 个样品，尝试不同的银增强持续时间。注意：由于包埋前银增强已经开始，若时间过长（产生了大颗粒），则实验不可逆转。

下列银增强和金调色的步骤在 20℃ ~ 22℃ 红光暗室中进行。

（1）用蒸馏水洗涤细胞 3 次（3min）。

（2）准备一个有蒸馏水的 24 孔培养板以停止增强反应（见第 5 步）。

（3）使用前，将等量（如 200μL）引发剂、调节剂和激活剂混合（见银增强试剂盒说明书）。

（4）将 3 滴（约 50μL）增强溶液滴于封口膜上，将盖玻片颠倒放置在封口膜上，反应 1min、3min 和 5min。如果有 4 个平行组，反应时间 30s、1min、2min 和 4min。孵育时间要尽可能精确（使用定时器；附注 19）。

（5）拿起盖玻片，停止反应（细胞面朝上），将盖玻片放到培养板的蒸馏水中。

（6）用蒸馏水清洗 2 次，每次 5min。

（7）金调色稳定沉积的银颗粒（附注 20）：

①在室温下用 2% 醋酸钠洗涤 3 次，每次 5min。

②用 0.05% 氯化金在冰上处理 10min。

③用 0.3% 硫代硫酸钠（新鲜配制）在冰上洗涤 2 次，每次 10min。

（8）用蒸馏水洗涤 3 次，每次 3min。

（9）锇酸包埋（副标题 3.4）。

3.4. 细胞包埋（平板包埋）

（1）室温下，用 1% 的 OsO_4 处理 1h。处理时用铝箔覆盖培养板，避免日光直接照射。

（2）用 0.1mol/L 二甲砷酸盐缓冲液洗涤 3 次,每次 5min,。

（3）用 70% 乙醇脱水 1 次,然后 96% 乙醇脱水 1 次及无水乙醇 2 次,每个步骤 1min。

（4）取下包埋胶囊的盖子,将胶囊置于架子中,最大程度地填入树脂。如果（储存在 -20℃）从冰箱取出,升温至室温后使用。

（5）将盖玻片浸到丙酮几秒钟,置于铝板上（细胞朝上）。

（6）立即将包埋树脂滴在细胞上,不要让丙酮完全蒸发。

（7）将有包埋树脂的胶囊倒挂于细胞顶部。

（8）室温下保持 2h,使树脂渗透到细胞中。

（9）将细胞放到 60℃ 的烘箱中,过夜聚合（至少 14h）。

（10）聚合后,将样品从烘箱中取出直接放到液氮中,除去冻碎的盖玻片。确保树脂块上没有玻璃碎片。否则切片时可能会损坏刀尖（附注 21）。

（11）将细胞包埋树脂切成超薄切片（30～50nm,即银灰色部分）,在铜网格上收集（EMS）。

（12）在封口膜上用 2% UA 染色 1min。

（13）用 50% 乙醇洗涤 2 次,让切片在空气中干燥 15～20min。

（14）用 0.01mol/L 的 NaOH 清洗切片 1min。

（15）根据要求的对比度,柠檬酸铅溶液染色切片 1～3min。

（16）用 0.01mol/L NaOH 清洗,并彻底冲洗（至少 3 次）。

（17）干燥铜网,用 80kV 透射电子显微镜观测。

---

4. 附　注

（1）多肽的 N 端或赖氨酸基团也可与纳米金标记,但这样的修饰会降低净正电荷,降低了 CPP 的细胞摄取。因此,向 CPPs 引入半胱氨酸。

（2）反相或凝胶色谱法纯化 CPP - 纳米金连接物后,才用含 TFA 的蒸馏水和乙腈洗涤。

（3）可使用装有 280nm 和 210nm 吸光度探测器的 FPLC(fast protein liquid chromatography,快速蛋白液相层析)系统。

（4）二甲砷酸钠中含有砷。称量试剂和制备缓冲液时,必须使用手套和通风橱。不要让试剂与酸接触,避免产生砷气[19]。

（5）因 OsO_4 具有高毒性,操作时务必小心。暴露的锇蒸气可引起严重的眼睛、皮肤和呼吸系统问题,必须在通风橱下配制,持瓶时用一次性手套。制作含水的 OsO_4 溶液时,常用玻璃安瓿瓶中的 OsO_4 结晶(取自 EMS)。打开装有 OsO_4 的安瓿之前,先用液氮浸泡,使蒸发的 OsO_4 结晶。OsO_4 水溶液在 4℃ 下存储在一个干净的棕色玻璃瓶中,以避免有机物和光照。由于 OsO_4

蒸气很容易从容器中泄漏,使用双层玻璃封口膜密封存储的 OsO_4。将所有用过的 OsO_4 溶液应收集到含有植物油(首选玉米油,因为含有高比例的不饱和键)的玻璃瓶中,存储在通风柜中。必须使用 2 体积的不饱和油中和 1 体积的 2% OsO_4 溶液。

(6)OsO_4 结合亚铁氰化物用于提高许多细胞成分的对比度,包括膜和糖原。

(7)包埋试剂盒的成分在 4℃存储 12 个月,注意大多数包埋树脂是致癌物质! 切勿将任何树脂溶液倒入下水道,树脂聚合可能堵塞管道。

(8)UA 溶液离心后再使用。因为其放射性和化学毒性,处理含铀溶液时应非常谨慎!

(9)仅使用不含碳酸盐的蒸馏水和新鲜配制的 NaOH 以防止形成碳酸铅沉淀。为了避免碳酸根离子污染染色液,密封试管以防大气中的 CO_2 进入。配制的染色液仅在 1d 内使用。

(10)在 10mL 不含 CO_2 的蒸馏水中溶解 4g NaOH,以制备 10mol/L NaOH 溶液。注意:溶解 NaOH 时会释放出大量的热。

(11)含有硫醇基的肽很容易氧化形成二聚物,因此,标记过程中不使用多肽储备液,已存放长时间的多肽溶液及含氧水中制备的多肽溶液。CPPs 可以溶解成任何所需浓度,然而,高浓度的疏水肽在标记时易于沉淀,而低肽浓度时可能标记率低。

(12)计算多肽的摩尔消光系数如下:摩尔消光系数 =(色氨酸残基数量 ×5500)+(酪氨酸残基数量 × 1490)(网站:http://www.encorbio.com/protocols/Prot-MW-Abs.htm)。

(13)单马来酰亚胺纳米金 30nmol 和 1mL 的去离子水组合将产生含有 150mmol/L NaCl 的 20mmol/L Na_3PO_4 缓冲液(pH 6.5),适于硫醇基多肽选择性标记的条件。甲醇(或乙腈)促进标记溶解,减少标记过程中疏水性 CPP 的沉淀。但是,如果有必要,单马来酰亚胺纳米金在一个较小或较大体积溶剂可以重组。

(14)在充满氩气的试管中进行偶联反应,以获得最大的偶合率。使用超过单马来酰亚胺纳米金 2 ~ 4 倍的 CPP(过量),以确保大部分纳米金与多肽反应。CPP 的水溶液加入到纳米金的 50% 甲醇溶液中,可降低标记过程中多肽 – 连接物的沉淀。

(15)在规范的浓缩过程中(每次 30 ~ 60min,这取决于初始体积)检查连接物溶液的体积。一些双极性 – 疏水富含亮氨酸的 CPPs 可能在去除甲醇和浓缩过程中沉淀。在浓缩前,向反应混合物中加入浓缩的亮氨酸储备液,可以减少甚至避免产生沉淀。

(16)色氨酸对连接物在 280nm 处吸收的贡献 <1%,因此不予考虑。在所用的反应条件下,通常 >90% 的纳米金与多肽连接,连接物的浓度可根据在 280nm 处的吸收值进行计算。

（17）往往不需要纯化结合物至均一。含有未标记多肽的连接混合物（浓缩的反应混合物）可直接用于大多数细胞定位研究，失活的（水解的）单马来酰亚胺纳米金[类似阳离子化或中性纳米金（NG）]既不能结合到细胞外基质也不能通过内吞作用进入细胞。TEM 不能检测未标记的 CPP，因此未标记的 CPP 不会干扰 CPP – NG 连接物的亚细胞定位分析。最重要的是，由于 CPP 高度的阳离子性，它可结合到各种表面，从而导致通过色谱方法纯化时多肽和结合到 NG 的多肽有重大损失。在所需最小体积的 C4 ~ C8 柱中进行反相色谱。在 Pro RPC HR5/2 色谱柱中使用明显的梯度：从 10% 乙腈（均为 V/V,0.1% TFA）至 100% 乙腈。CPP – NG 连接物用比多肽浓度高约 10% 的乙腈洗脱。不同的 CPP 的洗脱条件不同。因此，预备纯化前，用最少量的连接物进行条件优化。纳米探针公司建议使用凝胶过滤色谱法纯化纳米金标记的蛋白质和多肽，然而，由于尺寸上的差异很小，凝胶过滤色谱不能很好地分离连接物和水解的 NG 标签，而且，CPP 与 NG 连接物纯化后的获得率非常低。挥发性溶剂的加入（如乙腈达到 40%）在某种程度上降低了纯化过程中的损失，但回收率仍然很低。

（18）用电镜观察时，细胞须在玻片上生长至少 2d，以保证稳定的附着力和良好的细胞形态。

（19）本章使用了 HQ SILVER™ 银增强试剂盒（纳米探针）。但需注意相邻颗粒可能融合并形成不规则形状。因此，应避免孵育时间过长，否则颗粒会增大。

（20）金调色是银增强金颗粒后，氯化金的后处理。这种处理使颗粒表面上沉积一层薄金，从而稳定了银沉淀，并使 Au – Ag – Au 颗粒对 OsO$_4$ 和 UA 溶液的处理更加耐受[20]。

（21）在修剪为适合于超薄切片的小三角形结构之前，室温下放置几个小时，小块面有利于块的平行取向与刀沿的接触。

致　谢

感谢 Helsinki 大学电子显微镜部门推荐的银增强实验方法，以及其对脂肪嵌入技术的改进；同时感谢 M. kure 在电子显微镜方面的大力支持。该工作受到 Estonian 科学基金会（ESF 7058）和 Estonian 教育与研究部（0182691s05）的支持。

参考文献

[1] El-Andaloussi S, Johansson H, Lundberg P,et al. Induction of splice correction by cell-penetrating peptide nucleic acids. *J Gene Med*,2006,8:1262-73.

[2] Wu B, Moulton H M, Iversen P L,et al. Effective rescue of dystrophin improves cardiac function in dystrophin-deficient mice by a modified morpholino oligomer. *Proc Natl Acad Sci USA*,2008,105:14814-9.

[3] Mae M, El-Andaloussi S, Lundin P,et al. A stearylated CPP for delivery of splice correcting oligonucleotides using a noncovalent co-incubation strategy. *J Control Release*,2009,134: 221-7.

[4] Holm T, Johansson H, Lundberg P, ,et al. Studying the uptake of cell-penetrating peptides. *Nat Protoc*,2006,1: 1001-5.

[5] Ziegler A, Seelig J. High affinity of the cell-penetrating peptide HIV-1 Tat-PTD for DNA. *Biochemistry*,2007,46:8138-45.

[6] Lundberg M, Johansson M. Is VP22 nuclear homing an artifact. *Nat Biotechnol*,2001,19:713-4.

[7] Mano M, Teodosio C, Paiva A, et al. On the mechanisms of the internalization of S4 (13)-PV cell-penetrating peptide. *Biochem J*,2005,390:603-12.

[8] Saalik P,Elmquist A,Hansen M,et al. Protein cargo delivery properties of cell-penetrating peptides. A comparative study. *Bioconjug Chem*,2004,15, 1246-53.

[9] Padari K, Sallik P, Hansen M, et al. Cell transduction pathways of transportans. *Bioconjug Chem*,2005,16:1399-410.

[10] Magzoub M, Sandgren S, Lundberg P, et al. N-terminal peptides from unprocessed prion proteins enter cells by macropinocytosis. *Biochem Biophys Res Commun*,2006,348:379-85.

[11] Saalik P, Padari K, Niinep A,et al. Protein delivery with transportans is mediated by caveolae rather than flotillin-

dependent pathways. *Bioconjug Chem*,2009,20:877-87.

[12] Nativo P,Prior I A,Brust M. Uptake and intracellular fate of surface-modified gold nanoparticles. *ACS Nano*, 2008, 2: 1639-44.

[13] Pujals S, Bastus N G, Pereiro E, et al. Shuttling gold nanoparticles into tumoral cells with an amphipathic proline-rich peptide. *Chembiochem*, 2009, 10:1025-31.

[14] Mandal D, Maran A, Yaszemski M J, et al. Cellular uptake of gold nanoparticles directly crosslinked with carrier peptides by osteosarcoma cells. *J Mater Sci Mater Med*, 2009, 20: 347-50.

[15] Tünnemann G,Martin R M, Haupt S, et al. Cargo-dependent mode of uptake and bioavailability of TAT-containing proteins and peptides in living cells. *FASEB J*,2006,20:1775-84.

[16] Duchardt F, Fotin-MLeczek M, Schwarz H,et al. A comprehensive model for the cellular uptake of cationic cell-penetrating peptides. *Traffic*,2007,8:848-66.

[17] Palm-Apergi C, Lorents A, Padari K,et al. The membrane repair response masks membrane disturbances caused by cell-penetrating peptide uptake. *FASEB J*,2009,23:214-23.

[18] Koppel K, Padari K, Lorents A,et al. S413-PV cell-penetrating peptide forms nanoparticle-like structures to gain entry into cells. *Bioconjug Chem*,2010,21:774-83.

[19] Hayat M A. Principles and techniques of electron microscopy: biological applications. Fourth edition: Cambridge University Press. *Cambridge*, 2000.

[20] Arai R, Geffard M, Calas A. Intensification of labelings of the immunogold silver staining method by gold toning. *Brain Res Bull*,1992,28:343-5.

第 *14* 章

细胞穿透肽的毒性研究

Per Lundin, Samir EL Andaloussi, Ülo Langel

摘要：多年来细胞穿透肽(CPPs)已被用作向体外和体内转运各种生物分子的载体。由于CPPs的应用范围逐渐扩大，它们的毒性研究就显得越来越重要。全面研究其体外细胞毒性是开发CPPs成为临床药物的第一个环节。本章介绍了评价CPPs毒性的4种实验方法，包括细胞膜的完整性检测(脱氧葡萄糖丢失和PI法)和细胞活性测定(MTT法)；还介绍了临床医学参数的测定方法，即CPPs的溶血性检测。

关键词：CPP；毒性；膜完整性；活性；脱氧葡萄糖渗漏；PI；MTT法；溶血

1. 概 述

随着对细胞穿透肽(CPPs)作为载体和临床药物的研究不断深入，需要对它们的毒性进行综合评价[1,2]。此外，CPPs的另一个严重问题是免疫反应，尤其是较长的给药后可能诱发机体的免疫反应[2]，但本章不予讨论这方面的内容。

由于CPPs高度的阳离子性质和载体功能，它们可对细胞膜、细胞增殖和活性产生多种影响。实验表明，CPPs可诱发膜渗漏、高浓度时降低细胞活性，并导致溶血；这些作用常与CPPs诱导细胞膜形成孔隙、膜扰动和膜渗漏等有关[3-6]。然而，全面研究CPPs毒性的报道较少。例如，用常规的膜渗漏法没有检测到人降钙素衍生肽(hCT)、TAT[47-57]、MDCK单层膜上穿膜肽[43-58]的毒性[7]；用线粒体代谢相关的细胞活性实验也没有检测出穿膜肽、TAT、转运素和聚精氨酸的细胞毒性[8]。由此可见，大多数CPPs的细胞毒性相当弱。但进行全面的毒性评价相当关键，尤其CPPs与负载物共价连接后毒性难以确定[5,8]，以及不同的CPPs毒性不同。值得注意的是，双极性CPPs通常显示较高的细胞毒性，部分原因在于其能够诱导产生跨膜孔隙[9,10]。

通常使用膜渗漏和细胞活性实验进行毒性检测，但作为临床前评估，也应进行相关的生理学检测，如溶血实验[3,11]。本章介绍了脱氧葡萄糖膜渗漏实验、PI实验、MTT法[12]和溶血试验等(图14-1)。脱氧葡萄糖检测是质膜完整性的指标，它的原理是放射性标记的磷酸化脱氧葡萄糖可通过受损的质膜漏出细胞[13]。PI 检测的原理是受损细胞可通透 PI,PI 嵌入 DNA 后可发出荧光。MTT 法是评估细胞活性的指标,原理是正常细胞的线粒体脱氢酶可转换四氮唑成蓝色的甲䐶。溶血试验则能够量化 CPPs 的溶血性。

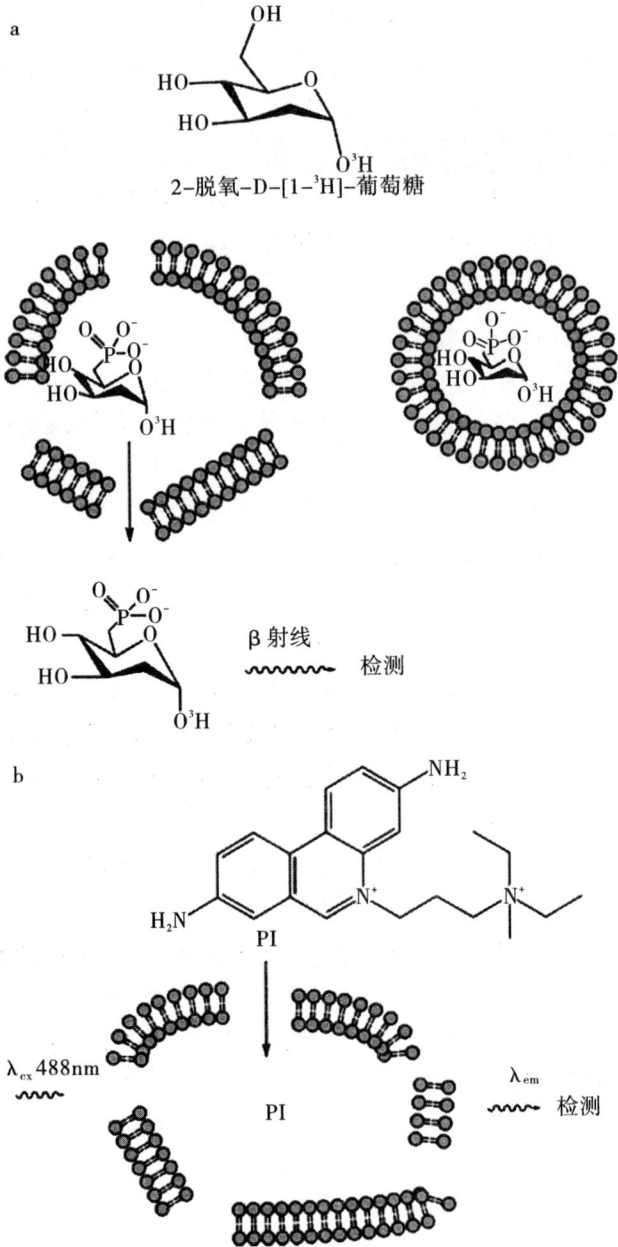

图 14 -1　实验方法的原理。(a)脱氧葡萄糖泄漏检测;(b)PI 不能进入正常细胞

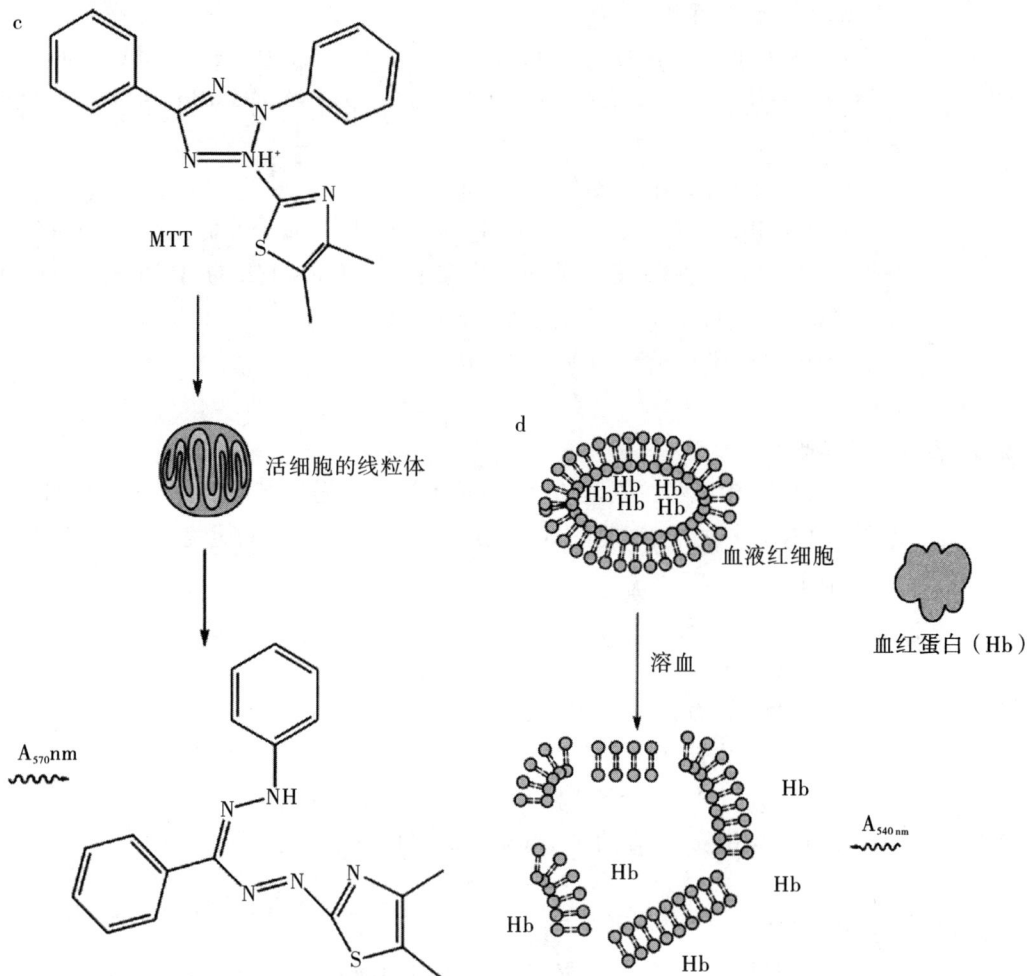

续图 14 - 1　(c)MTT 法检测正常细胞的线粒体脱氢酶的活性;(d)溶血试验

---

2. 材　料

通常使用人宫颈癌 HeLa 细胞、中国仓鼠卵巢(China hamster ovary, CHO)细胞和人乳腺癌 MDA - MB - 231 细胞进行细胞毒性研究,但也有使用其他细胞株进行的毒性研究。本章以 HeLa 细胞为例。

2.1. 脱氧葡萄糖渗漏实验

(1)用含 L - 谷氨酰胺、0.1mmol/L 非必需氨基酸、1.0mmol/L 的丙酮酸钠、10% 胎牛血清、100U/mL 的青霉素、100mg/mL 链霉素的 DMEM 培养 HeLa细胞。

（2）12 孔培养板。

（3）氚标记的 2－脱氧－D－葡萄糖［2－脱氧－D－（1－^{3}H）－葡萄糖］水溶液。每个孔（每 10 万细胞）放射性为 0.5μCi（0.185MBq；附注 1）。低于－20℃存放。

（4）闪烁液，如乳化剂安全闪烁液。

（5）HEPES Krebs Ringer（HKR）缓冲液：130mmol/L 氯化钠,5mmol/L 氯化钾,1.2mmol/L 硫酸镁,1.2mmol/L 氯化钙,20mmol/L 的 HEPES,1.2mmol/L 的磷酸氢二钠,10mmol/L 葡萄糖（pH 7.4）。

（6）0.2% Triton X－100 的 HKR 溶液。

2.2. PI 膜完整性实验

（1）使用含 L－谷氨酰胺、0.1mmol/L 非必需氨基酸、1.0mmol/L 的丙酮酸钠、10% 胎牛血清、100U/mL 的青霉素、100mg/mL 链霉素的 DMEM 培养 HeLa细胞。

（2）12 孔培养板。

（3）离心管。

（4）磷酸盐缓冲液（PBS）：137mmol/L 氯化钠,10mmol/L 磷酸氢二钠,2.7mmol/L 氯化钾,pH 7.4。

（5）胰蛋白酶（0.25%）和 EDTA 溶液（1mmol/L）。

（6）含 0.05μg/mL 的 PI,低于－20℃储存。

2.3. MTT 细胞增殖实验

（1）使用含 L－谷氨酰胺、0.1mmol/L 非必需氨基酸、1.0mmol/L 的丙酮酸钠、10% 胎牛血清、100U/mL 的青霉素、100mg/mL 链霉素的 DMEM 培养 HeLa细胞。

（2）96 孔培养板。

（3）溶于 DMEM 的 MTT［3－（4,5－二甲基吡啶－2－基）－2,5－二苯基甲基溴化铵］,浓度为 5mg/mL,室温或－20℃储存。

（4）含 0.04mol/L HCl 的无水异丙醇。

（5）高细胞毒性化合物,如星形孢菌素,用作阳性对照。

2.4. 溶血实验

（1）加有柠檬酸的牛血（附注 2）,4℃以下储存。

（2）PBS 和 HKR 溶液。

（3）含 0.1% Triton X－100 的 HKR 溶液。

（4）1.5mL 离心管和 96 孔培养板。

3. 方　法

　　CPPs 的应用正逐渐增加。目前这个载体的主流应用是转运蛋白质、合成寡核苷酸及其类似物、质粒、小分子药物,甚至纳米粒。此外,CPPs 结构的多样性也大为扩展,从最初的共价偶联物到复合物和超分子结构,如纳米粒和聚合体。复合物范围的扩大意味着细胞毒性可能会来源于组成复合物的组分,因此有必要检测细胞毒性的来源。在得出正确结论前,所有组分,包括 CPPs 及其偶联物,都将需要进行检测。

　　CPPs 及其复合物可能的多种细胞毒性需用不同的毒性评估方法进行评估。脱氧葡萄糖池露实验,以及 PI 检测,是基于细胞膜完整性的基础上,而细胞膜的完整性往往被 CPPs 所影响。尽管这两种方法有相似性,但物质通透细胞膜的方向不同(内→外或外→内),因此可能得到关于毒性机制的线索。脱氧葡萄糖检测是基于放射性物质标记的葡萄糖类似物从细胞内的外流(正常情况下葡萄糖不向外流出细胞),而 PI 实验则是基于 DNA 嵌合子的内流(具有完整细胞膜的细胞不允许 PI 进入细胞)。

　　细胞活力的测定也是检测毒性的一个重要方法。MTT 实验(或改良法)通过检测线粒体脱氢酶活性来快捷测定细胞活性。红细胞裂解实验则为临床应用提供毒性参考。

3.1. 脱氧葡萄糖泄漏实验

　　(1)根据储存时间和供应商的说明,确定 2 – 脱氧 – D – ($1 – ^3H$) – 葡萄糖溶液的放射活性。

　　(2)处理前 20h,用胰蛋白酶 – EDTA 处理并收集 HeLa 细胞,随后接种在 12 孔培养板中,每孔 10 万个细胞。

　　(3)处理前,用放射性标记的脱氧葡萄糖培养细胞 20min,每孔的合适放射量为 0.5μCi(附注 3)。

　　(4)HRK 洗涤细胞 3 次,除去细胞外所有放射性标记的脱氧葡萄糖。

　　(5)将所需浓度的 CPPs 加入 500μL 含血清或无血清的 DMEM 培养基中,孵育细胞一段时间(如 1h 或 4h)。

　　(6)处理后在一定的时间间隔(如 15min)收集细胞,分为 100μL 等份悬液。

　　(7)用 0.2% Triton – X100 的 HKR 裂解细胞。

　　(8)用 5mL 的闪烁液稀释样品,将溶液转移到液闪瓶中,用 β 计数器测量活性。

　　(9)将 0.2% Triton X – 100 处理的细胞作为完全裂解的细胞。分别计算 CPPs 的细胞毒性作用(图 14 – 2a)。

3.2. PI 对膜完整性的检测

（1）处理前 20h，用胰蛋白酶或 EDTA 处理并收集 HeLa 细胞，随后接种在 12 孔培养板中，每孔 10 万个细胞。

（2）加入 CPPs 之前，最好将 CPPs 进行荧光标记。将含有 CPPs 的 DMEM 培养基（500μL；含血清或不含血清）加入到细胞培养孔中，培养一段时间后，用 PBS 洗去未内在化的 CPPs。

（3）用胰蛋白酶 – EDTA 溶液在 37℃ 处理细胞 10min，加入 500μL 的含血清的培养基停止反应。收集 HeLa 细胞，1 000g 离心 5min。离心后，细胞用 PBS 洗涤，然后用 200μL PI（0.05μg/mL）的 PBS 溶液重新悬浮细胞。

（4）在 37℃ 下继续培养细胞 15min 以使 PI 扩散。最后，使用 FACS 分析细胞悬液（PI 激发波长为 488nm），处理数据并分析 PI 的通透率。

3.3. MTT 细胞增殖实验

（1）在 CPPs 处理前 20h，用胰蛋白酶 – EDTA 处理并收集 HeLa 细胞，随后接种在 96 孔培养板中，每孔 10 000 个细胞。

（2）在 100mL 含血清或无血清 DMEM 培养基中加入适当浓度的 CPPs，培养细胞一段时间（如 1h、4h、12h 或 24h）。

（3）在 24h 后，将 MTT 溶液加入到培养基，终浓度为 0.5mg/mL，37℃ 下培养 4h。

（4）除去培养基，每孔加入含 0.04mol/L 盐酸的酸性异丙醇溶解染料（附注 4）。

（5）在 570nm 处测定吸光度，减去 670nm 处的背景吸光度。

（6）以未处理的细胞作为 100% 活性细胞，处理的细胞与此对比，获得细胞活性数据（图 14 – 2b）。

3.4. 溶血实验

（1）牛血一般从生产日期起 10d 内使用，4℃ 以下储存。

（2）10mL 的血液 1000g 离心 10min（附注 5）。

（3）PBS 洗涤沉淀 1 次，然后 HKR 洗涤沉淀 1 次。

（4）HKR 悬浮颗粒，获得 4% 的悬液。

（5）将 50μL 悬液加入到有 950μL 一定浓度的 CPP 溶液的小瓶中（附注 6）。此外，制备包含阳性对照 Triton X – 100 的 HKR 溶液，以及含 PBS 溶液的阴性对照。

（6）在 37℃ 下 300r/min 孵育 30min。

（7）在 1 000g 离心 2min。

（8）将 100μL 上清液转移到 96 孔培养板并在 540nm 处测量吸光度。以 Triton X – 100 处理的红细胞作为完全破裂的细胞，以计算相应的数据。

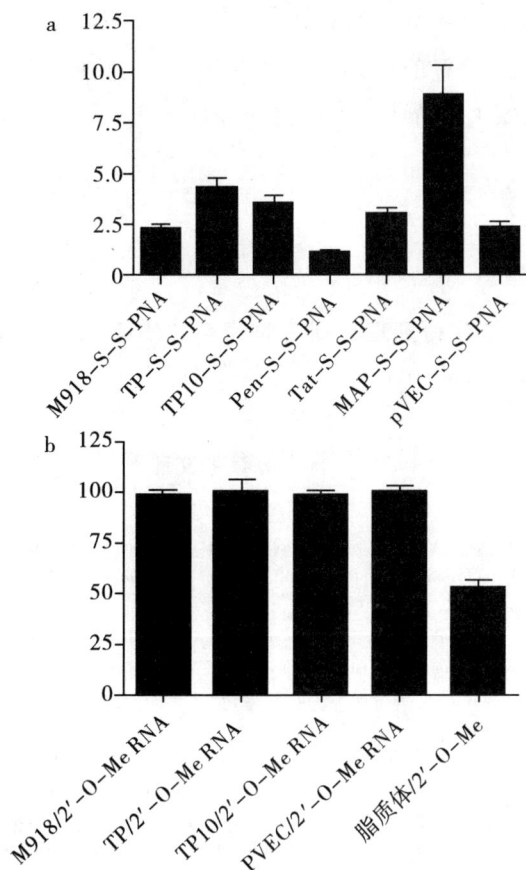

图 14 -2 （a）10μmol/L CPP - PNA 偶联物在 HeLa 细胞中诱导的脱氧葡萄糖泄漏实验。使用 Tritonx - 100 造成全部细胞裂解。除 MAP 偶联物外（10%）没有其他偶联物诱导较高的泄漏。（b）MTT 法测定 HeLa 细胞的增殖。多种非共价连接的 CPP - 寡核苷酸复合物分别加入到细胞中,未处理的细胞活性为 100%。CPP 寡核苷酸复合物对细胞增殖没有任何影响,而阳性对照脂质体（lipofectamin）却使细胞增殖率降低了约 50%

4. 附 注

（1）^{3}H 的半衰期很长（约 12 年）,因此可以长期存储。^{3}H 是最小的放射性核素,不会产生重大的放射毒性。

（2）枸橼酸钠（通常为 0.038%）作为抗凝剂,因为它可以结合凝血所需的钙离子。牛血液通常能够在生产日期之后存储大约 10d。

（3）由于脱氧葡萄糖会干扰糖代谢,因此实际上它对细胞有毒性。但实验时使用的浓度非常低,所用活性通常是（5 ~ 10）Ci/mmol,每孔约 0.5μCi,处理时间很短,细胞毒性可以忽略。

（4）获得细胞增殖准确结果的关键是上下仔细吹打以完全溶解染料。

（5）离心分离前称重离心管，以方便计算随后的悬浮液。

（6）设置的体内浓度可能与体外细胞浓度不相关。因此，根据实验目的，决定 CPP 静脉注射的有效浓度。

致　谢

本工作得到瑞典研究理事会（VR-NT），Stockholm 生物膜研究中心，Knut 和 Alice Wallenberg 基金会的资助。

参考文献

［1］ Massodi I，Bidwell G L，Davis A，et al. Inhibition of ovarian cancer cell metastasis by a fusion polypeptide Tat-ELP. *Clin Exp Metastasis*，2009，26：251-260.

［2］ Wu B，Moulton H M，Iversen P L，et al. Effective rescue of dystrophin improves cardiac function in dystrophin-deficient mice by a modified morpholino oligomer. *Proc Natl Acad Sci U S A*，2008，105：14814-14819.

［3］ Saar K，Lindgren M，Hansen M，et al. Cellpenetrating peptides：A comparative membrane toxicity study. *Anal Biochem*，2005，345：55-65.

［4］ Mueller J，Kretzschmar I，Volkmer R，et al. Comparison of cellular uptake using 22 CPPs in 4 different cell lines. *Bioconjug Chem*，2008，19：2363-2374.

［5］ Bárány-Wallje E，Gaur J，Lundberg P，et al. Differential membrane perturbation caused by the cellpenetrating peptide Tp10 depending on attached cargo. *FEBS Lett*，2007，581：2389-2393.

［6］ Magzoub M，Oglecka K，Pramanik A，et al. Membrane perturbation effects of peptides of peptides derived from the N-termini unprocessed prion protein. *Biochim Biophys Acta*，2005，15：126-136.

［7］ Tréhin R，Krauss U，Muff R，et al. Cellular internalization of human calcitonin derived peptides in MDCK monolayers：A comparative study with Tat（47-57）and Penetratin（43-58）. *Pharm Res*，2004，21：33-42.

［8］ Jones S W，Christison R，Bundell K，et al. Characterisation of cell-penetrating peptide-mediated peptide delivery. *Br J Pharmacol*，2005，145：1093-1020.

［9］ Deshayes S，Plenat T，Charnet P，et al. Formation of transmembrane ionic channels of primary amphipathic cell-penetrating peptides. Consequences on the mechanism of cell penetration. *Biochim Biophys Acta*，2006，1758：1846-1851.

［10］ Ziegler A. Thermodynamic studies and binding mechanism of cell-penetrating peptides with lipids and glycosaminoglycans. *Adv Drug Deliv Rev*，2008，60：580-597.

［11］ Wu R P，Youngblood D S，Hassinger J N，et al. Cell-penetrating peptides as transporters for morpholino oligomers：effects of amino acid substitution on intracellular delivery and cytotoxicity. *Nucleic Acids Res*，2007，35，5182-5191.

［12］ Mosmann T. Rapid colorimetric assay for cellular growth and survival：application to proliferation and cytotoxicity assays. *J Immunol Methods*，1983，65：55-63.

［13］ Walum E，Peterson A. Tritiated 2-deoxy-D-glucose as a probe for cell membrane permeability studies. *Anal Biochem*，1982，120：8-11.

第 *15* 章

细胞穿透肽摄取方法的研究和比较

Tina Holm，Samir EL Andaloussi，Ülo Langel

摘要：在过去的 15 年里，细胞穿透肽(CPPs)的应用范围不断扩大，目前的研究热点为修饰、改善已知的 CPPs。由于具有细胞穿透能力的多肽序列已达几百种，有必要用公认的方法研究这些多肽的有效性。本章介绍了 CPP 领域中常用的研究方法，并对其进行了比较。

关键词：CPP；荧光显微镜；高效液相色谱仪；FACS；荧光光谱法；质谱法；拼接校正；生物学反应

1. 概　述

1965 年首次报道了能够穿透细胞膜的聚阳离子肽[1]，但直到 1994 年，才证实了这类新型多肽[2]，如今这些多肽被称为细胞穿透肽(CPPs)或蛋白转导域。以往认为，这些多肽以不依赖能量和受体的方式进入细胞，这个假说是根据在较低的温度下，不同来源的多肽(β - 多肽、类肽、枝状分子等)在细胞内的摄取并不受到影响。然而，在 2001 年，Lundberg 及其同事报道了仅在固定的细胞中 CPPs 在细胞核中定位，而在活细胞中 VP22 肽仅黏附于胞浆膜[3]。他们在 2002 年的一篇文章里，指出早期的 FACS 数据是虚假的，造成这些虚假结果的原因是由于细胞膜上结合的多肽也被认为是细胞已摄取的多肽[4]，这个证据后来被 Richards 等人证实[5]。尽管一些实验室论证固定过程不会影响多肽的细胞定位[6,7]，但仍推荐在活细胞上进行实验。表15 - 1列举了目前鉴别多肽在细胞外结合或真正进入细胞的几种方法。最直接的方法是使用酶降解结合在胞浆膜上的多肽。然而，有些多肽位于酶难以到达的位置，如包埋在胞浆膜里或者结合在胞浆膜的内侧，因而还被认为是内在化的多肽。使用荧光检测法定量检测多肽在细胞内的摄取时，有时也难以断定多肽是否已经真正进入细胞。尽管如此，有一些方法可判断出CPPs 进入细胞的能力，能够与结合在膜上的多肽进行区别，如本章将介绍的剪接校正测定。在发现新的 CPPs 后，需阐明多肽进入细胞后的代谢机制。目前统一的观点认为，内吞是 CPPs 的主要入胞方式，但不排除其他机制[8-10]。在使用多种特异的内吞抑制剂和标记物验证后，都得到以上结论。

表 15 - 1　研究 CPPs 的方法总结

方法	终点	优势	弊端
显微镜	荧光标记多肽在细胞内的分布	不受膜结合的肽的影响	不能区分完整和降解的多肽
HPLC	多肽降解和细胞内定位	可能检测到内在化和降解的多肽	仅适用于含有一级胺的多肽
流式细胞技术	细胞摄取的多肽	可计算转染细胞的百分比,以及判断活细胞和死亡细胞	不能区分膜结合肽、进入细胞的多肽或内吞体中的多肽
荧光分光光度计	内在化多肽的量	快速、价格便宜、易于操作,适合新型 CPPs 的早期筛选	不能区分膜结合肽、进入细胞的多肽或内吞体中的多肽
电子显微镜	细胞内肽的分布	放大倍数高,可看到细胞器水平	需要专门的技术人员从事繁琐的样品制备
质谱	定量检测多肽的摄取和降解	可跟踪多肽的降解,确定降解产物	不能区分膜结合肽、进入细胞的多肽或内吞体中的多肽
剪接校正	CPP - 剪接校正寡核苷酸复合物的生物学活性	阳性结果可避免非特异毒性的干扰。不仅检测定位,也检测负载物的生物学活性	价格昂贵,需特殊细胞
Cre - 重组酶	细胞内转运功能性蛋白质	阳性结果可避免非特异毒性的干扰	需重组表达 CPP - Cre 融合蛋白
凋亡与增生	诱导凋亡和增生	不仅检测定位,也检测负载物的生物学活性	可能会受多肽自身毒性的影响

最近,通过分子生物学方法敲除或过表达通路的重要蛋白,这种比内吞抑制剂更为可靠的方法也验证了 CPPs 的主要入胞方式是内吞[10]。

在发现 CPPs 后不久,研究多集中于验证多肽的摄取和细胞内分布,后来转向对其入胞机制的探讨。最近认为,CPPs 与其他分子偶连后,摄取方式可能有所改变[11-13]。这种改变不仅表现在内在化水平,而且表现在摄取途径上[12,13]。因此,每种 CPP 负载物均需要分别进行研究,不能用单独多肽的结果推测复合物的摄取机制。

由于目前尚没有特异性的检测 CPPs 内在化效率的方法,建议联合使用现有的方法,以避免单一方法的弊端,例如联合使用流式细胞仪和共聚焦显微镜观测,可相互印证实验结果。但无论如何,偶联物的生物学效应是应用

CPPs 的目的所在。因此,一个明确的 CPP 应能够将负载物转运到细胞器。本章的末尾介绍了检测生物学效应的方法。

2. 方　法

2.1. 基于荧光的检测

一直以来,荧光技术都是评估 CPPs 功能最常用的方法。多肽被荧光基团标记后(最常用的是荧光素),再使用其他技术检测细胞的摄取。虽然荧光技术可提供多肽摄取的信息,但需注意的是,荧光基团标记的肽的摄取并不一定与游离多肽的摄取相关。此外,荧光基团可能影响细胞对多肽的摄取和细胞内分布,以及多肽的毒性[14-16]。

2.1.1. 显微镜

如前所述,在 2001 年前,大多数关于 CPPs 内在化的研究是在固定的细胞上,通过荧光显微镜观测细胞内荧光。自从发现固定的细胞可引起假阳性结果后,目前在固定细胞上的研究已经变得非常谨慎[3]。由于共聚焦显微镜能够在一个焦距平面上观察细胞,因此已逐渐被广泛应用。前文提到在分辨膜结合和细胞内多肽时,几种方法都有缺陷。这些方法若与显微镜法相互印证,可得到多肽在细胞内定位的确切证据。

在荧光技术中,普遍使用荧光显微镜和激光共聚焦显微镜。它们的优点是可准确定位细胞内 CPPs、量化多肽的摄取、确定细胞活性(PI 实验)等。但显微镜并不适合分析多个样品,从细胞图像中定量分析多肽摄取的计算并不精确,并且细胞内的荧光可能来自荧光基团的降解而不是完整的肽。有人提出荧光共振能量转移(fluorescent resonance energy transfer, FRET)法可实时定量测定单个细胞中细胞对 CPPs 的摄取[17,18]。共聚焦显微镜样品的处理方法见参考文献 19。

2.1.2. 高效液相色谱法(HPLC)

多肽的降解是被忽略的问题。高效液相色谱法(high performance liquid chromatography, HPLC)可用于分析肽降解并同时获得 CPP 细胞内摄取的信息[20]。这种方法是通过化学修饰结合到质膜外表面的肽,提高其疏水性,从而在反相高效液相色谱中保留时间较长,因此可将其与内在化的多肽相分离。从色谱图中不仅可确定内在化多肽的数量,还可以确定完整和降解的多肽。这个方法也可用于研究细胞内和细胞外 CPPs 的降解率[21]。然而,这个方法只局限于含有伯胺多肽(赖氨酸的肽)和含巯基的多肽[22]。

2.1.3. 流式细胞仪

流式细胞仪(fluorescence – activated cell sorting,FACS)能够区分活细胞和死细胞,同时量化 CPPs 的细胞摄取。FACS 是基于荧光的技术,在单细胞水平上分选细胞。这种方法的主要优势是能够测定转染细胞的百分比。CPPs 溶液孵育细胞后,立即用胰蛋白酶或链霉蛋白酶处理细胞,以除去细胞外结合的多肽[5]。然而,大多数荧光技术不能区分真正内在化的多肽和膜结合的多肽(多肽包埋在膜中或结合到细胞内层),以及包裹在内吞体中的多肽。

2.1.4. 荧光分光光度法

荧光分光光度法是一种快速简便的定量测定方法。它可用于测定细胞对多肽的摄取率。该方法中,荧光标记的多肽与细胞孵育,然后用温和的胰蛋白酶处理细胞,以除去结合到质膜外的多肽,通过比较细胞裂解液中的荧光,可以计算出内在化的分子数量。这种方法非常简便,只需要几个小时,并且可同时比较几个 CPPs。当研究 CPPs 的摄取途径时,可使用不同的内吞抑制剂分析 CPPs 可能的内吞方式[23]。但这种方法的缺点是不能分辨细胞质中的多肽和包裹在内吞体中的多肽。因此,需采取多种方法研究多肽的细胞摄取[19]。

2.2. 电子显微镜

内在化后,CPP 在细胞内的定位是一个重要问题。电子显微镜可以很好地解决此问题。电子显微镜比普通光学显微镜有更高的分辨率,能够观测到细胞器水平。但缺点是大多数实验室没有电子显微镜,并且制备样品需要一定的经验[24,25]。

2.3. 质谱法

多肽作为体内药物载体的主要障碍之一是其在血清中可能迅速降解。能够跟踪多肽降解、并能够鉴定降解产物的唯一方法是质谱分析。但样品中的血清会使背景增高并降低信噪比。ZipTips® 可从溶液或细胞裂解物中浓缩和纯化多肽。ZipTips® 是一个 10μL 的枪头,在它的尾部固定有层析介质。疏水性多肽可与层析介质结合,除去其他杂质。然后用一定体积的合适溶剂洗脱浓缩、纯化后的多肽[26]。这种方法虽可以浓缩多肽,但洗涤步骤较多使得不能同时制备多个样品,更重要的是,制备过程中会丢失低疏水性多肽。稳定的同位素标记和 MALDI – TOF 质谱法也是一种定量测定 CPPs 吸收和降解的方法[27]。以同位素标记的同种多肽作为内标,生物素化 CPPs 和内标,使便于从细胞裂解液中纯化。CPPs 与细胞孵育后,用胰蛋白酶消化细胞,以除去细胞外结合的多肽。然后在裂解步骤中加入内标,就可监测样品制备过程中多肽的降解。此方法不仅可以量化多肽的摄取和降解,还可以在分子量不同的 CPPs 混合物中使用。此外,它能够准确区分内在化多肽和膜结合多肽。详细步骤见参考文献 28。

2.4. 生物学反应

荧光分析在初筛新型 CPPs 时非常有用,但分析生物学活性也是一种有效的方法。CPP 被定义为载体,这意味着它们可以运输不同的负载物。因此,如果转运的物质是寡核苷酸或其类似物(如 peptide nucleic acids,PNA),建议测定细胞内负载物的活性。荧光标记多肽的荧光检测可能与负载物的生物活性无关,因此检测负载物的生物功能更为重要,一些报道证明一些荧光标记的 CPP - PNA 连接物能有效进入细胞,但没有诱发相应的生物反应[23,29,30];也有报道一些连接物在细胞内的荧光摄取量低,但具有强的生物反应[29,31,32]。

2.4.1. 拼接校正

目前已普遍使用寡核苷酸(splice correcting oligonucleotides,SCOs)的拼接校正功能来研究 CPPs 的载体效能。HeLa pLuc705 细胞株是稳定转染荧光素酶报告基因的细胞,报告基因内含有异常剪接位点的 β - 珠蛋白 mRNA 前体的内含子[33]。在正常情况下,异常剪接位点激活隐藏的剪接位点,产生无功能的荧光素酶;但如果给予与异常剪接位点互补的 SCOs,就能产生正常功能的荧光素酶。将 CPPs 与隐藏剪接位点互补的 SCOs 连接,可用于评价其作为药物载体的能力。由于剪接在核仁中进行,此法还能显示 CPP - SCO 连接物是否逃离内吞体,使这种方法优于其他荧光技术;此方法的另一个优点是它能产生阳性生物学结果。然而,这种方法需要特定细胞株 HeLa pLuc705,而且发光检测所必需的荧光素酶底物价格昂贵。详细步骤见参考文献 34。

2.4.2. Cre - 重组酶

另一种检测 CPP 蛋白转导的方法是 Cre - loxP 系统。Cre - 重组酶是一种拓扑异构酶,催化 loxP 位点间 DNA 的位点特异性重组。将 Tat - Cre 蛋白加入到含有 loxP - STOP - loxP EGFP 基因的小鼠 T 细胞中,可导致 STOP 片段的切除和 EGFP 的表达[35]。这种方法虽然设计精细,却没有得到广泛应用。主要原因是该方法依赖于重组 CPP - Cre 的表达,该实验相当费力,并且难以得到满足多个实验的表达量。此外,Cre 是相当大的负载蛋白,可能会影响 CPP 的性能。

2.4.3. 细胞凋亡和增殖

在动物和人类的研究证明了绝大多数 CPPs 可作为药物载体。CPPs 能广泛用于癌症研究领域,以转运不同的化疗药物进入细胞。多肽在化疗应用中可能会提高转运效率。在癌症研究中,细胞的终点是凋亡及增殖减缓。多肽处理后细胞的状态可通过多种方法检测[36]。在实验中,最主要的难题是不清楚细胞凋亡是由于多肽本身的非特异性毒性还是由于负载物的生物学功能,这容易产生实验误差,为避免假阳性结果,实验时要设置全部可能的对照。

3. 总　结

已有多种方法用于评估 CPP – 负载物的转运能力。应用小型和大型单层囊泡的模型细胞膜,通过生物物理学方法可检测多肽与生物膜之间的相互作用。这些方法可用作其他细胞方法的有力补充。在研究中,每种实验方法都有其优缺点。当评估潜在新型 CPP 的效果时,建议使用不同原理的多种方法,以避免一种方法的局限性,例如,先用荧光分析初步鉴定 CPPs 的性质,再联合使用负载物活性检测的生物学方法,以确定 CPPs 的转运效率。

致　谢

本研究由瑞典研究委员会(VR-NT),Stockholm 生物膜研究中心,以及 Knut 和 Alice Wallenberg 基金会资助。

参考文献

[1] Ryser H J,Hancock R. Histones and Basic Polyamino Acids Stimulate the Uptake of Albumin by Tumor Cells in Culture. *Science*,1965,150:501-503.

[2] Derossi D,Joliot A H,Chassaing G,et al. The Third Helix of the Antennapedia Homeodomain Translocates through Biological Membranes. *J Biol Chem*,1994,269:10444-10450.

[3] Lundberg M,Johansson M. Is VP22 Nuclear Homing an Artifact. *Nat Biotechnol*,2001,19:713-714.

[4] Lundberg M,Johansson M. Positively Charged DNA-Binding Proteins Cause Apparent Cell Membrane Translocation. Biochem. *Biophys Res Commun*, 2002,291:367-371.

[5] Richard J P,Melikov K,Vives E,et al. Cell-Penetrating Peptides. A Reevaluation of the Mechanism of Cellular Uptake. *J Biol Chem*,2003,278:585-590.

[6] Saalik P,Elmquist A,Hansen M,et al. Protein Cargo Delivery Properties of Cell-Penetrating Peptides:A Comparative Study. *Bioconjug Chem*,2004,15:1246-1253.

[7] Console S,Marty C,Garcia-Echeverria C,et al. Antennapedia and HIV Transactivator of Transcription (TAT) "Protein Transduction Domains" Promote Endocytosis of High Molecular Weight Cargo upon Binding to Cell Surface Glycosaminoglycans. *J Biol Chem*,2003,278:35109-35114.

[8] Duchardt F,Fotin-MLeczek M,Schwarz H,et al. A Comprehensive Model for the Cellular Uptake of Cationic Cell-Penetrating Peptides. *Traffic*,2007,8:848-866.

[9] Deshayes S,Morris M,Heitz F,et al. Delivery of Proteins and Nucleic Acids using a Non-Covalent Peptide-Based Strategy. *Adv Drug Deliv Rev*,2008,60:537-547.

[10] Ter-Avetisyan G,Tünnemann G,Nowak D,et al. Cell Entry of Arginine-Rich Peptides is Independent of Endocytosis. *J Biol Chem*,2009,284:3370-3378.

[11] El-Andaloussi S,Jarver P,Johansson H J,et al. Cargo-Dependent Cytotoxicity and Delivery Efficacy of Cell-Penetrating Peptides:A Comparative Study. *Biochem J*,2007,407:285-292.

[12] Tünnemann G,Martin R M,Haupt S,et al. Cargo-Depend-

ent Mode of Uptake and Bioavailability of TAT-Containing Proteins and Peptides in Living Cells. *FASEB J*,2006,20: 1775-1784.

[13] Silhol M, Tyagi M, Giacca M, et al. Different Mechanisms for Cellular Internalization of the HIV-1 Tat-Derived Cell Penetrating Peptide and Recombinant Proteins Fused to Tat. *Eur J Biochem*,2002,269:494-501.

[14] Fischer R,Waizenegger T, Kohler K,et al. A Quantitative Validation of Fluorophore-Labelled Cell-Permeable Peptide Conjugates: Fluorophore and Cargo Dependence of Import. *Biochim Biophys Acta*,2002,1564:365-374.

[15] Jones S W, Christison R, Bundell K, et al. Characterisation of Cell-Penetrating Peptide-Mediated Peptide Delivery. *Br J Pharmacol*,2005,145:1093-1102.

[16] Dupont E, Prochiantz A,Joliot A. Identification of a Signal Peptide for Unconventional Secretion. *J Biol Chem*, 2007, 282:8994-9000.

[17] Adams S R,Tsien R Y. Imaging the Influx of Cell-Penetrating Peptides into the Cytosol of Individual Cells. Handbook of Cell-Penetrating Peptides. 2nd ed. Boca Raton: CRC, 2006: 505-512.

[18] Adams S R, Tsien R Y. Preparation of the Membrane-Permeant Biarsenicals FlAsH-EDT2 and ReAsH-EDT2 for Fluorescent Labeling of Tetracysteine-Tagged Proteins. *Nat Protoc*,2008,3:1527-1534.

[19] Holm T, Johansson H, Lundberg P,et al. Studying the Uptake of Cell-Penetrating Peptides. *Nat Protoc*, 2006, 1: 1001-1005.

[20] Oehlke J, Scheller A, Wiesner B,et al. Cellular Uptake of an Alpha-Helical Amphipathic Model Peptide with the Potential to Deliver Polar Compounds into the Cell Interior Non-Endocytically. *Biochim Biophys Acta*,1998,1414:127-139.

[21] Palm C,Jayamanne M, Kjellander M,et al. Peptide Degradation is a Critical Determinant for Cell-Penetrating Peptide Uptake. *Biochim Biophys Acta*, 2007,1768:1769-1776.

[22] Aubry S, Burlina F, Dupont E,et al. Cell-Surface Thiols Affect Cell Entry of Disulfide-Conjugated Peptides. *FASEB J*, 2009,23:2956-2967.

[23] Lundin P, Johansson H, Guterstam P,et al. Distinct Uptake Routes of Cell-Penetrating Peptide Conjugates. *Bioconjug Chem*,2008,19:2535-2542.

[24] Saalik P, Padari K, Niinep A,et al. Protein Delivery with Transportans Is Mediated by Caveolae rather than Flotillin-Dependent Pathways. *Bioconjug Chem*,2009,20(5):877-887.

[25] Padari K, Saalik P, Hansen M,et al. Cell Transduction Pathways of Transportans. *Bioconjug Chem*,2005,16:1399-1410.

[26] Elmquist A,Langel ü. In Vitro Uptake and Stability Study of pVEC and its all-D Analog. *Biol Chem*,2003,384:387-393.

[27] Burlina F, Sagan S, Bolbach G,et al. Quantification of the Cellular Uptake of Cell-Penetrating Peptides by MALDI-TOF Mass Spectrometry. *Angew Chem Int Ed Engl*,2005,44:4244-4247.

[28] Burlina F, Sagan S, Bolbach G,et al. A Direct Approach to Quantification of the Cellular Uptake of Cell-Penetrating Peptides using MALDI-TOF Mass Spectrometry. *Nat Protoc*, 2006,1:200-205.

[29] Mae M, El Andaloussi S, Lundin P,et al. A Stearylated CPP for Delivery of Splice Correcting Oligonucleotides using a Non-Covalent Co-Incubation Strategy. *J Control Release*, 2009,134:221-227.

[30] Abes S, Moulton H M, Clair P,et al. Vectorization of Morpholino Oligomers by the (R-Ahx-R)4 Peptide Allows Efficient Splicing Correction in the Absence of Endosomolytic Agents. *J Control Release*,2006,116:304-313.

[31] Abes R, Moulton H M, Clair P,et al. Delivery of Steric Block Morpholino Oligomers by (R-X-R)4 Peptides: Structure-Activity Studies. *Nucleic Acids Res*,2008, 36:6343-6354.

[32] Lehto T, Abes R, Oskolkov N,et al. Delivery of Nucleic Acids with a Stearylated (RxR)(4) Peptide using a Non-Covalent Co-Incubation Strategy. *J Control Release*, 2010, 141(1):42-51.

[33] Kang S H, Cho M J, Kole R. Up-Regulation of Luciferase Gene Expression with Antisense Oligonucleotides: Implications and Applications in Functional Assay Development. *Biochemistry*,1998,37:6235-6239.

[34] El Andaloussi S, Guterstam P, Langel ü. Assessing the Delivery Efficacy and Internalization Route of Cell-Penetrating Peptides. *Nat Protoc*,2007,2:2043-2047.

[35] Wadia J S, Stan R V,Dowdy S F. Transducible TAT-HA Fusogenic Peptide Enhances Escape of TAT-Fusion Proteins After Lipid Raft Macropinocytosis. *Nat Med*, 2004, 10: 310-315.

[36] Aroui S, Brahim S, De Waard M,et al. Efficient Induction of Apoptosis by Doxorubicin Coupled to Cell-Penetrating Peptides Compared to Unconjugated Doxorubicin in the Human Breast Cancer Cell Line MDA-MB 231. *Cancer Lett*, 2009, 285(1):28-38.

第16章

细胞穿透肽介导寡核苷酸转运的细胞内在化方式

Peter Guterstam, Samir EL Andaloussi, Ülo Langel

摘要：本章介绍了利用 mRNA 前体剪接校正法和荧光定量法，检测细胞穿透肽（CPPs）介导寡核苷酸转运的内在化机制。CPP 与肽核酸通过二硫键连接，使用内吞抑制剂和不同情况处理细胞，验证了 CPP 的摄取方式。

关键词：mRNA 前体剪接；寡核苷酸转运；内在化途径；内吞抑制剂

1. 概 述

多种报告子系统已用于定量和定性检测 CPPs 的细胞转导能力，其中最常用的是用荧光标记 CPPs，但这种方法由于难以分辨 CPPs 结合到细胞膜上或是存在于内吞体中，从而可能会对转运效率得出假阳性的结论[1]。此外，低浓度的荧光标记 CPPs 与肽核酸（peptide nucleic acids，PNA）并没有明显的细胞摄取，但仍能得到 PNA 发挥生物活性的结果[2]。荧光标记的方法虽可提供多肽和偶联物在细胞内定位的信息，但存在几个明显的缺陷。第一，不同的荧光基团可影响多肽在细胞内的分布[3]；第二，荧光基团可能影响多肽的细胞摄取和毒性[4]；第三，最重要的是，荧光标记的多肽或偶联物的摄取与它们的生物利用度无关[5]。因此，在使用荧光标记 CPPs 的同时，在活细胞中也应使用检测偶联物功能的方法，例如，研究蛋白转运的环化重组（CRE）酶系统[6]和研究寡核苷酸（oligonucleotides，ONs）的科莱（Kole）剪接校正实验[7]。第一种方法是将 CRE 重组酶与 CPP 形成融合蛋白，这种方法极适合筛选新型 CPP。第二种方法本章将以小的中性反义 PNA ON（18-mer）作为偶联物进行介绍，这种方法也适用于阴性 DNs 的转运，如2′-O-甲基 PNA 或锁核酸（LNA）。

一些寡核苷酸（ONs）已应用于疾病的治疗，例如 ONs 调控 mRNA 前体的剪接用于治疗遗传性疾病[8,9]。但使用反义 ON 或 siRNA 下调 mRNA 以抑制蛋白表达时，细胞转运障碍是一个常见的问题[10,11]，细胞穿透肽（CPPs）是解决这个问题的一个有效方法。PNA 是 CPPs 的一类合适的负载物。

PNA 一般为含有 18 个碱基的中性反义 ONs。PNA 的分子大小与 CPPs 大小比例相对适合,不会妨碍或影响 CPPs 的功能和特征。与阴离子的 ONs(如 2′-O-甲基 RNA 或锁核酸)不同,PNA 不能通过共同孵育的非共价结合方式与 CPP 连接,而需通过二硫键与 CPPs 共价结合[12-16]。

本章使用 Kole 和其同事开发的 HeLa pLuc705 细胞拼接校正系统[7],来快速检测 CPP 的转导效率;使用不同的内吞抑制剂、4℃ 处理等方法确定 CPP 的摄取机制;将 CPP 与荧光标记的 PNA 连接,检测拼接校正效率和荧光素酶活性,并量化细胞对荧光物质的摄取效率[17]。

Tat 是一种常用的 CPPs,大多数研究 CPPs 多肽及其偶联物摄取机制的实验均以 Tat 为代表[18,19]。通常情况下,CPPs 内在化机制的研究使用不同的内吞抑制剂,以选择性地阻断特定的内吞途径。但不同实验室的研究结果差异很大。CPPs 内在化机制可归纳为经典的网格蛋白介导的内吞作用(CME)[18],脂筏-小窝蛋白介导的内吞作用[19],巨胞饮[6]等,或它们的联合作用[20]。实验结果差异的部分原因可能是由于负载物分子的不同和使用的浓度不同,还可能是由于不同的 CPPs 进入细胞的机制不同。在本章中,介绍了使用 3 个熟知的内吞抑制剂区分这些途径:渥曼青霉素可同时抑制巨胞饮和网格蛋白介导的内吞通路;细胞松弛素 D 和氯丙嗪可抑制巨胞饮和网格蛋白介导的内吞通路。为了阐明细胞外结构对 CPP 摄取的影响,本章使用肝素酶 III 降解胞外蛋白聚糖,或使用硫酸乙酰肝素缺陷的细胞进行实验。氯喹可缓冲胞内囊泡的 pH 值,延缓内吞体的溶酶体途径,从而有助于评价 CPP-PNA 在细胞摄取后内吞体的释放途径[21]。以上化合物的作用见表 16-1 和图 16-1、图 16-2。

本章介绍的方法经改良后可用于其他实验,例如使用其他途径的特异性

表 16-1 CPPs 摄取途径的研究方法和实验药物

处理细胞的方法	作用机制	可能的通路	
		细胞摄取提高	细胞摄取降低
+4℃	抑制内吞	不发生内吞	内吞
渥曼青霉素	抑制巨胞饮和 CME	不依赖脂筏和巨胞饮	内吞或脂筏介导的摄取
细胞松弛素 D	抑制巨胞饮	不发生巨胞饮	巨胞饮
氯丙嗪	抑制 CME	不依赖脂筏的摄取	脂筏介导的摄取
氯喹	刺激内吞体释放	内吞	不发生内吞
肝素酶 III	切割细胞外硫酸肝素	不依赖硫酸肝素的摄取	依赖硫酸肝素的摄取

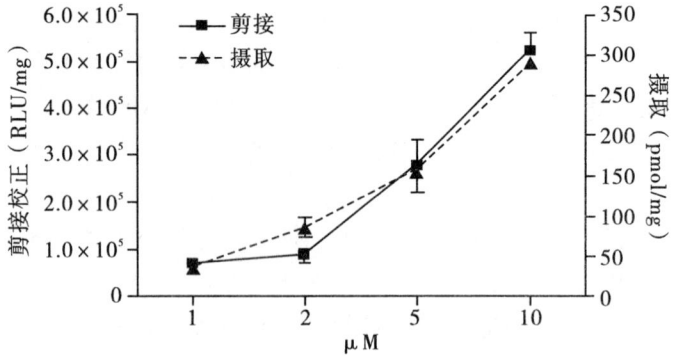

图 16 - 1 穿透素的生物活性和细胞内的定量摄取。以细胞穿透肽中穿透素偶联 PNA 的剪接校正和细胞内定量摄取的相关性为例,将不同浓度的偶联物加入细胞中。剪接校正的活性以 RLU/mg 蛋白来表示,而细胞内定量摄取以 pmol 偶联物/mg 蛋白来表示。在本例中,细胞对偶联物的定量摄取与生物活性的相关性良好

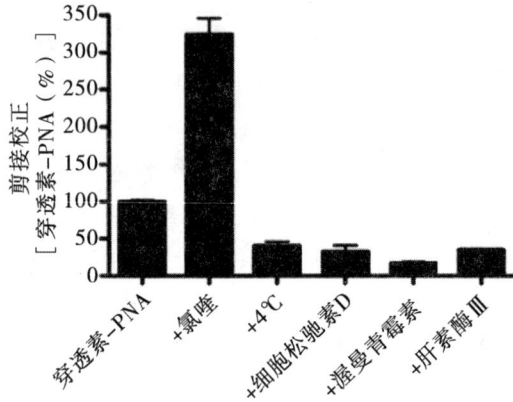

图 16 - 2 CPP - PNA 连接物的细胞摄取机制[13]。用抑制剂或 4℃ 下预处理细胞,随后加入 5μmol/L 的连接物。显然,CPP - PNA 先与 HS 相互作用后,主要通过巨胞饮进入细胞

抑制剂或示踪剂等。图 16 - 1 显示了一个 CPP(RQIKIWFQNRRMKWKK)的通路特征[22]。

---

2. 材 料

这里使用基因改造过的 HeLa 细胞,即 HeLa pLuc705 细胞。这种细胞稳定转染含有荧光素酶编码序列的质粒,但在荧光素酶编码序列中,插入了一个异常的剪接位点——β 珠蛋白 mRNA 前体内含子。除非异常剪接位点被反义 ON 屏蔽,荧光素酶 mRNA 前体才能正确表达。因此,荧光素酶表达的增加,将反映 CPP 能够介导 PNA 成功转运到细胞核。该方法也用于表征 ONs 的功能,如阴离子的 ONs,见第 26 章。

2.1. CPP 与 PNA 连接物

（1）合成含有 3 - 硝基 - 2 - 吡啶亚磺酰（Npys）修饰半胱氨酸的 CPP 序列，以便在 CPP 与 PNA 之间形成二硫键。合成的 PNA 剪接校正序列（CCTCTTACCTCAGTTACA）末端也应包含一个半胱氨酸。实验中同时包含 PNA 序列末端可增加赖氨酸残基以提高溶解度。PNA 阴性对照序列（CCTCTTACACTCGTTACA）也是有益的。为了提高 PNA ONs 的溶解度，建议在每个 PNA 末端加入 2 个赖氨酸残基。对于荧光标记的 PNA 序列，可使用 Cy5 或其他荧光基团。多肽公司能够合成修饰的 PNA。

（2）CPP - PNA 结合反应液：乙腈（20%，V/V）的水溶液。

（3）带有 C - 18 柱的反相 HPLC，如 Supelco Discovery™ HS C18（10μm），以纯化 CPP - PNA。

（4）HPLC 分离缓冲液。缓冲液 A：0.1% 三氟乙酸（TFA）水溶液；缓冲液 B：0.1% TFA 的乙腈溶液。

（5）MALDI - TOF 质谱仪，如带有 α - 氰基 - 4 - 羟基肉桂酸（CHCA）基质的 PRO - TOF™ 2000MALDI O - TOF 质谱仪，用于分析 CPP - PNA（附注 1）。

（6）干燥纯化 CPP - PNA 的设备，如冷冻干燥机。

（7）实验室用精度为 0.1mg 的电子天平，以确定 CPP - PNA 的产率。

（8）配制成 100μmol/L CPP - PNA 储备液的水溶液（附注 2）。

2.2. 细胞培养和加入 CPP - PNA 阐明摄取途径

（1）在添加谷氨酰胺、1mmol/L 非必需氨基酸、1mmol/L 丙酮酸钠、10% 胎牛血清、100U/mL 青霉素和 100mg/mL 链霉素的 DMEM 培养基中培养 HeLa pLuc705 细胞。

（2）含 1mmol/L EDTA 的胰蛋白酶（0.25%）。

（3）24 孔培养板。

（4）测定 CPP - PNA 摄取途径的药品：肝素酶 III、二磷酸氯喹盐、选择性内吞通路抑制剂如渥曼青霉素、细胞松弛素 D、氯丙嗪盐酸盐。

（5）HKR 缓冲液：含有 130mmol/L 氯化钠，5mmol/L 氯化钾，1.2mmol/L 硫酸镁，1.2mmol/L 氯化钙，20mmol/L HEPES，1.2mmol/L 的磷酸氢二钠，10mmol/L 葡萄糖。

2.3. 荧光素酶分析

（1）白色 96 孔培养板。

（2）细胞裂解缓冲液：0.1% Triton X - 100 的 HKR 溶液。

（3）荧光素酶检测底物组合物。

（4）荧光分光光度计测定荧光素酶的活性。

2.4. 荧光量化

(1)黑色96孔培养板。

(2)细胞裂解液:含 0.1mol/L NaOH 的 HKR 溶液。

(3)荧光标记的 CPP – PNA 连接物用于评价荧光强度和 CPP – PNA 浓度之间的相关性。

(4)荧光读数器。

(5)离心机和 1.5mL 离心管。

2.5. 蛋白确定

(1)适合蛋白测定试剂盒的表面活性剂。

(2)透明96孔培养板。

(3)分光光度计。

3. 方　法

3.1. 制备 CPP 和 PNA 复合物

(1)在连接液中溶解和混合 PNA 和 CPP。各自的浓度不低于 100μmol/L。

(2)让连接液在37℃过夜反应,最好搅拌。

(3)用梯度从 20% 的缓冲液 B 到 100% 的缓冲液 B,HPLC 纯化连接液(80min 内)。

(4)MALDI – TOF 分析 HPLC 组分(附注 3)。

(5)冷冻干燥正确的连接物,用精度为 0.1mg 的天平测定重量,制备 100μmol/L 的储备液。

3.2. 内吞抑制剂检测内吞通路

用内吞抑制剂检测内吞通路。

3.2.1. 准备细胞

实验前 24h,在 24 孔培养板上接种,每孔 80 000 ~ 100 000 个 HeLa pLuc705 细胞。

3.2.2. 细胞转染准备

(1)在 DMEM 中配制抑制剂或其他化合物的储备液。推荐渥曼青霉素的储备液浓度为 5μmol/L、细胞松弛素 D 为 400μmol/L、氯丙嗪为 1mmol/L、氯喹为 7.5mmol/L、肝素酶Ⅲ为 100U/mL(附注 4)。

（2）应用浓度为 1~10μmol/L。如果在 24 孔中每孔加入 1μmol/L 的 CPP - PNA，需要从储备液（100μmol/L）中取出 3μL，在 1.5mL 离心管中用 DMEM 稀释至 300μL。

（3）准备其他离心管配制不同浓度的 CPP - PNA。为其他通路特异的化合物单独准备离心管。

3.2.3. 转染细胞

（1）仅适用于肝素酶 III 的预处理。如果不进行预处理，直接到步骤 3。除去细胞培养液后，用 HKR 缓冲液洗涤细胞 1 次，然后在 24 孔培养板中每孔加入 297μL 的 DMEM。再加入 3μL 先前准备的肝素酶 III 储备液（100U/mL）。37℃ 培养细胞 30min。

（2）仅适用于 4℃ 处理，如果不进行处理，直接到步骤 3。除去细胞培养液后，用 HKR 缓冲液洗涤细胞 1 次，然后在 24 孔培养板中每孔加入 300μL 的 DMEM。4℃ 下孵育细胞 30min。

（3）除去细胞培养基，用 PBS 洗涤 1 次，在 24 孔培养板的各孔加入（副标题 3.2.2 中的步骤 2）CPP - PNA 溶液。

（4）处理抑制剂时，各孔中加 3μL 先前制备的储备液（副标题 3.2.2 中的步骤 1）。

（5）37℃ 或 4℃ 培养细胞 3h。

（6）除去细胞培养基，用含有血清等的完全培养基培养细胞。

（7）细胞在 37℃ 生长 16h。

3.2.4. 转运或摄取的定量测定

3.2.4.1. 荧光素酶活性测定

（1）除去细胞培养液。

（2）HKR 洗涤细胞 2 次。

（3）向 24 孔培养板中每孔加入 100μL 0.1% Triton X - 100 的 HKR 溶液。

（4）在室温下裂解细胞 15min。

（5）在白色 96 孔培养板中加入 20μL 细胞裂解液。

（6）向每孔的细胞裂解液中加入 80μL 荧光素酶底物。

（7）光度计进行测定。

3.2.4.2. 荧光检测

（1）配制一系列溶于 0.1mol/L NaOH 的荧光标记 CPP - PNA 稀释液，制作荧光标准曲线。

（2）光度计进行测定，并确定荧光活性和 CPP - PNA 浓度之间的关系。

（3）除去细胞培养液。

（4）HKR 缓冲液洗涤细胞 2 次。

（5）在 37℃ 下胰蛋白酶消化细胞 10min，将细胞悬液转移到离心管中。

（6）4℃ 下 1000g 离心细胞 5min，收集细胞。

（7）除去上清液。

（8）每个离心管中加入 300μL 0.1mol/L NaOH，4℃ 裂解细胞 60min。

（9）将 250μL 细胞裂解物转移到黑色 96 孔培养板中。

（10）在适当的 EX/EM 波长处读取荧光数值。

（11）根据制备的标准曲线，通过荧光活性计算荧光基团标记的 PNA 浓度。

3.2.5. 蛋白测定

使用 Bio - Rad 公司的洗涤剂和蛋白检测试剂盒（附注 5）。

（1）在荧光光度计或荧光素酶测定中，取出 5μL 细胞裂解液，加入到透明 96 孔培养板上。

（2）在每孔中加入 25μL Bio - Rad 蛋白测定试剂 A。

（3）每孔中再加入 200μL Bio - Rad 蛋白测定试剂 B。

（4）将 96 孔培养板置于摇板上，或者温和晃动，室温孵育 15min。

（5）在 750nm 处读取吸光值。以牛血清白蛋白（BSA）为标准曲线，测定其蛋白浓度。

3.2.6. 数据计算

（1）细胞对 CPP 的转位和摄取表示为细胞裂解液中每毫克蛋白的相对发光单位（relative luminescence units，RLU；图 16 - 1）。

（2）对于各自的细胞裂解液，用蛋白浓度校正荧光活性。细胞摄取表示为每毫克蛋白的 pmol PNA 值，如图 16 - 1 的穿透素 CPP。

（3）使用表 16 - 1 显示的影响细胞摄取通路的方法，检测 CPP - PNA 的细胞摄取机制（附注 6），如图 16 - 2 中的穿透素 CPP。

4. 附　注

（1）建议使用 MALDI - TOF 分析 CPP - PNA，但也可用其他方法代替，如分析型 HPLC。

（2）CPP - PNA 和内吞抑制剂的储备液可在 - 20℃ 保存 1 年。将样品进行分装，避免反复冻融。

（3）为获得 MALDI - TOF 分析时的良好结晶，通常是分析板上先加入

1μL 的 CHCA(乙腈的饱和溶液),然后再加入 1μL HPLC 样品进行分析,让基质和连接物一起干燥约 15min。如果这个过程不能成功地在 MALDI - TOF 中离子化,尝试用更高比例的 CHCA 基质。

(4)在该测定中,可以使用其他途径的特异性抑制剂。

(5)可使用供应商提供的其他蛋白测定方法。

(6)这里介绍的细胞对 CPP - PNA 的摄取机制的研究不能完全阻断某一通路或使内吞体完全释放。这属于正常情况,因为没有任何一种化合物能 100% 阻断某一途径。因此,需要综合研究几条摄取路线,才能准确确定每个摄取途径的作用。在这种情况下,有可能是因 CPP - PNA 浓度不同而摄取途径不同。

致　谢

感谢 R. Kole 和 B. Lebleu 提供的 HeLa pLuc705 细胞。该工作由瑞典科学基金会,Knut 和 Alice Wallenberg 基金会,瑞典政府创新署系统和瑞典生物膜中心提供研究资助。

参考文献

[1] Richard J P, Melikov K, Vivés E, et al. Cell-Penetrating Peptides. A Reevaluation of the Mechanism of Cellular Uptake. *J Biol Chem*, 2003, 278:585-590.

[2] El-Andaloussi S, Johansson H J, Lundberg P, et al. Induction of Splice Correction by Cell-Penetrating Peptide Nucleic Acids. *J Gene Med*, 2006, 8:1262-1273.

[3] Fischer R, Waizenegger T, Kohler K, et al. A Quantitative Validation of Fluorophore-Labelled Cell-Permeable Peptide Conjugates: Fluorophore and Cargo Dependence of Import. *Biochim Biophys Acta*, 2002, 1564:365-374.

[4] El-Andaloussi S, Jarver P, Johansson H J, et al. Cargo-Dependent Cytotoxicity and Delivery Efficacy of Cell-Penetrating Peptides: A Comparative Study. *Biochem J*, 2007, 407:285-292.

[5] Lundberg P, El-Andaloussi S, Sütlü T, et al. Delivery of Short Interfering RNA using Endosomolytic Cell-Penetrating Peptides. *FASEB J*, 2007, 21:2664-2671.

[6] Wadia J S, Stan R V, Dowdy S F. Transducible TAT-HA Fusogenic Peptide Enhances Escape of TAT-Fusion Proteins After Lipid Raft Macropinocytosis. *Nat Med*, 2004, 10:310-315.

[7] Kang S H, Cho M J, Kole R. Up-Regulation of Luciferase Gene Expression with Antisense ONs: Implications and Applications in Functional Assay Development. *Biochemistry*, 1998, 37:6235-6239.

[8] Sazani P, Kole R. Therapeutic Potential of Antisense ONs as Modulators of Alternative Splicing. *J Clin. Invest*, 2003, 112:481-486.

[9] Faustino N A, Cooper T A. Pre-mRNA Splicing and Human Disease. *Genes Dev*, 2003, 17:419-437.

[10] Moreira J N, Santos A, Simoes S. Bcl-2-Targeted Antisense Therapy (Oblimersen Sodium): Towards Clinical Reality. *Rev Recent Clin Trials*, 2006, 1:217-235.

[11] Whitehead K A, Langer R, Anderson D G. Knocking Down Barriers: Advances in siRNA Delivery. *Nat Rev Drug Discov*, 2009, 8:129-138.

[12] Shiraishi T, Nielsen P E. Enhanced Delivery of Cell-Penetrating Peptide-Peptide Nucleic Acid Conjugates by Endosomal Disruption. *Nat Protoc*, 2006, 1:633-636.

[13] El-Andaloussi S, Guterstam P, LangelÜ. Assessing the Delivery Efficacy and Internalization Route of Cell-Penetrating Peptides. *Nat Protoc*, 2007, 2:2043-2047.

[14] Kumar R, Singh S K, Koshkin A A, et al. The First Analogues of LNA (Locked Nucleic Acids): Phosphorothioate-LNA and 2'-Thio-LNA. *Bioorg Med Chem Lett*, 1998, 8:2219-2222.

[15] Wahlestedt C, Salmi P, Good L, et al. Potent and Nontoxic Antisense ONs Containing Locked Nucleic Acids. *Proc Natl Acad Sci U S A*, 2000, 97:5633-5638.

[16] Guterstam P, Lindgren M, Johansson H, et al. Splice-Switching Efficiency and Specificity for ONs with Locked Nucleic

Acid Monomers. *Biochem J*,2008,412:307-313.

[17] Holm T, Johansson H, Lundberg P,et al. Studying the Uptake of Cell-Penetrating Peptides. *Nat Protoc*, 2006, 1: 1001-1005.

[18] Richard J P,Melikov K,Brooks H,et al. Cellular Uptake of Unconjugated TAT Peptide Involves Clathrin-Dependent Endocytosis and Heparan Sulfate Receptors. *J Biol Chem*,2005, 280:15300-15306.

[19] Fittipaldi A,Ferrari A, Zoppe M,et al. Cell Membrane Lipid Rafts Mediate Caveolar Endocytosis of HIV-1 Tat Fusion Pro-

teins. *J Biol Chem*,2003,278:34141-34149.

[20] Duchardt F, Fotin-MLeczek M, Schwarz H, et al. A Comprehensive Model for the Cellular Uptake of Cationic Cell-Penetrating Peptides. *Traffic*,2007, 8:848-866.

[21] Bevan A P. Krook A, Tikerpae J,et al. Chloroquine Extends the Lifetime of the Activated Insulin Receptor Complex in Endosomes. *J Biol Chem*,1997,272:26833-26840.

[22] Derossi D,Chassaing G,Prochiantz A. Trojan Peptides: The Penetratin System for Intracellular Delivery. *Trends Cell Biol*, 1998,8:84-87.

第三部分

细胞穿透肽的功能研究

第 *17* 章

细胞穿透肽对功能性蛋白质的模仿

Henrik J. Johansson, Samir EL Andaloussi, Ülo Langel

摘要:蛋白质是细胞生命过程的基本组成部分,它们彼此之间的相互作用和与基因的相互作用,对于细胞的正常生理功能以及疾病有重要影响。通过不同的方式调节蛋白的相互作用,可以有效调控细胞和基因之间的相互作用,使病变的细胞恢复正常功能。这些调节方法有多种,一种方法是在了解目标蛋白功能的基础上,设计出目标蛋白功能的类似物,即模拟蛋白质功能;另一种方法是利用模拟蛋白来抑制靶蛋白而不是恢复蛋白活性。目前设计的绝大多数模拟蛋白主要用于抑制癌基因的活性或激活肿瘤抑制因子,从而达到治疗肿瘤的目的。这些模拟蛋白通常来自于蛋白相互作用表面的小分子有机物或多肽,在某些情况下,是完整的蛋白质。虽然多肽和蛋白质在细胞内具有高度特异性和高效性,但它们无法进入细胞,导致生物利用度低。细胞穿透肽(CPPs)是目前备受关注的多肽载体,可促进肽和蛋白质进入细胞。本章介绍以多肽、蛋白质和 CPPs 为载体,干扰和模仿蛋白的相互作用。

关键词:细胞穿透肽;模拟蛋白质;蛋白质相互作用;线性基序

1. 概　述

　　细胞通过蛋白质的相互作用调控许多基本的生命过程,如细胞内信号传导和基因表达等。因此,通过不同的手段调节蛋白的相互作用,是操纵细胞表型的一种有吸引力的方法。调节蛋白质相互作用的药物包括有机小分子、蛋白质或肽类,它们来自蛋白质相互作用域或通过文库筛选。由于大多数全长蛋白基本上不能穿透细胞,并且制备过程繁琐,因此大多数方法中使用了蛋白质的一部分或者小分子来调节蛋白质的相互作用,从而简化了制备过程。

2. 以蛋白质相互作用为靶位

　　蛋白质相互作用是大多数细胞过程的核心。最熟知的调节蛋白质相互作用的结构可能是球状结构域。球状结构域的结构庞大,往往含有 200 ~ 300 个氨基酸残基。蛋白质折叠数量大约有 1 000 个[1,2]。它们构成了大约 4 000 ~ 8 000 个不同蛋白质家族的功能域[2,3]。使用调节剂影响蛋白质相互

· 160 · 细胞穿透肽研究方法与实验指南

作用的困难在于许多蛋白质表面积大且往往不连续,这使得在设计小分子调节子时比较困难,虽然这类小分子可成功地靶向酶蛋白(酶的催化位点通常是空穴结构,并且结构和相互作用的氨基酸是已知的)。然而,随着多肽可干扰蛋白质相互作用的发现,"蛋白质表面大而难以调节"这种传统观点已经发生改变。例如,p53蛋白的N—末端部分可形成α螺旋,螺旋中含有与MDM2疏水沟相互作用的3个关键氨基酸[4],利用此信息,已经设计了短肽和小分子抑制剂[4,5]。

目前认为,在蛋白质大的作用表面上具有高度保守的、对相互作用至关重要的"热点区域"。另外,类似或补充的观点是蛋白质上短的功能区、线性基序。线性基序通常有一个特定的序列模式,并且序列较短,能以多肽方式合成,有时能以小分子形式合成。有趣的是,线性基序似乎明显出现在SMAD信号通路中[6,7]。

一般而言,肽类来自于单一的蛋白质,通过生物化学实验去掉蛋白质的一部分,以阐明蛋白质的结合和功能,或者在大组合库中筛选以便找到亲和力更强的化合物。最近基于生物信息学技术,建立了设计线性肽序列的新方法,这些肽序列可用于调节血小板聚集[8]。对预测为血小板上跨胞浆膜的50个蛋白质进行硅片筛选,在这一组中,发现蛋白的胞浆部分在30个氨基酸以内,其中10个氨基酸在同源蛋白中属保守区域。之后研究了单个蛋白的特殊区域,得到了跨膜的52个多肽。有趣的是,在血小板聚集实验中,一半的肽显示出激动或拮抗活性。

3. 用于调节蛋白相互作用的化合物

由于蛋白质对细胞内的所有生命活动是如此重要,利用它们来调节自身的相互作用是合理的。但是,蛋白质一般都难以制备,并且基本上无法到达发生相互作用的细胞部位。因此,需要通过某种手段高效转运或由质粒表达这些蛋白。

有些用于模仿蛋白质功能的疏水性有机小分子,具有通透脂膜的优势。然而,由于大小的限制,它们难以与靶点特异性地相互作用。相反,来自于目标蛋白相互作用表面的多肽可能更为合适。从质粒中表达的多肽,无论是单独的还是与其他片段结合的,均具有目标蛋白相同的功能,如p14ARF肽[9,10]。一般而言,将来自蛋白质相互作用位点的多肽作为前体,用于指导有机小分子的设计和合成,而后者可以穿越细胞膜,以达到目标位点[4,5]。

除了一类被称为细胞穿透肽(CPPs)的多肽,大多数多肽不能转位到细胞内。第一个CPP来自于HIV-1病毒的反转录激活因子(Tat)蛋白和果蝇触角蛋白,提示自然界已经暗藏了向细胞内运输蛋白质的方法[11-13]。对于大多数不能进入细胞内的蛋白质和多肽,CPP 可携带它们顺利进入细胞。

4. 多肽作为蛋白相互作用的调节剂

　　与所有新的或修饰的化合物相同,肽与蛋白质相互作用的结果可能有几种:肽可能与蛋白简单结合而不影响蛋白,以至于多肽与蛋白质相互作用的结果并不明显;肽阻碍相互作用和母体蛋白的活性;肽诱导构象变化来激活或抑制靶蛋白。此外,由于多肽只是蛋白质的一部分,它诱导的反应可能与其变构有关,因此需对其进行结构表征,这也增加了多肽作为调节剂的复杂性。模仿蛋白质的多肽是否能够产生激活或抑制功能,取决于母体蛋白质和来源区域的功能。从药理角度来看,对于激活或抑制型多肽,更有利于模仿母体蛋白的激活效应,这是由于激活效应可在较低的浓度条件下进行,而抑制型肽必需用更高的剂量与配体相竞争,这就增强了非特异性副作用和免疫原性的可能。但事实上,筛选的有效生物活性肽主要是抑制型肽,因为它可以直接检测到抑制后的结果,而不需要分析结合后的功能。另外,来源于蛋白质部分区域的多肽只能代表该区域的功能,难以模拟出全长蛋白质的全部功能。

5. 全长蛋白质的转运

　　由于调节细胞功能需要使用有功能的全长蛋白质,大自然从“蛋白质不能转导入细胞”的普遍定律中出现了一些例外。1978 年,发现血清中核糖核蛋白的自身抗体能穿透细胞,并达到细胞核[14]。在转录因子中还发现了其他生物活性转导蛋白,如同源蛋白和碱性螺旋 – 环 – 螺旋蛋白(bHLH),如HIV – 1 的 Tat 转录激活因子、HoxB4、Engrailed 2 等[12,15,16],以及参与脊椎动物器官形成的成对转录因子 Pax4 和 bHLH 蛋白 NeuroD/BETA2 等[17-19]。随着转导蛋白及其生理过程的发现越来越多,以及观察到 Tat 和 Engrailed 的细胞分泌现象[20,21],这就出现了一个问题,即大自然是否广泛利用这种机制进行细胞间的信息传递(表 17 – 1)。

　　为使非转导蛋白质进入细胞,可使用具有细胞穿透功能的蛋白质中起转导作用的功能区,将此区域非转导蛋白质连接形成融合蛋白,功能区可介导后者进入细胞。有许多关于 CPP 融合蛋白的报告(大部分是使用 Tat):将Tat 与 Bcl – xL 融合,用于防止细胞凋亡;将 Tat 与 E2F1 或 p73 融合,可诱导肿瘤细胞凋亡;与泛素 C—末端羟化酶 L1(Uch – 1)融合,可用于保护 β – 淀粉样蛋白损伤的神经元[22-24]。此外,还可将 CPP 与蛋白质简单地共同孵育,向细胞内转运 β - 半乳糖苷酶[25]（表 17 - 2）。虽然 CPP 的蛋白输送方法比较成熟,但制备融合蛋白的过程依然繁琐,并且共同孵育的方法仅限于个别蛋白质[26]。由于大多数 CPP 是阳离子肽,共同孵育法形成非共价键只限于 pI 值 <7 的蛋白质。因此,对于来源于全长蛋白质的小肽(具有模拟激活或抑制的活性),由于可通过常规方法进行合成,因此,直接与 CPP 一起合成是一种可行的方法。

表 17 -1　部分具有转导能力的生物活性蛋白

蛋白质	功能	参考文献
IgG	核 RNP 抗体	[14]
Tat	HIV -1 的反式激活子	[12]
VP22	单纯疱疹病毒的结构蛋白	[46]
HoxB4	同源蛋白、干细胞扩增	[15]
Engrailed - 2	同源蛋白、视网膜轴突导向、缓解多巴胺细胞损失	[16,47]
PDX - 1	同源蛋白、转录激活胰岛素	[19,48]
Pax4	防止细胞凋亡	[17]
Pax6	调节眼睛的发育	[49]
NeuroD/BETA2	转录激活胰岛素	[18,19]

RNP:核糖核蛋白;PDX -1:胰十二指肠同源盒 1;HoxB4:基因同源盒 B4;PAX4:配对盒 4

CPP 已被证明可广泛用于向细胞内输送外源性物质,包括肽和蛋白质。2004 年,Dietz 和 Bähr 将 CPP 转运的全部蛋白质和多肽制成表格[27],部分节选见表 17 -2、17 -3。

表 17 -2　CPPs 转运的部分蛋白

CPP	蛋白	生物学效应	参考文献
形成融合蛋白			
Tat	Bcl - xL	神经保护	[22]
Tat	E2F, p73	诱导凋亡	[23]
Tat	Apoptin	癌症中凋亡	[50]
Tat	Uch - 1	神经保护	[24]
Tat	Hsp70	神经保护	[51]
Tat	GDNF	防止脑缺血	[52]
Tat	PNP	改正小鼠 PNP 缺失	[53]
R_{11}, HA2 - R_9	p53	诱导凋亡减少增值	[54,55]
共孵育			
Pep - 1	GFP, β - gal	摄取和 β 半乳糖苷酶活性	[25]
YTA2	β - gal	摄取和 β 半乳糖苷酶活性	[56]

UCH -1:泛素 C—末端羟化酶 L1;HSP70:热休克蛋白 70;GDNF(glial derived neurotrophic factor):胶质细胞源性神经营养因子;PNP:嘌呤核苷磷酸化酶;HA2:流感病毒血凝素 -2 蛋白;GFP:绿色荧光蛋白; β -gal:β -半乳糖苷酶

表 17 -3　CPPs 转运的部分多肽

CPP	多肽	生物学效应	参考文献
抑制性肽			
R_{11}	VIVIT	抑制钙调磷酸酶 – NFAT,免疫抑制	[28,29]
R_{11}	CaN AID	抑制 CaN 磷酸酶和激活细胞死亡	[57]
R_9	p14ARF 衍生物	肿瘤细胞中增殖阻滞	[58]
Tat	STAT6 – IP	减少过敏	[59]
Tat	mGluR1 衍生物	对兴奋毒损伤的神经保护作用	[60]
Tat	BPI	抑制 BCL6 诱导的染色质	[61]
Tat	PAK1 衍生物	阻止血管渗漏和血管生成	[62,63]
Tat	p15,噬菌体展示	封锁 CK2,抑制肿瘤生长	[64,65]
Tat	NR2B9c	减少缺血性脑损伤	[66]
Pen	Raf – 1 衍生物	抑制肿瘤的生长和血管生成	[67]
Pen	APP 衍生物	诱导轴突生长	[68]
Pen	Myc 衍生物	抑制 MYC – Max 和增殖	[69]
Pen	Bak BH3 衍生物	拮抗 Bcl – xL,诱导细胞凋亡	[70,71]
Pen	NBD 衍生物	抑制 NF – kB,阻止破骨细胞生成	[72,73]
Pen	Shepherdin	抑制肿瘤生长	[30]
抑制性类似物			
Tat, Pen	Smac 多肽	肿瘤敏感化和细胞凋亡	[31,32]
Tat	JIP – 1 衍生物	抑制 JNK,防止脑缺血	[74]
Tat	JIP – 1 衍生物	抑制 JNK,降低高血糖	[75,76]
Tat, Pen	p16 衍生物	抑制 Rb 磷酸化和细胞周期	[77,78]

NFAT:活化 T 细胞的核因子;CaN:钙/钙调蛋白依赖性蛋白磷酸酶;AID:自抑制域;STAT6:信号转导和转录激活因子 6;mGluR:代谢型谷氨酸受体;BPI BCL6:肽抑制剂;BCL6:B 细胞淋巴瘤 6;PAK1:p21 激活激酶 1;CK2:酪蛋白激酶 2;APP:淀粉样蛋白前体蛋白;NBD:NEMO 结合域;JIP:JNK 相互作用蛋白;JNK:C – Jun 氨基末端激酶;Rb:视网膜母细胞瘤

6. 利用 CPP 转导多肽模拟蛋白质

随着对细胞过程和蛋白质相互作用认识的积累,偶联到 CPP 上的功能多肽的数量也随之增加。抑制蛋白 – 蛋白相互作用的多肽包括抑制钙调神经磷酸酶 – NFAT 相互作用的 VIVIT、阻断凋亡抑制蛋白生存蛋白和热休克蛋白 90 之间相互作用的 shepherdin 等[28 – 30]。抑制蛋白质相互作用的多肽的主要治疗目的往往集中于消灭癌细胞,但也不排除用于其他目的(表 17 – 3)。

一般很少见多肽作为母体蛋白的激活模拟物,这些肽应该如何定义还存在问题,因为它们多数来自有抑制或阻断活性的蛋白质。模拟母体蛋白质的一个激活性多肽是第二线粒体源性半胱氨酸蛋白酶激活蛋白(second mitochondria – derived activator of caspases,SMAC)。SMAC 在诱导细胞凋亡后被释放到细胞质,与凋亡蛋白抑制剂(IAPs)结合后,破坏 IAPs 与半胱氨酸蛋白酶的分离。将来自于 SMAC 的 N—末端氨基酸的 4 ~ 8 位与 CPP 连接,发现融合蛋白能与 IAPs 结合,取代半胱氨酸蛋白酶 – 3 并诱导细胞凋亡[31]。使用相同的方法,将来自于 SMAC 的 7 个氨基酸长度的多肽与 Tat 结合,在一个颅内肿瘤移植模型中具有抗肿瘤活性,并提高细胞对细胞毒性药物的敏感性[32]。

将 Tat 与细胞毒性模拟肽结合形成融合蛋白,该模拟肽来自于细胞周期蛋白依赖的激酶抑制剂 $p21^{WAF1/CIP1}$,在 U251 胶质瘤细胞等其他细胞系中融合蛋白可到达细胞核,抑制细胞增殖[33]。Tat 与 PCNA 相互作用蛋白(PCNA interacting protein,PIP)盒的模仿肽结合后,可与 PCNA 共定位。

尽管已成为高效的转运载体,CPP 仍存在缺乏细胞特异性的缺点。在一项研究中,将具有靶向性的配体与 Tat 效应蛋白连接后解决了这个问题。合成的 Erb2 多肽配体,与 Tat 和来自于转录因子信号转导子和转录激活子 3(signal transducer and activator of transcription 3,STAT3)的效应肽形成复合物连接后,在异种移植的肿瘤模型中可抑制 Erb2 的过度表达,从而减缓细胞增殖[34]。由此可见,这种方法也可选择性靶向其他肿瘤。

---

7. 具有模拟母体蛋白功能的 CPP 序列

对于多肽的高效合成,原则上是越短越好,这样副产物少、更容易纯化。此外,短肽为进一步加合其他功能肽或基团修饰提供了空间。直接具有功能性的 CPP 在发挥作用时,就不需要额外的 CPP。这种结构的报道可追溯到 1988 年,来自 HIV – 1 的 Tat 86 肽,可通透细胞膜并刺激 HIV – LTR 驱动 RNA 的合成[12];1991 年,研究发现,果蝇触足蛋白同源盒的 60 个氨基酸的多肽可进入神经细胞,到达细胞核,并改变了神经元的形态[13](表 17 – 4)。

Ku70 蛋白参与 DNA 损伤反应,并通过在细胞质中结合 Bax 来介导其抗凋亡功能,从而防止 Bax 转位到线粒体。近日,发现 Ku70 中 Bax 蛋白结合区的五聚体肽,被称为 Bax 蛋白抑制肽,可进入细胞并与 Bax 结合,从而防止 Bax 转位并保护细胞免于凋亡[35,36]。

细胞色素 c 是线粒体中电子传递链的一部分,在凋亡刺激后被释放出来。研究发现细胞色素 c 的序列中含有 CPP 性能的序列[37]。来自细胞色素 c 的两个肽,表示为 $Cyt\ c^{86-101}$ 和 $Cyt\ c^{77-101}$,与对照肽序列相比,可明显降低

表 17 - 4　部分功能性 CPPs

CPP	来源	生物学效应	参考文献
Tat - 86	Tat	HIV - LTR 的转录	[12]
pAntp	果蝇触角	诱导神经元轴突生长	[13,79,80]
Lyp - 1	噬菌体展示	靶向淋巴肿瘤和抑制生长	[81,82]
M511	AT1AR	血管收缩	[83]
G53 - 2	GLP - 1R	诱导胰岛素释放	[83]
Cytc[86-101]	细胞色素 c	减少增殖并诱导细胞凋亡	[37]
BIPs	Ku70 蛋白	细胞保护	[35,36]
ARF(1 - 22)	p14ARF	减少增殖并诱导细胞凋亡	[44]
CDB3	p53 - 53BP2	恢复 p53 功能和基因转录	[84]
MCa	MCa	蝎毒素,激活兰尼碱受体	[85,86]

HIV - LTR:人类免疫缺陷病毒长末端重复序列;AT1AR:血管紧张素受体;GLP - 1R:胰高血糖素样肽受体;BIPs:Bax 蛋白抑制肽;ARF:可选阅读框;p53BP2:p53 结合蛋白 2;MCa:毛若考辛

细胞活性。Cyt C[86-101] 和 Cyt C[77-101] 的功能与细胞色素 c 相似,也能诱导 DNA 片段化并激活半胱氨酸蛋白酶 - 3(细胞凋亡的标志),说明 CPP 多肽可模拟母体蛋白的功能。因此,建议引入术语"bioportide"来表示这种模拟母体蛋白生物活性的功能性 CPPs,以区别于大多数惰性 CPP 序列。

8. 功能性 CPPs – p14ARF 的设计实例

细胞周期调控机制的破坏是所有类型癌症的一个共同特点。在可变阅读框内,INK4a/ARF(或 CDKN2A)基因可编码两个密切相关的,但不同的肿瘤抑制蛋白——p16INK4a 和 p14ARF(小鼠中为 p19ARF)。肿瘤抑制因子 p14ARF 是一个含有 132 个氨基酸的小分子蛋白,其中 20% 的氨基酸是精氨酸,而不含赖氨酸,精氨酸在整个蛋白质中广泛分布。人类可变阅读框蛋白 p14ARF 和鼠双微蛋白(MDM2 蛋白;在人类中为 HDM2),以及 p53 都是相同调节途径的一部分,在几乎所有人类癌症中均发生了改变。P14ARF 被来自癌基因和转录因子如 Myc、Ras、AP - 1 和 E2F1 的持续增殖性信号所激活[38-41]。p14ARF 的活性可视为一种监控机制,防止原癌基因过度激活。p14ARF 通过抑制 HDM2 的 E3 泛素连接酶活性并将其与核仁分离,以拮抗 HDM2 的功能,从而导致 p53 的活化,随之产生细胞周期阻滞或细胞凋亡。虽然 p14ARF 是肿瘤抑制剂的中心环节,可与不同信号转导分子和转录因子结合,但 p14ARF 主要通过抑制 HDM2 蛋白质来抑制肿瘤。

如果要从 p14ARF 蛋白设计出 CPP,首先要考虑它与其他蛋白相互作用的重要区域,其次,这些区域中具有 CPP 特征的氨基酸结构。CPP 的一般特性包括带正电荷的侧基、疏水性氨基酸,以及缺乏负电荷的氨基酸。以前使用缺失突变实验检测了 p14ARF 蛋白 N—末端的作用,证明该部位在蛋白与 HDM2 相互作用时非常重要,特别是起始的 37 个氨基酸[42,43]。在硫氧还原蛋白结构中或从质粒表达的该区域多肽,可模仿全长 ARF 的功能,进一步验证了该区域可用于蛋白质模仿[9,10]。因此,以 N—末端区域为基础,设计了长度为 13 ~ 37 个氨基酸组成的 4 个多肽;荧光素标记这些多肽,发现 2 个 13 肽和一个 22 肽能够通透细胞膜进入细胞[44]。其中 ARF(1 ~ 22),这个 22 个氨基酸组成的多肽能剂量依赖性地减少 MCF7 和 MDA MB231 细胞的增殖。为了验证 ARF(1 ~ 22)是一个具有转运载体能力的 CPP,将多肽与拼接校正多肽核酸相连接,在 HeLa pLuc705 细胞株的剪接校正实验中,ARF(1 ~ 22) - PNA 连接物能修复异常剪接;在 MCF7 细胞中,显微镜和流式细胞仪观测到 ARF(1 ~ 22)可诱导细胞凋亡。由此证明,ARF(1 ~ 22)可能是一个能够模仿全长 p14ARF 蛋白功能的 CPP。

为了设置 ARF(1 ~ 22)肽的特异性对照,合成其乱序的多肽,乱序多肽的氨基酸序列与 ARF(1 ~ 22)大不相同。根据对蛋白相互作用重要的 ARF 基序结构[42],将氨基酸 3 ~ 8 位序列进行反转,结果发现此多肽也是一种有效的 CPP,但完全不具有母体蛋白的性质和功能。这证明了 ARF(1 ~ 22)肽的结构特异性,并说明了短链氨基酸序列对蛋白质相互作用的重要性。ARF(1 ~ 22)在其他文献中也被称为 M918,具有高效穿透细胞的特性[45]。

9. 结 语

随着对细胞过程认识的增加,找准疾病关键位点的能力也逐步提高。这使得干扰或刺激调控网络中的关键位点,从而获得对疾病有益的反应成为可能。这样的工具多为蛋白质、多肽或小分子。然而,它们都需要在细胞内达到其靶点而发挥作用,如上所示,可以由 CPP 介导而实现。总之,这些方法的发展将为治愈多种疾病带来希望。

致 谢

本章的研究受到瑞典研究理事会(VR-NT),生物膜研究中心,Stockholm、Knut 和 Alice Wallenberg 基金会的支持。

参考文献

[1] Harrison A, Pearl F, Sillitoe I,et al. Recognizing the fold of a protein structure. *Bioinformatics*,2003,19:1748-1759.

[2] Wolf Y I, Grishin N V, Koonin E V. Estimating the number of protein folds and families from complete genome data. *J Mol Biol*,2000,299:897-905.

[3] Zhang C T. Relations of the numbers of protein sequences, families and folds. *Protein Eng*,1997,10:757-761.

[4] Chene P. Inhibiting the p53 – MDM2 interaction: an important target for cancer therapy. *Nat Rev Cancer*,2003,3:102-109.

[5] Vassilev L T, Vu B T, Graves B,et al. In vivo activation of the p53 pathway by small-molecule antagonists of MDM2. *Science*,2004,303:844-848.

[6] Neduva V, Russell R B. Peptides mediating interaction networks: new leads at last. *Curr Opin Biotechnol*, 2006, 17: 465-471.

[7] Neduva V, Russell R B. Linear motifs: evolutionary interaction switches. *FEBS Lett*,2005,579:3342-3345.

[8] Edwards R J, Moran N, Devocelle M,et al. Bioinformatic discovery of novel bioactive peptides. *Nat Chem Biol*, 2007, 3:108-112.

[9] Lohrum M A, Ashcroft M, Kubbutat M H,et al. Contribution of two independent MDM2-binding domains in p14(ARF) to p53 stabilization. *Curr Biol*,2000,10:539-542.

[10] Midgley C A, Desterro J M, Saville M K,et al. An N-terminal p14ARF peptide blocks Mdm2-dependent ubiquitination in vitro and can activate p53 in vivo. *Oncogene*, 2000, 19: 2312-2323.

[11] Frankel A D, Pabo C O. Cellular uptake of the tat protein from human immunodeficiency virus. *Cell*, 1988, 55: 1189-1193.

[12] Green M, Loewenstein P M. Autonomous functional domains of chemically synthesized human immunodeficiency virus tat transactivator protein. *Cell*,1988,55:1179-1188.

[13] Joliot A, Pernelle C, Deagostini-Bazin H,et al Antennapedia homeobox peptide regulates neural morphogenesis. *Proc Natl Acad Sci USA*, 1991,88:1864-1868.

[14] Alarcon-Segovia, D. , Ruiz-Arguelles, A, Fishbein E. Antibody to nuclear ribonucleoprotein penetrates live human mononuclear cells through Fc receptors. *Nature*, 1978,271: 67-69.

[15] Amsellem S, Pflumio F, Bardinet, D, et al. Ex vivo expansion of human hematopoietic stem cells by direct delivery of the HOXB4 homeoprotein. *Nat Med*, 2003,9:1423-1427.

[16] Brunet I, Weinl C, Piper M, et al. The transcription factor Engrailed-2 guides retinal axons. *Nature*, 2005, 438: 94-98.

[17] Lu J, Li G, Lan M S, et al. Pax4 paired domain mediates direct protein transduction into mammalian cells. *Endocrinology*, 2007, 148: 5558-5565.

[18] Chen J, Li G, Lu J, et al. A novel type of PTD, common helix-loop-helix motif, could efficiently mediate protein transduction into mammalian cells. *Biochem Biophys Res Commun*, 2006, 347: 931-940.

[19] Noguchi H, Matsumoto S, Okitsu T, et al. PDX-1 protein is internalized by lipid raft-dependent macropinocytosis. *Cell Transplant*,2005,14: 637-645.

[20] Helland D E, Welles J L, Caputo A, et al. Transcellular transactivation by the human immunodeficiency virus type 1 tat protein. *J Virol*,1991, 65: 4547-4549.

[21] Joliot A, Maizel A, Rosenberg D, et al. Identification of a signal sequence necessary for the unconventional secretion of Engrailed homeoprotein. *Curr Biol*, 1998, 8:856-863.

[22] Yin W, Cao G, Johnnides M J, et al. TAT-mediated delivery of Bcl-xL protein is neuroprotective against neonatal hypoxic-ischemic brain injury via inhibition of caspases and AIF. *Neurobiol Dis*, 2006, 21: 358-371.

[23] Lissy N A,Davis P K, Irwin M, et al. A common E2F-1 and p73 pathway mediates cell death induced by TCR activation. *Nature*, 2000, 407: 642-645.

[24] Gong B, Cao Z, Zheng P, et al. Ubiquitin hydrolase Uch-L1 rescues beta-amyloid-induced decreases in synaptic function and contextual memory. *Cell*,2006, 126: 775-788.

[25] Morris M C, Depollier J, Mery J, et al. A peptide carrier for the delivery of biologically active proteins into mammalian cells,*Nat Biotechnol*, 2001, 19: 1173-1176.

[26] EL-Andaloussi S, Jarver P, Johansson H J, et al. Cargo-dependent cytotoxicity and delivery efficacy of cell-penetrating peptides: a comparative study. *Biochem J*, 2007, 407: 285-292.

[27] Dietz G P, Bahr M. Delivery of bioactive molecules into the cell: the Trojan horse approach. *Mol Cell Neurosci*,2004, 27: 85-131.

[28] Noguchi H, Matsushita M, Okitsu T, et al. A new cell-permeable peptide allows successful allogeneic islet transplantation in mice. *Nat Med*, 2004, 10: 305-309.

[29] Yu H, Sliedregt-Bol K, Overkleeft H, et al. Therapeutic potential of a synthetic peptide inhibitor of nuclear factor of activated T cells as antirestenotic agent. *Arterioscler Thromb Vasc Biol*,2006,26:1531-1537.

[30] Plescia J, Salz W, Xia F, ,et al. Rational design of shepherdin. a novel anticancer agent. *Cancer Cell*,2005,7:457-468.

[31] Arnt C R, Chiorean M V, Heldebrant M P, et al. Synthetic Smac/DIABLO peptides enhance the effects of chemotherapeutic agents by binding XIAP and cIAP1 in situ. *J Biol Chem*,2002, 277:44236-44243.

[32] Fulda S, Wick W, Weller M, et al. Smac agonists sensitize for Apo2L/TRAIL- or anticancer drug-induced apoptosis and induce regression of malignant glioma in vivo. *Nat Med*,2002, 8:808-815.

[33] Baker R D, Howl J, Nicholl I D. A sychnological cell penetrating Peptide mimic of p21 (WAF1/CIP1) is proapoptogenic. *Peptides*,2007, 28: 731-740.

[34] Tan M, Lan K H, Yao J, et al. Selective inhibition of ErbB2-overexpressing breast cancer in vivo by a novel TAT-based ErbB2-targeting signal transducers and activators of transcription 3-blocking peptide. *Cancer Res*, 2006, 66: 3764-3772.

[35] Sawada M, Hayes P, Matsuyama S. Cytoprotective membrane-permeable peptides designed from the Bax-binding domain of Ku70. *Nat Cell Biol*,2003,5:352-357.

[36] Yoshida T, Tomioka I, Nagahara T, et al. Bax-inhibiting peptide derived from mouse and rat Ku70. *Biochem Biophys Res Commun*,2004,321:961-966.

[37] Howl J, Jones S. Proteomimetic cell penetrating peptides. *Int J Pept Res Ther*,2008,14:359-366.

[38] Zindy F, Eischen C M, Randle D H, et al. Myc signaling via the ARF tumor suppressor regulates p53-dependent apoptosis and immortalization. *Genes Dev*,1998,12:2424-2433.

[39] Palmero I, Pantoja C, Serrano M. p19ARF links the tumour suppressor p53 to Ras. *Nature*,1998,395: 125-126.

[40] Ameyar-Zazoua M, Wisniewska M B, Bakiri L,et al. AP-1 dimers regulate transcription of the p14/p19ARF tumor suppressor gene. *Oncogene*,2005,24: 2298-2306.

[41] Bates S, Phillips A C, Clark P A ,et al. p14ARF links the tumour suppressors RB and p53. *Nature*,1998,395:124-125.

[42] Bothner B, Lewis W S, DiGiammarino E L ,et al. Defining the molecular basis of Arf and Hdm2 interactions. *J Mol Biol*, 2001,314:263-277.

[43] DiGiammarino E L, Filippov I, Weber J D,et al. Solution structure of the p53 regulatory domain of the p19Arf tumor suppressor protein. *Biochemistry*,2001,40: 2379-2386.

[44] Johansson H J, EL-Andaloussi S, Holm T,et al. Characterization of a novel cytotoxic cell-penetrating peptide derived from p14ARF protein. *Mol Ther*,2008,16:115-123.

[45] EL-Andaloussi S, Johansson H J, Holm T,et al. A novel cell-penetrating peptide, M918, for efficient delivery of proteins and peptide nucleic acids. *Mol Ther*, 2007, 15: 1820-1826.

[46] Elliott G, O'Hare P. Intercellular trafficking and protein delivery by a herpesvirus structural protein. *Cell*, 1997, 88: 223-233.

[47] Sonnier L,Le Pen G, Hartmann A,et al. Progressive loss of dopaminergic neurons in the ventral midbrain of adult mice heterozygote for Engrailed1. *J Neurosci*,2007,27:1063-1071.

[48] Noguchi H, Kaneto H, Weir G C,et al. PDX-1 protein containing its own antennapedia-like protein transduction domain can transduce pancreatic duct and islet cells. *Diabetes*,2003, 52:1732-1737.

[49] Lesaffre B, Joliot A, Prochiantz A, et al. Direct non-cell autonomous Pax6 activity regulates eye development in the zebrafish. *Neural Dev*,2007,2:2.

[50] Guelen L, Paterson H, Gaken J, et al. TAT-apoptin is efficiently delivered and induces apoptosis in cancer cells. *Oncogene*,2004,23:1153-1165.

[51] Lai Y, Du L, Dunsmore K E, et al. Selectively increasing inducible heat shock protein 70 via TAT-protein transduction protects neurons from nitrosative stress and excitotoxicity. *J Neurochem*,2005,94:360-366.

[52] Kilic U, Kilic E, Dietz G P, et al. Intravenous TAT-GDNF is protective after focal cerebral ischemia in mice. *Stroke*, 2003,34:1304-1310.

[53] Toro A, Grunebaum E. TAT mediated intracellular delivery of purine nucleoside phosphorylase corrects its deficiency in mice. *J Clin Invest*,2006,116:2717-2726.

[54] Michiue H, Tomizawa K, Wei F Y, et al. The NH2 terminus of influenza virus hemagglutinin-2 subunit peptides enhances the antitumor potency of polyarginine-mediated p53 protein transduction. *J Biol Chem*,2005,280: 8285-8289.

[55] Michiue H,Tomizawa K,Matsushita M, et al. Ubiquitination-resistant p53 protein transduction therapy facilitates anti-cancer effect on the growth of human malignant glioma cells. *FEBS Lett*,2005,579:3965-3969.

[56] Myrberg H, Lindgren M, Langelü. Protein delivery by the cell-penetrating peptide YTA2. *Bioconjug Chem*, 2007, 18:170-174.

[57] Terada H,Matsushita M, Lu Y F, et al. Inhibition of excitatory neuronal cell death by cell-permeable calcineurin autoinhibitory peptide. *J Neurochem*,2003, 87:1145-1151.

[58] Gusarova G A, Wang I C, Major M L, et al. A cell-penetrating ARF peptide inhibitor of FoxM1 in mouse hepatocellular carcinoma treatment. *J Clin Invest*,2007,117:99-111.

[59] McCusker C T, Wang Y, Shan J, et al. Inhibition of experimental allergic airways disease by local application of a cell-penetrating dominant-negative STAT-6 peptide. *J Immunol*, 2007,179:2556-2564.

[60] Xu W, Wong T P, Chery N, et al. Calpainmediated mGluR1alpha truncation: a key step in excitotoxicity. *Neuron*, 2007,53:399-412.

[61] Polo J M, Dell'Oso T, Ranuncolo S M, et al. Specific peptide interference reveals BCL6 transcriptional and oncogenic mechanisms in B-cell lymphoma cells. *Nat Med*, 2004, 10: 1329-1335.

[62] Stockton R A, Schaefer E,Schwartz M A. p21-activated kinase regulates endothelial permeability through modulation of contractility. *J Biol Chem*,2004,279:46621-46630.

[63] Kiosses W B, Hood J, Yang S, et al. A dominant-negative p65 PAK peptide inhibits angiogenesis. *Circ Res*,2002,90: 697-702.

[64] Perea S E, Reyes O, Puchades Y, et al. Antitumor effect of a novel proapoptotic peptide that impairs the phosphorylation by the protein kinase 2 (casein kinase 2). *Cancer Res*,2004, 64:7127-7129.

[65] Perera Y, Farina H G, Hernandez I, et al. Systemic administration of a peptide that impairs the protein kinase (CK2) phosphorylation reduces solid tumor growth in mice. *Int J Cancer*,2008,122:57-62.

[66] Aarts M, Liu Y, Liu L, et al. Treatment of ischemic brain

damage by perturbing NMDA receptor-PSD-95 protein intera-
ctions. *Science*,2002,298: 846-850.

[67] Dasgupta P, Sun J, Wang S,et al. Disruption of the Rb- Raf-
1 interaction inhibits tumor growth and angiogenesis. *Mol Cell
Biol*,2004, 24:9527-9541.

[68] Hoareau C, Borrell V, Soriano E, et al. APP cytoplasmic
domain antagonizes reelin neurite outgrowth inhibition of hip-
pocampal neurons. *Neurobiol Aging*,2008,29(4):542-553.

[69] Giorello L, Clerico L, Pescarolo M P, et al. Inhibition of
cancer cell growth and c-Myc transcriptional activity by a
c-Myc helix 1-type peptide fused to an internalization
sequence. *Cancer Res*,1998,58: 3654-3659.

[70] Holinger E P, Chittenden T, Lutz R J. Bak BH3 peptides
antagonize Bcl-xL function and induce apoptosis through cyto-
chrome c-independent activation of caspases. *J Biol Chem*,
1999,274:13298-13304.

[71] Vieira H L, Boya P, Cohen I, et al. Cell permeable BH3-
peptides overcome the cytoprotective effect of Bcl-2 and Bcl-
X(L). *Oncogene*,2002,21:1963-1977.

[72] Jimi E,Aoki K, Saito H, et al. Selective inhibition of NF-
kappa B blocks osteoclastogenesis and prevents inflammatory
bone destruction in vivo. *Nat Med*,2004,10:617-624.

[73] May M J, D'Acquisto F, Madge L A, et al. Selective inhibi-
tion of NF-kappa B activation by a peptide that blocks the in-
teraction of NEMO with the IkappaB kinase complex.
Science,2000,289:1550-1554.

[74] Borsello T, Clarke P G, Hirt L, et al. A peptide inhibitor of
c-Jun N-terminal kinase protects against excitotoxicity and
cerebral ischemia. *Nat Med*,2003,9:1180-1186.

[75] Kaneto H, Nakatani Y, Miyatsuka T,et al. Possible novel
therapy for diabetes with cell-permeable JNKinhibitory pep-
tide. *Nat Med*,2004,10:1128-1132.

[76] Bonny C, Oberson A, Negri S, et al. Cell-permeable peptide
inhibitors of JNK: novel blockers of beta-cell death. *Diabetes*,
2001,50:77-82.

[77] Fahraeus R, Paramio J M, Ball K L, et al. Inhibition of pRb

phosphorylation and cell-cycle progression by a 20-residue
peptide derived from p16CDKN2/INK4A. *Curr Biol*,1996,6:
84-91.

[78] Gius D R, Ezhevsky S A, Becker-Hapak M,et al. Trans-
duced p16INK4a peptides inhibit hypophosphorylation of the
retinoblastoma protein and cell cycle progression prior to acti-
vation of Cdk2 complexes in late G1. *Cancer Res*,1999,59:
2577-2580.

[79] Le Roux I, Joliot A H, Bloch-Gallego E, et al. Neurotrophic
activity of the Antennapedia homeodomain depends on its
specific DNAbinding properties. *Proc Natl Acad Sci U S A*,
1993,90:9120-9124.

[80] Bloch-Gallego E, Le Roux I, Joliot A H, et al. Antennapedia
homeo homeobox peptide enhances growth and branching of
embryonic chicken motoneurons in vitro. *J Cell Biol*,1993,
120:485-492.

[81] Laakkonen P, Porkka K, Hoffman J A, et al. A tumor-ho-
ming peptide with a targeting specificity related to lymphatic
vessels. *Nat Med*,2002, 8:751-755.

[82] Laakkonen P, Akerman M E, Biliran H, et al. Antitumor ac-
tivity of a homing peptide that targets tumor lymphatics and
tumor cells. *Proc Natl Acad Sci U S A*,2004,101:9381-9386.

[83] Östlund P, Kilk K, Lindgren M Hü, et al. Cell-penetrating
mimics of agonistactivated G-protein coupled receptors. *Int J
Pept Res Ther*,2005,11:237-247.

[84] Issaeva N, Friedler A, Bozko P, et al. Rescue of mutants of
the tumor suppressor p53 in cancer cells by a designed pep-
tide. *Proc Natl Acad Sci U S A*,2003,100:13303-13307.

[85] Esteve E, Mabrouk K, Dupuis A, et al. Transduction of the
scorpion toxin maurocalcine into cells. Evidence that the to-
xin crosses the plasma membrane. *J Biol Chem*,2005,280:
12833-12839.

[86] Boisseau S, Mabrouk K, Ram N, et al. Cell penetration
properties of maurocalcine, a natural venom peptide active on
the intracellular ryanodine receptor. *Biochim Biophys Acta*,
2006,1758:308-319.

第 *18* 章

同源蛋白的细胞内转导——细胞穿透肽的隐藏功能

Alain Prochiantz

摘要:细胞穿透肽(CPPs)是能够内在化进入活细胞的小肽。在细胞中,它能够到达细胞质或细胞器(线粒体、细胞核等),并具有药理学活性。CPPs 是一个非常重要的研究领域,一些实验组通过不懈的努力,尝试阐明多肽的转导机制,以及验证如何将 CPPs 应用于药物。但需注意的是,蛋白转导的发现,是从同源蛋白转录因子的细胞间转移,这是新型信号机制的研究结果。实际上,第一个和可能最常用的 CPP(Tat 和穿透素),分别来自于 HIV Tat 和同源蛋白转录因子中能够进入细胞的部分区域。这些发现最终启发了蛋白转导的研究,以及设计非天然的 CPPs。在本章中,将对蛋白转导的发现寻根溯源,以及已被忽略的蛋白转导的信号机制和其主要生理功能。

关键词:信号;同源蛋白转录因子;成形素;模式;轴突导向;临界期;可塑性;神经学;精神学

---

1. 概　述

活细胞内在化转录因子的首次报道,可追溯到 Frankel 及其同事关于人 HIV(human immunodeficiency virus)转录因子 Tat 的研究[1]。尽管人们对了解 HIV 的感染性一直有兴趣,但这个研究没有继续下去。直到 1990 年代前期,大部分细胞转录因子转导的生理学研究关注植物和动物的同源蛋白转录因子[2],当时人们容易接受植物中同源蛋白的细胞间转移,这是由于植物细胞间存在"桥"或被称为胞间连丝的"通道"[3],这些同源蛋白转录因子包括 Knotted - 1(一个 TALE 类植物同源蛋白)和 Engrailed(动物同源蛋白),它们具有相似的转导机制和性质[4]。

与通常的认识相反,生物膜与完全固定封闭的墙不同,它是能够被破坏和修复的活性结构(与大多数生物结构相同),因此有理由相信细胞内在化大分子时,细胞膜局部的瞬时扰动是一个正常的生理学现象。细胞膜扰动有两种情况:第一种是内在化的蛋白具有特殊的不稳定性;第二种是修复机制快速使膜封闭。事实上,同源蛋白通过它们第三个螺旋的特殊结构,具有"扰动性"并存在细胞修复机制[5,6]。

经过过去 20 年的发展,尤其是近几年,几个实验室在机制和生物学水平上探索了同源蛋白的转导现象。本章将集中讨论最近报道的这个信号机制的多种生理学功能。

2. 发育中的分界和区间

　　在果蝇遗传学中熟知分界的概念,GAP 基因、同源基因和组织极性基因往往编码同源蛋白转导因子,这些转导因子参与确定组织区域的位置、大小、特征和极性。同源蛋白家族的发育性基因也存在于脊椎动物中,它们直接或通过联合编码,发育成典型的组织区域。报道最多的是神经系统中在发育神经血管内皮时界限的形成,例如区域内 Otx2 和 Gbx2 的大量表达可形成峡部、在神经干背脊区联合编码表达的几个同源蛋白是神经元和胶质细胞群分离的源头[7,8]。

　　典型的例子是 Pax6 编码的同源蛋白基因,在眼睛发育中具有重要作用。实际上,Pax6 失效则分别导致无眼或小眼表型[9,10]。相反,更惊奇的是,Pax6 功能的获得将诱导在异常区域形成眼部结构:果蝇的腿部或触角、公蟾的腹部等[11,12]。

　　推测眼区的发育始于在一定区域内生长因子对 Pax6 的诱导[13,14],但这个区域的扩展则通过非自动的 Pax6 自身诱导(图 18－1)。在这个模型中,分泌的 Pax6 进入邻近细胞,从而激活自身转录。这个过程不断重复,直至扩展到 Pax6 的所有区域。这个过程终止于不能自身诱导的细胞,如表达 Pax2 的细胞。

　　这个模型可解释为何当观测神经内皮细胞发育的几个区域时,同源蛋白所在位置可形成界限。为验证这个模型,使用发育的斑马鱼胚胎,在其囊胚期细胞外给予 Pax6 抗体以阻断 Pax6 转移[14],结果出现了非常特异的眼睛表型:从无眼到单眼和(或)小眼表型(单侧或双侧)。这些表型及其特异性,可被细胞外抗体的内在化拮抗,排除了抗体的细胞内活性[15]。

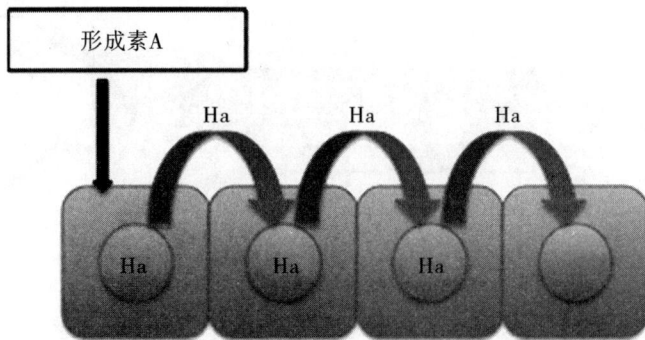

图 18－1　同源蛋白转移诱导同源基因。正是在这个模型中,形成素 A 在小量的细胞中(示意图显示)诱导同源蛋白 Ha 表达。同源蛋白转导进入邻近细胞,从而诱导自身的合成。这个过程不断重复,导致同源基因扩展,直至 Ha 进入某个不能诱导的细胞。这个模型用于阐述 Pax6 在形成斑马鱼眼角膜中的作用[2,13-15]

这个研究非细胞自身分子 Pax6 活性的方法,目前被用于小鸡模型,以观测在神经干的背脊轴的界限定位中阻断同源蛋白转移的效果。

3. 轴突导向

轴突导向在发育中非常重要,它保证了生理性神经元环路的形成。实际上,一些轴突延伸的距离比其细胞体直径长几百倍。生长锥的生长、轴突(树突)末端能够得知其正确的位置并通过合适的形式表示(停 - 走 - 转弯)。

研究轴突导向最常用的模型是视网膜在背脑顶盖(小鼠上丘)的视觉投射[16]。视网膜的两个轴(背 - 腹和鼻 - 颞)投射到顶盖的两个轴。在视网膜的鼻 - 颞投射到顶盖的前 - 后轴,有许多导向因子参与,其中 Ephrin/Eph 系统尤为精巧。Ephrins(EphrinA5)在顶盖表面的前低和后高梯度中表达,而它们的 Eph 受体(EphA3)在鼻侧底部或颞侧上部的视觉神经节细胞(retinal ganglion cells,RGCs)的生长锥上表达。因此,当它们达到顶盖区的后部区域时,颞侧轴激活终止信号。该终止信号与高 Ephrin 信号相关[17,18]。

锯齿状同源蛋白也在致密区前低和后高梯度区表达。功能获得性实验表明,它沿着轴突方向,通过调节 EphrinA5 的表达而进行轴突引导[19]。但目前的研究表明[20],锯齿状同源蛋白被生长锥内在化后,在鼻侧和颞侧轴突中分别具有相反的活性,排斥后者,吸引前者(图 18 - 2)。锯齿状同源蛋白的引导活性需要由生长锥内在化,并由局部 mRNAs 翻译。细胞外锯齿状蛋白也可在细胞内发挥作用[21],作用方式依赖翻译的 EphrinA5。但除非在锯齿状蛋白存在的条件下,低浓度的 EphrinA5 不能排斥颞侧神经锥[21]。

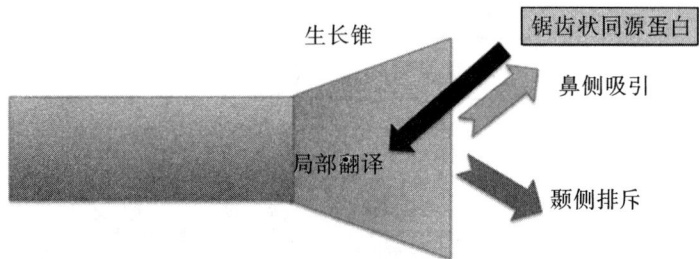

图 18 - 2　锯齿状同源蛋白在视网膜神经节细胞(RGCs)中作为引导分子。在蛋白存在条件下,分别排斥和吸引 RGC 生长锥的颞侧和鼻侧[20]。这些作用需要内在化蛋白和局部 mRNA 的翻译。在体内,阻断珠玑蛋白细胞外活性可干扰 RGC 颞侧轴的延伸[21]

4. 双眼视觉临界期

最后－临近最后－转导感觉信号进入皮层第Ⅲ和第Ⅳ层的丘脑皮层投射在发育中出现的相当晚。这个时期感觉的形成有赖于感觉信息,被称为临界期(critical period,CP)。CP 的重要性在于它精细的发育时间点上暂时、开放和关闭,以及对学习功能具有首要作用(图 18 -3)。

双眼视觉皮层是 CP 调节的有用模型。在动物的双眼视觉中,两只眼的投射竞争位于丘脑腹部特殊区的内部。这些神经元也竞争双眼视觉皮层的第Ⅲ和第Ⅳ层的空间占有和突触活性。可塑期前后,短时的单眼剥夺不是双眼视觉优势的结果,而是在皮层水平上双眼的各自代表区。在 CP 期间的每一个剥夺将强化"活动"眼。有趣的是,CP 是一种特异性的 γ－氨基丁酸(gamma aminobutyric acid,GABA)能中间神经元——白蛋白巨框细胞(parvalbumine,PV)成熟的标志。CP 的开放由这些细胞的成熟所开启,当细胞充分成熟并发挥抑制活性(抑制锥体谷氨酸能神经元)时,CP 关闭(图 18 -3)。

许多因子参与依赖活性的 CP 开放。例如同源框蛋白转录因子 Otx2[22]。在小鼠开放 CP 时,需要 Otx2 内在化进入 PV 细胞(功能的丧失和获得),并在 20d 后关闭。另外的实验明显证明了酶 ABC 降解的复合糖参与了 Otx2 与细胞膜受体的识别。

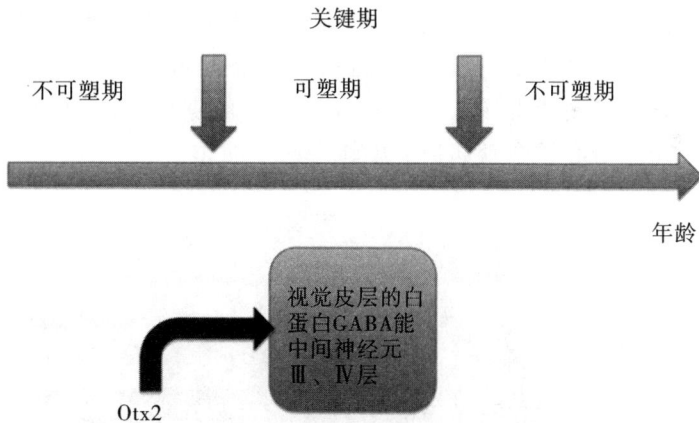

图 18 -3　Otx2 在双目视觉皮层中调节临界期的开关。在出生后的发育中,皮层突出结构对感觉信息高度敏感。这个可塑性的过渡期称为临界期。在双目视觉皮层,这个临界期(当双眼联系皮层代表区)由白蛋白 GABA 能神经元的成熟所始发。这些神经元的成熟(抑制锥状细胞活性)在小鼠产后 20d(P20)开启可塑性期,在 40d 关闭。Otx2 由中间神经元内在化,诱导白蛋白巨框细胞的成熟,从而调节 CP 的开放和关闭[22]

5. 治疗性蛋白

在发育过程中同源框基因的表达极为重要。假说认为它们的表达缺陷是几种疾病的病因,包括心理学疾病[23-25]。但这些基因在成人中仍有表达,其确切功能尚不清楚。一个典型的例子是黑质(substantia nigra,SN)和中缝区(ventral tegmental area,VTA)内,成人脑多巴胺能神经元(mesencephalu dopaminergil neursns,MDA)有锯齿状同源蛋白及其表达,推测锯齿状同源蛋白(Engrailed1 和 Engrailed2)是多巴胺能神经元的一个存活因子[26]。

为进一步验证该假说[27],跟踪成年小鼠死亡的多巴胺能神经元,发现锯齿状蛋白 1 表达异常,而蛋白 2 则表达正常。那些丧失 1/4 锯齿状蛋白 1 序列的小鼠,多巴胺能神经元在出生后 6 周开始进行性死亡(1 年后多巴胺能神经元丧失 40%),并且 SN 区的死亡率高于 VTA 区(1 年后丧失 20%)。这种主要影响 SN 的进行性多巴胺能神经元丧失(与 VTA 相比),与帕金森病非常相似。

因为锯齿状同源蛋白能够进入活细胞,实验中将它灌注入中脑,结果显示这个外源分子能够挽救多巴胺能神经元[27]。这个实验证明了一个事实,即在一定情况下,同源框蛋白可能被用作"治疗性蛋白(图 18 - 4)"。这方面的研究工作虽然刚刚开始,但使用这种获得功能性的方法在转录、翻译水平上,确定下游靶点和潜在的药物靶点,这个思路极具吸引力。尽管目前对结果言之过早,但锯齿状蛋白在帕金森病动物模型中作为"治疗性蛋白"的研究确实值得深入。此外,检测 SN 区锯齿状同源蛋白的多个靶点,并不仅限于研究帕金森病通路中转录因子的作用。

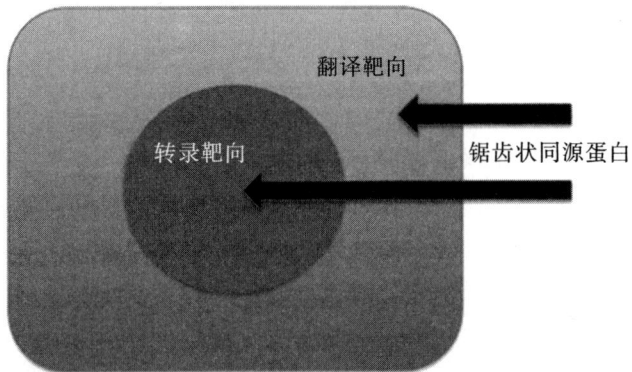

图18-4　同源蛋白作为治疗性蛋白和工具确定治疗靶点。该图说明锯齿状蛋白作为脑多巴胺神经元的存活因子[27],也说明锯齿状蛋白转导可用于疾病的治疗,以及帮助确定新的治疗靶位

6. 结　论

CPPs 或转导肽目前正处于蓬勃发展期,并且已在生物学领域获得真正的独立地位。但是,除了发展其作为进入细胞内的新药外,应明确需要了解的基本问题。有人认为,蛋白转导是细胞非常规分泌和内在化的特例,尤其是它们的转运以不依赖内吞的方式,这与"已建立的"理论相背离,这是本领域即使杰出的研究者也很难接受的事实。非常规内在化的研究意味着需要继续探索多肽与脂的相互作用,阐明多肽与负电荷复合糖之间的作用,了解与细胞膜受损和修复有关的膜可塑性等,如果能够掌握这个转导过程并进行调控,将毫无疑问会发展出新一代的药物。

致　谢

本工作由法国国家科学研究中心和法国巴黎高等师范学校及附属初中支持。感谢 Elizabeth Di Lullo 的有益建议和对稿件认真的二次审校。

参考文献

[1] Frankel A D, Bredt D S, Pabo C O. Tat protein from human immunodeficiency virus forms a metal-linked dimer. *Science*, 1988;240:70-3.

[2] Prochiantz A, Joliot A. Can transcription factors function as cell-cell signalling molecules. *Nat Rev Mol Cell Biol*,2003;4:814-9.

[3] Lucas WJ, Bouche-Pillon S, Jackson DP, et al. Selective trafficking of KNOTTED1 homeodomain protein and its mRNA through plasmodesmata. *Science*,1995;270:1980-3.

[4] Tassetto M, Maizel A, Osorio J, et al. Plant and animal homeo-domains use convergent mechanisms for intercellular transfer. *EMBO Rep*,2005;6:885-90.

[5] Joliot A, Prochiantz A. Transduction peptides: from technology to physiology. *Nat Cell Biol*,2004;6:189-96.

[6] Cai C, Masumiya H, Weisleder N, et al. MG53 nucleates assembly of cell membrane repair machinery. *Nat Cell Biol*,2009;11:56-64.

[7] Simeone A. Positioning the isthmic organizer where Otx2 and Gbx2 meet. *Trends Genet*,2000;16:237-40.

[8] Briscoe J, Pierani A, Jessell TM,et al. A homeodomain protein code specifies progenitor cell identity and neuronal fate in the ventral neural tube. *Cell*,2000;101:435-45.

[9] Callaerts P, Halder G, Gehring WJ. PAX-6 in development and evolution. *Annu Rev Neurosci*,1997;20:483-532.

[10] Quiring R, Walldorf U, Kloter U,et al. Homology of the eyeless gene of Drosophila to the Small eye gene in mice and Aniridia in humans. *Science*,1994;265:785-9.

[11] Halder G, Callaerts P, Gehring WJ. Induction of ectopic eyes by targeted expression of the eyeless gene in Drosophila. *Science*, 1995;267:1788-92.

[12] Chow RL, Altmann CR, Lang RA, et al. Pax6 induces ectopic eyes in a vertebrate. *Development*,1999;126:4213-22.

[13] Brunet I, Di Nardo AA, Sonnier L,et al. The topological role of homeoproteins in the developing central nervous system. *Trends Neurosci*,2007;30:260-7.

[14] Holcman D, Kasatkin V, Prochiantz A. Modeling homeoprotein intercellular transfer unveils a parsimonious mechanism for gradient and boundary formation in early brain development. *J Theor Biol*,2007;249:503-17.

[15] Lesaffre B, Joliot A, Prochiantz A,et al. Direct non-cell autonomous Pax6 activity regulates eye development in the zebrafish. *Neural Dev*,2007; 2:2.

[16] Sperry RW. Chemoaffinity in the orderly growth of nerve fiber patterns and connections. *Proc Natl Acad Sci USA*,1963;50:703-10.

[17] Flanagan JG, Vanderhaeghen P. The ephrins and Eph receptors in neural development. *Annu Rev Neurosci*, 1998;21:309-45.

[18] Flanagan JG. Neural map specification by gradients. *Curr Opin Neurobiol*,2006;16: 59-66.

[19] McLaughlin T, O'Leary DD. Molecular gradients and development of retinotopic maps. *Annu Rev Neurosci*, 2005; 28: 327-55.

[20] Brunet I, Weinl C, Piper M, et al. The transcription factor Engrailed-2 guides retinal axons. *Nature*, 2005; 438: 94-8.

[21] Wizenmann A, Brunet I, Lam JSY, et al. Extracellular Engrailed participates in the topographic guidance of retinal axons in vivo. *Neuron*, 2009; 64(3): 355-66.

[22] Sugiyama S, Di Nardo AA, Aizawa S, et al. Experience-dependent transfer of Otx2 homeoprotein into the visual cortex activates postnatal plasticity. *Cell*, 2008; 134: 508-20.

[23] Kennedy DP, Courchesne E. The intrinsic functional organization of the brain is altered in autism. *Neuroimage*, 2008; 39: 1877-85.

[24] Harrison PJ. Schizophrenia susceptibility genes and neurodevelopment. *Biol Psychiatry*, 2007; 61: 1119-20.

[25] Walsh CA, Morrow EM, Rubenstein JL. Autism and brain development. *Cell*, 2008; 135: 396-400.

[26] Simon HH, Thuret S, Alberi L. Midbrain dopaminergic neurons: control of their cell fate by the engrailed transcription factors. *Cell Tissue Res*, 2004; 318: 53-61.

[27] Sonnier L, Le Pen G, Hartmann A, et al. Progressive loss of dopaminergic neurons in the ventral midbrain of adult mice heterozygote for Engrailed1. *J Neurosci*, 2007; 27: 1063-71.

第 *19* 章

靶脑型细胞穿透肽的构建与功能研究

周如梅,付爱玲

摘要:脑部重大疾病(老年痴呆、帕金森病、脑肿瘤、脑缺血等)的治疗是药物研究的一个重要方向。但目前尚无有效的方法实现生物活性药物的靶脑转运。本章使用具有嗜神经性的狂犬病毒糖蛋白衍生肽段(rabies virus glycoprotein – derived peptide,RDP)和具有膜通透性的细胞穿透肽(CPPs),构建出新型多肽靶脑载体 RDP – CPP。以绿色荧光蛋白和 β 半乳糖苷酶为指示,通过动物体内实验证明 RDP – CPP 能携带蛋白质靶向脑内神经元转运。

关键词:血脑屏障;靶脑载体;细胞穿透肽;中枢神经系统;狂犬病毒糖蛋白

1. 概　述

中枢神经系统(central nervous system, CNS)疾病,如老年痴呆、帕金森病等严重影响人们的生活质量,给社会、家庭带来沉重负担。将具有治疗作用的物质输送至脑部、对脑部疾病进行有效治疗,一直是人们期待的目标。然而,由于血脑屏障(blood brain barrier,BBB)的存在,许多有潜在治疗价值的大分子物质难以进入脑内[1]。如何将这些大分子治疗物质通过血脑屏障,靶向转运入脑,是人们一直在不懈探索的课题。目前,开发靶脑载体是解决这个难题的有效途径,将具有治疗功能的物质通过分子克隆的方法,与靶脑载体连接,在细胞中表达形成融合蛋白,在载体的协助作用下,可实现大分子物质的靶脑转运。

细胞穿透肽(CPPs)又称蛋白转导区或膜转位序列,是具有穿透生物膜脂质双分子层结构的一些富含碱性氨基酸的肽段,它不仅能快速进入几乎所有类型的细胞,而且能携带外源性物质穿过各种生理屏障[2-4]。以 CPP 为载体,已成功携带多种不同分子量和不同功能的蛋白质进入细胞或进入机体的组织器官[5-9]。但是由于 CPP 能透过各种生理屏障,不具有组织特异性,必须进一步改造,获得具有靶向性的衍生肽。狂犬病毒糖蛋白(rabies virus glycoprotein,RVG)是一种嗜神经性的蛋白质,能够携带其他物质向中枢神经系统转运、促进其他病毒转运到脑中[10]，已证实位于第 189～214 位和第 330～357 位的肽段具有嗜神经性[11-13]，这些肽段是 RVG 与受体结合的关键部位，将这些肽段进行改造，可得到靶向中枢神经系统、无免疫原性的 RVG 衍生肽段（RVG - derived peptide，RDP）。本实验室将 RDP 与 CPP 连接，获得新型细胞穿透肽 RDP - CPP。该新型细胞穿透肽融合了 RDP 的靶向性和 CPP 的膜通透性，可能具有靶脑转运的能力。为了验证 RDP - CPP 的靶向性，本实验用载体 RDP - CPP 携带大分子双报告蛋白 β - 半乳糖苷酶（β - galactosidase，β - GAL）或增强型绿色荧光蛋白（enhanced green fluorescent protein，EGFP）转运入脑，探究载体的靶向性。

通过分子克隆方法，将载体 RDP - CPP 与 β - GAL 或 EGFP 的核苷酸序列融合，获得重组质粒，同时构建没有融合 RDP - CPP 载体的 β - GAL 和 EGFP 的核苷酸融合重组质粒，作为对照。获得阳性克隆后，大肠杆菌 IPTG 诱导进行蛋白表达，用超声破碎的方法获得目的蛋白。Lorry 法测定总蛋白含量，通过尾静脉注射方法注射等量总蛋白量入小鼠体内。小鼠分为 3 组：实验组，注射有 RDP - CPP 引导的 EGFP 或 β - GAL 融合蛋白；对照组：EGFP 或 β - GAL 蛋白；空白组：注射等量的磷酸盐缓冲液。分别在注射后 15min 和 8h 后安乐死小鼠，取各组织，固定、脱水、切片，通过荧光显微镜和 X - gal 染色分别检测 EGFP 和 β - GAL。实验结果显示，实验组小鼠的大脑皮层和海马区的神经胶质细胞中，检测到蛋白的分布，在外周组织中，除了肾脏和肝脏，其他外周组织并没有蛋白的分布；对照组小鼠的大脑中没有检测到蛋白的分布，在肾脏和肝脏中有蛋白的分布。通过以上的实验结果，可以得出 RDP - CPP 具有脑靶向性，具有携带大分子蛋白透过 BBB，转运入脑的能力。本实验的意义在于为大分子蛋白质穿越 BBB、靶脑转运提供一种安全有效的方法，为其他功能性大分子治疗物质靶向治疗脑疾病提供理论依据。

2. 材 料

2.1. 菌种与载体

（1）菌株：含有质粒 pET28a - RDP330 - CPP - LacZ、pET28a - RDP330/189 - CPP - EGFP 的 DH5α 菌种；DH5α 和 BL21 菌种。

（2）质粒：质粒 pCMV - β、pET28a(+) - RVG330 和 pET28a(+)。

（3）细胞：HeLa 人宫颈癌细胞、SK - N - SH 人神经母瘤细胞。

（4）健康雄性小鼠，体重（20 ± 0.5）g。

2.2. 酶与主要试剂

HindⅢ 和 Xho I 限制性内切酶、T4DNA 连接酶、PCR 相关试剂、LA Taq

DNA 聚合酶、X - Gal、IPTG、高分子量蛋白 Marker、DNA Marker、DNA 胶回收试剂盒、质粒提取试剂盒、PCR 产物纯化试剂盒、Ni^{2+} - NTA 柱、SDS、甘氨酸、TEMED。

2.3. 溶液及培养基

（1）硫酸卡那霉素：母液为 50mg/mL，0.22μm 滤膜过滤除菌，分装，-20℃储存，工作浓度为 50μg/mL。

（2）IPTG：母液为 800mmol/L，0.22μm 滤膜过滤除菌，分装，-20℃避光储存；

（3）X - Gal：用二甲基甲酰胺（DMF）充分溶解，母液为 20mg/mL，分装，-20℃避光储存。

（4）30% 丙烯酰胺贮存液：29g 丙烯酰胺和 1g N,N′ - 亚甲双丙烯酰胺溶于约 60mL 温热去离子水，定容至 100mL，装入棕色瓶中室温避光保存。

（5）电泳缓冲液及染色液。

5 × TBE 缓冲液（pH 8.3）：890mmol/L Tris - 硼酸，20mmol/L EDTA（pH 8.0），pH 8.3，室温存放。

5 × Tris - 甘氨酸缓冲液：1.51% Tris，9.4% 甘氨酸，0.5% SDS，室温存放。

（6）考马斯亮蓝染色液：甲醇：水：乙酸（5:4:1;V/V/V）溶解 0.25% 考马斯亮蓝 R - 250，过滤除颗粒，室温存放。

（7）脱色液：甲醇：水：乙酸（5:4:1;V/V/V）混合液，室温存放。

（8）LB 培养基：1% 胰蛋白胨、0.5% 酵母提取物、1% NaCl，121℃灭菌 30min;固体 LB 培养基添加 1.8% 琼脂后灭菌，用前加适量抗生素；

（9）细胞培养基：1640 培养基、DMEM 培养基、小牛血清，胎牛血清、PBS、胰酶消化液

（10）X - gal 显色液：铁氰化钾（0.5mol/L）100μL，亚铁氰化钾 1.84mg，氯化镁（1mol/L）20μL，X - gal（40mg/mL）250μL，0.01mol/L 磷酸盐缓冲液 9.63mL，临用前新鲜配制。

---

3. 方　法

3.1. 细菌的培养和收集

将含有质粒 pET28a - RDP330 - CPP - LacZ、pET28a - RDP330/189 - CPP - EGFP DH5α 菌种接种于 5mL LB 液体培养基（含 30μg/mL 卡那霉素），37℃振荡培养约 12~16h 至对数生长期。碱裂解法提取质粒 DNA，1% 琼脂糖凝胶电泳进行鉴定。

3.2. 融合蛋白的表达及检测

（1）将菌种在 3mL LB 液体培养基(含卡那霉素)中,37℃培养过夜。

（2）按 1:1 000 的比例将菌液转接到 100mL 的 LB 液体培养基中(含卡那霉素),在 37℃培养到 OD_{600} 值为 0.5 ~ 0.8 时,加入 IPTG 至终溶度为 0.1mmol/L,然后在 25℃诱导表达 4h。

（3）4℃收菌,PBS 洗涤,冻融 2 次,超声破碎,4℃收上清。

（4）按照说明书在 Ni^{2+} – NTA 柱上进行纯化。

（5）取未诱导、诱导的菌体进行 SDS – PAGE 电泳。

（6）SDS – PAGE 样品处理:将样品与 2 × SDS 上样缓冲液 1:1 混合,沸水煮 5min,离心 10 000r/min,10min,取上清,同时将蛋白标准品作平行处理。

（7）上样:每管取 20μL 处理后的样品加入样品槽中,并加入 10μL 蛋白标准品作对照。电泳后考马斯亮蓝染色液染色,脱色液脱色,在图像处理系统下将凝胶摄像。

3.3. 融合蛋白在 SK – N – SH 及 HeLa 细胞中的跨膜转运

3.3.1. 不同浓度的影响

将 RDP – Lac Z 融合蛋白分别以终浓度 25μg/mL 和 50μg/mL 加入到 6 孔培养板培养的 SK – N – SH 及 HeLa 细胞中,孵育 5h,5h 后用 PBS 洗 4 次,2% 甲醛和 0.2% 异戊醇 4℃固定 10min,再用 PBS 洗 3 次,加入 X – gal 显色液,37℃避光染色,同时设立空白对照组,染色后将细胞置于显微镜下观察及拍照,以此来检测融合蛋白以不同作用浓度进入细胞的情况。

3.3.2 不同时间的影响

将 RDP – Lac Z 融合蛋白加入到 6 孔培养板培养的 SK – N – SH 及 HeLa 细胞中,蛋白孵育时间分别为 1h、3h 和 5h。用 PBS 洗 4 次,2% 甲醛和 0.2% 异戊醇 4℃固定 10min,再用 PBS 洗 3 次,加入 X – gal 显色液,37℃避光染色,以此检测融合蛋白以作用的不同时间进入细胞。

3.4. 小鼠体内的荧光检测

将小鼠随机分为两组,按 0.5mg/kg 的剂量尾静脉注射 RDP – EGFP 约 0.5mL,同时设立空白对照组注射 PBS 0.5mL。分别在 15min 和 8h 将小鼠处死,取小鼠各组织,包括大脑、脊髓、心、肝、脾、肺、肾,进行冰冻切片后,在荧光显微镜下观测实验组、对照组和空白组中 EGFP 荧光分布。

在实验组中,蛋白注射 15min 后,外源蛋白主要分布在海马区以及皮层区的神经胶质细胞中,外周组织肾脏和肝脏中有 EGFP 分布(附注 1、2);注射 8h 后,在大脑、肾脏和肝脏中,基本检测不到蛋白分布。而对照组的大脑切片中没有检测到蛋白分布,在肾脏和肝脏中检测到蛋白分布,说明蛋白可能在肝脏和肾脏中代谢(附注 3);空白组中各组织均没有蛋白分布。

3.5. 小鼠组织切片染色

将小鼠注射 RDP – Lac Z 融合蛋白 15min 和 8h 后,进行左心室穿刺并依次用生理盐水冲洗、4% 多聚甲醛灌注固定后,分别取小鼠大脑、脊髓、心、肝、脾、肺、肾等器官,再放于 4% 多聚甲醛中固定,20%、30% 蔗糖 4℃脱水处理后,用 OCT 树脂冷冻包埋,在冷冻切片机上进行组织切片(30μm)。通过 X – gal染色,在自然光下观察检测实验组、对照组和空白组的 β – GAL 蛋白的分布(图 19 – 1)。

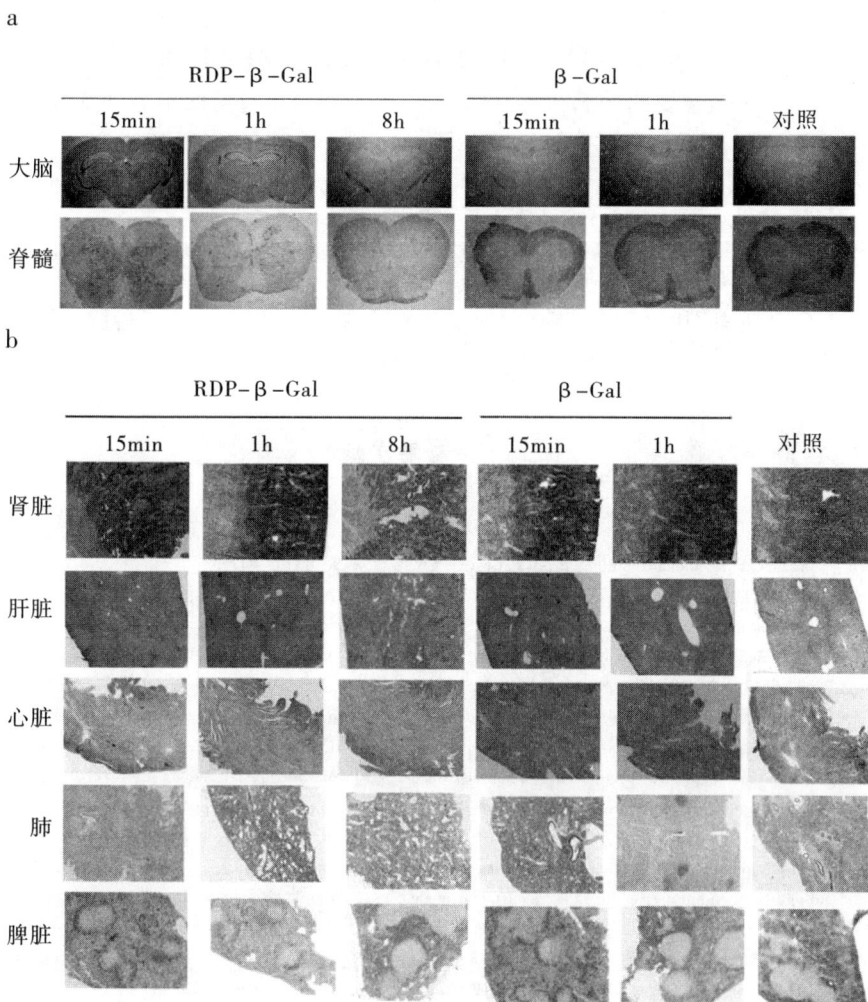

a

b

图 19 –1　RDP 携带大分子蛋白质 β – 半乳糖苷酶(β – Gal)靶向性地进入中枢神经系统。(a)β – Gal 在大脑和脊髓中的分布和代谢。(b)β – Gal 在外周组织(肾脏、肝脏、心脏、肺和脾脏)中的分布和代谢。RDP – β – Gal 可快速(15min 内)通透血脑屏障,选择性地进入中枢神经细胞,并在外周组织肾脏中代谢排泄

在实验组中,注射蛋白15min后,β-GAL主要分布在海马区以及皮层区的神经胶质细胞中,在外周组织肾脏和肝脏中分别检测到蛋白的分布(附注1、2);在8h后,在大脑、肾脏和肝脏中,基本检测不到蛋白的分布。在对照组中,在注射15min后,大脑切片中没有检测到蛋白的分布,在外周组织肾脏和肝脏中检测到蛋白的分布;8h后肾脏和肝脏中也基本检测不到蛋白(附注3)。空白组中各组织均没有蛋白分布。

4. 附　注

(1)在实验组和对照组的肾脏和肝脏中均检测到蛋白的分布,原因是这两个器官是主要的排泄和解毒器官,一部分蛋白通过这两个器官排泄是不可避免的。

(2)将蛋白注射小鼠体内15min后,便能在脑部检测到蛋白的分布,并且含量很高,说明转运速率非常快,提示融合蛋白转运的可能机制是通过受体介导的胞吞作用实现的。

(3)在注射后8h,在实验组基本上检测不到蛋白,说明蛋白已经被清除,提示RDP-CPP携带大分子蛋白入脑后,可以被机体排除,不会长久残留在体内,为生物安全性提供实验依据。

参考文献

[1] Patel MM, Goyal BR, Bhadada SV, et al. Getting into the brain: approaches to enhance brain drug delivery. *CNS Drugs*, 2009, 23(1): 35-58.

[2] Stewart KM, Horton KL, Kelley SO. Cell-penetrating peptides as delivery vehicles for biology and medicine. *Org Biomol Chem*, 2008, 6(13): 2242-2255.

[3] Song HY, Lee JA, Ju SM, et al. Topical transduction of supero-xide dismutase mediated by HIV-1 Tat protein transduction domain ameliorates 12-O-tetradecanoylphorbol-13-acetate (TPA)-induced inflammation in mice. *Biochem Pharmacol*, 2008, 75(6):1348-1357.

[4] Yin W, Cao G, Johnnides MJ, et al. TAT-mediated delivery of Bcl-x protein is neuroprotective against neonatal hypoxic-ischemic brain injury via inhibition of caspases and AIF. *Neurobiol. Dis*, 2006, 21(2):358-371.

[5] Kwon JH, Kim JB, Lee KH, et al. Protective effect of heat shock protein 27 using protein transduction domain-mediated delivery on ischemia/reperfusion heart injury. *Biochem Biophys Res Commun*, 2007, 363(2): 399-404.

[6] Schwarze SR, Ho A, Vocero-Akbani A, et al. In vivo protein transduction: delivery of a biologically active protein into the mouse. *Science*, 1999, 285(3): 1569~1572.

[7] Foged C, Nielsen HM. Cell-penetrating peptides for drug delivery across membrane barriers. *Expert Opin Drug Deliv*, 2008, 5(1):105-117.

[8] Fu AL, Li Q, Dong ZH, et al. Alternative therapy of Alzheimer's disease via supplementation with choline acetyltransferase. *Neurosci Lett*, 2004, 268(3): 258-262.

[9] Fu AL, Wu SP, Dong ZH, et al. A novel therapeutic approach to depression via supplement with tyrosine hydroxylase. *Biochem Biophys Res Commun*, 2006, 351(1):140-145.

[10] Mazarakis ND, Azzouz M, Rohll JB, et al. Rabies virus glycoprotein pseudotyping of lentiviral vectors enables retrograde axonal transport and access to the nervous system after peripheral delivery. *Hum. Mol. Genet*, 2001, 10(19):2109-2121.

[11] Liu Y, Huang R, Han L, et al. Brain-targeting gene delivery and cellular internalization mechanisms for modified rabies virus glycoprotein RVG29 nanoparticles. *Biomaterials*, 2009, 30(25): 4195-4202.

[12] Kumar P, Wu H, McBride JL, et al. Transvascular delivery of small interfering RNA to the central nervous system. *Nature*, 2007, 448(7149): 39-43.

[13] Lixin Xiang, Rumei Zhou, Ailing Fu, et al. Target delivery of macromolecular protein into hippocampal neurons after systemic administration. *J Drug Target*, 2011, 19(8):632-636.

第20章

应用肽噬菌体展示技术确定和表征组织特异性蛋白转导区

Maliha Zahid, Paul D. Robbins

摘要:蛋白质转导区(protein transduction domains,PTDs)或细胞穿透肽(CPPs)是一类能够运输蛋白、核酸和粒子通过生物膜进入细胞的小肽。PTDs可分为3类:①正电荷的离子肽,包括精氨酸、鸟氨酸和赖氨酸的同聚体;②疏水性肽,由分泌肽的引导序列和细胞特异性肽衍生而来;③组织特异性肽,主要包括双极性肽,这些肽通过肽展示噬菌体库筛选而获得。离子和疏水性PTDs是以非特异的形式转导进入体内和体外的多种细胞类型。相反,组织特异性转导区具有受限的转导性质,可能通过不同的机制进入细胞。在本章中,介绍了肽噬菌体文库的筛选方法,以期得到组织和细胞特异性的转导肽,并在体内和体外进行了转导功能的分析。

关键词:噬菌体展示;生物扩展;蛋白转导区;体内

1. 概　述

1.1. 蛋白转导区

　　蛋白质转导区(protein transduction domains,PTD)或细胞穿透肽(CPPs)是一类能够携带各种生物分子包括全长蛋白质、寡核苷酸、纳米粒子和核酸跨细胞膜的小分子肽。这些转导肽分为3大类:①阳离子肽;②疏水性或蛋白转导序列衍生的结构域;③组织特异性转导肽等[1-3]。其中阳离子肽被广泛用于转运各种治疗性分子进入培养的细胞或小鼠模型。然而,与阳离子肽相比,组织特异性转导肽可能通过不同的机制进入细胞,因此在减少副作用和提高疗效方面均占有一定优势。由于组织特异性转导结构域可促进完整噬菌体的内在化,因此可通过噬菌体展示文库进行筛选[4]。

1.2. 使用噬菌体肽展示文库进行生物扩展

　　起初噬菌体肽展示文库仅限于体外研究,它针对固定的抗原或细胞特异性配体进行噬菌体展示[5]。后来,噬菌体被用于体内,以得到能够靶向肿瘤、血管以及达到抗癌疗效的多肽[1]。进一步体内研究显示,体内噬菌体展示不仅能靶向肿瘤和血管,还能靶向正常器官和细胞[6,7]。但这些研究集中于确定细胞表面结合的肽,这些肽不能被细胞内在化。

生物扩展法是使用噬菌体展示技术确定组织特异性的转导肽,而这些肽能够进入特定的细胞和(或)组织。这种方法是将细胞或组织暴露于一个大的、随机的噬菌体文库中,通常是表面衣壳蛋白表达多肽文库的 M13。M13 与细胞或组织结合后,通过实验技术洗去不相关的噬菌体,胰酶消化后细胞释出膜结合的噬菌体,而细胞裂解后得到内在化的噬菌体。提取的噬菌体在细菌中扩增后,重新暴露于细胞靶位,4 ~ 6 轮的生物扩展可产生足够量的相关克隆噬菌体,随后进行序列分析,确定融合在衣壳蛋白上的多肽组分。生物扩展可在培养的细胞、体内或两者中进行。

已使用肽噬菌体文库扩展的方法确定了成纤维细胞、内皮细胞、肿瘤特异性和心肌特异性的转导肽[2,3]。下面介绍从细胞培养和体内筛选肽噬菌体展示文库得到内在化肽的方法。这种方法以大鼠心肌或纤维细胞系或 H9C2 细胞为例,使用含有 12 个氨基酸的肽噬菌体展示文库的商业化 M13,这个方法改良后可用于靶向体内其他特异组织或器官。这个过程的复杂程度在于靶组织的异源性和复杂性,网状内皮系统器官(肝、肾)对噬菌体的降解,大量污染和非特异性循环中的噬菌体等。也有经过几轮后,噬菌体丧失感染能力的情况。这里介绍的是筛选心脏转导肽的例子,以肾脏作为对照。根据靶器官情况,以及如标题 4 所示,可对这个方法进行改良(图 20 - 1)。

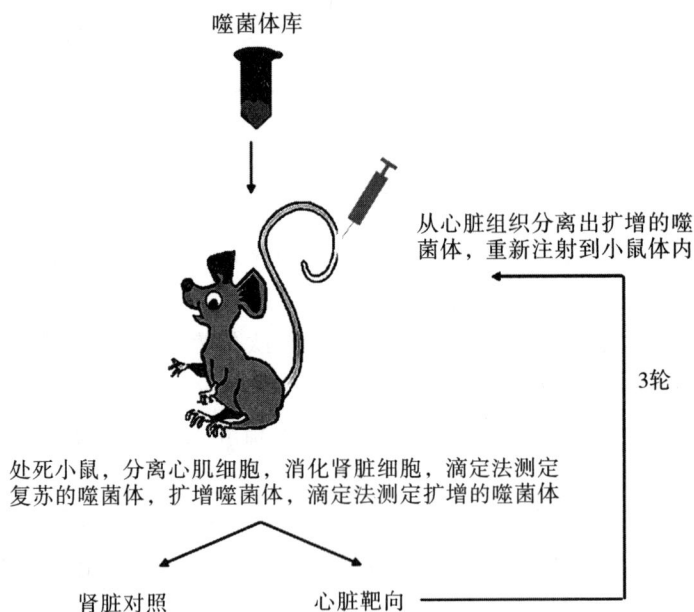

图 20 - 1 体内肽噬菌体展示的实验设计示意图,以心脏为靶标,而肾脏作为对照器官

2.　材　料

2.1.　细胞培养

（1）DMEM 培养基。

（2）热灭活的胎牛血清（FBS）。

（3）青霉素－链霉素储备液。

（4）1mol/L Hepes 缓冲液。

（5）大鼠心肌细胞株（H9C2 细胞）的培养基。向 500mL DMEM 添加 50mL 热灭活的 FBS,5mL Hepes 和 5mL 青霉素－链霉素储备液,制成 H9C2 心肌细胞培养基。过滤除菌,4℃储存。

（6）0.25% 胰蛋白酶溶液和 1mmol/L EDTA。

2.2.　噬菌体展示

（1）含有 12－mer 肽噬菌体展示库的 M13,包含:

①在含 50% 甘油的 TBS 溶液中的噬菌体展示肽库（100μL,约 1×10^{13} pfu/mL）。

②－96g III 序列引物 5′－ CCC TCA TAG TTA GCG TAA CG －3′, 100pmol,1pmol/μL。

③－28g III 序列引物 5′－ GTA TGG GAT TTT GCT AA A CAA C －3′ 100pmol,1pmol/μL。

④大肠杆菌 ER2738。宿主菌在 50% 甘油中储存在－70℃。

（2）LB 培养基:将 10g 蛋白胨、5g 酵母提取物、5g NaCl 溶于 1L 蒸馏水, 高压灭菌,储存于 4℃。

（3）IPTG/X－gal 储备液:在 25mL DMF（dimethyl formamide）中加入 1.25g IPTG（isopropyl－β－d－thiogalactoside）和 1g X－gal,－20℃储存。

（4）LB/ IPTG/ X－gal 平板:将 1L 的 LB 培养基＋15g 的琼脂高压灭菌, 冷却到 70℃以下后,加入 1mL IPTG/X－gal 储备液,避光 4℃储存。

（5）顶层琼脂:10g 蛋白胨、5g 酵母提取物、5g NaCl 和 7g 琼脂溶于 1L 去离子水中。高压灭菌,50mL 分装。室温保存（固体）。

（6）四环素储备液:20mg/mL 四环素粉溶于 1:1 的乙醇与水混合液。 －20℃避光储存,使用前混合。

（7）LB＋四环素培养基:10g 胰蛋白胨、5g 酵母提取物和 5g NaCl 溶于 1L 蒸馏水中,高压灭菌,使之冷却至 70℃以下或触摸不烫时,加入 1mL 四环素原液,混合并 4℃避光储存。如果颜色从黄色变为褐色或黑色,不要使用。

（8）含四环素的 LB 平板:在 1L 的 LB 培养基中加入 15g 琼脂,高压灭菌,冷却到 70℃以下,加入 1mL 四环素原液,倒入平板,凝固。将平板避光储存在 4℃，如果变成褐色或黑色不要使用。

（9）TBS：50mmol/L 的 Tris - HCl（pH 7.5），150mmol/L NaCl。高压灭菌，室温保存。

（10）含 PEG 的 NaCl 溶液：20%（w/V）聚乙二醇 - 8000，2.5mol/L NaCl。高压灭菌，在较高温度下，混合均匀。室温保存。

（11）碘缓冲液：10mmol/L Tris - HCl（pH 8.0），1mmol/L EDTA，4mol/L NaI。黑暗中室温保存。如果颜色明显，应弃去。

2.3. 小鼠中噬菌体展示

（1）8～12 周雄性或雌性小鼠（Balb/c 或 FVB 种）。

（2）0.5mL 注射器。

（3）无菌 PBS。

（4）三溴乙醇原液：在室温下棕色瓶中三溴乙醇与 15.5mL 叔戊醇混合 12h。待混合物完全成为溶液后，无菌过滤并避光储存在 4℃。使用当天，用 200mL 该溶液与 10mL PBS 混合，使用前无菌过滤并用锡箔包裹，即 2% 的三溴乙醇储备液。

（5）HBSS。

（6）10% 葡萄糖。将 10g 葡萄糖溶解在 100mL 去离子水中，在超净台上无菌过滤并存储。

（7）肝素 1 000U/mL。

（8）Ⅱ 型胶原酶（50mg/mL）。

（9）DNA 酶 I（20mg/mL）。

（10）DMEM（dulbecoo's modified eagle's medium）培养基/F12（50:50）。

（11）热灭活的 FBS。

（12）庆大霉素 50mg/mL（1 000 ×）。

（13）75μmol/L 的细胞滤器。

（14）胰蛋白酶溶液（0.25%）和 EDTA 1mmol/L。

（15）HBSS - G：在 90mL 的 HBSS 中加入 10mL 10% 的葡萄糖溶液。

（16）HBSS - G - 肝素：在 50mL 的 HBSS - G 中加入 500μL 肝素（1 000U/mL原液）。现用现配。

（17）消化酶：在 39mL HBSS - G 中加入 40μL 的 DNA 酶 I 和 1.2mL Ⅱ 型胶原酶，现用现配。

（18）平板培养基：在 90mL DMEM/F12（50:50）加入 10mL 热灭活的 FBS 和 100μL 庆大霉素储备液。

（19）0.75% Ⅱ 型胶原酶：10mL PBS 中加入 75mg Ⅱ 型胶原酶。现用现配。

（20）DMEM/F12/25% FBS：在 7.5mL 的 DMEM/F12（50:50）中加入 2.5mL FBS。每个心脏需要 10mL。

3. 方　法

3.1. 肽噬菌体展示

（1）传代培养大鼠心肌细胞株（H9C2 细胞），至少 3 代（ - 180℃解冻后）。细胞密度达约 70% 后,传代细胞。不能使细胞完全汇合,因为它们汇合后将开始分化。

（2）3 代后,在 6 孔培养板中,当细胞密度为每板 2×10^5 个细胞时,用胰蛋白酶或 EDTA 消化细胞。接板 24h 后,除去培养基,换成预热的培养基,并向培养基中加入 $10\mu L$ M13 肽噬菌体库（约 10^{11} 个噬菌体）。细胞在培养箱中培养 6h（附注 1）。

（3）培养后,用预热的 PBS 洗涤细胞（至少 6 次）,胰酶消化细胞,离心收集细胞。用培养基洗涤细胞沉淀 1 ~ 2 次。吸出上清液（保留少许培养基）。细胞沉淀存储在 - 80℃,用于裂解和噬菌体定量。

（4）将细胞沉淀反复冻融（ - 80℃至室温或放置在 37℃水浴）,释放出内在化的噬菌体。除去细胞碎片,使用上清液测定噬菌体滴度。测定方法如下。

3.2. 肽噬菌体滴度测定

（1）在一个圆底量瓶中, 加入 100mL LB + 四环素培养基,接种 $10\mu L$ 含有噬菌体展示库的大肠杆菌（E. coli）。37℃轻摇过夜（225r/min）。这是发酵剂的培养物。

（2）在另外的 100mL LB + 四环素培养基中,接种 1 ~ 2 滴发酵剂培养物,37℃轻摇培养 1h。

（3）在微波炉中融化顶层琼脂糖,混匀。将 3mL 琼脂糖装入无菌管中,共使用 6 个无菌管。45℃水浴,直至使用（附注 2）。

（4）进行感染时,向 $200\mu L$ 大肠杆菌培养基（副标题 3.2 中步骤 2）中加入 $20\mu L$ 细胞提取物（副标题 3.1 中步骤 4）,迅速混匀,并室温孵育 1 ~ 5min,即 1×10^0 倍稀释。取 $20\mu L$ 加入到另一个 $200\mu L$ 发酵剂的培养物中（1×10^1）,直到得到 1×10^6 倍的稀释液。每次稀释时换用新枪头。

（5）取上述各稀释液 $200\mu L$,加入到含有 3mL 45℃融化的顶层琼脂糖培养管中。每种感染用 1 支试管（副标题 3.2 中步骤 4）,快速混匀,立即倾倒入预热的 LB + 四环素板或 IPTG/X - gal 平板,分别标记为 1×10^0 ~ 1×10^6。一个稀释液用一个 LB/IPTG/X - gal 平板。平板在 37℃预热至少 1h,直至使用。轻轻倾斜和旋转平板使琼脂均匀分布。

（6）平板冷却 5min,反转,37℃孵育过夜。

（7）第二天计数 LB + 四环素板上的透明斑,或者 X - gal 板上的蓝斑。

有些平板会有许多斑,有些可能太少。计数 10~200 个斑的平板,乘以稀释倍数,得到每 20μL 细胞裂解液中的噬菌体数。噬菌体的总数可通过这个数字乘以总裂解细胞上清液体积(μL)除以 20 算出,即噬菌体总数 =(平板斑数 × 稀释倍数 × 总细胞裂解液的体积)/20。

3.3. 噬菌体扩增

(1)在一个圆底量瓶中,加入 100mL LB + 四环素培养基,接种 10μL 含有噬菌体展示库的大肠杆菌(E. coli)。37℃ 轻摇过夜(225r/min)。这是发酵剂的培养物。

(2)在另外的 100mL LB + 四环素培养基中,接种 1~2 滴发酵剂培养物。37℃ 轻摇培养 1h。

(3)取 32mL 此培养基,加入 1~1.5mL 的细胞裂解液(副标题 3.1 中步骤 4),37℃ 轻摇 4h(225r/min)。

(4)在 4℃ 24 000g 高速离心机与转速常用单位,离心 20min。

(5)弃去沉淀。取 30mL 上清液,加入 6mL PEG/NaCl,4℃ 下保温过夜。

(6)第二天,在 4℃ 30 000 g 离心 20min。

(7)弃上清,在超净台上用 1mL 的 TBS 溶解沉淀。溶液转移到离心管中,加入 200μL PEG/ NaCl。冰上放置 1h。

(8)在冷室中 20 000g 离心 5min。

(9)弃去上清液。沉淀重悬在 200μL TBS 中。这就是扩增的噬菌体。滴度测定方法见副标题 3.2。这将用于下一轮扩增和噬菌体展示。

3.4. 噬菌体测序

在 3~6 轮后(一般 4 轮足够),将出现细胞特异性的克隆。从斑块 <100 个的平板上,挑选 10~20 个用于扩增和随后的测序。

(1)用 LB 以 1:100 稀释过夜培养的大肠杆菌,在培养管中加入 1mL 的稀释培养液,每个克隆 1 个培养管。

(2)用无菌枪头从平板挑选斑块(重要:平板应少于 1~3d,在 4℃ 存储,并少于 100 个噬菌斑),并加入到一个含有稀释培养液的试管中。挑选单一斑块,保证每个斑块包含 1 个单一的 DNA 序列。

(3)37℃ 孵育试管,震荡 4.5~5h(无需更长的时间)。

(4)将培养基转移到离心管,20 000 g 离心 30s,将上清液加入一个新试管,再次离心。使用枪头可将 80% 的上清液转移到新试管中。这是扩增的噬菌体储备液,可在 4℃ 存储数周。若长期储存(数年),可用无菌甘油 1:1 稀释,-20℃ 储存。

(5)将 500μL 扩增的噬菌体储备液转移到一个新离心管。加入 200μL 20% 的 PEG/2.5mol/L NaCl 溶液。倒置几次充分混合,室温静置 10~20min。

（6）在 4℃ 20 000 g，离心 10min，弃上清。噬菌体颗粒可能是不可见的。快速离心，小心吸弃残留的上清液。

（7）用 100μL 碘缓冲液完全重悬沉淀（剧烈敲打试管）。加入 250mL 乙醇，室温下孵育 10～20min。室温下短暂孵育时，单链噬菌体 DNA 优先沉淀，而大部分噬菌体蛋白质留在溶液中。

（8）在 4℃ 以 20 000 g，离心 10min，弃上清。用 0.5mL 70% 乙醇（-20℃ 以下储存在）洗涤沉淀，再离心，弃去上清液，真空或室温快速干燥沉淀。

（9）将沉淀重悬于 30μL TE 缓冲液中。如果需要，模板可重悬在水中，但长期存储时不推荐该方法。在 TE 缓冲液中，噬菌体 DNA 在 -20℃ 下应该是稳定的。用肽噬菌体展示库提供的测序引物进行测序。

3.5. 体内噬菌体展示

称量小鼠，用 2% 三溴乙醇溶液腹腔给药，麻醉小鼠（12μL/g），静脉注射 10μL 的肽噬菌体展示文库（约 10^{11} pfu）。静脉内注射后 M13 噬菌体的循环半衰期为 4.5h，小鼠可在清醒状态下，使噬菌体的循环半衰期到所需数量（约 3～6 个半衰期；附注 3）。

3.6. 分离心肌细胞

（1）循环达所需的时间后，处死小鼠并打开胸腔。剪开右心房或右心室，使用小口径针注射 3～5mL HBSS-G-肝素到左心室，以冲洗掉所有的血细胞。

（2）分离心脏，剪去心房和大血管，称重。

（3）将一个培养皿置于冰上，加 2～4mL 的 HBSS-G-肝素，将心脏放置其中尽量剪碎。

（4）将以上全部转移到圆底试管，并弃去上清液。

（5）在组织碎片中加入 2mL 的消化酶，37℃ 下孵育 5min（震荡）。

（6）收集上清到 DMEM/F12/25% FBS 培养基中（每个心脏 10mL），37℃ 保存。

（7）重复步骤 5 和 6，直到消化所有组织块。

（8）现在将收集组织的 DMEM 培养基在 70μm 的过滤器中过滤。

（9）过滤后的细胞在 1 000r/min 离心 4min。

（10）吸去培养基，在 5～6mL 的平板培养基上重悬细胞。

（11）将细胞和培养基加入到 6 孔培养板上，以除去成纤维细胞，37℃ 孵育 2h（静置）。

（12）2h 后，吸去培养基，将细胞重悬在 1mL 的 PBS 中，加入到离心管中，-80℃ 冷冻。

（13）细胞冻融后裂解，释放出内在化的噬菌体。用台式离心机的最大转速沉淀细胞碎片(60s)。测定 20μL 中细胞裂解物或上清液的噬菌体滴度（副标题 3.2）。该噬菌体将进行随后的噬菌体扩增（副标题 3.3），并且重新注射到小鼠体内进行第二轮的肽噬菌体展示。从心脏得到的噬菌体量将以心脏的重量为标准（以 g 为单位）。

3.7. 分离肾脏细胞

（1）静脉注射噬菌体肽库,在血液中循环一定时间。

（2）循环达所需的时间后,处死小鼠,并打开胸腔。剪开右心房或右心室,使用小口径针注射 3 ~ 5mL HBSS – G – 肝素到左心室,以冲洗掉所有的血细胞。

（3）分离肾脏,用 PBS 冲洗。

（4）在细胞培养超净台中,用无菌刀片将肾切成小块。

（5）0.75% II 型胶原酶消化组织,37℃孵育 30 ~ 45min。

（6）移液器吹打消化的组织。

（7）75μm 过滤器过滤细胞。

（8）室温下,胰蛋白酶消化细胞 10min。

（9）收集细胞,PBS 洗涤 2 次。

（10）在 1mL PBS 中重悬。

（11）在离心管中 –80℃冷冻。

（12）细胞冻融后裂解,释放出内在化的噬菌体。用台式离心机的最大转速沉淀细胞碎片(60s)。测定 20μL 中细胞裂解物或上清液的噬菌体滴度（副标题 3.2）。从肾脏得到的噬菌体量将以肾脏的重量为标准（以 g 为单位）。以该噬菌体量为对照,计算出与靶器官（心脏）噬菌体数量的比率（图 20 – 1）。

（13）经过 3 或 4 轮体内肽噬菌体展示,从靶器官噬菌体中挑取 10 ~ 20 个斑,按照副标题 3.4 进行扩增和测序。在 4 轮噬菌体展示后应出现一致的顺序（需确定多肽的传导能力;附注 4）。

---

4. 附 注

（1）噬菌体污染。全部操作中应使用可防气枪头和戴手套,以避免环境中的噬菌体污染。在超净台上进行噬菌体操作,当离开工作台时,冰浴中保存噬菌体。另外,为避免污染,所有溶液应尽可能高压消毒,不耐热的溶液要现用现配、无菌过滤并贮存在适当的温度。本章以 M13 噬菌体展示文库为例。M13 使用文库克隆载体 M13KE,该载体来源于普通文库载体 M13mp19。M13KE 带有 *LacZα* 基因,当在含有 IPTG/X – gal 培养板上培养时,噬菌体斑呈现蓝色,而环境中的丝状噬菌体将产生无色菌斑。推荐所有滴度测定都使用 LB/IPTG/X – gal 培养板。

(2)噬菌体活性。噬菌体对温度敏感。在微波炉中溶化琼脂并倾倒入培养管后,将其放入 45℃水浴并保持温度。温度波动(尤其是升高)时,将降低噬菌体的感染性和产量。培养板需要在 37℃预热 1h。琼脂一旦与培养 M13 噬菌体 E. coli 培养基混合在一起,应立即混合并转入到培养板。混合时间过长将降低噬菌体活性。当噬菌体进行重复洗涤时,活性有降低的倾向。为避免反复冻融,细胞裂解时可仅冻融 1 次,释放出内在化的噬菌体,并避免感染力的丧失。此外,在两轮间避免耽搁和贮存。注射前扩增的噬菌体应保存在 – 20℃。在理论上细胞用氯喹预处理后,噬菌体的感染性可能增加。

(3)靶器官。体内噬菌体展示相当复杂,这是由于靶位的复杂性,在循环血流中有大量污染的、非特异性的噬菌体等问题,尤其在血管丰富的器官更需注意。避免血流中噬菌体的污染可采用长时间的循环时间(3 ~ 6 个半衰期),使噬菌体能够被清除出血流。噬菌体展示的第一轮可在体外细胞系中进行,以得到足够的滴度,随后几轮在体内进行。

(4)检测多肽的活性。首先可将多肽与荧光物质偶联,例如 6 – 羧基荧光素、链亲和素 alexa488、eGFP 或 β – 半乳糖苷酶等,以检测多肽转导的物质内在化的效果。但这个方法仅能证明偶联物可进入细胞。为进一步说明多肽可使生物活性物质进入细胞,可检测负载物的活性[8-10]。例如,可使用在进化中保守的、广泛存在的转录因子 NF – κB,一个名为 NEMO 结合区(NBO)的 11 个氨基酸的小肽,能够阻断并激活 NF – κB 的激酶 IKK[8]。使用一个组织特异性的蛋白转导区引导 NBD 进入细胞,可剂量依赖性地抑制组织培养和动物模型中 NF – κB 的信号转导。因此,这种组织特异性的转导效率可通过 NF – κB 测定来检测[9]。

另外一个检测 NBD 转动效率的方法是通过引导抗菌肽进入细胞以诱导凋亡[10]。抗菌肽可破坏细菌细胞膜以杀灭细胞,同时也能破坏线粒体膜,造成细胞色素 C 释放而产生凋亡。PTD 引导抗菌肽快速进入细胞,有效破坏线粒体膜,诱导细胞凋亡,其抗菌效果比单独的抗菌肽有大幅度提高。因此,抗菌肽(KLAKLAK)与组织特异性转导肽连接,也是检测转导肽功能的有效方法。

参考文献

[1] Arap W R, Pasqualini E, Ruoslahti. Cancer treatment by targeted drug delivery to tumor vasculature in a mouse model. *Science*, 1998. 279(5349):377-80.

[2] Mi Z. Identification of a synovial fibroblast-specific protein transduction domain for delivery of apoptotic agents to hyperplastic synovium. *Mol Ther*, 2003. 8(2):295-305.

[3] Rehman KK. Protection of islets by in situ peptide-mediated transduction of the Ikappa B kinase inhibitor Nemo-binding domain peptide. *J Biol Chem*, 2003,278(11):9862-8.

[4] Ardelt PU. Targeting urothelium: ex vivo assay standardization and selection of internalizing ligands. *J Urol*,2003,169(4):1535-40.

［5］Scott JK, Smith GP. Searching for peptide ligands with an epitope library. *Science*, 1990,249(4967):386-90.

［6］Arap W. Steps toward mapping the human vasculature by phage display. *Nat Med*, 2002. 8(2):121-7.

［7］Zhang L, Hoffman JA, Ruoslahti E. Molecular profiling of heart endothelial cells. *Circulation*, 2005. 112(11):1601-11.

［8］May MJ. Selective inhibition of NF-kappaB activation by a pep-

tide that blocks the interaction of NEMO with the IkappaB kinase complex. *Science*, 2000,289(5484):1550-4.

［9］Madge LA, May MJ. Inhibiting proinflammatory NF-kappaB signaling using cell-penetrating NEMO binding domain peptides. *Methods Mol Biol*, 2009,512:209-32.

［10］Mai JC. A proapoptotic peptide for the treatment of solid tumors. *Cancer Res*, 2001. 61(21): 7709-12.

第21章

细胞穿透肽作为信号调节剂选择性诱导细胞凋亡

Sarah Jones, John Howl

摘要：细胞穿透肽(CPPs)的细胞通透性使其可作为分子转运载体或生物活性药物。已知许多肿瘤细胞的存活与细胞内关键信号蛋白的功能改变有关，CPPs 本身或携带的生物分子可选择性地调节细胞内信号转导，从而诱导肿瘤细胞的凋亡。本章将 CPPs 作为一个新型的信号转导调节剂，介绍诱导细胞凋亡的方法，包括原位 TUNEL 分析、活性半胱氨酸蛋白酶 - 3 的测定和 MTT 检测等；也介绍了可定量测定细胞凋亡和坏死数量的膜联蛋白 V 和碘化丙啶(PI)染色。

关键词：CPPs；凋亡；信号转导；蛋白模拟；TUNEL；膜联蛋白 V；碘化丙啶；半胱氨酸蛋白酶 - 3

1. 概 述

过去十多年里已证实了多肽在治疗中的用途，同时 CPPs 技术也被成功用作细胞内信号调节剂，以选择性地诱导肿瘤细胞凋亡。例如靶向线粒体的 CPPs 可诱导肿瘤细胞的凋亡，在体内可激活 p53 的多肽可有效抑制恶性肿瘤[1,2]。根据结构的不同，可将诱导凋亡的 CPPs 分为以下两类。

1.1. 具有凋亡活性的 CPPs

以 CPPs 为载体携带细胞凋亡分子，这是使用最多的一个类型。它是以 CPPs 作为向细胞内输送凋亡物质的生物惰性载体，它的结构是由诱导凋亡的生物活性物质与 CPPs 串联连接而成[3-6]；

1.2. 蛋白模拟 CPPs

具有凋亡活性的 CPPs 又被称为蛋白模拟 CPPs[7,8]，在结构上为单肽链上连接有间隔的药效团，这类 CPPs 具有双重功能：通透功能和调节细胞内反应的功能，其中代表性多肽是 Cyt c$^{77-101}$(H - GTKMIFVGIKKKEE RADLI-AYLKKA - NH)，它在 U373MG 星形胶质瘤细胞中有显著的细胞通透能力和诱导凋亡能力[8]。

其他兼具细胞通透性和凋亡活性的 CPPs，如来源于异源三聚体 G 蛋白激活的 14 肽肥大细胞脱粒肽(mastoparan, MP)的合成类似物——微粒肽 {[Lys^{5,8}Aib^{10}]MP}。微粒肽是一个高活性的 MP 类似物,可特异性地刺激肿瘤细胞的凋亡。微粒肽进入细胞后与线粒体共定位。此外,微粒肽和通透性的瞬时孔蛋白(voltage - dependent anion channel, VDAC;电压依赖性的阴离子通道)相互作用后,诱导线粒体肿胀和通透,导致随后释放出细胞色素 C。

CPPs 是治疗性诱导凋亡的有用工具:绝大多数高浓度的 CPPs(5μmol/L 以上)可引起膜扰动,随后可能通过失控的 Ca^{2+} 内流诱导细胞坏死。因此,为了解 CPPs 产生特异的凋亡作用,需要实验在不产生任何可能的坏死条件下,这是准确研究多肽引起细胞凋亡的基本条件。

筛选凋亡活性多肽的常规方法有细胞活性测定和 MTT 测定[9]。除 MTT 法外,有必要采用更加精确的方法,如 TUNEL 染色、双膜联蛋白 V、PI 染色、半胱氨酸蛋白酶 3 活性的测定和磷脂酰丝氨酸转位至细胞膜外侧等。本章虽然多以人胶质细胞瘤 U373MG 细胞株为例,但这个方法也可用于其他细胞株。

2. 材　料

2.1. 细胞培养和多肽制备

(1)细胞培养基:含有 L - 谷氨酰胺(0.1mg/mL)、10%(w/V)胎牛血清(FBS)、青霉素(100U/mL)和链霉素(100μg/mL)的 DMEM 培养基。

(2)胰蛋白酶/EDTA:溶于 Hanks 平衡盐溶液中的 0.5g/L 的猪胰蛋白酶和 0.2g/L 的 EDTA·4Na。

(3)Hanks 平衡盐溶液(hanks balanced salt solution, HBSS)。

(4)无菌 T75cm^2 的排气瓶。

(5)层流 II 类组织培养通风柜(清洁空气)。

(6)CO$_2$ 培养箱。

(7)纯化后冷冻干燥的多肽。

(8)蒸馏水(dH$_2$O)。

(9)无菌注射器。

(10)无菌过滤器。

(11)无菌离心管。

2.2. 测定细胞活性

(1)无菌 96 孔培养板。

(2)37℃预热的细胞培养基。

(3)HBSS。

（4）MTT 溶液（0.5mg/mL）：在预热的 DMEM 中，制备 5mg/mL MTT 储备液。在 4mL 的培养基中加入 0.02g MTT。这足够用于 2 个 96 孔培养板。可能需要超声处理 MTT 使其充分溶解。MTT 储备液用 DMEM 稀释（1∶10；3mL MTT 储备液稀释到 30mL 培养基中）。

（5）96 孔平板读数器。

2.3. 凋亡检测

原位 TUNEL 法测定 DNA 片段。

（1）无菌 6 孔培养板。

（2）玻璃盖玻片（18×18mm）。

（3）镊子。

（4）37℃ 预热的细胞培养基。

（5）PBS，pH7.4（500mL）。

（6）多聚甲醛：4%（w/V）的 PBS 液（附注 1）。

（7）通透液：0.1%（w/V）枸橼酸钠中加入 0.1%（V/V）Triton X-100。

（8）核 DNA 片段，细胞凋亡的一个特点可以通过测量 Tdt（脱氧核糖核苷酸末端转移酶）介导的 dUTP 缺口末端标记（TUNEL）。许多试剂公司提供"原位细胞凋亡检测试剂盒"。

（9）1 级 DNA 酶 1∶3 000U/mL 溶于 50mmol Tris-HCl（pH 7.5），1mg/mL 牛血清白蛋白。

（10）含 DAPI 的 Vectashield™ 封片剂。

（11）玻片（26×76mm）。

（12）透明指甲油。

2.4. 凋亡和坏死的检测：使用流式细胞仪定量测定

（1）不含酚红的 HBSS。

（2）不含酚红的胰蛋白酶/EDTA：溶于 HBSS 液中的 0.5g/L 的猪胰蛋白酶和 0.2g/L 的 EDTA·4Na。

（3）5mL 圆底试管（12×75mm）。

（4）膜联蛋白 V 荧光染色试剂盒。

（5）流式细胞仪。

（6）流式细胞仪分析软件（cell quest prosoftware）

2.5. 半胱氨酸蛋白酶-3 活性的测定

（1）35mm 无菌玻璃板。

（2）不含酚红的 DMEM。

（3）DEVD-NucView™488 半胱氨酸蛋白酶-3 底物。

（4）半胱氨酸蛋白酶抑制剂 Ac – DEVD – CHO。

（5）共聚焦显微镜与活细胞成像室。

---

3. 方 法

3.1. 细胞培养和多肽制备

（1）人脑星形胶质瘤细胞 U373MG 在 DMEM 培养液中 37℃、5% CO_2 常规培养。细胞接近汇合时用胰蛋白酶/EDTA 传代。

（2）U373MG 细胞是贴壁细胞，因此以下所有步骤均适用于贴壁细胞培养。

（3）多肽溶解在蒸馏水至终浓度为 1mmol/L，过滤除菌，– 20℃ 存储在无菌离心管中（附注 2）。

3.2. 细胞活性检测

细胞活性可由 MTT 法检测。只有活细胞才能将 MTT 还原成水溶性的甲臜盐。通过分光光度计，可检测到细胞活性。相似的方法如四唑盐的还原等，也可用于细胞活性的测定。

由于开始的操作需无菌环境，因此应采用无菌组织培养技术在 Ⅱ 级超净台中进行操作。但从第 6 步开始，可在开放的实验台上进行操作。

（1）在 96 孔培养板中当传代细胞（副标题 3.1）生长至 75% 汇合时（附注 3），用培养基洗涤（每孔 200μL）。

（2）将凋亡活性的 CPP 用培养基配制成所需浓度，加入到培养板中（每孔 200μL），37℃ 培养一定时间。

（3）在 6 个孔中只加入 200μL 培养基，作为背景吸光度。

（4）吸除含有 CPP 的培养基，终止反应。

（5）加入 0.5mg/mL 的 MTT 溶液（每孔 200μL），37℃ 孵育 3h（附注 4）。

（6）吸除培养基，小心不碰触单层细胞和不溶性有色产物。

（7）用 DMSO 溶解有色产物（每孔 200μL）。

（8）在 37℃ 下再孵育 15min。

（9）轻轻摇动，在酶标仪 540nm 处读取 96 孔培养板的吸光度。

（10）细胞活力表示为处理细胞与空白培养基的百分比。在确定百分比之前，所有数值需减去背景吸光度的平均值。结果表示为平均值 ±S. E. M。

3.3. 凋亡检测

TUNEL 检测原位 DNA 片段。CPP 在较高的浓度时，往往通过非特异性地干扰细胞膜而诱导细胞死亡。细胞凋亡是重要的细胞死亡方式。核 DNA

片段是细胞凋亡的一个典型特征,可通过 TUNEL 法检测(附注 5)。同副标题 3.2 中的操作环境相似,本实验也需无菌操作,直到 CPPs 孵育后,才能在开放在实验台上进行。

(1)在 6 孔培养板中盖玻片上的传代细胞(副标题 3.1)生长至 75% 汇合。使用盖玻片生长细胞时,必须首先将其喷洒 95% 乙醇消毒,待干燥后,轻轻放在将 6 孔培养板中(每孔 1 个玻片)。

(2)新鲜培养基洗涤 1 次。加入含有多肽的培养基,37℃ 培养一段时间。

(3)PBS 洗涤细胞,室温下用含有 4% 多聚甲醛的 PBS 固定细胞 1h。

(4)在 4℃ 用含 0.1% Triton X - 100 的 0.1% 枸橼酸钠溶液通透细胞 2min,然后加入含有 Tdt 和 3′末端标记有 TMR - dUTP DNA 的 TUNEL 反应混合物,在 37℃ 黑暗、湿润的环境中孵育 1h。阳性对照为在加入标记前,先用 DNA 酶 I 孵育已固定和通透的细胞,室温下作用 10min,诱导 DNA 链断裂。

(5)以不含 Tdt 的 TUNEL 反应混合物孵育固定和通透细胞作为阴性对照。

(6)用 PBS 洗涤盖玻片,空气中干燥,用含 DAPI 的 Vectashield™ 封片剂检测染色的双链 DNA(附注 6、7)。

(7)使用荧光或共聚焦显微镜分析样品,或保持在 4℃ 暗室中(图21 -1)。

3.4. 细胞坏死和凋亡的检测

流式细胞仪测定膜联蛋白 V 和 PI 染色。TUNEL 染色可能会出现假阳性结果[10,11]。因此,需要使用其他细胞凋亡检测方法,双膜联蛋白 V 和 PI 染色,不仅可作为凋亡检测方法,而且还能测量凋亡细胞与坏死细胞的百分比。磷脂酰丝氨酸易位到质膜外是细胞早期凋亡一个特点,可通过膜联蛋白 V 染色和流式细胞仪检测。膜联蛋白 V 是 Ca^{2+} 依赖的磷脂结合蛋白,与磷脂酰丝氨酸有高亲和力。由于死亡细胞的膜完整性丧失,暴露出磷脂酰丝氨酸。PI 不能透过完整的活细胞质膜,因此 PI 排染可区分细胞凋亡(膜联蛋白 V^+/PI^-)和坏死(膜联蛋白 V^+/PI^+)。

(1)用含凋亡活性的 CPP 处理细胞。

(2)HBSS 洗涤细胞,胰蛋白酶消化后,转移到 5mL 圆底试管。

(3)200g 离心 5min。

(4)用 100μL 包含膜联蛋白 V - 荧光素和 PI 的膜联蛋白 V - FLUOS 溶液重悬细胞,在 15℃ ~25℃ 孵育细胞 15min。同时应保留一个未经处理的样品用于流式细胞仪的设定。

(5)每个样品加入 0.5mL HEPES 缓冲液。

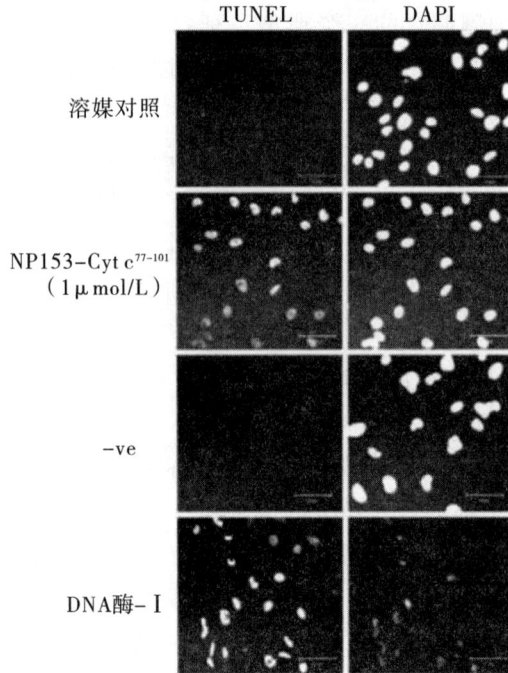

图 21 - 1　核 DNA 片段检测 N—末端延长的特异性靶向类似物蛋白模拟肽 Cyt c $^{77-101}$（NP153 - Cyt c $^{77-101}$）诱导 U373MG 星形胶质细胞的凋亡。NP153 - Cyt c $^{77-101}$ 或溶媒处理 U373MG 细胞 18h 后，TUNEL 同位细胞检测法测定核 DNA 片段。TMR 红和 DAPI 对细胞共染色，以可视化核 DNA。NP153 - Cytc $^{77-101}$ 处理过的细胞荧光定位于核，表明存在细胞凋亡，然而仅用溶媒处理的细胞并不出现明显的 DNA 片段。在荧光标记之前，用 DNA 酶 I(3 000U/mL) 处理固定和通透的细胞，诱导 DNA 链断裂，以作为阳性对照（DNA 酶 - I）。NP153 - Cyt c $^{77-101}$ 处理细胞的 DNA 片段可以与阳性和阴性对照细胞进行对比。阴性对照是用不加 Tdt（-ve）的标记溶液处理固定和通透的细胞

　　(6)用未染色和未经处理的细胞设置流式细胞仪参数。

　　(7)分别在 FL -1 和 FL -3 通道检测膜联蛋白 V - 荧光素和 PI 的荧光。

　　(8)FL -1 和 FL -3 细胞群为第一个 log(xy)。

　　(9)用已染色和未经处理的细胞进行象限设置和点图分析。

　　(10)使用 BD Cell Quest Pro 软件进行统计分析(图 21 -2、21 -3)。

3.5. 半胱氨酸蛋白酶 -3 活性测定

　　使用 DEVD - Nul view™ 半胱氨酸蛋白酶(附注 8)底物，可实时检测活细胞中半胱氨酸蛋白酶的活性。共聚焦显微镜的用法见活细胞成像分析的操作说明。其中一些小方法可用于观测荧光标记 CPP 的亚细胞定位。

　　(1)U373MG 细胞传代培养，在 35mm 无菌玻璃平板上生长至 75% 汇合(附注 8、9)。

　　(2)用凋亡活性的 CPP 处理细胞一定的时间。

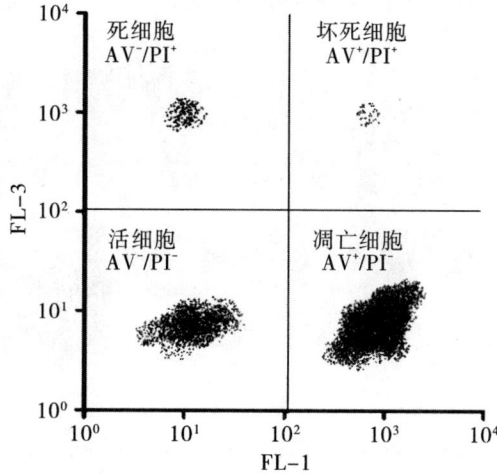

图 21-2　膜联蛋白 V 和 PI 双染色后代表性的点阵图。分别表示细胞凋亡早期($AV^+/$ PI^-)、活细胞(AV^-/PI^-)、正在坏死(AV^+/PI^+)和死亡(AV^-/PI^+)的细胞

（3）肽应溶于不含酚红的 DMEM 中。根据致凋亡的效力,须首先确定最佳浓度和处理时间(附注 10)。

（4）共聚焦显微镜下观察细胞 1h 前,将活细胞在成像室预热至 37℃。

（5）加入半胱氨酸蛋白酶-3 底物(终浓度为 $5\mu mol/L$)反应 30min。另外的对照是在加入反应底物前 30min,先用半胱氨酸蛋白酶-3 的抑制剂 AC-DEVD-CHO($25\mu mol/L$)处理细胞。

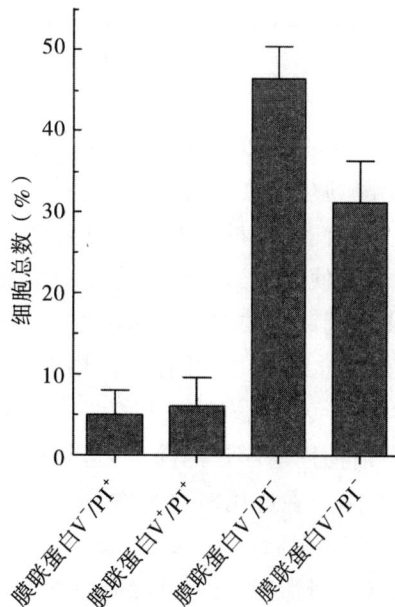

图 21-3　用有凋亡活性的 CPP($10\mu mol/L$)处理 U373MG 细胞后,用流式细胞仪分析膜联蛋白 V-荧光素和 PI 染色。每一组数据由分别的实验统计而来,图中显示凋亡早期和活细胞数量明显高于坏死和死亡的细胞

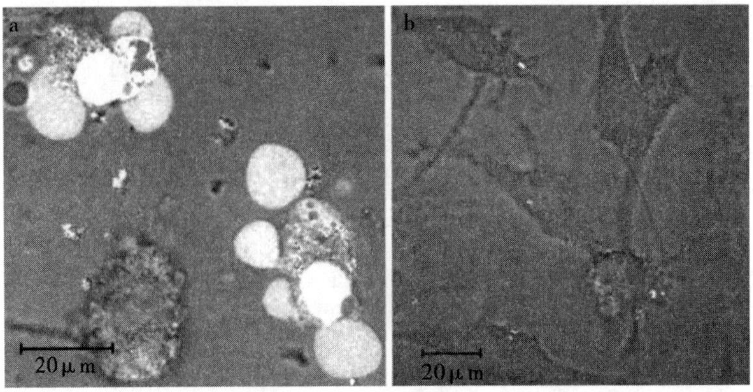

图 21 - 4 通过半胱氨酸蛋白酶 - 3 的活化来检测 NP153 - Cyt c[77-101]诱导 U373MG 星形胶质细胞的凋亡。NP153 - Cyt c[77-101] (3mmol) 处理 U373MG 细胞4h 后,可通透的细胞复合物 DEVD - NucViewTM 488 半胱氨酸蛋白酶 - 3 底物包含可与 DNA 有高度亲和力的染料,而其中的高度负电荷的 DEVD 肽底物可屏蔽其活性。一旦半胱氨酸蛋白酶 - 3 被激活,底物就被切除,从而释放出功能型的 DNA 染料,随后 DNA 染料迁移至细胞核。在 NP153 - Cyt c[77-101] 处理的细胞中如果看到荧光,则表明半胱氨酸蛋白酶 - 3 已经活化(a),而溶媒对照组细胞则没有荧光(b)。在观测到荧光后,荧光图像与 DIC 图像立即进行叠加

(6)使用配有共聚焦显微镜的 CO_2 活细胞成像室观察核染色和荧光。

(7)拍摄图像时,最好将荧光图像和 DIC(differential interference contrast)图像叠加,以便确定细胞内荧光分布(图 21 - 4)。

---

4. 附 注

(1)4% 多聚甲醛的配制。多聚甲醛具有刺激性,配制时应注意防护。吸入多聚甲醛粉尘后会引起呼吸道不适,眼睛接触会造成角膜损坏和失明。因此,需在通风橱中称量多聚甲醛并将之溶于 4% 的 PBS 溶液。多聚甲醛的溶解较慢,最好使用磁力搅拌并升高一定温度。pH 值太高会造成实验失败。一片 NaOH 可配制成约 200mL 的溶液。为安全起见,这个实验应在通风橱中进行,直至加上盖玻片,并且样品用 PBS 多次洗涤。

(2)尽量避免冻融多肽。在多肽溶于 dH_2O 后,应分装并贮存于 -20℃。推荐在冻存前使用滤膜过滤除菌,这是由于肽将与细胞共孵育18h 或更长时间。除菌后,多肽在应用时更为方便。

(3)将培养好的细胞加到 96 孔培养板上,而不是在 96 培养孔板上生长多天的细胞。细胞生长率与细胞类型有关。例如,U373mG 细胞应在 T75cm² 的培养瓶中培养,胰酶消化后,分散在 45mL 细胞培养基中。该剂量可满足 2 个 96 孔培养板(每孔 200μL)第二天细胞达到 75% 的汇合度,不要使用 96 孔培养板靠边沿的培养孔,但每孔可加入 200μL 灭菌的 HBSS。

（4）MTT 加入 3h 后,在孔的底部活细胞中可观察到有明显的单层紫红色物质生成。超过 4h 后,甲䐶盐将会浮起,可能随着培养基的弃去而丢失,严重影响实验结果。

（5）DNA 断裂生成 DNA 片段是凋亡的典型特征,TUNEL 染色是细胞凋亡的一个比较特异性的方法[12]。

（6）注意盖玻片上有细胞一面的位置。因此,PBS 洗涤后,最好置于小培养皿(已做好标记)上面的纸巾上。纸巾可吸收过多的水分。盖玻片一旦干燥,在操作台放一张载玻片,并在中间滴一小滴包含 DAPI 的 vectashidd™,小心地将盖玻片(有细胞的一侧)放置于封片剂上,用指甲油封闭,暗处干燥。

（7）将 2mL PBS 加入到 6 孔培养板的孔后,用镊子将盖玻片小心取出,以防止盖玻片黏着于培养孔底部。

（8）长时间固定可导致非特异性的背景染色加深。

（9）强烈建议不要让细胞过长时间地生长在 35mm 的无菌平皿上,应于实验前 1d 铺板。$T75cm^2$ 培养瓶的一半细胞可满足 4 个 35mm 玻璃平皿。每皿中可加入 4mL 细胞悬液。

（10）不同的 CPP 所需浓度或用量可能不同。因此建议通过时效和量效曲线确定可产生生物学效应且不降低细胞活性的浓度。

参考文献

[1] Jones S, Martel C, Belzacq-Casagrande AS, et al. Mitoparan and target-selective chimeric analogues: membrane translocation and intracellular redistribution induces mitochondrial apoptosis. *Biochim Biophys Acta*, 2008, 1783: 849-863.

[2] Snyder EL, Meade BR, Saenz CC, et al. Treatment of terminal peritoneal carcinomatosis by a transducible p53-activating peptide. *PLoS Biol*, 2004, 2: 186-193.

[3] Yang L, Mashima T, Sato S, et al. Predominant suppression of apoptosome by inhibitor of apoptosis protein in nonsmall cell lung cancer H460 cells: therapeutic effect of a novel polyarginine-conjugated Smac peptide. *Cancer Res*, 2003, 63: 831-837.

[4] Muthumani K, Lambert VM, Shanmugam M, et al. Anti-tumour activity mediated by protein and peptide transduction of HIV viral protein R (Vpr). *Cancer Biol. Ther*, 2009, 8: 180-187.

[5] Lindgren M, Rosenthal-aizman K, Saar K, et al. Overcoming methotrexate resistance in breast cancer tumour cells by the use of a new cell penetrating peptide. *Biochem. Pharmacol*, 2006, 71: 416-425.

[6] Myrberg H, Zhang L, Mae M, et al. Design of a tumour-homing cell-penetrating peptide. *Bioconjug. Chem*, 2008, 19: 70-75.

[7] Hallbrink M, Kilk K, Elmquist A, et al. Prediction of cell-penetrating peptides. *Int. J. Pept. Res. Ther*, 2005, 11: 249-259.

[8] Howl J, Jones S. Proteomimetic cell penetrating peptides. *Int J Pept Res Ther*, 2008, 14: 359-366.

[9] Carmichael J, DeGraff WG, Gazdar AF, et al. Evaluation of a tetrazolium-based semiautomated colorimetric assay: assessment of chemosensitivity testing. *Cancer Res*, 1987, 47: 936-942.

[10] Stahelin BJ, Marti U, Solioz M, et al. False-positive staining in the TUNEL assay to detect apoptosis in liver and intestine is caused by endogenous nucleases and inhibited by pyrocarbonate, *Mol Pathol*, 1998, 51: 204-208.

[11] Pulkkanen KJ, Laukkanen MO, Naarala J, et al. False positive apoptosis signal in mouse kidney and liver detected in TUNEL assay. *Apoptosis*, 2000, 5: 329-333.

[12] Gold R, Schmied M, Giegerich G, et al. Differentiation between cellular apoptosis and necrosis by the combined use of in situ tailing and nick translation techniques. *Lab. Invest*, 1994, 71: 219-25.

第四部分

细胞穿透肽在基因调控中的作用

第 *22* 章

检测 CPP‒ON 的有效性和机制的简便方法——剪接重定位

Rachida Abes, Andrey A. Arzumanov, Amer F. Saleh, Fatouma Said Hassane,
Michael J. Gait, Bernard Lebleu

摘要: 合成的寡核苷酸(oligonucleotides,ON)可用于调控基因表达。但对大多数生物分子而言,细胞内转运是体内应用的主要障碍,以细胞穿透肽(CPPs)为载体,与中性 DNA 拟似物如肽核酸或吗啉代寡核苷酸连接,是目前研究的一种新型核酸转运方法。这个方法尤其适用于干扰序列特异性的 mRNA 前体的剪接,因此有助于基础研究和疾病治疗。本章将介绍 CPP‒ON 的化学合成、细胞摄取的测定、脂质体渗漏和剪接重定位等实验方法。

关键词: CPP;寡核苷酸;剪接调节;转运;脂质体;渗漏

1. 概　述

　　高等真核生物中,单个 mRNA 前体转录本通过可变剪接得到几个mRNA产物。由于真核生物的绝大多数基因均是可变剪接,这极大地导致了转录组学和蛋白组学的复杂性。另外,大量的人类遗传学疾病是由于剪接产生的基因突变而引起,如人 β‒球蛋白地中海贫血基因中内含子的突变激活了隐性剪接位点,导致产生了短的非功能性蛋白。

　　研究寡核苷酸(ON)的目的是确保正常使用基因剪接信号以重定位剪接方式,目前这种方法已趋于成熟。在 β‒地中海贫血病例中,使用一个 ON(通常命名为剪接转换 ON 或 SSO)覆盖突变的内含子位点,下调隐性剪接作用的利用率,从而刺激功能性 β‒球蛋白 mRNA 及其蛋白的生成。在几种人类疾病中应用 SSO 调节可变剪接有许多潜在的用途[1]。例如,在癌症方面,Bcl‒x mRNA 前体的可变剪接会产生凋之前和抗凋两种形式,而后者的过度表达将会使癌细胞产生抗药性。

　　ON 诱导的外显子跳跃是一种重定位剪接模式,它具有潜在的临床价值。代表性例子是假肥大型肌营养不良症(duchenne muscular dystrophy,DMD),DMD 的病因是由于外显子突变导致 mRNA 进行框外翻译,它在人类遗传学疾病中具有高发性,在小男孩中的比例为1/3 500。ON与剪接位点杂交能够排除突变的外显子(外显子跳跃),产生一个较短的框内读码的功能性肌蛋白mRNA。其他实验组在DMD模型小鼠mdx中得到令人振奋的实验结果,并在几个国家开始使用SSOs进行临床试用[2]。剪接重定位需要向核内输送立体结构的ON类似物,而肽核酸(peptid nucleic acid,PNA)和磷酰双胺吗啉代寡聚体(phosphondiamidate morpholino oligomers,PMO)尤为合适,因为它们与互补杂交的RNA具有高亲和力,代谢稳定性高,不诱导靶RNA的破坏等优势,而与RNase H相对应的其他ON类似物和siRNA不具有这些优势。然而,由于中性ONs的电中性,不能通过静电相互作用与常用的阳性脂质转运载体进行物质连接。细胞穿透肽(CPPs)虽然通常是阳离子多肽,但CPPs与PNA或PMO的化学连接方法非常简单有效,似乎是向体内输送PNA和PMO的优选方法。

Kole[3]提议的剪接重定位方法已被该研究领域所接受(图22-1)。这个方法简单易行,并且具有序列特异性。本章将对此进行详细介绍。尽管如此,CPPs输送ON仍受到内吞体逃逸程度的限制。研究发现,利用皂苷的胞浆膜通透性易于检测剪接重定位,并且这种方法能够避免内吞体吞噬及它的限制。最后,本章也介绍了脂质体渗漏也是一种检测CPP转运载体对胞浆膜影响的方法。

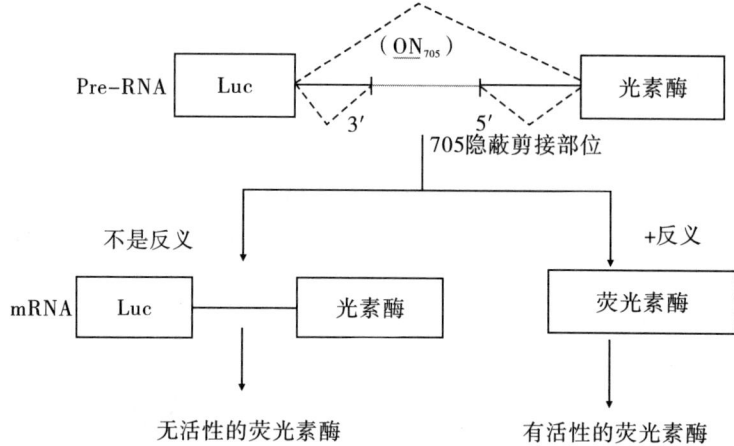

图22-1 剪接重定位的检测。HeLa pLuc705细胞含有完整的荧光素酶报告基因。但该基因被包含一个隐性剪接位点的人β-地中海贫血基因内含子(IVS2-705)所隔断,异常的剪接产生无功能性的荧光素酶,寡核苷酸与隐性剪接位点的杂交可重新恢复荧光素酶的表达

2. 材 料

2.1. 细胞培养

(1)含有10%胎牛血清、5mL MEM非必需氨基酸(100×)、5mL丙酮酸

钠 MEM(100mmol/L)、5mL 青霉素 – 链霉素 – 新霉素抗生素混合物的 DMEM 培养基,用于 HeLa pLuc705 细胞的培养。

(2)支原体检测试剂盒检测支原体。

(3)含 L – 谷氨酰胺的低血清培养基,用于无血清实验。

(4)胰蛋白酶 – EDTA:0.05% 胰蛋白酶与 0.35mmol EDTA · 4Na。

(5)PBS。

2.2. PNA – 肽和 PMO – 肽连接物的合成

(1)PNA – 肽结合物连接试剂:合成 PNA 或 N—末端(NPys)Cys 或 N—末端溴乙酰修饰的 PNA[4]。其他试剂为甲酰胺(>99.5%)、BisTris. HBr 缓冲液(pH7.5)、乙酸胺(NH₄Ac)等。

(2)PMO – 肽结合物连接试剂:购买含 5′ – 氨基连接子的 PMO。其他试剂为 N – γ – 马来酰亚胺丁二酯、丙酮(>99%)和 DMSO(dimethyl sulfoxide; >99.9%)。

2.3. FACS 分析 CPP – ON 的细胞内摄取

(1)流式细胞仪。

(2)PI(分子探针),终浓度为 0.05μg/mL。

2.4. 荧光素酶的检测

(1)BCA™ 蛋白测定试剂盒。

(2)荧光素酶检测系统和光度计。

2.5. RT – PCR 检测剪接重定位

(1)荧光素酶引物:上游引物 5′ TTG ATATGT GGA TTTCGA GTC GTC 3′;下游引物 5′TGT CAA TCA GAG TGC TTT TGG CG 3′。

(2)TRI REAGENT™、氯仿、异丙醇和乙醇(用于提取 RNA)。

(3)浓缩器 5301(用于 RNA 颗粒干燥)。

(4)SuperScript III 一步法中 RT – PCR 体系的 Platinum® Taq DNA 聚合酶。

(5)生物分光光度计(定量扩增产物)。

(6)琼脂糖和溴化乙啶。

(7)限制性内切酶 DpnI、AvaI 和 XbaI(用于 pLuc705 质粒的酶切)。

2.6. 在皂角苷通透细胞中的剪接重定位

(1)皂素通透细胞,并避免内吞作用。

(2)BCA™ 蛋白测定试剂盒。

（3）荧光素酶检测系统和光度计。

2.7. 脂质体渗漏测定

（1）磷脂 DOPC、DOPE、PI、LBPA。

DOPC＝1,2 - 二油酰基 - sn - 甘油 - 3 - 磷酸胆碱

DOPE＝1,2 - 二油酰基 - sn - 甘油 - 3 - 磷酸乙醇胺

PI＝L - α - 磷脂酰肌醇的钠盐（大豆）

LBPA＝ BMP(S,R)＝双（单油酰甘油酯）磷酸（铵盐）

（2）MES 和 HEPES 缓冲液。

（3）NaCl。

（4）ANTS(8 - 氨基萘 - 1,3,6 - 三磺酸二钠盐)作为荧光染料；DPX(对二甲苯 - 双 - 溴化吡啶)作为淬灭剂。

（5）制备脂质体的小型挤出装置。

（6）用于脂质体纯化的层析柱(1 × 10cm)。

（7）定量 DOPC 的磷脂试剂盒。

（8）酶标仪。

（9）荧光光谱仪。

3. 方　法

3.1. 细胞培养和细胞分离

（1）在添加 10% 胎牛血清、丙酮酸钠、非必需氨基酸和抗生素的 DMEM 培养基中培养 HeLa pLuc705 细胞(附注 1)。

（2）PBS 洗涤细胞 2 次。实验中,在 24 孔培养板(每孔 1.75×10^5 个细胞)中培养细胞。

（3）每个月按照试剂盒说明检测支原体污染情况。

3.2. CPP - PNA 和 CPP - PMO 的合成
3.2.1 双硫键连接的 CPP - PNA 连接物(图 22 - 2)

（1）将 250μL 甲酰胺置入微量离心管中。

（2）加入 10μL 10mmol/L 的寡核苷酸(NPys - 半胱氨酸　PNA)水溶液和 25μL 10mmol/L 的 C—末端为半胱氨酸的多肽水溶液。

（3）加入 50μL 1cmol/L 的 NH_4Ac 溶液,搅拌混匀,快速离心,在室温下放置 30 ~ 60min。

（4）使用 C18 反相 HPLC 两次进样纯化连接物,条件如下:

缓冲液 A：- 0.1% TFA

缓冲液 B:90% 乙腈,10% 缓冲液 A

梯度:在 25min 内 15% ~ 35% 的缓冲液 B

流速:3.5mL/min

检测波长:260nm

(5)收集纯化的产物,冷冻干燥。

(6)将连接物溶解在无菌水中,用 HPLC 和 MALDI – TOF 质谱进行分析。

(7)在 0.1mol/L TEAA 溶液中(pH 7)测定 260nm 处的紫外线吸收。

3.2.2. 硫醚连接的 CPP – PNA 连接物(图 22 – 2)

(1)将 10μL 的 10mmol/L 溴乙酰基 PNA 水溶液置入微量离心管中。

(2)加入 100μL 甲酰胺和 50μL 1mol/L 的 Bis Tris·HBr 缓冲液(pH 7.5)。

(3)加入 25μL 10mmol/L 的 C—末端为半胱氨酸的多肽水溶液。

(4)45℃加热该溶液 2h。

(5)通过反相 HPLC 进样纯化连接物 2 次,条件如下:

缓冲液 A:5mmol/L 盐酸

缓冲液 B:90% 乙腈,10% 水,5mmol/L 盐酸

梯度:在 25min 内 5% ~ 20% 的缓冲液 B

流速:3.5mL/min

检测波长:260nm

(6)收集纯化产物,冷冻干燥。

(7)产物溶解于无菌水,使用真空干燥器限速干燥(中等干燥速度),在管内剩留 20μL 溶液。

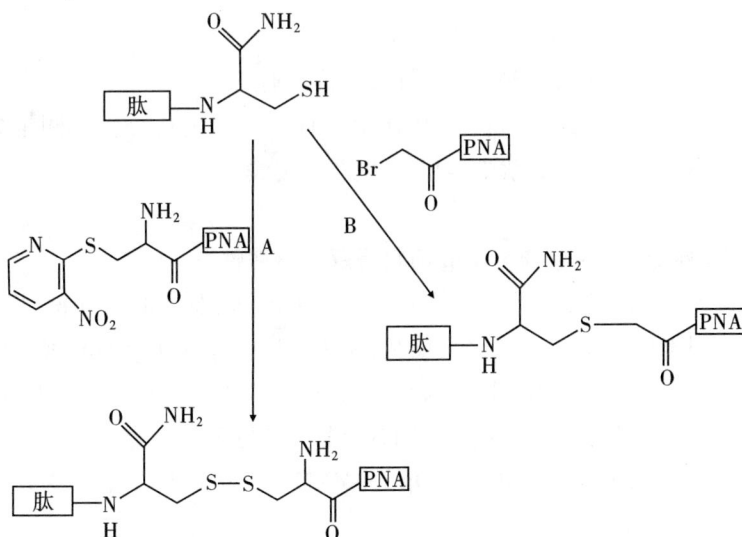

图 22 – 2　肽与 PNA 的连接通过(A)双硫桥;(B)硫醚桥

（8）加入 600μL 无菌水,并按照第 7 步再次干燥。这次要完全干燥。

（9）连接物重新溶解于无菌水。

（10）HPLC 和 MALDI – TOF 质谱分析。在 0.1mol/L TEAA 溶液中（pH 7）测定 260nm 处的紫外线吸收（附注 2）。

3.2.3. 硫醚（马来酰亚胺）连接的 PMO – 肽连接物（图 22 – 3）

（1）制备 10mmol/L PMO 储备液:将 1 000nmol 的 PMO 溶解在 100μL 含 20% 乙腈的 50mmol/L 磷酸钠缓冲液中（pH 7.2）。

（2）将 10μL 的 10mmol/L PMO 储备液加入离心管中（见步骤 1）。

（3）加入 13μL 含 20% 乙腈的 50mmol/L 磷酸钠缓冲液（pH 7.2）。

（4）加入 2μL 的 100mmol/L GMBS 溶液（DMSO 为溶剂）,混匀,在室温、黑暗中静置 1h。

（5）加入 750μL 冷丙酮,混匀,室温下 15 000g 离心 2min。

（6）倾出丙酮,沉淀物干燥 30min。

（7）将沉淀物溶解在 30μL 含 20% 乙腈的 50mmol/L 磷酸钠缓冲液中（pH 6.5）。

（8）加入 20μL 的 10mmol C—末端为半胱氨酸的多肽水溶液,搅拌混匀,室温、黑暗中静置 2h。

（9）通过反相 HPLC 进样纯化连接物 1 次,条件如下:

　　缓冲液 A:0.1% HFBA

　　缓冲液 B:90% 乙腈,10% 缓冲液 A

　　梯度:在 20min 内加上 38% ~50% 的缓冲液 B

　　流速:3.5mL/min

　　检测波长:260nm

（10）收集纯化的产物,冷冻干燥。

（11）用 HPLC 和 MALDI – TOS 质谱进行分析。测定 265nm 处 0.1mol/L 盐酸溶液中的紫外线吸收并进行定量。

3.3. FACS 检测 ON – 肽连接物的细胞摄取和通透性

（1）吸除指数生长期 HeLa pLuc705 细胞的培养液,PBS 清洗,胰蛋白酶/EDTA 处理 5min,收集细胞,在 4℃ 下 900g 离心 5min,用 PBS 洗涤 2 次,再次离心,重悬于 DMEM,加入到 24 孔培养板中（每孔 1.75×10^5 个细胞）,过夜培养。

（2）弃去培养基,用 PBS 洗涤细胞 2 次。

（3）弃去 PBS,用 Opti – MEM 或 DMEM 稀释的荧光标记连接物孵育细胞（附注 3、4）。

（4）培养适当的时间,用 PBS 洗涤细胞 2 次,胰蛋白酶/EDTA 在 37℃ 处理 5min。

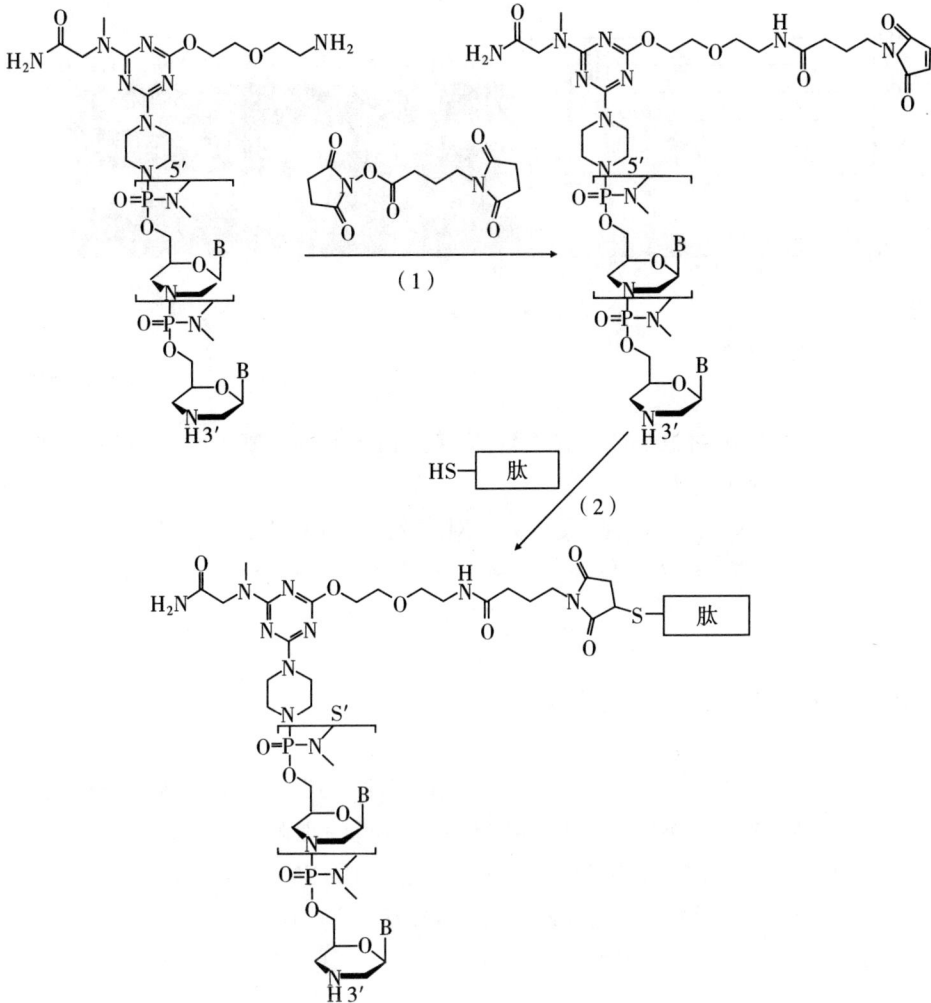

图 22－3　肽通过 GMBS 交联桥与 PMO 连接

　　(5)在 PBS 5% FCS 中重悬细胞,900g 下离心 5min(4℃),再次重悬在含有 0.05μg/mL 碘化丙啶(PI)的 PBS 0.5% FCS 液中。

　　(6)用 FACS 检测荧光。

3.4. 荧光素酶活性测定

　　(1)在 24 孔培养板上培养细胞过夜。

　　(2)用 PBS 洗涤 2 次,Opti－MEM 培养基稀释连接物到适当浓度,加入到 24 孔板的细胞上进行培养 0.5～4h(附注 3、4、6)。

　　(3)洗涤细胞,并继续在含 10% FCS 的完全 DMEM 培养基中孵育 20h。

　　(4)PBS 洗涤细胞 2 次,裂解缓冲液裂解细胞。

　　(5)使用荧光素酶检测系统底物,光度计定量测定荧光素酶活性。进行 3 组平行试验。

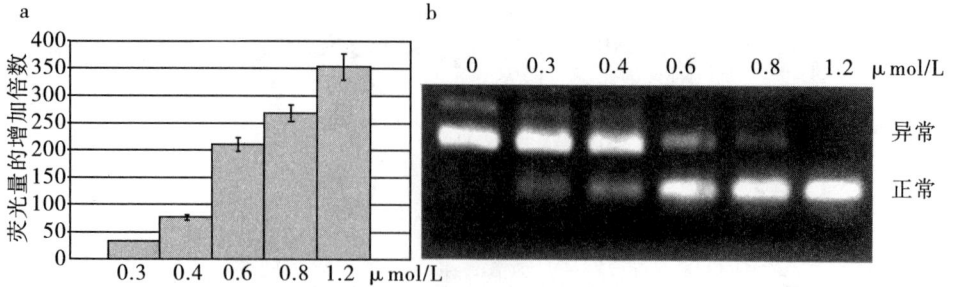

图 22 - 4　剪接重定位检测。通过(a)荧光酶测定和(b)RT - PCR 检测,确定其 EC_{50}。图中显示偶联物的浓度

　　(6)蛋白检测试剂盒测定细胞蛋白质浓度,酶标仪在 550nm 处读取数据。进行 3 组平行试验。

　　(7)荧光素酶活性表示为相对发光单位(RLU)/微克蛋白(图 22 - 4)。

　　(8)裂解物残余部分(通常为 270μL)用于 RT - PCR 分析(副标题 3.6)。

3.5. 皂角苷通透细胞后荧光素酶活性测定

　　(1)在 24 孔培养板上培养细胞过夜。

　　(2)PBS 洗涤细胞 2 次,在 Opti - MEM 培养基中加入 20μg/mL 皂角苷和一定浓度的连接物,加入到 24 孔培养板的细胞上进行培养 0.5h(附注 5)。

　　(3)洗涤细胞,用含 10% FCS 的完全 DMEM 培养基继续温育 23h。

　　(4)PBS 洗涤细胞 2 次,裂解缓冲液裂解细胞。

　　(5)使用荧光素酶检测系统底物,光度计定量测定荧光素酶活性。进行 3 组平行试验。

3.6. RT - PCR 测定剪接重定位

　　(1)荧光素酶活性测定后,用试剂盒提取总 RNA。加入 300μL 氯仿,剧烈混匀,室温孵育 10min。

　　(2)在 4℃ 离心 12 000g,15min,在水相中加入等体积的异丁醇,混匀,室温下孵育 10min。

　　(3)在 4℃ 离心 12 000g,15min,用 1mL 冷的(- 20℃)75% 乙醇重悬沉淀。混合后,再在 4℃ 离心 12 000g,15min。除去上清液。在浓缩仪上 60℃ 挥发除去乙醇(1min)。

　　(4)加入无核酸酶的去离子水 20μL。

　　(5)生物分光光度计对总 RNA 定量。用 1% 琼脂糖凝胶电泳进行鉴定。

　　(6)使用 Platinum® Taq 聚合酶和荧光素酶特异性引物,在 PCR 仪上 Super Script Ⅲ 一步法扩增出 DNA。

　　(7)2% 琼脂糖凝胶电泳分析 PCR 产物。

（8）每个实验设多个浓度,利用成像软件分析凝胶,测得 EC_{50} 值。

3.7. 脂质体渗漏测定
3.7.1. 脂质体配方

（1）在氯仿或氯仿/甲醇（9∶1）中溶解磷脂。

（2）按摩尔比 5∶3∶2∶1 混合磷脂 DOPC、DOPE、PI、LBPA（总脂质 10μmol）,在高真空下蒸发脂质溶液 1h。

（3）用 1mL 含淬灭染料（20mmol/L MES,75mmol/L NaCl,12.5mmol/L ANTS,45mmol/L DPX,pH 5.5）的缓冲液水化脂质膜,得到 10mmol/L 脂质体,搅拌涡旋 5min。

（4）悬液反复沉浸在液氮和 37℃ 水浴中,进行 5 次冷融。

（5）使用小型挤出器、聚碳酸酯过滤器（直径 100nm）和 4 个预过滤器挤出脂质体。

（6）葡聚糖 G－50 柱（1×10）凝胶色谱纯化脂质体,以除去未包封的染料和淬灭剂。先用酸性缓冲液平衡柱子（20mmol/L MES,145mmol/L NaCl,pH 5.5）。用相同的缓冲液洗脱脂质体。

（7）磷脂试剂盒定量 DOPC 并计算磷脂产量。

（8）粒度分析仪测量脂质体的大小。平均大小应该是 105～115nm。

3.7.2. 脂质体渗漏实验

（1）在酸性（20mmol/L MES,145mmol/L NaCl,pH 5.5）或中性（20mmol/L HEPES,145mmol/L NaCl,pH 7.4）缓冲液中,测定脂质体渗漏。

（2）在终体积为 2mL 的缓冲液中加入 100μmol/L 的磷脂,在室温下搅拌,在激发波长 360nm 和 530nm 处测量初始荧光（F_0）。

（3）加入 40μL 10% 的 Triton X－100 取得最大荧光（F_{max}）。

（4）加入多肽前（脂与肽的比率为 5∶1）,通过测量 F_0 确定每个多肽的不稳定水平。

（5）室温下搅拌,进行动力学研究（附注 8）。

（6）渗漏百分比:渗漏率 $= 100 \times (F_t - F_0)/(F_{MAX} - F_0)$。

4. 附　注

（1）HeLa pLuc705 细胞能够稳定表达荧光素酶（图 22－1）,可定量检测核内转运和 CPP－ON 连接物的生物活性。不用传代 10 倍以上的细胞。在常规情况下应控制支原体污染。

（2）在肽－PNA 的连接中,必须保证所有化合物全部溶解。疏水性多肽可使用甲酰胺和乙腈的混合物(如转运素)。在一些情况下,需调整乙腈的梯度洗脱条件。PMO - 肽连接时,起始反应物最好使用高浓度,以确保快速连接。硫醚 - 马来酰亚胺的连接应在 2h 内完成。可将反应在 4℃ 过夜。对于 MALDI - TOF 质谱分析,最好是在甲醇/柠檬酸氢二铵中使用 2,6 - 二羟基苯乙酮的基质(20mg/mL)。

(3)对于机制研究,不同的 CPPs 及其连接物可能不相同。

(4)CPP - ON 连接物应优先选择低浓度(低于 2.5μmol/L),以避免细胞的渗透性。

(5)皂角素处理不宜超过 0.5h,它能瞬时穿透细胞膜,不产生细胞毒性。

(6)在参考文献 4、6 ~ 9 中,介绍了各种 CPPs 与 PNA 或 PMO 的连接方法。

(7)用于反转录和扩增的步骤:

- 反转录:1 个循环
  - cDNA 合成:55℃,30min
  - 变性:94℃,2min
- 放大:30 个循环
  - 变性:94℃,20s
  - 杂交:60℃,30s
  - 延长:68℃,30s
- 延长:1 个循环 68℃,5min
- PCR 产物储存在 - 20℃

(8)一些多肽和多肽 - ON 连接物可使脂质体沉淀,妨碍观察膜的不稳定性。

致 谢

感谢 R. Kole 提供的 Hela pLuc 细胞。

参考文献

[1] Bauman J, Jearawiriyapaisam N, Kole R. Therapeutic potential of splice-switching oligonucleotides. *Oligonucleotides*, 2009, 19: 1-13.

[2] Wilton SD, Fletcher S. Exon skipping and Duchenne muscular dystrophy: Hope, hype and how feasible. *Neurol India*, 2008, 56:254-262.

[3] Kang SH, Cho MJ, Kole R. Up-regulation of luciferase gene expression with antisense oligonucleotides: implications and applications in functional assay development. *Biochemistry*, 1998, 37:6235-6239.

[4] Abes S, Turner JJ, Abes R, et al. Peptide-based delivery of steric-block PNA oligonucleotides. *Methods Mol Biol*, 2009, 480:85-99.

[5] Richard JP, Melikov K, Vives E, et al. Cell-penetrating peptides. A re-evaluation of the mechanism of cellular uptake. *J Biol Chem*, 2003, 278:585-590.

[6] Turner JJ, Ivanova GD, Verbeure B, et al. Cellpenetrating peptide conjugates of peptide nucleic acids (PNA) as inhibi-

tors of HIV-1 Tat-dependent trans-activation in cells. *Nucleic Acids Res*,2005,33:6837-6849.

[7] Abes S, Turner JJ, Owen D, et al. Efficient splicing correction by PNA conjugation to an R6-Penetratin delivery peptide. *Nucleic Acids Res*,2007,35:4495-4502.

[8] Ivanova GD. Improved cellpenetrating peptide-PNA conjugates for splicing redirection in HeLa cells and exon skipping in mdx mouse muscle. *Nucleic Acids Res*,2008,36:6418-6428.

[9] Abes S. Vectorization of morpholino oligomers by the (R-Ahx-R)4 peptide allows efficient splicing correction in the absence of endosomolytic agents. *J Control Release*,2006,116:304-313.

第 23 章

在假肥大型肌营养不良动物模型中 CPP 介导的寡核苷酸外显子跳跃

HaiFang Yin, Hong Moulton, Corinne Betts, Matthew Wood

摘要：反义寡核苷酸(antisense oligonucleotides,AOs)是有效的剪接变换工具,有望成为治疗药物。AOs 是通过敲除或敲入特异性靶基因的外显子,以减缓和改变疾病的进程,典型的例子是一种致死性肌肉退行性疾病——假肥大型肌营养不良(duchenne muscular dystrophy,DMD),AO 介导的特异性 DMD 基因外显子跳跃能够重塑被破坏的 DMD 开放阅读框,引起功能性肌肉蛋白的生成,缓解 DMD 动物模型症状。最近临床上已有两起成功、独立的 Ⅰ 期临床试验,但这些试验均是肌肉内的局部治疗。目前的困难在于开发 AOs 的全身给药方法,若能够找到克服这个困难的方法,AOs 将可应用于疾病的治疗。最近,许多课题组证明了与 CPPs 直接相连的 AOs 在 DMD 动物模型中可全身输送,并可应用于治疗。本章总结了这个工作的背景,并详细描述了 CPP 连接的 AOs 在 DMD 动物模型中作为系统性剪接校正工具的实验方案。

关键词：反义寡核苷酸;反义吗啉环寡聚核苷酸;CPP;剪接校正;外显子跳跃;假肥大型肌营养不良症;肌营养不良;肌肉;心脏;系统转运

1. 概　述

反义寡核苷酸(antisense oligonucleotides,AOs)作为基因剪接变换和剪接校正的工具,在一系列人类疾病中有明确的治疗前景。临床上成功应用 AOs 的一个典型例子是治疗假肥大型肌营养不良(duchenne muscular dystrophy,DMD)。DMD 是一种与 X 染色体相关的、单基因的肌肉退行性疾病,它影响大约 1/3 500 的新生男婴。当 DMD 基因突变后,导致肌肉必需的营养蛋白丧失,最终引起进行性肌肉退化和萎缩、心肌病、呼吸衰竭,最后过早死亡,未经治疗的 DMD 男孩仅可生存到 20 岁。肌营养不良蛋白的缺乏主要是由于删除、复制点突变或其他小基因重排,从而干扰了 DMD 基因的开放阅读框,最终抑制了功能性及营养不良蛋白的有效转录和翻译[1]。肌营养不良蛋白的丧失主要导致肌肉细胞一系列的灾难性病理生理变化,包括肌膜的稳定性降低和细胞内 Ca^{2+} 内流升高,最终导致肌纤维退化和疾病。需注意的是,尽管这种突变导致肌营养不良蛋白缺乏,但超过 50% 的 DMD 患者有偶发的肌营养不良蛋白阳性,即回复突变的正常肌纤维,这个现象被认为是由于 mRNA 前体的可变加工,自动地恢复了 DMD 开放阅读框,导致肌细胞中有效的肌营养不良蛋白表达。这种恢复性蛋白是有功能的,能够正确定位于肌膜,并引起肌营养相关蛋白(肌营养不良蛋白相关蛋白复合物,DAPC)网络正常结构的组装,这说明恢复的肌营养不良蛋白具有活性所需的正常、完整的功能区结构。在 DMD 患者中的这个发现与症状相对较轻的疾病——贝克肌营养不良(becker muscular dystrophy,BMD)一致[2]。BMD 患者基因组中缺乏框内 DMD 基因,但仍有肌营养不良蛋白的表达,提示肌营养不良蛋白 mRNA 前体加工时外源性修饰的可能性(除了剪接修饰或特异的 DMD 外显子跳跃外),从而恢复了 DMD 基因的开放阅读框,诱导 DMD 患者功能性蛋白的表达[3]。在最近几年里,一系列实验均验证了 AOs 的剪接校正功能在 DMD 中的应用作用,例如将 AOs 通过肌肉和系统注射给予肌营养不良蛋白缺乏的 mdx 鼠[4-13],以及在近期最重要的 2 例 I 期临床试验中,将 AOs 直接肌内注射给患者,均得到了良好的治疗效果[14,15]。因此,AO 剪接校正治疗具有清晰的应用前景,根据 Leiden 肌营养不良数据库的信息统计,这种治疗能使 83% 的 DMD 患者受益[16]。

尽管这些结果让人鼓舞,但上述临床试验资料是在 DMD 患者的单下肢肌肉内局部注射 AO 而得到的结果。因此,未来应用 AO 介导的外显子跳跃治疗 DMD 患者的主要挑战是有效的系统性 AO 转运方法,即通过系统给药后,载体将 AO 运送到 DMD 疾病病程影响的所有肌肉和其他组织。早期的两个研究中,分别使用 2'OMePS 和吗啉代磷酰二氨基寡聚体(morpholino phosphorodiamidate oligomer,PMO)全身静脉给予 mdx 小鼠后,仅显示较低的肌营养不良剪接校正效果[5,8]。在后来的研究中,采用了全身静脉注射高剂量和多次注射的方案(100mg/kg,重复注射 7 次),然而,在这种情况下剪接校正效率仍然较低,并且有肌内变异,以及在心脏中观察不到肌营养不良蛋白的剪接校正。随后,许多课题组研究了富含精氨酸的 CPPs 序列与 PMO 共价连接,以提高 PMO 在 DMD 模型小鼠中的转运效率[17]。这种肽 – PMO 连接物起先是使用特征明确的(RXR)₄肽和相关的 CPPs,结果显示肽 – PMO 连接物可急剧提高 mdx 小鼠的系统剪接校正效果,第一次在全部外周肌肉中恢复超过 50% 正常水平的肌营养不良蛋白,并明显恢复了心肌内肌营养不良蛋白[6,10,12,18,19]。随后,Ivanova 及其同事在 R6 – 穿透素的基础上,开发出新的 CPPs,在 DMD 模型中明显提高了 AO 的系统摄取和功能[20,21]。虽然这些 CPPs 的应用对促进系统性 PMO 输送有明确的作用,但这些多肽没有细胞特异性。最近,研究者第一次报道了一个嵌合肽 – PMO 复合物,该复合物融合了肌肉特异性的 8 肽和富含精氨酸 CPP 区域,能够使 PMO 具有靶向性,并在 mdx 小鼠中提高了剪接校正效果[22]。因此,CPP 介导的 AO 输送被证明能够成功恢复肌营养不良蛋白表达,并且减轻 DMD 动物模型症状。自 2010 年开始了多肽 – PMO 治疗 DMD 的第一个临床试验,此外,CPP 及相关

肽 - AO 治疗 DMD 的试验还正在进行。

---

2. 材　料

除非另有说明,所有溶液都用双蒸水制备。

2.1. RNA 提取与 RT - PCR

(1)异戊烷。该物质高度易燃,因此必须存放在阴凉、干燥、通风良好的地方。

(2)TRIzol® 反应物。该物质有剧毒,可引起突变(附注 1),必须储存在 2℃ ~ 8℃,并防止药品倒入下水道。

(3)氯仿:该物质可致癌,可能致畸(附注 1),防止其倒入下水道。该物质对光敏感,所以应存放在阴凉、干燥的地方,2℃ ~ 8℃ 储存。

(4)异丙醇,分子生物学级,最低纯度为 99%。该物质高度易燃,因此须储存在阴凉、干燥、通风良好的地方。

(5)RNA 洗液:75% 的乙醇,分子生物学级;25% 的不含 RNA 的水。乙醇高度易燃,因此须储存在阴凉、干燥的地方。

(6)RT - PCR 试剂盒:储存在 - 20℃(附注 2)。

(7)巢式 PCR:Hot Star Taq DNA 聚合酶。储存在 - 20℃ 中。

(8)TAE 缓冲液(50 ×):2mol/L Tris 碱、10% 的 0.5mol/L EDTA(pH 8.0)、5.7%(*V/V*)冰醋酸,试剂混合后加入水至 900mL,调节 pH 至 7.6 ~ 7.8。要制备1 × TAE 缓冲液,取 20mL 加入到 980mL 水中至 1L 即可。

(9)琼脂糖凝胶:用 1 × TAE 缓冲液配制 2% 琼脂糖,加入 2 ~ 4mL 的溴化乙啶,加 TAE 缓冲液到电泳槽。溴化乙啶有剧毒,慢性照射后会诱变。不可倒入下水道中(附注 3)。

2.2. 制备蛋白样品

裂解缓冲液:75mmol/L Tris - HCl(pH6.5),10% 十二烷基硫酸钠(sodium dodecyl sulphate,SDS)。裂解之前的样本需加入 5% 2 - 巯基乙醇和 3% 蛋白酶抑制剂。蛋白抑制剂需要溶解后储存于 - 20℃ 以下。

2.3. SDS - PAGE

(1)分离缓冲液(4 ×):1.5mol/L Tris - HCl,pH8.8,储存于室温。

(2)浓缩缓冲液(4 ×):0.5mol/L Tris - HCl,pH6.8,储存于室温。

(3)30% 的丙烯酰胺 - 聚丙烯酰胺溶液,电泳试剂,37.5:1,2℃ ~ 8℃ 储存。

（4）N,N,N,N - 四甲基乙二胺（tetramethyl - ethylenediamine,TEMED）。该物质高度可燃,因此需储存于阴凉、干燥、通风的地方（附注 4）。

（5）过硫酸铵。水中溶解,配制成 10%（w/V）的溶液,分装,冷冻于 - 20℃。

（6）SDS:用水配制成 20%（w/V）的溶液。

（7）甘油,室温下保存。

（8）电泳缓冲液（10 ×）:247.7mmol/L Tris,1.91mol/L 甘氨酸,1%（w/V）SDS。储存于室温。

（9）SDS 样本缓冲液:0.1mol/L Tris - HCL（pH6.6）,2%（V/V）2 - 巯基乙醇,20%（V/V）甘油,0.01%（V/V）溴酚蓝,2℃ ~8℃储存。

2.4. 肌营养不良蛋白的免疫印迹

（1）转移缓冲液（10 ×）:247.7mmol/L Tris,1.91mol/L 甘氨酸,储存于室温。

（2）转移缓冲液:10%（V/V）10 × 转移缓冲液,10%（V/V）甲醇,0.01%（w/V）SDS,用水补足体积（附注 5）。甲醇可燃性强,吸入、皮肤接触或吞食均会产生毒性。将瓶盖拧紧,室温下贮藏在存放可燃物的橱柜内,远离火源。

（3）印迹膜:PVDF 膜（0.45μm）和滤纸（11μmol/L）。

（4）漂洗液（PBST）:含 0.1%（V/V）吐温的 PBS。

（5）封闭缓冲液:5%（w/V）脱脂奶粉溶于 PBST。

（6）一抗:NCL DYS - 1（附注 6）。

（7）二抗:羊抗鼠 IgG 单克隆过氧化物酶。

（8）化学发光的 HRP 底物显影（附注 7）。

2.5. 肌营养不良蛋白的免疫组化

（1）载玻片和盖玻片。

（2）封闭液:用 PBS 稀释的 20%（V/V）标准山羊血清,20%（V/V）小牛血清。

（3）PBS 常用作漂洗液。

（4）主要稀释液:20%（V/V）NGS 溶于 PBS 中。

（5）一抗:针对肌营养不良蛋白 C—末端的兔多克隆抗体。储存于2℃ ~8℃。

（6）二抗:Alexa Flour® 594 标记的山羊抗兔 IgG。储存于 2℃ ~8℃。

（7）核染剂:溶于 DMSO 的 1.34μg/mL DAPI（4,6 - 二脒基 - 2 - 苯吲哚;附注 8）

（8）封固剂:Dako 荧光封固剂。2℃ ~8℃储存。

2.6. 肌营养不良相关蛋白复合物的免疫组化

（1）载玻片和盖玻片。

（2）封闭剂：生物素 – 抗生物素蛋白封闭系统，2℃ ~ 8℃储存。

（3）漂洗液：0.1% 吐温 20 溶于 PBS 中（PBST）。

（4）MOM 封闭液：在 PBS 中加入 2 滴 MOM 封闭液。

（5）MOM 稀释液：用 PBS 稀释 MOM 蛋白浓缩液（1:125），2℃ ~ 8℃储存。

（6）一抗：MOM 稀释剂稀释的 β – 肌纤维糖苷：NCL – L – b – SARC；MOM 稀释剂稀释的 α – 肌纤维糖苷：NCL – l – α – SARC；以及稀释的 β – 肌营养糖苷：NCL – b – DG（附注 6）。

（7）二抗：MOM 稀释剂稀释的生物素化的抗鼠 IgG。

（8）德克萨斯红标记的链亲和素，用 MOM 稀释剂以 1:250 稀释，2℃ ~ 8℃储存。

3. 方　法

反义寡核苷酸介导的外显子跳跃在两个 Ⅰ 期临床试验中的成功，使得研究者重新评价反义寡核苷酸在治疗应用中的价值[14,15]。CPP – PMOs 恢复了包括心脏在内的多重肌肉组织中肌营养不良蛋白的高水平表达，并阻止了 mdx 鼠中营养蛋白缺乏引起的疾病进程[6,10,12,18,19]。因此，验证了在 mdx 大鼠中由 CPP – AO 连接物诱导的营养蛋白的剪接校正功能。

有大量不同的参数可能用于检测 CPP – AO 连接物的有效性，其中最基本的检测方法是测定 RNA、蛋白水平和组织机能的恢复。RT – PCR 是检测肌营养不良蛋白 mRNA 转录中外显子跳跃百分率的常规方法，它是根据跳跃的转录本占全长未跳跃肌营养不良蛋白 mRNA 的相对比率进行计算。免疫印迹是最常用的蛋白定量方法，用于测定肌营养不良蛋白的总量。免疫组化染色是显示肌纤维中肌营养不良蛋白定位和分布的重要手段，能够根据阳性纤维的数量反映 CPP – AO 连接物转运的有效性，而肌营养不良蛋白阳性纤维的数量与肌力的恢复有直接关联。

肌营养不良蛋白是 DAPC 的关键组分，在细胞骨架和细胞外基质之间起桥梁作用，并稳定肌纤维膜[1]。没有肌营养不良蛋白，其他的 DAPC 组分不能定位于肌纤维膜而扩散入胞浆。因此，评价 CPP – AO 连接物的有效性是一个重要的功能参数。在此介绍了 DAPC 组分 β – 肌纤维糖苷、α – 肌纤维糖苷和 β – 肌营养糖苷的免疫组化方法。

3.1. RNA 提取和 RT – PCR

（1）收集肌肉组织，将其放在液氮或干冰冷冻的异戊烷中冰冻，–80℃保存。

(2)收集 20～30 个 15μm 厚的冰冻肌肉切片,置于冰上无菌的 1.5mL 离心管内。

(3)加 1mL Trizol 到离心管内,根据 Trizol 的说明书继续后面的步骤。通过分光光度计测量总 RNA 浓度。

(4)使用 OneStep RT-PCR 试剂盒,20μL 的 RT-PCR 体系中加入 200ng 的 RNA 模板。初始 RT-PCR 的引物序列是 Exon20Fo 5′-CAGAAT-TCTGCCAATTGCTGAG-3′和 Ex26Ro 5′-TTCTTCAGC TTGTGTCATCC-3′,这可使 mRNA 的外显子 20～26 进行扩增。循环条件是 95℃ 30s、55℃ 1min 和 72℃ 2min,25 个循环。然后 RT-PCR 产物(1μL)用作第二次 PCR 的模板,25μL 体系,含 0.5U 的 Taq DNA 聚合酶(附注 9)。第二次的引物序列是 Ex20Fi 5′-CCCAGTCTACCACCC TATCAGAGC-3′和 Ex24Ri 5′-CAGC-CATCCATTTCTGTAAGG-3′。循环条件是 95℃ 1min、57℃ 1min 和 72℃ 2min,25 个循环。

(5)PCR 产物用 2% 的琼脂糖凝胶检测。图 23-1a 为 RT-PCR 产物的一个例子。

3.2. 制备肌营养不良蛋白样品用于免疫印迹

(1)收集 20～30 个 15μm 厚的冰冻肌肉切片,置于冰上无菌的 1.5mL 离心管内。

(2)在样品中加入 150μL 蛋白裂解液(附注 10),轻轻吹吸混匀,直到切片溶解。

(3)100℃ 煮沸 3～5min,12 000g 或最大转速离心 15min。

(4)收集上清,长期储存可分装放于 -80℃。

(5)用试剂盒测定蛋白浓度,根据厂商说明书进行 1:100 稀释(附注 11)。

(6)用一定量的蛋白在离心管内制备样品,用 2× 或 5× 的 SDS 加样缓冲液混合样品。

(7)煮沸样品 3～5min,最大转速下离心 5min,样品后面用于加样。

3.3. SDS-PAGE

(1)以带有 0.75mm 厚度胶板的 Bio-Rad 微型凝胶系统为例。

(2)在胶架中安装胶板。确保胶板正确并对齐,在桌上处于水平状态。

(3)放置胶架。使胶架与下面的橡胶垫紧贴,确保不会漏胶。

(4)在离心管中制备 5mL 的分离胶,即用 1mL 30% 丙烯酰胺-聚丙烯酰胺(37.5:1)溶液、2.45mL 水、0.25mL 甘油、42.5μL 20% SDS、50μL 过硫酸铵和 5μL TEMED 混合,混匀溶液(附注 12)。加胶溶液到玻璃板上至 2/3 的位置,留 1/3 用于浓缩胶。

(5)在分离胶的上部加水,保证胶不会脱水。这步中可明显看到在水的压力下,胶平面下降。

(6)胶放置 45~60min,离心管中的胶混合物可用于指示胶需要放置的时间。

(7)弃去胶中的水。

(8)在离心管内制备 2.5mL 4% 的浓缩胶,即混合 325μL 30% 的丙烯酰胺－聚丙烯酰胺(37.5∶1)溶液、1.4mL 水、25μL 20% SDS、125μL 甘油、25μL 过硫酸铵和 2.5μL TEMED,翻转混匀。立即将浓缩胶加至玻璃板中分离胶的上面。

(9)将梳子插入玻璃板中,弃去移位的浓缩胶混合物。避免梳子和凝胶之间存在气泡。

(10)放置 30~45min。离心管中的胶混合物可用于指示胶需要放置的时间(附注 13)。

(11)配制 1×SDS 电泳缓冲液,即用量筒加 100mL 的 10×SDS 电泳缓冲液到 900mL 的水中。

(12)将 1×SDS 电泳缓冲液倒于电泳槽中,胶架中倒满,电泳槽为 1/3满。如果槽中有漏液现象,需倒入更多的缓冲液,弃去梳子。

(13)在第一个孔中加入预先染色的蛋白分子量标准,样品加至后面的孔中。

(14)开启电源,进行凝胶分离(附注 14)。

3.4. 肌营养不良蛋白的免疫印迹

(1)胶从胶架中取出,弃去 SDS 电泳缓冲液,或者再使用一次。

(2)分开胶架,胶附在一侧玻璃板上。

(3)为了使其从玻璃板上离开,切掉浓缩胶和胶的边缘。

(4)将胶置于 1× 的转移缓冲液中。

(5)剪下 PVDF 膜的一个角,以用于识别(附注 15)。

(6)将 PVDF 膜在甲醇中浸泡,大约 1min(附注 16)。

(7)剪出 2 张与膜同样大小的滤纸。

(8)浸泡两块海绵布和两张滤纸于转移的缓冲液中。

(9)在转移缓冲液中简单清洗 PVDF 膜。

(10)将两块海绵布、滤纸、PVDF 膜和胶放入转移槽的夹中,从底部到顶部按如下放置:转移夹的黑色区、1 块纱布、1 块滤纸、胶、膜、1 块滤纸、1 块纱布。

(11)然后,将转移夹放入槽中,确保膜在胶和正极之间。这个方向极其重要!

(12)将转移槽置于电泳槽中。

(13)用 1× SDS 电泳缓冲液灌满槽子,盖上盖子,开始通电。

（14）4℃条件下 50V 过夜转移。

（15）一旦转移完成,小心拆开转移槽。

（16）取出膜,用 PBS 简单清洗(附注 17)。

（17）用 20mL 封闭液封闭膜 1~2h(附注 18)。

（18）封闭后,加入抗肌营养不良蛋白一抗(用 1∶200 封闭液稀释),在冷室中振摇过夜。

（19）用含 200mmol/L NaCl 的 PBST 清洗膜 4 次(第 1 次和第 2 次 10min,第 3 次和第 4 次 5min;附注 19)。

（20）在膜上加入二抗(封闭液 1∶9 000 稀释),室温下振摇孵育。

（21）用含 200mmol/L NaCl 的 PBST 清洗膜 3 次,每次 15min。

（22）最后清洗后,用镊子夹起膜,置于透明膜或纸上。

（23）在 1.5mL 离心管内每个 ECL 试剂(1∶1)加入 250μL,一个膜大约需要 500μL 显影剂。

（24）在每个膜上加入 500μL 预混合的 ECL 试剂,确保膜完全被 ECL 试剂覆盖。

（25）用第二张透明膜覆盖膜,确保塑料和膜之间没有气泡。

（26）将覆盖的膜置于暗盒中(附注 20)。

（27）在暗室安全灯下完成后面的步骤。

（28）打开 X 射线胶片,切下膜大小的一块,折叠或剪下角落用于鉴定。

（29）将胶片置于暗盒中的膜上,立即关上暗盒,开始计时。

（30）有效的曝光时间为 1~15min。曝光后,从暗盒中取出胶片并置于显影剂中(附注 21)。

（31）打开暗盒,用笔标记蛋白的位置用于鉴定大小。

（32）若需要更进一步的实验,可将膜置于 PBS 中(附注 22)。免疫印迹的图例见 23-1b。

3.5. 肌营养不良蛋白的免疫组化

（1）在至少 2/3 深度的肌肉中,每隔 100μm 冰冻切片,厚度为 8μm(附注 23)。

（2）置于载玻片上 10min,以风干切片。

（3）用封闭笔在切片周围画圈(附注 24)。

（4）在 PBS 中浸泡载玻片 10min。

（5）室温下用含 20% FCS 和 20% NGS 的 PBS 溶液封闭切片 1h。

（6）移除封闭液,室温下用 1∶2 500 稀释的抗肌营养不良蛋白一抗孵育切片 1h(附注 25),其中还含有 20% NGS。

（7）弃去一抗,用 PBS 简单清洗载玻片 3 次。

（8）用荧光标记的二抗(山羊抗兔 IgG;1∶200 稀释)PBS 液孵育切片,室

·224· 细胞穿透肽研究方法与实验指南

温下 1h。

（9）弃去二抗,用 PBS 简单清洗载玻片 3 次。

（10）弃去 PBS,用 DAPI 固定的介质封固载玻片,锡箔纸包裹(附注 26)。

（11）荧光显微镜下观察载玻片。在 543nm 处激发光下诱导 Cy3 荧光(红光发射),在 364nm 处激发 DAPI 荧光(蓝光发射),结果如图 23－1c 所示。

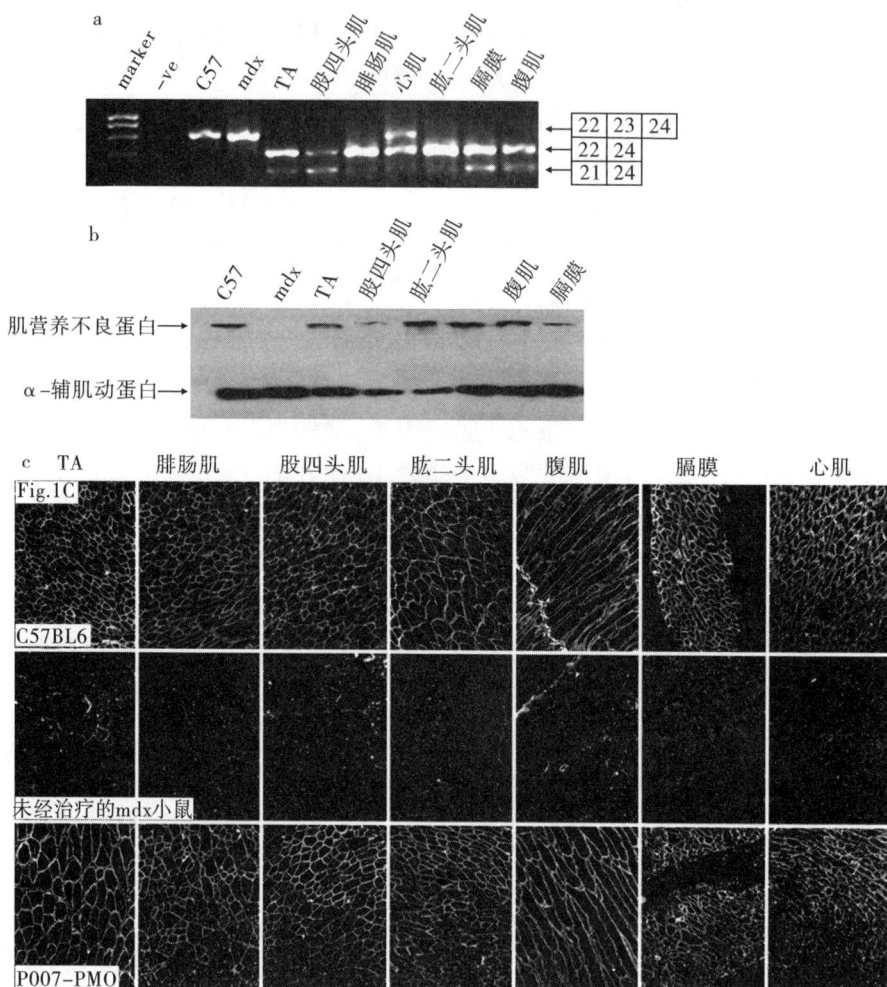

图 23－1 在 mdx 小鼠肌肉和心脏中肌营养不良蛋白表达的恢复。在成年 mdx 小鼠中单次注射 25mg/kg 的 P007－PMO 连接物。(a)RT－PCR 检测外显子跳跃结果。在治疗的 mdx 小鼠中,外周骨骼肌几乎全部的外显子 23 出现跳跃,心肌中大约有 50% 的外显子跳跃,这显示为更短的外显子跳跃带。(b)在正常和 P007－PMO 连接物处理的 C57BL6 小鼠中,蛋白免疫印迹显示外周骨骼肌中肌营养不良蛋白的表达几乎完全恢复(膈膜除外)。每个样品均上样 10μg 蛋白,对照物为 α－辅肌动蛋白。(c)免疫组化检测肌肉组织横切面中肌营养不良蛋白的表达和定位。C57BL6 小鼠正常对照组(上图)、未处理的 mdx 小鼠(中图)和 P007－PMO 处理的 mdx 小鼠(下图)。图中显示治疗组小鼠的蛋白表达水平与正常小鼠几乎相当。肌肉组织的分析来自于胫骨前肌(tibialis anterior, TA)、腓肠肌、四头肌、二头肌、腹肌、膈膜和心肌(标尺为 200mm)

3.6. 肌营养不良相关蛋白复合物的免疫组化

（1）在至少2/3深度的肌肉中，每隔$100\mu m$冰冻切片，厚度为$8\mu m$。

（2）风干切片30min。

（3）用封闭笔在切片周围画圈。

（4）用生物素封闭系统封闭内源性生物素，再用亲和素溶液孵育切片15min（附注27）。

（5）弃去亲和素缓冲液，用PBST简单清洗载玻片。

（6）用生物素溶液孵育载玻片15min。

（7）弃去生物素溶液，用PBST简单清洗。

（8）清洗后，在玻片上加M.O.M封闭液，室温下孵育1h（附注28）。

（9）用PBST清洗载玻片3次。

（10）加M.O.M稀释剂，孵育5min。

（11）弃去稀释剂，加一抗（1∶100稀释；α-肌纤维糖苷、β-肌纤维糖苷或β-肌营养糖苷单克隆鼠抗体），孵育1h（附注29）。

（12）弃去一抗，用PBST清洗载玻片3次，每次3min。

（13）加入M.O.M试剂盒中的抗鼠IgG，孵育10min（附注30）。

（14）弃去溶液，用PBST清洗载玻片3次，每次3min。

（15）加入荧光标记的亲和素，孵育5min（附注31）。

（16）弃去二抗，用PBST清洗载玻片3次，每次3min。

（17）用DAPI固定介质封固载玻片，锡箔纸包裹。

（18）载玻片在荧光显微镜下观察。在543nm处激发光下诱导Cy3荧光（红光发射），在364nm处激发DAPI荧光（蓝光发射），结果如图23-2所示。

---

4. 附　注

（1）必须使用通风橱、安全的防护眼镜和不通透的手套。污染物需作为特殊废物处理。

（2）试剂在需要用时可直接溶解，但酶混合物或嗜热水生菌需一直保存于冰上。

（3）在规定的EB污染区内应使用封闭容器。污染物需作为特殊废物处理。

（4）过期的TEMED会降解，因此，每次最好买小瓶装。

（5）转移缓冲液可以使用2~3次后废弃。为了保证实验中转移缓冲液的温度比室温冷，转移装置需要保持冰浴或置于低温房间中。

（6）冷冻干燥后的酶是稳定的。使用前应溶于2.5mL水中，分装于试管中储存于-20℃下。

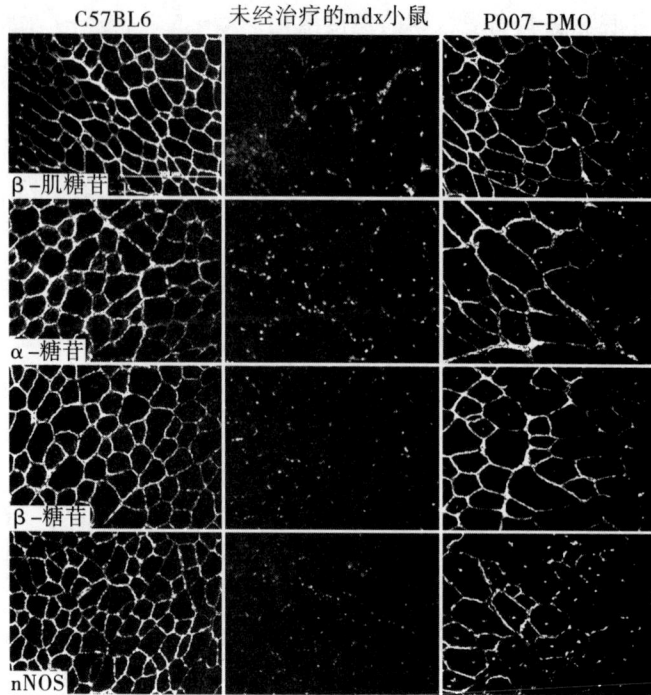

图23-2　经 P007-PMO 复合物治疗后，小鼠 mdx 骨骼肌的功能性检测。Mdx 小鼠给予 P007-PMO 25mg/kg 后，通过检测肌营养不良相关蛋白复合物(DAPC)，以表示肌营养不良蛋白功能和正常肌肉结构的恢复情况。在 C57BL6 小鼠、未处理的 mdx 鼠和用 P007-PMO 处理的 mdx 鼠的组织横切片中，免疫组化检测 DAPC 蛋白成分 β-肌糖苷、α-糖苷和 β-糖苷。结果显示，经过治疗后，所有侧 DAPC 组分成功地重定位于 mdx 小鼠肌膜中

（7）如果需要定量，需扫描胶片并使用程序如扫描光密度法。

（8）装有 DAPI 的瓶子须用锡箔包裹，因为 DAPI 感光。

（9）RT-PCRs 时，一轮 RT-PCR 对于检测外显子跳跃就足够了。

（10）蛋白裂解液的体积可根据组织切片数量而适当调整。

（11）蛋白浓度测定可以通过 BCA 法或者 Bradford 法测定，其中 Bradford 法简单、快速、可靠。需仔细检查 Bradford 法的干扰因素，尤其是裂解缓冲液中 SDS 的浓度，通常使用 1∶100 稀释的蛋白样品。

（12）TEMED 会促进分离胶聚合，因此凝胶混合液需要立刻加至玻璃板中以防止凝胶过早凝固。每 75mm 的微型胶需要大约 2mL 的凝胶混合液。

（13）当分离胶凝固后，需要转移到绿色的塑料固定器中。

（14）需防止电泳液过热。

（15）如果有多个膜，需要用记录笔在角上做好标记。不可用手直接持膜。

（16）将 PVDF 膜浸泡于甲醇中以防止蛋白直接穿膜。

（17）转移后，可用考马斯亮蓝检测蛋白是否转移完全。

（18）含脱脂奶粉的 PBST 溶液是一种经典廉价的封闭液。此外，2%

BSA 的 PBST 溶液的效果同样很好。

（19）足够的洗涤非常重要。对于典型的小容器中的薄膜,15～20mL 即可。不充足的洗涤会导致高背景,而盐可以减少背景。

（20）通常在黑暗的房间中,能更准确地控制 ECL 试剂的孵育。

（21）在打开白炽灯或者打开门之前,必须保证底片是密闭的,以防止曝光后失效。

（22）膜可以在 4℃以下随时储存于 PBS 中,也可用考马斯亮蓝染色来检测转移效果。

（23）如果免疫染色需要 2 或 3 张切片,所有的切片都可置于载玻片盒中保存于 -80℃下。

（24）液态防水的玻片标签可以阻止切片从玻片上分离。

（25）已检测了 3 种不同的营养不良蛋白一抗,包括 2 种兔多克隆抗体,以及 1 种商用的兔多克隆抗体。尽管商用抗体的背景略高,但它们都有好的效果。

（26）用于细胞核染色的 DAPI 以及切片都可以在室温储存 3 个月以上。

（27）亲和素或生物素要足以覆盖玻片上的切片。

（28）根据背景可调整封闭时间。

（29）对于 nNOS 染色,整个实验程序与营养不良蛋白相似,除了一抗孵育时需 4℃过夜。

（30）需精确记录时间。

（31）根据信号的敏感度,以确定最佳的孵育时间,但必须保证一直有阴性对照品。

致　谢

本研究获得了英国健康卫生部与英国肌营养不良委员会的支持。笔者们感谢英国 MDEX 协会的帮助和支持;同样感谢牛津大学生理、解剖与遗传学院的 Kay Davies 教授提供的设备及 mdx 小鼠。

参考文献

[1] Davies K E,Nowak K J. Molecular mechanisms of muscular dystrophies: old and new players. *Nat Rev Mol Cell Biol*,2006, 7:762-773.

[2] Muntoni F,Torelli S,Ferlini A. Dystrophin and mutations: one gene, several proteins, multiple phenotypes. *Lancet Neurol*, 2003,2:731-740.

[3] van Deutekom J C,van Ommen G J. Advances in Duchenne muscular dystrophy gene therapy. *Nat Rev Genet*, 2003, 4: 774-783.

[4] Aartsma-Rus A, Janson A A, Kaman W E,et al. Therapeutic antisense-induced exon skipping in cultured muscle cells from six different DMD patients. *Hum Mol Genet*,2003,12:907-914.

[5] Alter J, Lou F, Rabinowitz A, et al. Systemic delivery of mor-pholino oligonucleotide restores dystrophin expression body-wide and improves dystrophic pathology. *Nat Med*, 2006, 12: 175-177.

［6］ Jearawiriyapaisarn N, Moulton H M, Buckley B, et al. Sustained dystrophin expression induced by peptide-conjugated morpholino oligomers in the muscles of mdx mice. *Mol Ther*, 2008,16:1624-1629.

［7］ Lu Q L, Mann C J, Lou F, et al. Functional amounts of dystrophin produced by skipping the mutated exon in the mdx dystrophic mouse, *Nat Med*,2003,9:1009-1014.

［8］ Lu Q L, Rabinowitz A, Chen Y C, et al. Systemic delivery of antisense oligoribonucleotide restores dystrophin expression in body-wide skeletal muscles. *Proc Natl Acad Sci U S A*,2005, 102:198-203.

［9］ van Deutekom J C, Bremmer-Bout M, Janson A A, et al. Antisense-induced exon skipping restores dystrophin expression in DMD patient derived muscle cells. *Hum Mol Genet*,2001, 10:1547-1554.

［10］ Wu B, Moulton H M, Iversen P L, et al. Effective rescue of dystrophin improves cardiac function in dystrophin-deficient mice by a modified morpholino oligomer. *Proc Natl Acad Sci U S A*,2008,105:14814-14819.

［11］ Yin H, Lu Q, Wood M. Effective exon skipping and restoration of dystrophin expression by peptide nucleic acid antisense oligonucleotides in mdx mice. *Mol Ther*, 2008, 16: 38-45.

［12］ Yin H, Moulton H M, Seow Y, et al. Cell-penetrating peptide-conjugated antisense oligonucleotides restore systemic muscle and cardiac dystrophin expression and function. *Hum Mol Genet*,2008,17:3909-3918.

［13］ Arechavala-Gomeza V, Graham I R, Popplewell L J, et al. Comparative analysis of antisense oligonucleotide sequences for targeted skipping of exon 51 during dystrophin pre-mRNA splicing in human muscle. *Hum Gene Ther*,2007,18:798-810.

［14］ Kinali M, Arechavala-Gomeza V, Feng L, et al. Local restoration of dystrophin expression with the morpholino oligomer AVI-4658 in Duchenne muscular dystrophy: a single-blind, placebocontrolled, dose-escalation, proof-of-concept study. *Lancet Neurol*,2009,8: 918-928.

［15］ van Deutekom J C, Janson A A, Ginjaar I B, et al. Local dystrophin restoration with antisense oligonucleotide PRO051. *N Engl J Med*,2007,357:2677-2686.

［16］ Aartsma-Rus A, Fokkema I, Verschuuren J, et al. Theoretic applicability of antisense-mediated exon skipping for Duchenne muscular dystrophy mutations. *Hum Mutat*, 2009, 30: 293-299.

［17］ Moulton H M, Fletcher S, Neuman B W, et al. Cell-penetrating peptide-morpholino conjugates alter premRNA splicing of DMD (Duchenne muscular dystrophy) and inhibit murine coronavirus replication in vivo. *Biochem Soc Trans*,2007,35: 826-828.

［18］ Wu B, Li Y, Morcos P A, et al. Octa-guanidine morpholino restores dystrophin expression in cardiac and skeletal muscles and ameliorates pathology in dystrophic mdx mice. *Mol Ther*, 2009,17:864-871.

［19］ Yokota T, Lu Q L, Partridge T, et al. Efficacy of systemic morpholino exon-skipping in duchenne dystrophy dogs. *Ann Neurol*,2009,65:667-76.

［20］ Ivanova G D, Arzumanov A, Abes R, et al. Improved cell-penetrating peptide-PNA conjugates for splicing redirection in HeLa cells and exon skipping in mdx mouse muscle. *Nucleic Acids Res*,2008,36:6418-6428.

［21］ Ivanova G D, Fabani M M, Arzumanov A A, et al. PNA-peptide conjugates as intracellular gene control agents. *Nucleic Acids Symp Ser (Oxf)*,2008:31-32.

［22］ Yin H, Moulton H M, Betts C, et al. A fusion peptide directs enhanced systemic dystrophin exon skipping and functional restoration in dystrophin-deficient mdx mice. *Hum Mol Genet*,2009,18:4405-4414.

第24章

PTD – DRBD 介导的 siRNA 转运

Caroline Palm-Apergi, Akiko Eguchi, Steven F. Dowdy

摘要:药物转运的主要障碍是如何将药物运送到细胞内部以发挥其生物学作用。疏水性的浆膜具有保护细胞避免外源性分子和病原菌的侵袭,但也阻挡了许多亲水性药物分子的通透。带有负电荷的小干涉RNA(short-interfering RNA,siRNA)是一类有药物潜力的分子,在降解靶 mRNA 方面的效果比小分子药物高1 000 多倍。蛋白转导区(protein transduction domains,PTD)或细胞穿透肽(CPPs)是一类具有载体性质的阳性小肽,可作为 siRNA 的合适载体。然而,使用 PTD-siRNA 连接物诱导 mRNA 降解的难点在于:由于 siRNA的性质,经常引起连接物沉淀和聚集。本章介绍了最近报道的 PTD 转运方法,即 PTD – DRBD 融合蛋白介导的 siRNA 转运。PTD – DRBD 是以双链 RNA 结合区与 3 个 TAT PTDs 形成的融合蛋白,双链 RNA 结合区与 siRNA 结合后,掩盖了负电荷骨架并阻止聚集,而 TAT PTDs 引导复合物向细胞内转运。这种新方法可有效降解靶 mRNA,并且不产生细胞毒性。

关键词:CPP;PTD;siRNA;RNAi;双链 RNA 结合区

---

1. 概　述

　　输送水溶性药物的一个最大障碍是如何让药物通过疏水性细胞膜以到达胞浆或细胞核发挥治疗作用。细胞膜上的几个载体可使小分子内在化,但对于较大的分子如多肽、蛋白和寡核苷酸,需要转运载体将其运送到胞浆或细胞核。因此,有必要开发一类可通透细胞膜而不诱导细胞毒性的转运载体。20 多年前,研究者发现了几个自身能够内在化进入细胞[1]的蛋白质,从这些蛋白质中,开发出了一类新的载体—蛋白转导区(PTD)或称为细胞穿透肽(CPPs)。这些载体可在体内和体外携带不同的分子进入细胞,例如药物和寡核苷酸[2,3],其中一个 PTD 来自人免疫缺陷病毒 1(HIV – 1)的反激活子转录(TAT)蛋白[4]。

　　也在约 20 年前,研究者发现小的双链 RNA 能够靶向并降解 mRNA,这个过程被称为 RNA 干扰(RNA interference,RNAi)[5]。在 RNAi 过程中,一个称为 Dicer 的核酸酶 III(RNaseIII)将长的内源性双链 RNA 切割成 21 –23mer 的 RNA 双链,产生一个 5′磷酸基团和 3′尾端的 2 –核酸。切割后的双链变得松散,并且其中一条链被称为反义链或引导链,可与 RNA 诱导的静息复合物(RISC)结合,另一条有义链被 Argonaute 2(Ago2)蛋白切割,然后 RISC 反义链复合物诱导内源性核酸酶,重复切割互补的 mRNAs。由于这 3 个步骤具有序列特异性,因此开辟了一类新的药物设计领域。

在双链 RNA 结合蛋白(double-stranded RNA binding proteins,DRBP)家族中,有一个特定的区域可结合双链 RNA。这些双链 DNA 结合区(double-stranded RNA binding domains,DRBDs)含量非常丰富,存在于不同种类的生物中,如大肠杆菌和人。1992 年确定了 DRBDs 的保守序列,该序列包含大约 65 ~ 68 个氨基酸残基,可特异性地与双链 RNA 结合[6]。DRBPs 有多种功能,但在包含多个复制本的 DRBDs 方面是相似的。siRNA 结合所需要的最小数量为 16bp,然而对较长的 RNA 仅需 11bp[7]。已知 DRBDs 可独立地与 siRNA 序列的 A 压缩型相结合,并几乎不发生结构改变。结合位于糖磷酸骨架之间,并且每间隔 11mer 的 2′ – OH 参与相互作用。但 DRBDs 不能与双链 DNA 或 RNA/DNA 杂交链结合,因为双链 RNA 主要是 B 开放型[7]。通过制备 3 个 TAT 肽和 1 个 DRBD(PTD – DRBD)的融合蛋白,能够解决 siRNA 的转运难题[3]。因此,PTD – DRBD 融合蛋白可作为一个合适的 siRNA 运输载体。下面详细介绍了 PTD – DRBD 的设计、构建和纯化方法,以及 siRNA 的转运和 mRNA 的敲除效果。

2. 材　料

多个类型的细胞株能够用于 PTD – DRBD 的 siRNA 运输[3]。这里仅介绍一种细胞株,即瞬时表达 GFP 的 dGFP – H1299 细胞。但在 IFN-α 和 TNF-α检测时,使用从正常志愿者体内分离的人外周血单核细胞(peripheral blood mononuclear cells,PBMCs),在免疫组化部分,使用人胚胎干细胞株 HUES 9(H9hES)。

2.1. PTD – DRBD 融合蛋白的设计、构建和纯化

(1)用含卡那霉素的培养基培养大肠杆菌 BL21(DE3)。

(2)PCR 克隆 PKR DRBD – 1 基因以重组 pTAT 载体[8],得到 TAT – TAT – HA 标记的 – TAT – DRBD – 6×His。

(3)含卡那霉素的琼脂平板。

(4)Ni – NTA 柱。

(5)400μmol/L 异丙基 – β – D – 硫代半乳糖苷(Isopropyl – β – D – thio-galactoside,IPTG)。

(6)咪唑。

(7)缓冲液 A:20mmol/L HEPES(pH 7.5),500mmol/L NaCl,5μg/mL 抑

肽酶,1μg/mL 亮肽酶素,0.8mmol/L 苯甲基磺酰氟(PMSF)和 20mmol/L 咪唑。

（8）缓冲液 B:50mmol/L HEPES(pH 7.5),20mmol/L NaCl,5% 甘油。

（9）缓冲液 C:缓冲液 B 加入 1.5mol NaCl。

（10）PD – 10 柱。

（11）含 10% 甘油的 PBS。

（12）从 pCSC – SP – CW – EGFP – PEST 或 pCSC – SP – CWDSRED[9],以及 pd2EGFP – N1 –(瞬时 GFP)或 pDsRed – Express – DR(瞬时 DsRed)产生的 EGFP – PEST(dGFP)或 DsRed – PEST(dDsRed)慢病毒。

（13）单道 – S AKAT FPLC 仪。

2.2. PTD – DRBD 输送 siRNA 进入细胞

（1）用含 10% 胎牛血清(FBS)、100μg/mL 链霉素和 100U/mL 青霉素的 DMEM 培养基培养 dGFP – H1299 细胞。

（2）48 孔培养板。

（3）针对 EGFP、阴性对照 1 和(或)荧光素酶(对照 2)的 siRNA 水溶液各 10μL(1~5μmol/L)。

（4）PTD – DRBD 溶于含 10% 甘油的 PBS 中(10μL),浓度为 10~50μmol/L。

（5）胰蛋白酶或 EDTA。

（6）Source 30Q 树脂。

（7）Lipofectamine 2000 和 Lipofectamine – RNAiMAX。

2.3. 免疫印迹

（1）用含 10% 胎牛血清(FBS)、100μg/mL 链霉素和 100U/mL 青霉素的 DMEM 培养基培养 dGFP – H1299 细胞。

（2）48 孔培养板。

（3）胰蛋白酶或 EDTA。

（4）RIPA 缓冲液:1% TritonX – 100,1% 脱氧胆酸钠,40mmol/L Tris – HCl,150mmol/L NaCl,0.2% SDS,5μg/mL 抑肽酶,1μg/mL 亮抑肽酶,0.8mmol/L 苯甲基磺酰氯。

（5）10% SDS – PAGE。

（6）聚乙烯二氟化物膜。

（7）4% 脱脂牛奶。

（8）PBS – T(0.05% PBS,吐温 20)。

（9）针对 OCT4、阴性对照 1 和(或)荧光素酶(对照 2)的 siRNA。

（10）PTD – DRBD 溶于含 10% 甘油的 PBS 中。

（11）抗 OCT4,抗 GAPDH 和抗 α - tubulin 抗体。

（12）HRP 连接的抗 IgG 抗体。

（13）化学发光试剂。

2.4. RT - PCR 和微阵列

（1）用含 10% 胎牛血清（FBS）、100μg/mL 链霉素和 100U/mL 青霉素的 DMEM 培养基培养 dGFP - H1299 细胞。

（2）48 孔培养板。

（3）400nmol/L 针对 GAPDH1、GAPDH2、阴性对照 1 和（或）荧光素酶（对照 2）的 siRNA。

（4）PTD - DRBD 溶于含 10% 甘油的 PBS 溶液。

（5）RNeasy 微量试剂盒。

（6）含 Oligo - dT 和 RNase OUT 的 Omniscript RT 试剂盒。

（7）TaqMan 20 × 的探针。

（8）实时 PCR 系统。

（9）整个基因组微阵列芯片。

2.5. 免疫组化和流式细胞仪分析

（1）用含 10% 胎牛血清（FBS）、100μg/mL 链霉素和 100U/mL 青霉素的 DMEM 培养基培养 dGFP - H1299 细胞。用含有 55μmol/L β - 巯基乙醇、非必需氨基酸、Gluta - Max、4ng/mL bFGF 和抗生素的无血清的 20% DMEM - F12 培养基培养 H9hES 细胞。

（2）48 孔培养板。

（3）4% 多聚甲醛。

（4）含 0.1% TritonX - 100 的 PBS 溶液。

（5）含 3% 脱脂牛奶的 PBS 溶液。

（6）含 0.1% BSA 的 PBS 溶液。

（7）针对 OCT4、Nanog、Sox2、DsRed、EGFP、阴性对照 1 和（或）荧光素酶（对照 2）的 siRNA。

（8）含 10% 甘油的 PBS 溶液溶解的 PTD - DRBD。

（9）抗 OCT4、抗 SSEA4 及抗 GATA6 抗体。

（10）Alexa488 - 或 Alexa594 - 标记的抗 IgG（分子探针）。

（11）Hoechst 33342（分子探针）。

（12）共聚焦显微镜。

（13）流式细胞仪。

2.6. IFN - α 和 TNF - α 测定

（1）从健康志愿者血液中分离得到 PBMCs。

（2）Ficoll – Paque PLUSTM 密度培养基。

（3）96 孔培养板。

（4）PBS。

（5）针对 β – gal 的 siRNA（100nmol/L）。

（6）含 10% 甘油的 PBS 溶液溶解的 PTD – DRBD。

（7）Lipofectamine 2000。

（8）10μg/mL 咪喹莫特。

（9）10μg/mL LPS。

（10）ELISA 试剂盒。

3. 方　法

　　一些研究者曾用共价连接或静电作用将 PTDs 与 siRNA 连接，以输送后者进入细胞质，但这种输送效率并不理想。这是由于 PTDs 的正电荷与 siRNA 负电荷相互作用后，导致聚合或者沉淀。在这个方法中，PTD – DRBD 掩盖了 siRNA 的负电荷。因此，多肽的正电荷侧链可以和细胞膜上负电荷的蛋白多糖相互作用，诱导其内在化。PTD – DRBD 是一个含有 3 个 TAT 序列和 1 个 DRBD 的融合蛋白。当 siRNA 与 PTD – DRBD 结合后，以无细胞毒性的方式实现靶基因的沉默。

3. 1. PTD – DRBD 融合蛋白的设计、构建和纯化

　　（1）pPTD – DRBD 由 PCR 扩增 PKR DRBD – 1 基因后，插入质粒 pTAT，得到重组质粒 TAT – TAT – HA tag – TAT – DRBD – 6xHis（附注 1、2）。

　　（2）用大肠杆菌 BL21（DE3）表达 PTD – DRBD。

　　（3）取 50μL 含 pPTD – DRBD 的大肠杆菌 BL21（DE3）。

　　（4）划线接种于含卡那霉素的平板上，37℃ 培养 12h。

　　（5）在含卡那霉素的 LB 液体培养基中 37℃ 培养至最佳菌落密度。

　　（6）加 IPTG 至终浓度为 400μmol/L，25℃ 培养细胞 12h。

　　（7）4 500g 离心 5min 分离菌体。

　　（8）菌体沉淀加入含 20mmol/L 咪唑的缓冲液 A，冰浴条件下进行超声。

　　（9）50 000g 离心 15min 分离可溶性蛋白。

　　（10）用 5mL 含有 20mmol/L 咪唑的缓冲液 A 预平衡 Ni – NTA 树脂柱子，以纯化上清液中的 PTD – DRBD。

　　（11）清洗柱子，分别用加入 100mmol/L、250mmol/L、500mmol/L 和 1mol/L 咪唑的缓冲液 A 洗脱 PTD – DRBD。

　　（12）收集 PTD – DRBD 组分，加到含缓冲液 B 的 AKAT FPLC 的单道 S

柱上。

（13）从缓冲液 B 到缓冲液 C 梯度置换，用缓冲液 C 洗脱。

（14）收集 PTD - DRBD 组分，用含 10% 甘油的 PBS 在 PD - 10 柱上除去其中的盐分。

（15） - 80℃ 以下保存。

3.2. PTD - DRBD 介导 siRNA 进入细胞

（1）实验前 1d，在 48 孔培养板上接种 60 000 个细胞。

（2）将 10μL 的 siRNA 水溶液（1 ~ 5μmol/L），10μL 的 PTD - DRBD 的含 10% 甘油的 PBS 溶液（10 ~ 50μmol/L），以及 5μL 含 10% 甘油的 PBS 溶液在离心管中混合。

（3）快速吹吸 15 次。

（4）冰浴静置 30min。

（5）用无血清的培养基将混合物按照 1∶5 的比例稀释。

（6）将混合物加至细胞，37℃ 培育 1 ~ 6h（附注 3、4）。

（7）用胰蛋白酶/EDTA 冲洗细胞 10min（附注 5）。

（8）细胞内加入含 10% FBS 的新鲜培养基。

（9）37℃ 培养 6 ~ 48h。

（10）用流式细胞仪分析基因敲除。

3.3. 免疫印迹

（1）实验前 1d，在 48 孔培养板上接种 60 000 个细胞。

（2）如副标题 3.2 所述处理细胞。

（3）用胰蛋白酶/EDTA 消化细胞。

（4）用 RIPA 缓冲液在冰上裂解细胞，冰浴 30min。离心，用 10% SDS-PAGE 分离蛋白。

（5）将 PVDF（polyvinyl difluoride）膜用 4% 脱脂牛奶（PBS - T 溶解；0.05% PBS，吐温 20）封闭，在 21℃ 孵育 1h。

（6）使膜浸泡于抗 OCT4，抗 GAPDH 和抗 α - 微管蛋白抗体的溶液中，4℃ 孵育过夜。

（7）PBST 洗涤，使膜浸泡于 HRP 连接的抗 IgG 抗体溶液中，电化学发光法检测蛋白。

3.4. RT - PCR 和微阵列

（1）实验前 1d，在 48 孔培养板上接种 60 000 个细胞。

（2）用 400nmol/L 的 GAPDH 处理细胞，并如副标题 3.2 所述处理细胞，用阴性对照或荧光素酶的 siRNA 作为对照。

（3）用 RNeasy Mini 试剂盒分离 6h、12h、24h、36h、72h 和 96h 后的总 RNA。

（4）用含 Oligo－dT 和 RNase OUT 的 Omniscript RT 试剂盒制备 cDNA。

（5）在实时 PCR 系统中将 cDNA 和 TaqMan 探针混合以检测 GAPDH mRNA（附注 6）。

（6）如上所述处理细胞，用 12h 和 24h 分离的 RNA 分析整个基因组的微阵列。

3.5. 免疫组化和流式细胞仪分析

（1）实验前 1 天，在 48 孔培养板上接种 60 000 个细胞。

（2）如副标题 3.2 所述处理细胞。

（3）在 21℃用 4% 多聚甲醛溶液固定细胞 30min。

（4）在 21℃使细胞在 0.1% TritonX－100－PBS 溶液中通透 15min。

（5）在 21℃的 3% 牛奶－PBS 溶液中封闭 30min。

（6）在 4℃将抗 OCT4、抗 SSEA4 和抗 GATA6 抗体在 0.1% 的 BSA－PBS 溶液中共孵育过夜。

（7）清洗细胞，并在 21℃下与 Alexa488－或 Alexa594－标记的抗 IgG 共孵育 30min。

（8）用 Hoechst 33342 对细胞染色。

（9）用共聚焦显微镜分析细胞。

（10）用流式细胞仪分析 1×10^4 dGFP－和（或）dDsRed－阳性细胞。

3.6. IFN－α 和 TNF－α 的测定

（1）在 20℃，用 Ficoll-Paque 标准密度梯度离心 20min（转速 800g），分离 PBMCs。

（2）用 PBS 溶液清洗 PBMCs 4 次。

（3）在 4℃，450g 离心 8min（附注 7）。

（4）在新分离的 PBMCs（800 000 个细胞）中，加入 100nmol/L PTD－DRBD 结合或 lipofectamine2000 包裹的 β－gal siRNA[10]。用 10μg/mL 咪喹莫特和 10μg/mL LPS 处理 PBMCs 作为阳性对照（附注 8）。

（5）在 96 孔培养板中接种细胞，收集 4h 和 24h 时的上清液。

（6）用 ELISA 法分析 IFN－α 和 TNF－α。

---

4. 附 注

（1）在免疫印迹中使用血细胞凝集素（hemagglutinin，HA）标签以跟踪蛋白质。

（2）在第一个 Ni – NTA 柱上用 6 × His 标签纯化。

（3）多肽的终浓度应为 100 ~ 500nmol/L。

（4）对于对照的脂质体转染，根据厂商说明，用 Lipofectamine 2000 包裹 100nmol/L siRNA，或者用 Lipofectamine – RNAiMAX 包裹 10 ~ 50nmol/L siRNA，以产生最大的 RNA 干扰反应。

（5）这样做的目的是为了除去细胞外的 PTD – DRBD siRNA。

（6）平均值是由 β_2 球蛋白校正，或者与 GAPDH 对照的比值。

（7）这样做的目的是为了除去血小板。

（8）咪喹莫特和 LPS 分别用于诱导 IFN – α 和 TNF – α。

参考文献

[1] Frankel A D, Pabo C O. Cellular uptake of the tat protein from human immunodeficiency virus. *Cell*, 1988, 55: 1189-1193.

[2] Snyder E L, Dowdy S F. Cell penetrating peptides in drug delivery. *Pharm Res*, 2004, 21:389-393.

[3] Eguchi A, Meade B R, Chang Y C, et al. Efficient siRNA delivery into primary cells by a peptide transduction domain-dsRNA binding domain fusion protein. *Nat Biotechnol*, 2009, 27:567-571.

[4] Vives E, Brodin P, Lebleu B. A truncated HIV-1 Tat protein basic domain rapidly translocates through the plasma membrane and accumulates in the cell nucleus. *J Biol Chem*, 1997, 272:16010-16017.

[5] Fire A, Xu S, Montgomery M K, et al. Potent and specific genetic interference by doublestranded RNA in Caenorhabditis elegans. *Nature*, 1998, 391:806-811.

[6] St Johnston D, Brown N H, Gall J G, et al. A conserved doublestranded RNA-binding domain. *Proc Natl Acad Sci U S A*, 1992, 89:10979-10983.

[7] Bevilacqua P C, Cech T R. Minor-groove recognition of double-stranded RNA by the double-stranded RNA-binding domain from the RNA-activated protein kinase PKR. *Biochemistry*, 1996, 35:9983-9984.

[8] Wadia J S, Stan R V, Dowdy S F. Transducible TAT-HA fusogenic peptide enhances escape of TAT-fusion proteins after lipid raft macropinocytosis. *Nat Med*, 2004, 10:310-315.

[9] Miyoshi H, Blömer U, Takahashi M, et al. Development of a self-inactivating lentivirus vector. *J Virol*, 1998, 72:8150-8157.

[10] Judge A D, Bola G, Lee A C, et al. Design of noninflammatory synthetic siRNA mediating potent gene silencing in vivo. *Mol Ther*, 2006, 13:494-505.

第 25 章

多肽通过非共价方式介导 siRNA 的转运

Laurence Crombez, Gilles Divita

摘要：小干涉 RNA(siRNA)的发展为基因病的治疗带来了极大的希望。然而,siRNA 临床应用的主要障碍是其难以通透细胞膜,从而导致细胞摄取率较低。目前尚没有普适的方法实现 siRNA 的转运,所有方法均存在一定缺陷。促使 siRNA 向体外和体内细胞转运的非病毒方法有几种,其中细胞穿透肽(CPPs)或蛋白转导区是实现非侵入性向细胞转运 siRNA 的一种有前途的方式,最近报道了一个新的多肽系统——CADY,能够有效转运 siRNA 进入原代和悬浮细胞株。CADY 是一个二级结构的双极性肽,能够与 siRNA 形成稳定的非共价复合物,以促进其细胞摄取,该过程不依赖内吞体途径。本章介绍了使用 CADY - 纳米粒子技术将 siRNA 运送至贴壁和悬浮细胞株的简单方法。本章将着重于肽 - siRNA 复合物的制备和转染方程的几个要点,以期在纳摩尔浓度下得到 siRNA 相关的干扰效果。

关键词：CPP;基于肽的非共价连接策略;双极性肽;非内吞通路;siRNA 输送

1. 概 述

小干涉 RNA(siRNA)的发现和发展为靶向疾病相关特异性基因的治疗带来了极大的希望[1]。目前,siRNA 已成为一个有力的生物医学工具,它通过特异性调控蛋白激活和(或)转录后基因表达,为开发治疗药物提供了新的思路[2,3]。然而,临床应用 siRNA 的主要障碍与大多数反义寡核酸相似,即细胞膜对负电荷分子的通透性低而产生较低的细胞摄取。为此,病毒和非病毒载体被用于向体外培养的细胞和体内转运 siRNA 表达载体或合成的siRNA,这些载体包括脂类、阳离子聚合物、抗体蛋白胺、RNA 适配子、纳米粒子和细胞穿透肽(CPPs)[4-7]。

目前,CPP 或 PTD 已成为非侵入性向细胞内转运物质有前途的工具,已成功用于向体外和体内运输治疗性分子[8-10]。CPP(PTD)主要分为两类:第一类需要与负载物化学连接以实现细胞内在化;第二类可与负载物形成稳定的非共价复合物[9]。然而,输送带电荷的寡核苷酸和 siRNA 更具挑战性,因为核酸的多个阴离子与 CPPs 的基团相互作用,形成的空间位阻会抑制细胞摄取。最近,研究者尝试使用优化的 CPPs 进行 siRNA 转运[7,11,12],尽管与转运素、穿透素或 Tat 共价连接后,确实促进了 siRNA 进入培养的细胞[13-15],但非共价连接方法似乎更加适用于 siRNA 转运,并能够产生更为明显的生物学反应[7,11,12]:一级结构双极性肽 MPG 可促进 siRNA 转运入体外的一系列细胞系[16-18];体内靶向输送 OCT-4 的 siRNA 可进入小鼠囊胚细胞;或者靶向输送周期蛋白 B1 这个基本的细胞周期蛋白的 siRNA 进入肿瘤模型小鼠[19,20]。非共价方法已延伸到其他 CPPs,包括聚精氨酸和穿透素衍生肽[21-24]。Tat 肽与 RNA 结合区形成的融合蛋白,可与 siRNA 组成复合物,并阻断体内 EGF 因子的作用[25];胆固醇-Arg9 可增加体内 siRNA 的转运,抑制血管内皮生长因子的作用[21],狂犬病毒糖蛋白衍生的短肽与多聚精氨酸(R_9)的复合物可输送 siRNA 进入中枢神经系统[22]。

　　最近报道了一种新的多肽转运 siRNA 的方法。这个多肽是一个二级结构的双极性肽——CADY。CADY 是含有 20 个氨基酸残基的多肽(Ac-GLWRALWRLLRSLWRLLWRA-半胱酰胺)[26],它来自于 JTS1 融合肽的一个变种——PPTG1[27]。为了提高多肽与 siRNA 的相互作用以及与细胞膜脂质的相互作用力,改变了 PPTG1 的 7 个氨基酸残基:Phe^3、Leu^7、Leu^{18}、Lys^4、Lys^8、Lys^{11} 分别被突变为 Trp 和 Arg。当与磷脂或 siRNA 作用时,CADY 载体呈现一个螺旋构象,一侧是暴露的带电残基,另一侧是与细胞摄取有关的 Trp 基团[26]。已证明 CADY 肽可通过非共价键与 siRNA 作用形成稳定的复合物,从而增加了它们的稳定性,并促进其进入一系列细胞系,包括悬浮细胞和原代培养的细胞。CADY 介导的 siRNA 细胞内摄取的机制不依赖内吞途径,并且 CADY 结构和磷脂的相互作用力调控其摄取[26,28]。本章将介绍使用非共价 CADY 技术输送 siRNA 进入哺乳动物贴壁和"难转染"的悬浮细胞株。

2. 材　料

2.1. 细胞株和细胞培养

　　PBS、DMEM、谷氨酰胺、链霉素或青霉素。胎牛血清(FBS)。HeLa 细胞、人骨肉瘤 U_2OS、THP-1 单核细胞和 Jurkat E6-1 克隆细胞株(来源于人急性 T 细胞白血病),购于美国标准培养库(Manassas, VA, USA)。U_2OS 细胞主要用含 10% 小牛血清(FCS)的 DMEM 培养。THP-1 和 Jurkat 悬浮细胞主要用含 10% FCS 和 0.05mmol/L 2-巯基乙醇的 RPMI-1640 培养。

2.2. 寡聚核苷酸和 siRNAs

　　靶向 GADPH mRNA 的 siRNA(有义链 5'-CAUCAUCCCUGCCUC-UACUTT-3')由 HPLC 纯化。用不含 RNase 的水或 50mmol/L Tris-HCl(pH7.0)、0.5mmol/L EDTA 缓冲液,配制 5μmol/L 的 siRNA 母液。

2.3. 肽载体 CADY

CADY(20 个残基: Ac – GLWRALWRLLRSLWRLLWRA – cya; MW: 2653Da)用固相肽合成法合成[26,29]。CADY 由半制备的反相高效液相色谱(RP – HPLC, C18 反相柱 UP5 WOD/25M Uptisphere 300 5 ODB, 250 × 21.2mm)线化,并由电喷射质谱和氨基酸分析仪验证。肽的氨基端被乙酰化,而羧基端带有半胱酰胺基团,这两个均是 CADY 稳定性、细胞摄取、CADY 或 siRNA 颗粒[26]形成的基本要素。冻干的 CADY 可在 –20℃稳定保存 1 年。

2.4. 其他试剂

PBS(pH7.4)、不含 DNA 酶 – RNA 酶的无菌超纯水、二甲基亚砜(dimethyl sulfoxide DMSO)、Trypsine – EDTA、Bradford 蛋白测定试剂盒、QuantiGene® 2.0 反应系统、鼠源 GAPDH(6C5)单克隆一抗、抗家兔抗体、HRP 结合的鼠抗羊 IgG 为二抗。

3. 方　法

实验方法如下:制备 CADY/siRNA 复合物和优化细胞的 siRNA 转染;哺乳动物贴壁细胞内的转染;难转染悬浮细胞株内的转染。本章以靶向 gapdh 的 siRNA 为例,并根据文献将方法改良[26]。

3.1. 制备 CADY/siRNA 复合物

复合物形成的过程是是否能成功的一个关键因素,也是影响 CADY 技术效率的主要因素(附注 1、2)。

3.1.1. 肽载体 CADY 和 siRNA 的贮备液

(1)取出冷冻室中的多肽,室温下平衡 30min(不开盖)。用不含 RNA 酶和 DNA 酶的超纯水和 2% DMSO 重悬 CADY,终浓度为 2mg/mL (774.5μmol/L)。CADY 粉末应先用 DMSO 溶解,然后再加入合适体积的水以达到 CADY 的终浓度和 2% 的 DMSO。

(2)轻叩管,使溶液混合。

(3)水浴超声器中超声 10min。超声可防止聚集,并使 CADY 完全溶解。

(4)对于 siRNA 转染实验,用不含 RNA 酶和 DNA 酶的超纯水稀释 CADY 溶液,浓度为 100μmol/L。反复冻融可导致肽聚集,因此推荐小量分装 CADY 母液。CADY 母液在 –20℃下可稳定保存 4 个月。

(5)用水或含 50nmol/L Tris – HCl(pH7.0)和 2mmol/L EDTA 的缓冲液

配制 5μmol/L 的 siRNA。通常购买的 SiRNA 浓度为 100μmol/L,应用时用水或包含 50nmol/L Tris – HCl(pH 7.0)和 2mmol/L EDTA 的缓冲液稀释成 5μmol/L。

3.1.2. CADY/siRNA 复合物的形成

(1)冰上解冻 100μmol/L 的 CADY 溶液。推荐使用水浴超声 5min 溶解多肽,并减少聚集。也可以在冰水浴中将探针置于管内,30% 的振幅超声 1min。如果解冻 5μmol/L 的 siRNA,使用前先涡旋 siRNA。不要涡旋 CADY 或 CADY 和 siRNA 复合物。尽管 CADY 或 siRNA 复合物可在 4℃ 稳定存在 2 周,但为了保持其高效率,建议实验前新鲜制备(附注 4、6)。

(2)根据细胞株中预期的生物反应和靶向基因,可使用的 siRNA 的浓度范围为 5～200nmol/L。经验表明,浓度为 20～50nmol/L 的 siRNA 可敲除高于 80% 的基因。相应的,在 35mm 培养板培养的细胞,终浓度为 40nmol/L siRNA 需使用 800nmol/L(贴壁细胞)或 1 600nmol/L(悬浮细胞)的 CADY,即肽与 siRNA 的摩尔比分别为 20:1 和 40:1。

对于贴壁细胞,用 PBS(87.2μL)稀释 5μmol/L siRNA(12.8μL),用水(87.2μL)稀释 100μg CADY(12.8μL),各置于 2 个管内。

对于悬浮细胞,用 PBS(87.2μL)稀释 5μmol/L siRNA(12.8μL),用水(77.4μL)稀释 100μmol/L 的 CADY(25.6μL),各置于 2 个管内。

(3)在 100μL 的 siRNA 溶液内加入 100μL 稀释的 CADY 肽溶液,轻叩管,温和混合。

(4)在 37℃ 孵育 20～30min,形成 CADY/siRNA 混合物,然后立即进行转染实验。对于低浓度的 siRNA,用 PBS(0.5×)以连续稀释法稀释 CADY 或 siRNA 混合物来达到所需的浓度。如果重复检测,可一次混合 6～12 个转染量,但不要超过 12 个反应所需体积和 20:1 的 CADY 与 siRNA 比率,否则容易产生聚集。

3.2. CADY 介导 siRNA 转染进贴壁细胞的实验方法

以 6 孔培养板培养 HeLa 和 U_2OS 细胞为例,使用的 siRNA 是靶向 gapdh 基因的 siRNA(图 25 – 1)。用基因定量和蛋白印迹技术在 mRNA 和蛋白水平上分别检测 siRNA 相关的基因敲除。siRNA 和 CADY 的量、转染体积和细胞量应根据培养板的大小调整(附注 1、5、6)。

(1)转染前消化细胞,并进行细胞计数,然后置于 6 孔培养板内,每孔加入 2mL 预热的完全培养基,细胞数量为 1.3×10^4。在 37℃ 5% CO_2 的培养箱中过夜孵育细胞,至细胞密度为 50%～70%。注意:转染过程中不加抗生素;用最少量的胰蛋白酶消化;使用预热的胰蛋白酶溶液(室温放置至少 5min)以减少细胞周期停滞和细胞死亡。

（2）使用在 37℃ 培养箱内至少放置 30min 的预热生长培养基培养（包含 GlutaMAX 和 10% FBS 的 DMEM 培养基）。

（3）吸除细胞内的培养基，用 PBS 清洗细胞。必须移去全部的培养基，否则血清会降低 CADY - siRNA 复合物的转染效率。

（4）加入 200μL 的 CADY/siRNA 复合物，37℃ 孵育 3 ~ 5min。不要超过 5min，否则细胞会变干。

（5）加入不含血清的 400μL 的培养基（DMEM 或其他培养基），使 35mm 孔内终体积为 600μL。对于敏感型细胞株，培养基中可加入 5% 的血清。

（6）在 37℃、5% CO_2 的培养箱内孵育 30min。

（7）加入含 16% FBS 的生长培养基，使 FBS 的终浓度为 10%。不要移去 CADY/siRNA 复合物。

（8）根据预期的细胞反应和分析方法，在 37℃、5% CO_2 的培养箱内孵育 24 ~ 48h（附注 2）。1h 后 siRNA 在细胞内完全释放。

（9）观察细胞或进行检测分析（副标题 3.3 步骤 1、2）。

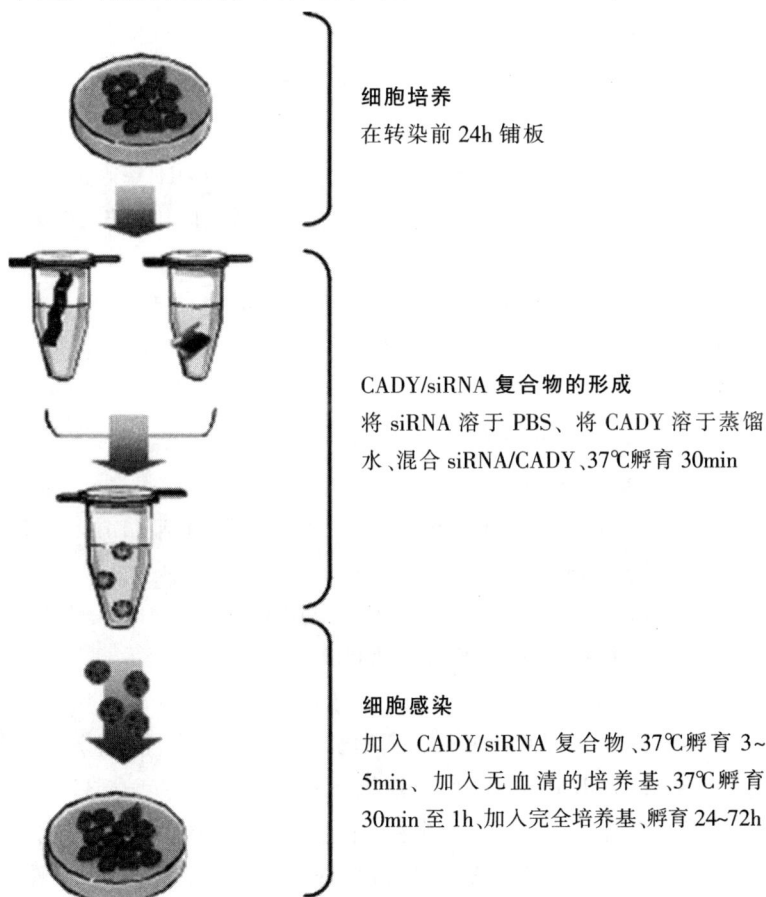

细胞培养
在转染前 24h 铺板

CADY/siRNA 复合物的形成
将 siRNA 溶于 PBS、将 CADY 溶于蒸馏水、混合 siRNA/CADY、37℃孵育 30min

细胞感染
加入 CADY/siRNA 复合物、37℃孵育 3~5min、加入无血清的培养基、37℃孵育 30min 至 1h，加入完全培养基、孵育 24~72h

图 25 - 1　CADY 介导 siRNA 转染的实验方法。方法中包括了 CADY - siRNA 复合物的形成、贴壁细胞或悬浮细胞（难转染细胞）的 siRNA 转染方法

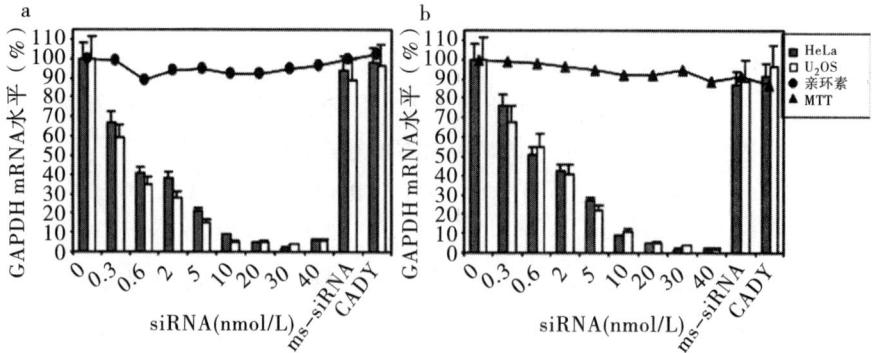

图 25-2 CADY 介导 siRNA 转运进入贴壁细胞株。CADY/siRNA(100nmol/L)贮备液在摩尔比为 1：20 时制备，PBS 连续稀释贮备液配制低浓度(50~0.3nmol/L)的复合物。GAPDH 的 siRNA 与 CADY 形成的复合物以不同浓度(0.3~40nmol/L)转染进 HeLa(灰色)和 U_2OS(白色)细胞中。转染后 24h，裂解细胞，分别通过定量子技术和免疫印迹检测阳性对照 GAPDH mRNA(a)和 GAPDH 蛋白(b)。对照使用错配的 siRNA 和 CADY(50nmol/L)复合物，以及 CADY 多肽(5μmol/L)

3.3. CADY 介导 siRNA 转染悬浮细胞株的实验方法

在 Jurkat T 和 THP1 细胞转染时，优化了上述 CADY 介导 siRNA 的转运方法。这里使用的仍是靶向阳性对照 GAPDH 基因的 siRNA(图 25-3)。通过基因定量技术和 Westera blot 可检测 siRNA 降低时相应 mRNA(图 25-3a)和蛋白质(图 25-3b)的水平。

(1)推荐使用的悬浮细胞数量与贴壁细胞相同(密度为 50%~70%)。细胞用合适的培养基(含 10% FCS 的 RPMI 1640)在 6 孔培养板内培养(附注 5、6)。

(2)所用的 CADY-siRNA 复合物的比率与前述悬浮细胞相同(副标题 3.1.2 的步骤 1~4)。

(3)离心(400g、5min)收集悬浮细胞，弃去上清，并用 PBS 清洗 2 次。

(4)离心(400g、5min)，弃去上清。

(5)在细胞中加入 CADY-siRNA 复合物溶液(200μL)，再加入不含血清的培养基使转染体积达到 600μL。

(6)在 37℃、5% CO_2 的培养箱内孵育 30min~1h。

(7)在细胞中加入完全生长培养基，根据需要调整血清水平。不要弃去 CADY-siRNA 复合物。根据预期的生物反应，在 37℃、5% CO_2 的培养箱内继续孵育 24~48h。与贴壁细胞内相同，siRNA 进入细胞后 1h 释放。

(8)观察细胞或进行检测分析(副标题 3.3 中的步骤 1、2)。

3.4. 分析 CADY-siRNA 复合物的细胞摄取和相关沉默效应

分别用蛋白印迹和 Quantigen™ 分析 GAPDH 蛋白及其 mRNA 水平。

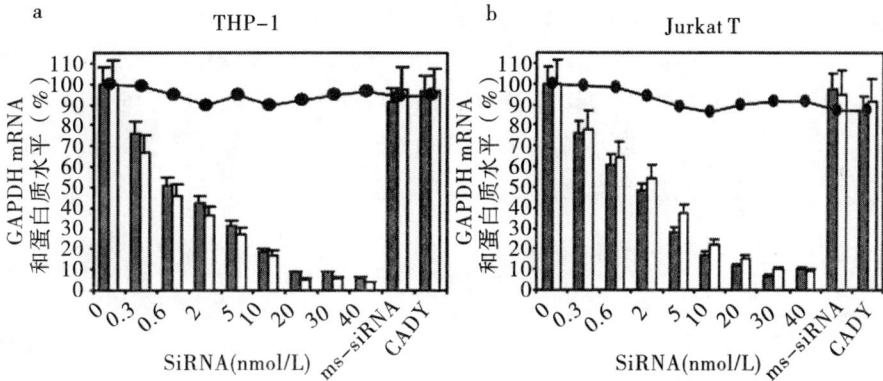

图 25-3　CADY 介导 siRNA 进入难转染细胞株。在两个难转染细胞株 THP1(a)和 Jurkat T(b)中评价 CADY 的作用。CADY/siRNA(100nmol/L)贮备液以摩尔比1:40制备,PBS 连续稀释贮备液,配制低浓度的 siRNA 复合物(40～0.6nmol/L)。转染 24h 后,定量检测 GAPDH mRNA(灰色)和蛋白(白色)水平

3.4.1. mRNA 定量

根据厂商说明,用 QuantiGene® 2.0 反应系统在不含 mRNA 纯化和扩增的细胞裂解液中对 mRNA 进行定量。

(1)裂解液的母液包含 50mmol/L Tris-HCl(pH7.5)、150mmol/L NaCl、2mmol/L EDTA、0.1% NP-40、0.1% 脱氧胆酸盐。蛋白酶抑制剂 PMSF(苯甲基磺酰氟化物,终浓度 1mmol/L)、抑(蛋白)酶醛肽(终浓度 10μg/mL)、载脂蛋白(终浓度 10μg/mL)、胃酶抑素(终浓度 10μg/mL)。

(2)根据 QuantiGene® 2.0 反应系统,直接将裂解液加入含转染复合物-生长培养基的细胞里。

(3)根据厂商说明,以亲环素 B 管家基因为对照,测定目的基因(GAPDH)的 mRNA 水平。

3.4.2. 蛋白水平的免疫印迹分析

(1)除去细胞中的转染复合物和生长培养基。

(2)用 PBS 清洗细胞 2 次。

(3)加入 0.2mL 胰蛋白酶,室温下大约孵育 5min(直到细胞开始脱离培养板)。用含 10% FBS 的培养基停止反应。

(4)将细胞转至试管内,6℃～8℃、900g 离心 5min。

(5)弃去离心管中的上清。

(6)加入 1mL 的 PBS 洗涤沉淀,在 1 200r/min、6℃～8℃再离心 5min。

(7)弃去上清液。

(8)在冰上用裂解液裂解细胞 30min,涡旋 5min,在 4℃、10 000g 离心 15min。

（9）收集上清，检测蛋白浓度。

（10）使用 12.5% 的 SDS – PAGE 分离 30μg 的细胞裂解物。电泳后，样品通过半干转移装置（1h,1mA/cm²）转移至硝基纤维素膜上。

（11）以小鼠抗 GAPDH（6C5）的单克隆抗体为一抗，HRP – 羊抗鼠 IgG 为二抗进行检测[26]。

4. 附　注

（1）这个方法不依赖于 siRNA 序列，可用于靶向任何基因，无须进行优化。CADY 已介导大量不同的 siRNA 进入多种类型的细胞，并有效地使相关基因沉默[9,11,26]（附注 3）。

（2）CADY – siRNA 复合物的孵育时间是一个关键点。RNA 干扰的时间必须足够长，才能使目标蛋白被降解。

（3）CADY 技术的优点在于毒性较小。

（4）在不含血清的培养基中可减少 siRNA 的降解和血清蛋白的相互作用，这对于 CADY 和 siRNA 复合物的形成很重要。然而，转染过程本身不被血清所影响[26]。

（5）尽管这个方法使用了几个细胞株，但对每个新的细胞株，应优化 siRNA 的输送条件，包括试剂浓度、细胞数量和 CADY – siRNA 复合物的细胞孵育时间等。以一个已知的 siRNA 作为阳性对照。

（6）几个因素可导致转染效率降低：①细胞融合：贴壁细胞的最佳融合度是 50% ~ 60%，更高的融合度（90%）会大大降低转导效率。转染时细胞必须在对数生长期，因此，推荐使用 40% ~ 60% 的融合。②CADY – siRNA 复合物的形成。CADY – siRNA 复合物的形成条件很重要，特别注意使用推荐的体积、复合物形成的时间和复合物在细胞中的孵育时间。

致　谢

本研究由法国国家科研中心（CNRS）、国家研究所（ANR,ANR – 06 – BLAN – 0071 – Pepvec4Ther）和法国癌症研究（LNCC）资助。感谢 M. C. Morris对文稿的修改和实验室成员富有成果的讨论。

参考文献

[1] Fire A, Xu S, Montgomery MK, et al. Potent and specific genetic interference by double-stranded RNA in Caenorhabditis elegans. *Nature*,1988,391: 806-811.

[2] Elbashir SM,Harborth J,Lendeckel W, et al. Duplexes of 21-

nucleotide RNAs mediate RNA interference in cultured mammalian cells. *Nature*,2001,411:494-498.

[3] Hannon GJ. RNA interference. *Nature*, 2002, 418: 244-251.

[4] De Fougerolles A, Vornlocher H-P, Maraganore J, et al. Interfering with disease: a progress report on siRNA-based therapeutics. *Nat Rev Drug Discov*,2007,6:443-453.

[5] Juliano R, Alam MR, Dixit V, et al. Mechanisms and strategies for effective delivery of antisense and siRNA oligonucleotides. *Nucleic Acids Res*,2008,36:4158-4171.

[6] Whitehead KA, Langer R,Anderson DG. Knocking down barriers: advances in siRNA delivery. *Nat Rev Drug Discov*, 2009,8:129-138.

[7] Eguchi A, Dowdy SF. siRNA delivery using peptide transduction domains. *Trends Pharmacol Sci*, 2009,30:341-345.

[8] El-Andaloussi S, Holm T, Langel U. Cell-penetrating peptides: mechanisms and applications. *Curr Pharm Des*,2005, 11:3597-3611.

[9] Heitz F, Morris MC, Divita G. Twenty years of cell-penetrating peptides: from molecular mechanisms to therapeutics. *Br J Pharmacol*,2009,157:195-206.

[10] Foerg C, Merkle HP. On the biomedical promise of cell penetrating peptides: limits versus prospects. *J Pharm Sci*,2008, 97:144-162.

[11] Crombez L, Morris MC, Deshayes S, et al. Peptide-based nanoparticles for ex vivo and in vivo drug delivery. *Curr Pharm Des*,2008,14:3656-3665.

[12] Meade BR, Dowdy SF. Exogenous siRNA delivery using peptide transduction domains/cell penetrating peptides. *Adv Drug Deliv Rev*,2007, 59:134-140.

[13] Muratovska A, Eccles MR. Conjugate for efficient delivery of short interfering RNA (siRNA) into mammalian cells. *FEBS Lett*,2004,558:63-75.

[14] Davidson TJ, Harel S, Arboleda VA, et al. Highly efficient small interfering RNA delivery to primary mammalian neurons induces MicroRNA-like effects before mRNA degradation. *J Neurosci*,2004,10: 10040-10046.

[15] Moschos SA, Jones SW, Perry MM, et al. Lung delivery studies using siRNA conjugated to TAT(48-60) and penetratin reveal peptide induced reduction in gene expression and induction of innate immunity. *Bioconjug Chem*, 2007, 18: 1450-1459.

[16] Simeoni F, Morris MC, Heitz F, et al. Insight into the mechanism of the peptide-based gene delivery system MPG: implications for delivery of siRNA into mammalian cells. *Nucleic Acids Res*,2003,31:2717-2724.

[17] Veldhoen S, Laufer SD, Trampe A, et al. Cellular delivery of small interfering RNA by a non-covalently attached cell-penetrating peptide: quantitative analysis of uptake and biological effect. *Nucleic Acids Res*,2006,34:6561-6573.

[18] Morris KV, Chan SW, Jacobsen SE, et al. Small interfering RNA induced transcriptional gene silencing in human cells. *Science*,2004,305:1289-1292.

[19] Zeineddine D, Papadimou E, Chebli K, et al. Oct-3/4 dose dependently regulates specification of embryonic stem cells toward a cardiac lineage and early heart development. *Dev Cell*,2006,11:535-546.

[20] Crombez L, Morris MC, Dufort S, et al. Targeting cyclin B1 through peptide-based delivery of siRNA prevents tumour growth. *Nucleic Acids Res*,2009,37:4559-4569.

[21] Kim WJ, Christensen LV, Jo S, et al. Cholesteryl oligoarginine delivering vascular endothelial growth factor siRNA effectively inhibits tumor growth in colon adenocarcinoma. *Mol Ther*,2006,14:343-350.

[22] Kumar P, Wu H, McBride JL, et al. Transvascular delivery of small interfering RNA to the central nervous system. *Nature*,2007,7149:39-43.

[23] Kumar P, Ban HS, Kim SS, et al. T cell-specific siRNA delivery suppresses HIV-1 infection in humanized mice. *Cell*, 2008,134: 577-586.

[24] Lundberg P, El-Andaloussi S, Sutlu T, et al. Delivery of short interfering RNA using endosomolytic cell-penetrating peptides. *FASEB J*,2007,11:2664-2671.

[25] Eguchi A, Meade BR, Chang YC, et al. Efficient siRNA delivery into primary cells by a peptide transduction domain-dsRNA binding domain fusion protein. *Nat Biotechnol*,2009, 27:567-571.

[26] Crombez L, Aldrian-Herrada G, Konate K, et al. A new potent secondary amphipathic cell-penetrating peptide for siRNA delivery into mammalian cells. *Mol Ther*,2009,17: 95-103.

[27] Rittner K, Benavente A, Bompard-Sorlet A, et al. New basic membrane-destabilizing peptides for plasmid-based gene delivery in vitro and in vivo. *Mol Ther*,2002, 5:104-114.

[28] Deshayes S, Konate K, Aldrian G, et al. Interactions of amphipathic CPPs with model membranes//lo Langel. Cell-Penetrating Peptides: Methods and Protocol (Methods Mol Biol, 683):Chapter 4. New York:*Springer*,2010.

[29] Morris MC, Vidal P, Chaloin L, et al. A new peptide vector for efficient delivery of oligonucleotides into mammalian cells. *Nucleic Acids Res*,1997,25:2730-2736.

第26章

应用 PepFect 肽转运剪切 - 校正寡核苷酸

Samir EL Andaloussi, Taavi Lehto, Per Lundin, Ülo Langel

摘要:所谓剪接 - 校正寡核苷酸(splice - correcting oligonucleotides,SCOs)是通过寡核苷酸调控 mRNA 前体的剪切模式,治疗多种遗传性疾病的一种方法。为了增加 SCOs 的生物利用度,将多肽载体与 SCOs 共价连接形成复合物,以促进其细胞内在化。然而,不带电荷的寡核苷酸 SCOs 与带有负带荷的寡聚核苷酸(oligonucleotides,ON)类似物不同,它们极难与 CPPs 共价连接。此外,毫摩尔级的高浓度 ONs 才能在细胞中发挥生物活性。因此,复合物进入细胞内吞体后,需要其他方法协助,才能有效地从内吞体中逃逸出去。

内吞体逃逸的一个方法是使用棕榈酸修饰的细胞穿透肽类似物,如 TP10 的类似物 PepFect3 和 Pep-Fect4,它们与多肽载体通过简单的共孵育步骤,即可形成复合物,这些复合物可有效刺激细胞摄取并促使内吞体逃逸。本章介绍了这些纳米粒子的形成和表征方法,以及细胞内的检测方法。

关键词:CPP;共孵育;寡核苷酸转运;PepFect;剪切 - 校正;转染

1. 概　述

在过去的十多年里,以寡聚核苷酸(ON)为基础发展出了几种不同的技术,以选择性地调控基因的表达。剪接校正寡核苷酸(SCOs)或称为剪接变换寡核苷酸可有效调控剪接模式,在临床上有很大的应用潜力。据估计,在疾病形成过程中,20% ~30% 的病程可影响 mRNA 前体剪接,从而最终诱发疾病,如β - 地中海贫血症、肌营养不良症、神经退行性失调以及不同类型的癌症[1-4]。第一个使用 SCOs 的实验是调控人β - 球蛋白转录本的剪接突变,SCOs 可调控异常的剪接位点,从而恢复了正常的剪接方式[5,6],产生了正常的β - 球蛋白。SCOs 还被用于靶向突变的肌营养不良蛋白 mRNA 前体,在几个假肥大型肌营养不良症模型中刺激外显子跳跃[7-9]。至今,已进行至少两例临床试验并得到了令人鼓舞的结果[10,11]。因此,SCOs 调控剪接模式是治疗多种遗传性疾病的一个备受关注的治疗方法。

所有应用 ON 的主要障碍是这个药效分子本身的生物利用度和细胞摄取率较低。新的 ON 类似物在这些方面有大幅度的改善,如提高生物利用度和靶 RNA 的亲和力。尽管做了大量的努力,但几乎没有合适的非病毒载体能够以相对无毒的方式有效转染细胞,总的来说,转运效率高和毒性高之间似乎存在一定联系[12,13]。

细胞穿透肽(CPPs)是一类非病毒的转运载体,能够明显有效地转运各种 ONs,大量的研究表明,CPPs 与 ON 类似物共价连接后,能够在体外和体内有效刺激分子摄取[8,14-17]。然而,在体外实验中,通常高浓度的 CPP – ON 才能发挥明显的生物学效应,因此成为进一步开发这个技术的主要障碍。在过去的几年里,研究者已经认识到 CPPs 主要采用内吞方式进入细胞[18-20],而内吞物质可能在内吞体或溶酶体中被降解,因此,需要高浓度药物才能发挥作用的合理解释就是进入细胞的多肽内陷于内吞体。

CPPs 与 ON 形成复合物的方式除了共价连接外,另一个方法是阳离子的 CPPs 与阴离子的 ONs 形成非共价复合物。这个方法只需要较低浓度的 ON。但这个方法也存在内吞体内陷的问题,以至于在许多情况下复合物不能产生任何生物学反应[21]。提高非共价 CPP – ON 复合物生物利用度的一个有效方法是使用脂类如脂肪酸修饰 CPPs,以期促进从内吞体中逃逸。以往报道棕榈酸化的聚精氨酸能够提高质粒和 siRNA 的转运[22,23]。最近报道了棕榈酸修饰的一个双极性 CPP——转透素 10(TP10),能够明显增加 SCOs 介导的剪接校正效率,最终达到与商业化转染试剂 Lipofectamine™ 2000 相同的校正效果[21]。

本章介绍了棕榈酸化 CPPs 和磷脂酰(PS) 2′ – O – 甲基化 RNA (2′OMeRNA)形成的非共价复合物的制备、表征和评价结果,该复合物靶向 HeLa pLuc 705 细胞中的一个异常的剪接位点。N – 末梢棕榈酸化 TP10(即 PepFect3)诱导的剪接校正效果和在第 7 位赖氨酸棕榈酸化的 TP10(即 PepFect4)分别与 Lipofectamine™ 2000 相比较,这两个肽具有比其他棕榈酸化的 CPPs 更高的转运效率,其效果与 Lipofectamine™ 2000 相近,甚至更高,但同时它们明显降低了转染相关的毒性。

2. 材　料

本章着重检测 PepFect 多肽介导的 SCOs 转运,以及剪接校正效果。实验方法中使用人子宫颈癌细胞株 HeLa,即 HeLa pLuc 705 细胞。这种细胞稳定地转染了带有荧光素酶编码序列的质粒,该序列中插入一个带有异常剪接位点的 β – 球蛋白 mRNA 前体的内含子 2。只有使用 SCO 掩盖异常的剪接位点,荧光素酶的 mRNA 前体才能正常加工。因此,SCO 处理后的荧光素酶表达量的提高反映了细胞核中活性 SCO 的数量。PepFect 的实验方法也适用于其他类型的反义 ONs 或较大质粒的转运。然而,PepFect3 和 PepFect4 不是胞浆转运 siRNA 或抗 microRNAs 的合适载体。

2.1. 肽、寡核苷酸和复合物的制备

（1）用于靶向异常的 705 剪切位点的 2′－O－甲基化磷硫酰 RNA 的序列是 CCUCUUACCUCAGUUACA。在 －20℃ 下 20μmol/L 分装保存（用 MQ 水溶解；附注 1）。

（2）TP10 的序列是 AGYLLGKINLKALAALAALAKKIL。当硬脂酰基通过肽键与肽的 N—末端相连，这个肽被称为 PepFect3，当硬脂酰与肽的第 7 位赖氨酸的 ε－氨基连接时，这个肽被称为 PepFect4[21]。两个肽目前已能从 Novagen公司购买。用 MQ 水溶解制备 1mmol/L 肽溶液（20μL），保存于 －20℃。

（3）MQ 水（pH 5）。

（4）Lipofectamine™2000。

（5）OptiMEM 细胞培养基。

（6）1.5mL 离心管。

2.2. EB 排阻实验

（1）上述相同的试剂。

（2）溴化乙啶：用水溶解成 10μmol/L 的储备液（附注 2）。

（3）黑色的 96 孔培养板。

2.3. 细胞培养和细胞裂解

（1）HeLa pLuc705 细胞由含有谷氨酰胺、0.1mmol/L 非必需氨基酸、1.0mmol/L 丙酮酸钠、10% 胎牛血清、100U/mL 青霉素和 100mg/mL 链霉素的 DMEM 培养。

（2）10cm 细胞培养皿。

（3）胰酶（0.25%）和乙二胺四乙酸（EDTA；1mmol/L）。

（4）24 孔培养板。

（5）PBS：137mmol/L NaCl、10mmol/L Na_2HPO_4 和 2.7mmol/L KCl，pH 7.4。

（6）含有 0.1% Triton X－100 的 HKR 缓冲液：130mmol/L NaCl、5mmol/L KCl、1.2mmol/L $MgSO_4$、1.2mmol/L $CaCl_2$、20mmol/L Hepes、1.2mmol/L Na_2HPO_4 和 10mmol/L 葡萄糖（pH 7.4），用于细胞裂解。

2.4. 荧光素酶测定和蛋白测定

（1）白色 96 孔培养板。

（2）细胞裂解液。

（3）荧光素酶测定底物混合物。用缓冲液混合底物，1mL 分装，保存于 －20℃ 最多 1 个月。

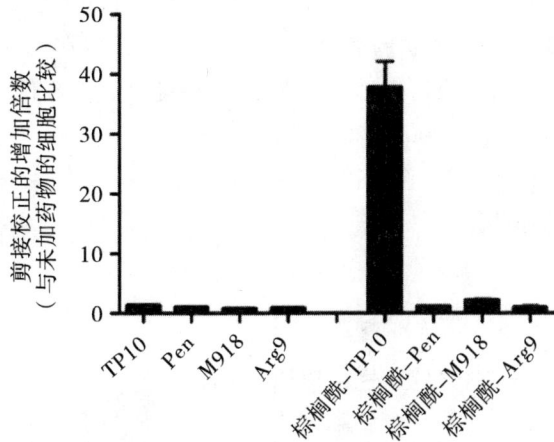

图 26 -1　棕榈酸化对 CPP 介导的 SCO 转运及剪接校正的影响。CPPs 通过非共价方式与 SCO 形成复合物,二者的比例为 1∶10(摩尔比),即 SCO 的浓度为 200nmol/L,肽的浓度为 2μmol/L。首先,在离心管中加入 10μL 的 SCO(20μmol/L),然后加入 70μL 水,再加入 20μL 多肽溶液(100μmol/L),终体积为 100μL,在室温下孵育 30min。用 450μL 不含血清的 DMEM 替换 HeLa pLuc705 细胞培养基,然后,将 50μL 的 CPPs - SCO 复合物加入到培养基中,37℃ 孵育 4h。4h 后,加入完全培养基(1mL),细胞继续孵育 20h。弃去培养基,细胞用 HKR 缓冲液洗涤 2 次,然后细胞中加入 100μL 含有 0.1% Tritonx - 100 的 HKR 缓冲液,在 4℃ 裂解细胞 30min。然后,取出 20μL 裂解液,置于白色 96 孔培养板中,随后每孔加入 80μL 荧光素酶底物,在荧光分光光度计上记录荧光值。蛋白含量采用 BioRad 试剂盒测定。相对荧光值(RLU) = 荧光值/蛋白含量。结果显示,未修饰的 CPPs 不能携带 SCOs 进入细胞,N—末端棕榈酸修饰的 TP10 可明显提高转运效率,但棕榈酸化对其他 CPPs 没有作用

(4)透明 96 孔培养板。

(5)Lowry 蛋白测定试剂盒。

3. 方　法

当检测 CPPs 的转运效率时,功能性测定通常优于荧光法,这是由于荧光标记多肽的细胞摄取有时不与生物活性相关(内吞体内陷等因素)。因此,为了检测 PepFect 多肽的作用,使用了剪接校正测定法,以更好地反映生物学功能。

在过去的几年里,几个实验组报道了将 CPPs 与 ONs 通过双硫键连接后形成共价复合物,CPPs 输送 SCOs 进入细胞。当 CPPs 与不带电荷的 ON 类似物如 PNAs 或吗啉代寡核苷酸结合时,共价连接是一个简便的方法。但由于 ON 的电荷原因,正电荷的多肽很难与负电荷的 ONs 进行共价连接。

为了使负电荷的磷脂酰硫代 2′- O - 甲基化 RNA 与 CPPs 相连,使用了共孵育的非共价方法[25]。所有报道的 CPPs 与 ONs 共价连接后,均不能携带 ONs 进入细胞,必须采用非共价结合方法(图 26 - 1)。有趣的是,当在 TP10

的 N—末端添加一个棕榈酸即形成 PepFect3 肽,转染效率将大幅度提高,而棕榈酸化对多肽的载体功能均无影响。当在第 7 位的赖氨酸上修饰棕榈酸后,即 PepFect4,多肽的活性进一步提高,实际上,这些肽的转染活性比 Lipofectamine™ 2000 更高(图 26 - 2)。

这里介绍了 PepFect - SCO 复合物的形成和表征,以及它们在剪接校正中的作用。

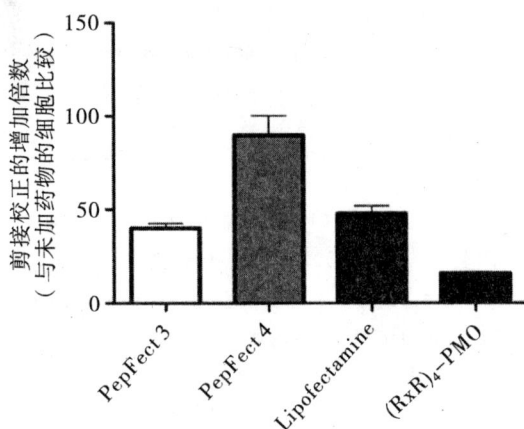

图 26 - 2 与商业化的阳离子脂质体 Lipofectamine 2000 和临床前的(RXR)₄ - PMO 连接物相比,PepFect 3 和 PepFect 4 转运 SCOs 的相对效果。Lipofectamine 2000 - SCO 复合物的形成是将 10μL 的 20μmol SCO(90μL 的 optiMEM)与 2.8μL Lipofectamine 2000(97.2μL 的 optiMEM)混合。5min 后,试管在室温下放置 1h,同时,培养孔中的细胞培养基置换为 40μL 的完全培养基。孵育结束后,将 100μL 的 Lipofectamine 2000 - SCO 复合物加入到培养孔中,孵育 4h。(RXR)₄ - PMO 用相同的方法处理细胞。结果显示,PepFect 3 的剪接校正效果与商业化转染试剂 Lipofectamine 2000 相当,而 PepFect 4 效果明显更高;在 200nmol/L SCO 浓度下剪接效果比未处理细胞高 100 倍。这两个肽与 SCO 形成复合物的剪接效果均优于(RXR)₄ - PMO,而所用的 ON 浓度低 25 倍

3.1. CPPs 复合物的形成

(1)融化冰冻的 PepFect 母液,加入 180μL 的 MQ 水,使终浓度为 100μmol/L。

(2)融化冰冻的 20μmol/L SCO 溶液。

(3)制备不同摩尔比率的 PepFect/SCO 混合物和相应浓度的 SCO(附注 3)。对于两个 PepFect 肽,肽与 SCO 的摩尔比为 5、7 和 10,并且在不同摩尔比下进行量效关系测定(附注 4)。

(4)吸取 40μL 的 SCO 溶液至 1.5mL 离心管中。

(5)再加入 120μL MQ 水。

(6)再加入 40μL PepFect,使终体积为 200μL。

(7)室温下孵育 30min 形成复合物。然后,在 3 个新的离心管中加入 100μL MQ 水。

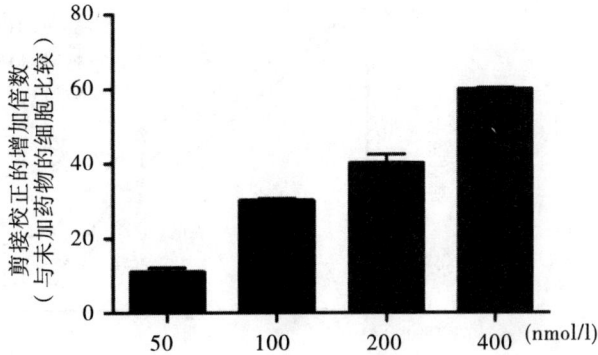

图 26 – 3　PepFect3 提高了 SCOs 的转染量。以摩尔比 1 : 10 的比例形成复合物，SCO 的最高浓度为 400nmol/L。40μL 的 20μmol/L SCO 溶液用 80μL 的 MQ 水稀释，最后再加入 80μL 的 100μmol/L PepFect 3 溶液。连续稀释复合物至终浓度为 400nmol/L、200nmol/L、100nmol/L 和 50nmol/L 的 SCO。结果显示，随着 SCO 浓度的增加，剪接校正呈现剂量依赖性增加，400nmol/L 的 SCO 剪接校正比未处理细胞高出 60 倍

（8）孵育后，从第一个管中吸取 100μL 复合物到第二个管，连续稀释。最后，有 4 管 100μL 的复合物溶液，SCO 浓度从 400nmol/L 到 50nmol/L（图26 – 3）。

（9）根据厂商说明，平行制备 Lipofectamine™ 2000 – SCO 复合物，终浓度为 200nmol/L SCO。

（10）将 10μL 的 SCO 加到 1.5mL 离心管内。

（11）再加入 90μL 的 optiMEM，室温下孵育 5min。

（12）将 2.8μL 的 Lipofectamine™ 2000 加入到其他离心管内（附注 5）。

（13）在管内加入 97.2μL optiMEM，室温下孵育 5min。

（14）混合两管溶液，室温下孵育 30min。

3.2. 测定复合物的有效性

（1）按上述步骤制备连续比例稀释的复合物（副标题 3.1），也用同样方法制备不含任何肽的标准 SCO 溶液。

（2）在黑色 96 孔培养板的孔内加入 140μL MQ 水（背景荧光测定是在孔内加入 190μL MQ 水）。

（3）每孔加入 50μL 的 CPP – SCO 复合物。

（4）每孔加入 10μL 溴化乙啶（EtBr）溶液（10μmol/L），使 EtBr 浓度为 400nmol/L，孵育 10min。

（5）用荧光光度计在 $\lambda_{ex} = 518nm$ 和 $\lambda_{em} = 605nm$ 处测定荧光。

（6）结果以相对荧光表示。裸 SCO 的荧光度设为 100%，水中的 EtBr 设为荧光背景（附注 6），示例见图 26 – 4。

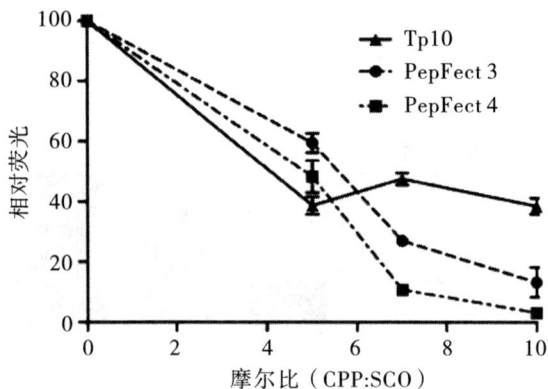

图26-4　多肽与ONs的相互作用降低了溴化乙啶(EtBr)荧光。使用一定的SCO浓度和逐渐增加的肽浓度，形成CPPs-SCO复合物，多肽和SCO的摩尔比分别为5、7和10。例如，为得到摩尔比为5的CPPs/SCO，在1.5mL离心管中加入10μL的20μmol/L SCO，然后加入80μL的MQ水，最后加入10μL的100μmol/L多肽溶液，复合物在室温下放置30min。同时，将140μL的水加入到96孔培养板中，再加入50μL复合物溶液，最后加入10μL的溴化乙啶溶液(10μmol/L)，此时溴化乙啶的浓度为400nmol/L。孵育10min后，在$\lambda_{ex}=518$nm和$\lambda_{em}=605$nm处进行荧光测定。结果显示，两个PepFect肽比TP10更有效地降低EtBr RNA的相互作用，并且PepFect在压缩SCOs方面比PepFect 3更为有效

3.3. 细胞培养和处理

（1）当HeLa pLuc 705细胞将要全部融合时，用胰蛋白酶或EDTA进行传代。

（2）实验前1d，消化细胞，将细胞置于24孔培养板上（每孔60 000个细胞），每孔500μL完全培养基（附注7）。

（3）24h后，每孔用450μL不含血清的DMEM培养基培养。对于Lipofectamine™2000处理的培养孔，根据厂家说明用400μL完全生长型培养基替代原培养基（附注8）。

（4）在加入50μL CPP-SCO复合物之前，轻轻吹吸溶液几分钟，设2个复孔。

（5）对于用阳性对照Lipofectamine™ 2000处理的孔，每孔加100μL复合物。

（6）轻轻倾斜培养板，使复合物在每孔内均匀分布。

（7）37℃孵育4h，然后每孔加1mL的完全培养基。

（8）细胞再次孵育20h（附注9）。

3.4. 剪接校正测定

（1）吸去每孔的培养基。

（2）用1mL HKR清洗。

（3）吸去 HKR，每孔加入 100μL 的裂解液。

（4）用裂解液在 4℃孵育细胞 30min。

（5）加入 20μL 细胞裂解产物至相应的白色的 96 孔培养板内。

（6）每孔加入 80μL 荧光素酶底物。

（7）用光度计测量发光量。

3.5. 蛋白含量测定

（1）将 5μL 细胞裂解液加入到常用的透明 96 孔培养板上。

（2）加入 25μL 试剂 A（试剂盒）。

（3）加入 25μL 试剂 B，混合均匀，孵育 15min。

（4）在 690nm 处测定吸光度（附注 10）。

（5）计算每孔的蛋白浓度。相对荧光量（RLU）= 荧光量/蛋白浓度。为了进行对比，将未用药物处理细胞的 RLU 设为 1，药物处理细胞的荧光量设为未用药物处理细胞 RLU 的倍数。

4. 附　注

（1）本实验方法不仅适用于 2′– OMe RNA（2′–氧甲基 RNA），也适用于其他单链负电荷 ON 类似物的转运，如锁核酸等。然而，为达到剪切校正的效果，必须使用不能诱导 RNase H 的 ONs，因为 RNase H 可降解靶 mRNA 前体。另一个需要说明的是最好使用脱盐的 ONs，因为过量的盐可能干扰复合物的形成。

（2）处理 EtBr 时要小心。因 EtBr 具有高致癌性，需储存于通风橱的隔离区内。

（3）为得到最佳的转染效果，在使用 PepFect3 和 PepFect4 时，MR10 和 MR7 转染效率最高。另外，建议在 MQ 水中（pH 5）而不是在 HKR 中形成复合物。过量的盐可干扰肽形成同源复合物。

（4）每一个转染试剂和每一种 ON 均需要制作量效曲线。例如，当使用 Lipofectamine™ 2000 时，超过 200nmol/L 浓度的 ON 将降低剪接校正活性，呈现抛物线状的量效曲线。其他转染试剂也有相似的量效关系。

（5）根据供货商的操作说明，在 HeLa 细胞中，1mg 的 ON 应使用 2.5μL 的 Lipofectamine 2000。本章使用的 ON 分子量大约为 6 000Da，并且 200nmol/L 时终体积为 1mL（复孔）。因此，1.2μg 的 ON 应使用 3μL 的 Lipofectamine 2000。然而，如果使用这个剂量，就会出现明显的毒性。在本实验中使用 2.8μL 的转染试剂。其他市售转染试剂可能更好，但 Lipofectamine 2000 是最常用的转染试剂。

（6）测定的原理是当 EtBr 与 RNA 结合时，荧光将增加，如果 PepFect 与 RNA 结合并使其压缩，RNA 与 EtBr 的结合将减少，荧光量会降低。因此，荧光降低反映了多肽载体压缩 RNA 的能力。建议使用精确的方法确定复合物的大小和形状，如光散射或原子力显微镜。

（7）将细胞在足量的培养基中进行培养，包括两个 Lipofectamine 2000 阳性对照和两个未处理的细胞孔作为背景 RLU 值（对照孔有少量的 mRNA 前体被正确剪接，因此有一定的荧光值）。

（8）在无血清培养基中使用 Lipofectamine 2000 进行转染，但这将增加毒性。

（9）如第 14 章所述，常使用 MTT 法检测药物对细胞的毒性。

（10）使用已知蛋白的浓度制作标准曲线，如将已知浓度的 BSA 进行梯度稀释制作标准曲线。

致　谢

本研究由瑞典研究委员会（VR-NT）、Stockholm 生物膜研究中心、Knut 和 Alice Wallenberg 基金、欧洲区域发展基金中化学生物学优秀中心、Estonian 政府专项资金（SF0180027S08）、欧洲社会基金中 DoRa 项目和 Archimed 基金资助。

参考文献

[1] Faustino N A, Cooper T A. Pre-mRNA splicing and human disease. *Genes Dev*,2003,17:419-437.

[2] Sazani P, Kole R. Therapeutic potential of antisense oligonucleotides as modulators of alternative splicing. *J Clin Invest*, 2003,112, 481-486.

[3] Garcia-Blanco M A, Baraniak A P, Lasda E L. Alternative splicing in disease and therapy. *Nat Biotechnol*, 2004, 22, 535-546.

[4] Pajare M J, Ezponda T, Catena R, et al. Alternative splicing: an emerging topic in molecular and clinical oncology. *Lancet Oncol*,2007,8:349-357.

[5] Sierakowska H, Sambade M J, Agrawal S, et al. Repair of thalassemic human beta-globin mRNA in mammalian cells by antisense oligonucleotides. *Proc Natl Acad Sci USA*,1996,93· 12840-12844.

[6] Sazani P, Gemignani F, Kang S H, et al. Systemically delivered antisense oligomers upregulate gene expression in mouse tissues. *Nat Biotechnol*,2002,20:1228-1233.

[7] Lu Q L, Mann C J, Lou F, et al. Functional amounts of dystrophin produced by skipping the mutated exon in the mdx dystrophic mouse. *Nat Med*,2003,9:1009-1014.

[8] Ivanova G D, Arzumanov A, Abes R, et al. Improved cell-penetrating peptide- PNA conjugates for splicing redirection in HeLa cells and exon skipping in mdx mouse muscle. *Nucleic Acids Res*,2008,36:6418-6428.

[9] Fletcher S, Honeyman K, Fall A M, et al. Morpholino oligomer-mediated exon skipping averts the onset of dystrophic pathology in the mdx mouse. *Mol Ther*,2007,15:1587-1592.

[10] van Deutekom J C, Janson A A, Ginjaar I B, et al. Local dystrophin restoration with antisense oligonucleotide PRO051. *N Engl J Med*,2007,357:2677-2686.

[11] Aartsma-Rus A, Fokkema I, Verschuuren J, et al. Theoretic applicability of antisense-mediated exon skipping for Duchenne muscular dystrophy mutations. *Hum Mutat*, 2009, 30: 293 299.

[12] Liu D, Ren T, Gao X. Cationic transfection lipids. *Curr Med Chem*,2003,10:1307-1315.

[13] Scheule R K, St George J A, Bagley R G, et al. Basis of pulmonary toxicity associated with cationic lipid-mediated gene transfer to the mammalian lung. *Hum Gene Ther*, 1997, 8: 689-707.

[14] Abes R, Moulton H M, Clair P, et al. Delivery of steric block

morpholino oligomers by（R-X-R）4 peptides：structure-activity studies. *Nucleic Acids Res*,2008,36:6343-6354.

[15] El-Andaloussi S, Johansson H, Lundberg P, et al. Induction of splice correction by cell-penetrating peptide nucleic acids. *J Gene Med*,2006,8:1262-1273.

[16] Jearawiriyapaisarn N, Moulton H M, Buckley B, et al. Sustained dystrophin expression induced by peptideconjugated morpholino oligomers in the muscles of mdx mice. *Mol Ther*,2008,16:1624-1629.

[17] Moulton H M, Fletcher S, Neuman B W, et al. Cell-penetrating peptidemorpholino conjugates alter pre-mRNA splicing of DMD（Duchenne muscular dystrophy）and inhibit murine coronavirus replication in vivo. *Biochem Soc Trans*,2007,35:826-828.

[18] Lundin P, Johansson H, Guterstam P, et al. Distinct uptake routes of cell-penetrating peptide conjugates. *Bioconjug Chem*,2008,19:2535-2542.

[19] Duchardt F, Fotin-MLeczek M, Schwarz H, et al. A comprehensive model for the cellular uptake of cationic cell-penetrating peptides. *Traffic*,2007, 8: 848-866.

[20] El Andaloussi S, Guterstam P, Langel. Assessing the delivery efficacy and internalization route of cell-penetrating peptides. *Nat Protoc*,2007,2: 2043-2047.

[21] Mäe M, El Andaloussi S, et al. A stearylated CPP for delivery of splice correcting oligonucleotides using a non-covalent coincubation strategy. *J Control Release*,2009, 134:221-227.

[22] Futaki S, Ohashi W, Suzuki T, et al. Stearylated arginine-rich peptides：a new class of transfection systems. *Bioconjug Chem*,2001,12:1005-1011.

[23] Nakamura Y, Kogure K, Futaki S, et al. Octaarginine-modified multifunctional envelope-type nano device for siRNA. *J Control Release*,2007,119:360-367.

[24] Kang S H, Cho M J, Kole R. Up-regulation of luciferase gene expression with antisense oligonucleotides：implications and applications in functional assay development. *Biochemistry*, 1998,37:6235-6239.

[25] Morris M C, Depollier J, Mery J, et al. A peptide carrier for the delivery of biologically active proteins into mammalian cells. *Nat Biotechnol*,2001,19:1173-1176.

第27章

不同的CPP与JBS – 核素形成复合物促进磷酸核苷内在化进入活细胞

Franziska Mussbach, Regina Pietrucha, Buerk Schaefer, Siegmund Reissmann

摘要: 磷酸核苷在信号转导或翻译过程中能够与许多功能性蛋白结合,如G蛋白或其他GTP结合蛋白。直到目前,依然难以将磷酸核苷引导进入活细胞以发挥生物学作用。细胞穿透肽是一类具有载体性质的多肽,本章使用了几种细胞穿透肽以非共价键形式与核苷形成复合物,荧光显微镜观察荧光标记的三磷酸脱氧尿苷内在化进入HeLa细胞和其他贴壁和悬浮细胞的过程,荧光光度计定量检测摄取效率,细胞活力(MTT试验)和膜完整性(使用荧光素标记的多肽进行生物荧光检测)检测CPPs及其复合物的浓度依赖性毒性。而这种与CPP和细胞类型有关的细胞毒性,成为细胞摄取的限制性因素。

关键词: CPPs形成的非共价复合物;磷酸核苷的内在化;每个细胞的转运数量;内在化的优化;洗涤过程;CPPs和JBS – 核素的最高无毒性浓度;贴壁和悬浮细胞株;活性;膜完整性

---

1. 概　述

许多细胞内蛋白能够与磷酸核苷结合,如三磷酸核苷(nucleoside triphosphates,NTPs)。细胞内的NTPs有多种功能,蛋白翻译时需要GTP始发延伸并与转位因子结合;鸟嘌呤核苷与G蛋白偶联受体或Ras家族的蛋白结合后(细胞中Ras GTP/GDP的比例是被严格控制的),可激活Ras,从而激发下游效应蛋白的一系列反应。

然而外源的磷酸核苷难以进入活细胞。常用的通透方法是用链球菌溶血素强烈破坏细胞膜,在几秒或几分钟内限制性检测细胞内过程[1]。为了克服这个问题,使用了细胞穿透肽(CPPs)进行物质转运。

在许多情况下,调控细胞内过程需要使物质在细胞内有一定的浓度。在此,荧光标记的三磷酸脱氧尿苷被用作转运物质。荧光显微镜定性检测核苷的摄取,而荧光光度计定量测定它的摄取,同时也评价了CPPs和JBS – 核素的转运效果。由于CPPs与复合物浓度依赖的细胞毒性可能影响细胞摄取,因此检测了细胞活性和膜的完整性[2-5],也评价了在贴壁和悬浮细胞中最大非毒性剂量。此外,为了得到真实的细胞摄取数据,以避免错误的结论,实验中使用了不同的洗涤方法并进行了对比。

　　由于不同的 CPPs 氨基酸序列不同,因此它们在缓冲液中的稳定性不同,抵抗细胞内外蛋白酶的活性也不同。它们或者是像 HIV - Tat、穿透素和 MPGβ 一样极度亲水,或者是像 MPGα 和 CAD - 2 那样疏水,尤其 CAD - 2 的疏水性极高。这些差异就导致了不同的 CPPs 要选择不同的负载物和膜结构模型,并且具有了不同的摄取过程。当然,细胞株、膜电位、负载物、主要摄取机制、膜结构之间存在一定的关系,需在实验中优化这种关系。本章的实验结果表明,JBS - 核素能与多数细胞类型、不同膜结构和触发的不同转导机制相容,而成为负载物内在化的万能通路。此外,与单独的 CPPs 相比,这种复合物有着更高的转导效率。

2. 材　料

2.1. 细胞穿透肽和 JBS - 核素

　　(1)MPGα[6-9]:AcGALFLAFLAAALSLMGLWSQPKKKRKV - NH - CH$_2$ - CH$_2$ - SH,5 个正电荷,MW 3 047Da。

　　(2)MPGβ[6-9]:AcGALFLGFLGAAGSTMGAWSQPKKKRKVNH - CH$_2$ - CH$_2$ - SH,5 个正电荷,MW 2 910Da。

　　(3)CAD - 2[6-9]:GLWRALWRLLRSLWRLLWKA - NH - CH$_2$ - CH$_2$ - SH,6 个正电荷,MW 2 653Da。

　　(4)穿透素[6,7,10]:RGIKWFGNRRMKWKK,8 个正电荷,MW 2 247Da。

　　(5)HIV-Tat[4,11,12,47-57]:YGRKKRRQRR,9 个正电荷,MW 1 560Da。

　　(6)CPPP - 2(BAX 抑制肽)[13]:KLPVM,2 个正电荷,MW 605Da。

　　(7)JBS - 核素。

2.2. 细胞培养

　　用相应方法进行培养。

2.2.1. 贴壁细胞

　　HeLa(人宫颈癌细胞),COS - 7(非洲绿猴肾细胞),NIH 3T3(瑞士小鼠胚胎细胞)。

2.2.2. 悬浮细胞

　　Jurkat(人 T 细胞白血病细胞),NB - 4(人急性早幼粒白血病细胞),Kasumi - 1(人急性髓系白血病细胞)。

2.3. 荧光标记的核苷

　　氨基烯丙基 ATTO488 - dUTP。

2.4. 荧光显微镜

准备荧光显微镜。

2.5. 荧光光度计

准备荧光光度计。

2.6. MTT 活性测定

这个检测应根据说明书完成。

2.7. 膜完整性测定

Cyto – Tox – Glo™细胞毒性检测试剂盒,根据厂家说明来完成,适合用 96 孔培养板。

2.8. 支原体测试

支原体检测试剂盒,根据厂家说明来完成。

2.9. 链球菌溶血素的细胞通透性

根据参考文献 1 来完成。

2.10. 缓冲液

Tris 缓冲液,HEPES 缓冲液,不含 Ca^{2+} 和 Mg^{2+} 的 $1 \times$ Dulbecos PBS 缓冲液(pH 7.0 ~ 7.5),200mmol/L 甘氨酸缓冲液(pH 3),来自于猪小肠的肝素盐(肝素)。

---

3. 方　法

3.1. 复合物组成

(1)制备 CPPs(附注 1)和 JBS – 核素(附注 2)的储备液。根据所需的计算体积(1.25 ~ 1.50mL),用无菌不含氧的水(水中含有氦和氩气泡)分别溶解 0.5mg 的 CPP 和试管内全部的 JBS – 核素。在配制 CPPP – 2 溶液时(附注 3),需用高于 10 倍的摩尔比,即用 1mL 水溶解 1.2mg 的 CPPP – 2。储备液立即使用或分装保存于 – 20℃ 。

(2)在 100μL 的磷酸盐缓冲液中(如 Dulbecos PBS 1 ×)溶解 1μg 的核酸(MW 500Da,含 3 ~ 4 个负电荷),并加入 3 ~ 5μL 的 CPP 或 JBS – 核素的储备液。反复吹吸(6 次),使两种溶液充分混合。37℃孵育混合物 30min 以形成复合物。负载物与核酸的摩尔比应为 1:10,当使用 CPPs 时,可用超过 10 倍量的 CPP 正电荷(副标题 2)。如果增加内在化的量,需使核酸和 CPP 母液的量等倍增加,但不得超过 5 倍,否则会出现细胞毒性。

3.2. 内在化

实验在 6 孔细胞培养板上进行。使用不同的培养板时需相应地调整培养基的体积,并使用良好的培养条件(附注 4)。仅使用传代次数较少的细胞(附注 5),以便用显微镜观察它们的形状,细胞不能染菌和被支原体污染(附注 6)。可加入青霉素和链霉素溶液防止孵育过程中的细菌生长。

3.2.1. 贴壁细胞

(1)吸除细胞中的培养基,用 PBS 在 37℃ 清洗 3 次。

(2)依次加入 200μL 混合物溶液和 400μL 不含血清的培养基。

(3)温和地混合,在含 5% CO_2、37℃ 培养箱中孵育 1h。

(4)加入 1mL 完全生长培养基,继续在含 5% CO_2、37℃ 培养箱中孵育约 20h。

(5)用 PBS 清洗细胞 2 次、甘氨酸缓冲液(pH 3)清洗 3 次,PBS 清洗 2 次(每次 2mL)。

3.2.2. 悬浮细胞

(1)用 200μL 混合溶液完全重悬洗过的细胞沉淀,然后加入 400μL 不含血清的培养基。

(2)温和地混合,在含 5% CO_2、37℃ 的培养箱中孵育 1h。

(3)加入 1mL 完全生长培养基,继续在含 5% CO_2、37℃ 培养箱中孵育约 20h。

(4)用 PBS 清洗和离心细胞 2 次,甘氨酸缓冲液(pH 3)3 次和 PBS 2 次(每次 2mL)。

3.3. 使用荧光显微镜定性检测内在化的负载物

(1)在盖玻片上生长细胞(盖玻片置于 6 孔培养板的孔中;每孔有 0.15×10^6 个细胞)。表面用聚 L – 赖氨酸修饰的盖玻片可使悬浮细胞贴壁生长。

(2)孵育后将盖玻片置于载玻片上,无需固定直接观察其荧光。放大倍数 >100 倍。

(3)用荧光显微镜观察细胞形状(活力)、估计转导效率和检查细胞内的分布情况(囊泡、核;附注 7)。

3.4. 使用荧光光度计定量检测内在化的负载物

（1）如前所述，将 JBS - 核素与 ATTO488 - dUTP 形成复合物：在 100μL 的 PBS 中溶解 1μg 的 ATTO488 - dUTP 和含有 6μL JBS - 核素的储备液。

（2）研究复合物浓度与细胞摄取效率的关系：0.5μg、1μg、5μg 和 10μg 的 ATTO488 - dUTP，分别与 JBS - 核素量为 3μL、6μL、30μL 和 60μL 的储备液形成复合物。

（3）如前所述培养细胞，用形成的复合物转导 HeLa 细胞。培养基中 AT-TO488 - dUTP 复合物的终浓度为 0.3μmol/L、0.6μmol/L、3.0μmol/L 和 6.0μmol/L（1.6mL）。

（4）彻底清洗细胞：PBS 2 次、甘氨酸缓冲液（pH 3）3 次和 PBS 2 次。

（5）每孔加入 2mL DMSO，超声使细胞裂解。

（6）离心除去细胞碎片（14 100g，15min）。

（7）用未处理的细胞作为空白荧光对照。

（8）测量 ATTO488 - dUTP 荧光的浓度依赖性：500nm 处激发，534nm 处测量强度。

（9）测量每个样品的荧光，需减去空白荧光值。

3.4.1. 不同洗涤方法的对比

（1）如前所述培养和转导 HeLa 细胞，用 PBS 洗涤 2 次，然后用 PBS 或甘氨酸缓冲液（pH 3）洗涤 3 次、或者用含 1% 肝素的甘氨酸洗涤 3 次。最后再用 PBS 清洗 2 次（附注 8）。

（2）细胞裂解并离心后，比较其荧光强度（图 27 - 1）。

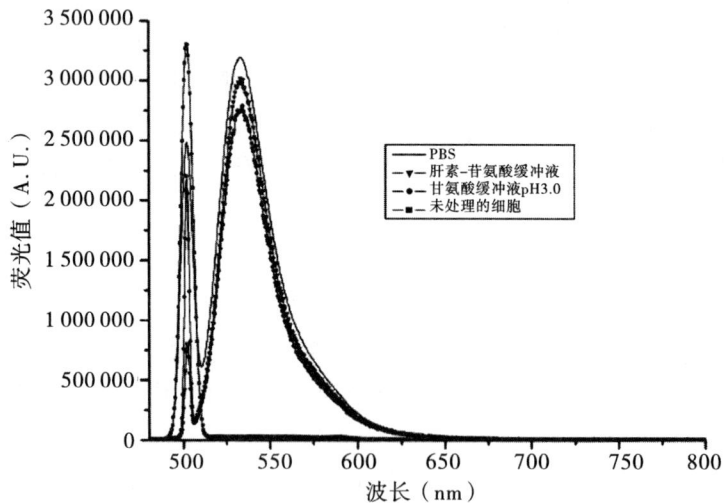

图 27 -1　用不同方法洗涤后，细胞内 ATTO488 - dUTP 的荧光强度。细胞用不同的缓冲液洗涤 3 次：PBS、甘氨酸缓冲液（pH 3；200mmol/L）、含有 1% 肝素的甘氨酸缓冲液，最后再用 PBS 洗涤 2 次。细胞裂解和离心后，在 540nm 处检测荧光强度。对比的结果显示，不同的洗涤方法产生的曲线下面积略有不同，说明洗涤方法对细胞摄取影响较小

3.4.2. 使用辅助化合物使内在化效率提高

（1）为了增强转导效率,将牛血清白蛋白(1%;附注9)、10% 的 DMSO (附注10)和蛋白酶抑制剂〔抑肽酶和(或)o－二氮菲;附注11〕加入到无血清的细胞培养基中。

（2）为促进负载物从细胞内吞体中的释放,在转导过程后加入内吞体不稳定剂,如氯喹、渥曼青霉素和 Ca^{2+} 离子(附注12)。

（3）细胞毒性检测(图27－2)。

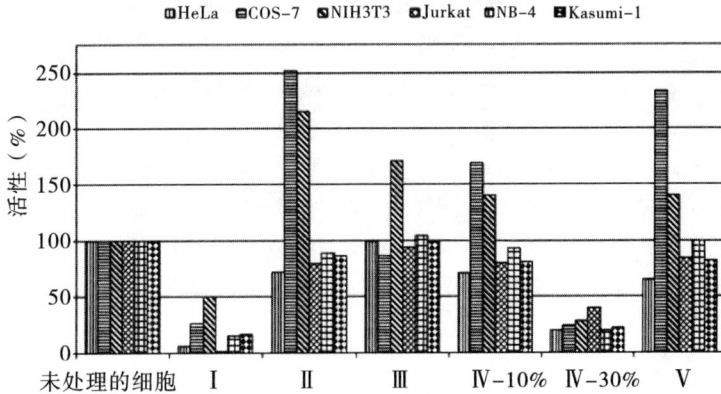

图27－2　辅助分子对 HeLa 细胞活性的影响。辅助分子如穿透增强剂、蛋白酶抑制剂和囊泡不稳定剂等能够促进转导过程。它们对细胞活性的影响依赖于浓度和细胞株的类型。毫摩尔的 Ca^{2+} 可降低所有6个细胞株的活性,然而渥曼青霉素和氯喹能够使内吞体不稳定,BSA 充当蛋白酶的一个共同底物,对活性影响很小。无血清培养基中的10% DMSO 可能增加了膜通透性,但对活性无显著影响。Ⅰ:6mmol/L Ca^{2+};Ⅱ:120μmol/L 渥曼青霉素;Ⅲ:0.5% BSA; Ⅳ－10%:10% DMSO;Ⅳ－30%:30% DMSO;Ⅴ:120μmol/L 氯喹

3.5. 活性检测

根据说明书进行 MTT 检测。使用6孔培养板(附注13),设3个复孔。如前所述将 CPPs 和复合物转导入细胞,并检测其生物活性(图27－3、27－4)。

3.6. 膜完整性测定

根据说明书进行 Cyto－Tox－Glo™细胞毒性检测。该试剂盒适合96孔培养板(附注14)。设3个复孔,如前所述将 CPPs 和复合物转导入细胞,并检测其膜的完整性(图27－5、27－6)。

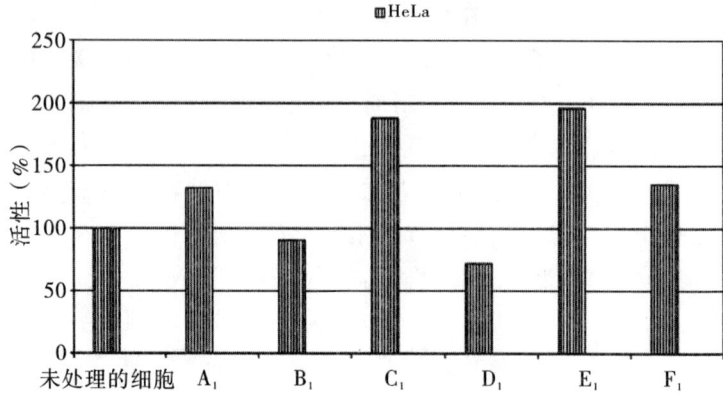

图 27 - 3　不同 CPPs 对 HeLa 细胞活性的影响。HeLa 细胞在普通状态下培养,用 CPPs 在 37℃于无血清培养基中处理 1h。除去 CPPs,反复洗涤细胞,MTT 法测定细胞活性。未处理 的细胞被认为 100% 有活性。结果显示,MPGβ 和穿透素可降低细胞活性;TAT、CAD - 2 和 CPPP - 2 提高了线粒体脱氢酶活性,使细胞活性升高,这可能是由于提高了线粒体的稳定性 或引起细胞增殖。A1:8.2μmol/L MPG α;B1:8.6μmol/L MPG β;C:19.4μmol/L CAD - 2; D1:11.1μmol/L 穿透素;E1:18.1μmol/L CPPP - 2;F1:16μmol/L TAT

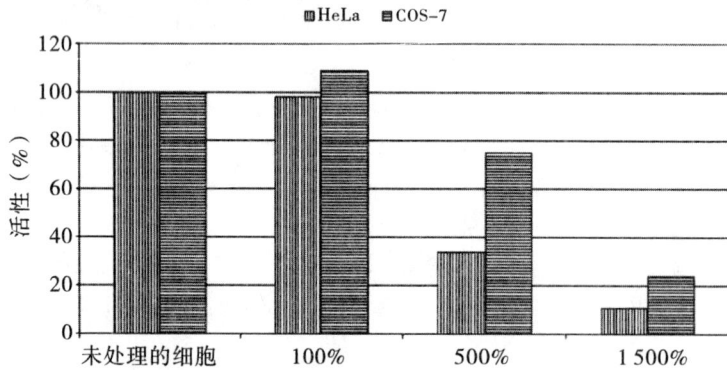

图 27 - 4　JBS - 核素对 HeLa 和 COS - 7 细胞活性的影响。在培养的 HeLa 和 COS - 7 细胞 中,在 600μL 无血清的培养基中加入 3μL(100%)、15μL(500%)和 45μL(1 500%)JBS - 核 素的贮备液,37℃条件下孵育 1h。MTT 法检测它们的活性。结果显示:仅在 3μL(100%)条 件下活性未降低,更高的浓度明显降低细胞活性。因为在复合物中 CPPs 有相对高的浓度, 可与核苷和质粒形成复合物,因此在 600μL 培养基中使用的贮备液不应超过 6μL

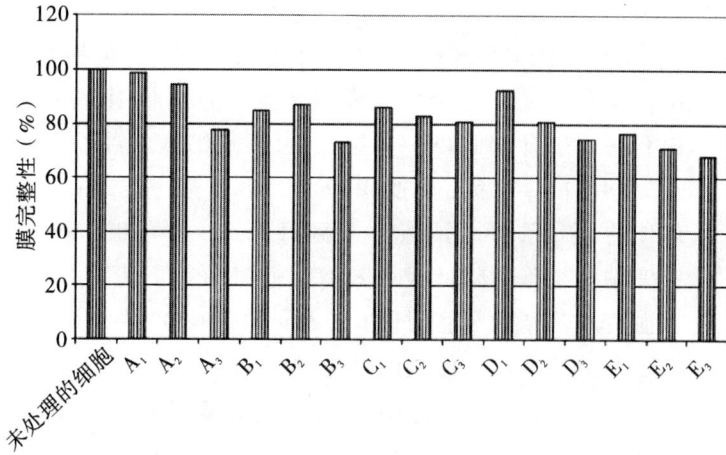

图 27 - 5　多种 CPPs 在不同的剂量下对 HeLa 细胞膜完整性的影响。在 HeLa 细胞的无血清培养基中加入 CPPs,继续在 37℃ 孵育 1h。除去 CPPs 后,重复洗涤,通过生物荧光检测膜稳定性。结果显示,当 CPPs 的浓度高于在 MTT 试验中的浓度,即在超过 10 倍的高浓度下,膜稳定性略微下降。MPG α: $A_1 = 8.2 \mu mol/L$, $A_2 = 41 \mu mol/L$, $A_3 = 123 \mu mol/L$;MPG β: $B_1 = 8.6 \mu mol/L$, $B_2 = 43 \mu mol/L$, $B_3 = 129 \mu mol/L$;CAD - 2: $C_1 = 9.4 \mu mol/L$, $C_2 = 47 \mu mol/L$, $C_3 = 141 \mu mol/L$;穿透素: $D_1 = 11.1 \mu mol/L$, $D_2 = 55.5 \mu mol/L$, $D_3 = 166.5 \mu mol/L$;CPPP - 2: $E_1 = 181 \mu mol/L$, $E_2 = 543 \mu mol/L$, $E_3 = 1629 \mu mol/L$

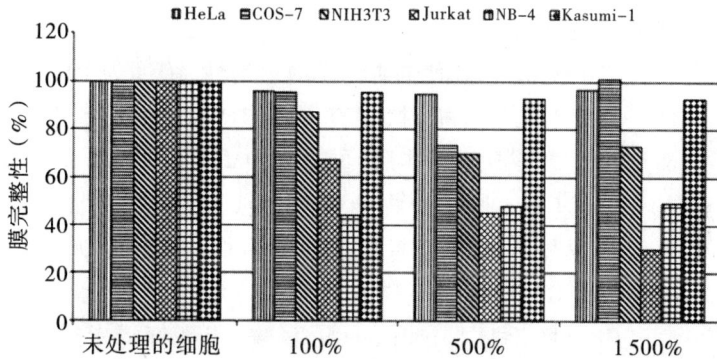

图 27 - 6　JBS - 核素对不同细胞膜稳定性的影响。在 600μL 的无血清培养基中加入 3μL (100%)、15μL(500%) 和 45μL(1 500%) 的 JBS - 核素贮备液。生物荧光"Cyto Tox - Glo™" 试剂盒检测膜稳定性。结果显示,一些细胞株甚至对正常浓度的 JBS - 核素敏感,如白血病细胞和 NB - 4C 细胞;其他细胞包括 HeLa、COS - 7 能够在高浓度下(1 500%)保持膜稳定性,结果与 MTT 实验结果总体不同

4. 附　注

　　(1)在水或缓冲液中形成复合物。用超声处理溶解的 CPPs。固态的 CPPs 于干燥条件下保存于 -20℃。分装带无菌水的储备液, -20℃ 保存。

　　(2)复合物虽在特定的细胞株上进行检测,但可广泛用于其他细胞。如

果转导效率太低,则需优化条件。

(3)尚未确定 CPPP‐2 的细胞穿透机制,包括是否与蛋白聚糖相互作用。CPPP‐2 是一个细胞保护性肽,能降低其他 CPPs 的细胞毒性作用。CPPP‐2 来自于 BAX‐抑制肽,可影响细胞内过程。

(4)一些细胞需要使用特殊的培养基,例如特殊的小牛血清,同时使用最佳的培养条件,让细胞生长到每 35mm 孔有 0.3×10^6 个细胞的密度。较高密度贴壁细胞会降低摄取效率。通过改变孵育温度(4℃、25℃或 37℃)、不含血清培养基的孵育时间(从 30min 到 6h)、用完全培养基培养的孵育时间(从 1h 到 20h),以优化内在化过程。

(5)传代次数影响 CPPs 的摄取效率和细胞毒性。不同的细胞株其作用不同。

(6)检查细胞形态,用 PCR 检测支原体。

(7)通常使用的荧光标记物有不同的稳定性。避免 FITC 类似物的标记物,可选用 Atto 系列和其他更稳定的荧光标记物。

(8)转导后彻底洗净细胞以除去未吸收的负载物,也可使用含 1% 胰酶的 PBS。但是,需避免贴壁细胞的脱离。

(9)BSA 作为细胞外和细胞内蛋白酶的协同底物,能增加负载物在癌细胞中的吸收。

(10)DMSO 能增加细胞膜的通透性,浓度为 10%(V/V)时仅轻微影响活性。使用 6 孔培养板时,含有 10% DMSO 的转导终体积为 600μL。在无血清培养基中形成复合物后,再加入 DMSO(400μL 培养基含 60μL DMSO)。

(11)CPPs 和复合物能被分泌或膜结合酶所降解,因此可加入灭活的 BSA、抑肽酶、o‐二氮菲和其他的蛋白抑制剂,以避免降解。但在 MPG α、MPG β 和 CAD‐2 中应避免加入 SH‐活性抑制剂。

(12)推荐加入 150μmol/L 氯喹、渥曼青霉素或 6mmol/L Ca^{2+} 以破坏囊泡。在转导后将这些复合物加入完全培养基。尤其在使用前需检测 Ca^{2+} 对所用细胞株的毒性。注意渥曼青霉素这个抑制剂能影响 PI3‐激酶介导的信号转导。

(13)实验前 1 天培养细胞,贴壁细胞的细胞密度为每孔 0.3×10^6 个细胞,悬浮细胞为 1.0×10^6 个细胞。用 PBS(3×)彻底清洗细胞后,加入目的浓度的 CPPs 或复合物。在 37℃ 孵育 1h 后,弃去无血清的培养基,加入完全的生长培养基,其中含有 0.5mg/mL 的 MTT。在 37℃ 继续孵育 4h 后,除去约 85% 的培养基,加入酸化的 DMSO。在 37℃ 孵育 10min 后,离心(5min,14 × 10^3 g)除去沉淀,在 508nm 或 540nm 处测定上清液的吸光度,细胞活力表示为测得的数值除去未处理细胞的平均值(100%)。

(14)彻底洗涤胰蛋白酶处理的贴壁细胞和悬浮细胞,用无血清培养基重悬、计数,稀释至每毫升 100 000 个细胞。96 孔培养板的每孔含有 10 000

个细胞,加入目的浓度的 CPPs 或复合物后,在 37℃ 孵育 1h。毛地黄皂苷作为细胞裂解剂加至所有的孔,室温下孵育 15min 后,测量生物发光作为对照,设定为 0% 膜完整性(L_{total}),未经处理的细胞设定为 100% 的膜完整性(L_0)。

5. 结论和展望

磷酸核苷是许多细胞内蛋白的配体或底物,它们进入细胞后激活细胞内反应,因此可用于研究信号通路。直到现在,这些负电荷化合物仍难以通过细胞膜。为解决这个难题,常使用链球菌溶血素剧烈破坏细胞膜,这样可得到 5min 之内的测定值;由于转运量非常低,不能通过荧光光度计检测,只能通过放射活性物质标记内在化的核苷,才能进行检测。由于许多功能性蛋白要求足够高浓度的 NTPs 以满足结合和发挥作用,而 CPPs 可促进它们的转运。由于核苷分子中缺乏形成共价键的基团,载体和核苷形成的非共价复合物成为它们内在化的唯一选择。

至今可使用 MALDITOF 质谱[14] 和荧光 CPPs 的 HPLC[15] 定量分析细胞摄取。以 Atto488 - dUTP 作为荧光标记物,可定性和定量测定它的细胞摄取。荧光显微镜提供了一个定性的对照方法。Atto488 - dUTP($1\mu g$)与不同的 CPPs 形成复合物并转运进入 HeLa 细胞。荧光显微镜可用于定性检测荧光标记的核苷的细胞摄取。从显微照片上分析荧光密度,可评价不同 CPPs 的转导效率。在 HeLa 细胞中有以下转导效率顺序:CAD - 2 > MPGα = MPGβ > 穿透素≫CPPP - 2。

HIV - TAT[47-57] 不能将 NTP 转运入细胞,然而高浓度的 BAX 抑制多肽,CPPP - 2 能转运较低数量的荧光 NTP。增加辅助剂如 BSA(0.5% ~ 1%)、DMSO(10%)和蛋白酶抑制剂可稍微提高细胞内荧光量。在无培养基中延长细胞孵育时间到 4h,也可使荧光量提高。

在 HeLa 细胞中常用荧光分光光度计定量检测 CPPs 的内在化程度。在细胞转导和细胞裂解后,ATTO 标记复合物的荧光密度可用于表示细胞内在化的量。这个定量方法用于测定每个细胞的摄取量、细胞内浓度和两者的最大值;该方法也可估算洗涤过程对摄取量的影响,以及与链亲和素摄取量进行对比。

定量检测转导化合物的一个重要问题是要除去胞膜外的所有化合物。使用的 CPPs 含有 2~9 个正电荷,与负载物形成正电荷的复合物,复合物可与膜外的负电荷结构(葡聚糖)结合。内在化过程结束后,必须对细胞进行洗涤。本章对比了 PBS、甘氨酸缓冲液(pH 3)和加入肝素的甘氨酸缓冲液的洗涤效果。设计酸性甘氨酸缓冲液的目的是希望通过赖氨酸和精氨酸侧链的质子化除去复合物。肝素和外膜葡聚糖结构相似,在洗涤缓冲液中,添加肝素可通过竞争性抑制除去吸收的复合物。但是,这 3 种不同的洗涤方法对探针的荧光光谱仅有曲线下面积上的微小差异。

图 27 - 1 的结果显示甘氨酸缓冲液能够除去吸收的复合物,肝素对甘氨酸缓冲液的作用没有影响,因此在以后实验中使用酸性甘氨酸缓冲液。

随着 JBS/核素复合物细胞外浓度的增加,内在化的核苷量由探针的荧光密度计算而来。内在化的核苷量在相同测定条件下从 ATTO488 - dUTP 的标准曲线中求出。与链球菌溶血素相反,JBS - 核素能够转导足够检测量的核苷。在低的细胞外浓度条件下摄取的百分比较高。细胞内数量能达到每个细胞 1.5Am。从荧光显微图片中得到 HeLa 细胞的平均直径,能够用来计算细胞内核苷的浓度。

内在化过程被 CPPs 和连接物浓度依赖性的毒性所限制[3-5]。为了估计物质内在化的最佳浓度,需检测细胞活性和膜完整性。图 2 - 6 显示了 CPPs 和 JBS - 核素的细胞毒性。MTT 法检测结果显示,细胞活性随 CPPs(图27 - 3)和连接物浓度的增高而降低,更高的浓度可使 HeLa 细胞活性降低 15 倍,甚至更高(图 27 - 4)。与活性测定相反,绝大多数 CPPs 仅轻微影响 HeLa 细胞的膜完整性,甚至在高浓度条件下影响也很小(图 27 - 5)。细胞保护性 BAX 抑制肽——CPPP - 2 的浓度比其他 CPPs 高 10 倍,也没有显示出降低细胞膜稳定性的作用。JBS - 核素作用也有相同的结果。使用的最高浓度(1 500%)对 HeLa 细胞膜的稳定性也没有影响。其他细胞系,如 Kasumi 和 COS - 7 细胞,结果如 HeLa 细胞一样不敏感。提高浓度的 JBS - 核素稍微降低了 NIH 3T3 的膜稳定性,而对人白血病细胞影响更小(图 27 - 6)。

两个细胞毒性实验结果的明显不同是由于二者的机制不同,一个是根据线粒体的氧化活性(MTT 实验),另一个是根据细胞膜的完整性。使用碘化乙锭(propidum iodide,PI)的流式细胞仪(FACS)反映了膜完整性的生物荧光测定。为避免由于使用破损的细胞所造成的错误结果,推荐使用低浓度(1~5 倍)的 CPPs,以及不超过推荐浓度的连接物。由于不同的细胞株对 CPPs、连接物或与连接物形成的复合物敏感性不同,因此需要分别对每个细胞株进行测定。

致　谢

感谢 Hans Agricola 教授在荧光显微照相方面给予的有用和热心的支持,Eckhard Birckner 博士在荧光光度计上的帮助,以及 Thorsten Heinzel 教授、Enrico Jandt 博士和 Sigrid Reichardt 博士在显微镜实验和生物荧光检测中的帮助。

参考文献

[1] Rubio I, Pusch R, Wetzker R. Quantification of absolute Ras-GDP/GTP levels by HPLC separation of Ras-bound [32p]-labelled nucleotides. *J Biochem Biophys Methods*, 2004, 58: 111-117.

[2] Saar K, Langel. Toxicity Methods for Cell-Penetrating Peptides in Handbook of Cell-Penetrating Peptides (Ed. Ü. Langel). 2nd Edition. *Boca Raton: CRC-Press FL*, 2007: 553-565.

[3] Fenton M, Bone N, Sinclair A J. The efficient and rapid import of a peptide into primary B and T lymphocytes and a lymphoblastoid cell line. *J Immunol Methods*, 1998: 212, 41-48.

[4] Wu R P, Youngblood D S, Hassinger J N, et al. Cell-penetrating peptides as transporters for morpholino oligomers: effects of amino acid composition on intracellular delivery and cytotoxicity. *Nucleic Acids Res*, 2007, 35: 5182-5191.

[5] Niles A L, Moravec R A, Hesselberth P E, et al. A homogeneous assay to measure live and dead cells in the same sample by detecting different protease markers. *Anal Biochem*, 2007, 366: 197-206.

[6] Gros E, Deshayes S, Morris M C, et al. A non-covalent peptidebased strategy for protein and peptide nucleic acid transduction. *Biochim Biophys Acta*, 2006, 1758: 384-393.

[7] Morris M C, Deshayes S, Heitz F, et al. Cell-penetrating peptides: from molecular mechanisms to therapeutics. *Biol Cell*, 2008, 100: 201-217.

[8] Simeoni F, Morris M C, Heitz F, et al. Insight into the mechanism of the peptide-based gene delivery system MPG: implication for delivery of siRNA into mammalian cells. *Nucleic Acids Res*, 2003, 31: 2717-2724.

[9] Morris M C, Gros E, Aldrian-Herrada G, et al. A non-covalent peptidebased carrier for in vivo delivery of DNA mimics. *Nucleic Acids Res*, 2007, 35: 49.

[10] Derossi D, Joliot A H, Chassaing G, et al. The third helix of the Antennapedia homeodomain translocates through biological membranes. *J Biol Chem*, 1994, 269: 10444-10450.

[11] Ignatovich I A, Dishe E B, Pavlotskaya A V, et al. Complex of plasmid DNA with basic domain 47-57 of HIV-1 Tat protein are transferred to mammalian cells by endocytosis-mediated pathways. *J Biol Chem*, 2003, 43: 42625-42636.

[12] Jeang K T, Xiao H, Rich E A. Multifaced activities of the HIV-1 transactivator of transcription Tat. *J Biol Chem*, 1999, 274: 28837-28840.

[13] Gomez J A, Gama V, Yoshida T, et al. Bax-inhibiting peptides derived from Ku70 and cell-penetrating pentapeptides. Biochem Soc Trans, 2007, 35: 797-801.

[14] Aussedat B, Sagan S, Chassaing G, et al. Quantification of the efficiency of cargo delivery by peptidic and pseudo-peptidic Trojan carriers using MALDITOF mass spectrometry. *Biochim Biophys Acta*, 2006, 1758: 375-383.

[15] Palm C, Netzereab S, Hällbrink M. Quantitatively determined uptake of cell-penetrating peptides in non-mammalian cells with an evaluation of degradation and antimicrobial effects. *Peptides*, 2006, 27: 1710-1716.

第28章

光化学内在化促进 CPP－肽核酸复合物的细胞内转运

Takehiko Shiraishi, Peter E. Nielsen

摘要：细胞穿透肽(CPPs)已被广泛用于向细胞内输送包括肽核酸(peptide nucleic acids, PNAs)在内的生物活性物质。尽管 PNA 与不同的 CPPs 化学连接后，明显提高了 PNAs 的细胞摄取效率，但内吞体内陷仍限制了它的生物利用度(反义活性)。联合光化学内在化技术，即使用光敏剂如铝酞菁($AlPcS_{2a}$)或四苯基卟啉四磺酸(TPPS)，可使 CPP－PNA 的生物利用度得到大幅度的提高。实验中使用一个敏感的 HeLa pLuc705 细胞来检测 PNA 连接物的细胞摄取，当反义寡核苷酸进入细胞发挥作用时，细胞可表达出正确的荧光素酶。通过检测荧光素酶 mRNA 前体的 RT-PCR 和酶活性，来验证 CPP-PNA 的生物利用度。

关键词：反义；细胞摄取；细胞穿透肽；肽核酸；光化学内在化

---

1. 概 述

总体而言，细胞穿透肽(CPPs)或称为蛋白转导区，与大的亲水性的生物分子连接后，尤其是寡核苷酸的电中性类似物，可明显促进它们的细胞内转运[1-4]。然而，已逐渐明确细胞摄取这些肽(大多数)是通过内吞机制，并且内吞体内陷可能是多肽－负载物需要克服的最大障碍。只有解决这个问题，才能得到有效的细胞(体内)生物利用度，最终开发成为药物[5-7]。一系列辅助剂可用于协助 CPPs 连接物从内吞体中的逃逸，如氯喹、Ca^{2+} 或特定的光激活的光敏剂[8-11]。本章介绍了光化学内在化(photochemical internalization, PCI)法，即使用光敏剂铝酞菁($AlPcS_{2a}$)或四苯基卟啉四磺酸(TPPS)向细胞内输送反义肽核酸(PNA)－Tat 连接物，该连接物靶向 HeLa pLuc705 细胞中插入到荧光素酶基因的球蛋白内含子的异常剪接位点[12]。图 28-1 的实验结果表明，荧光素酶活性测定 $AlPcS_{2a}$ 或 TPPS，以及用 PCR 检测 mRNA 的剪接校正，PCI 法可明显提高 PNA－Tat 的反义活性(图 28-2)。图 28-3的实验结果显示反义活性依赖于照射时间，以及照射前抑制毒性的预孵育时间。

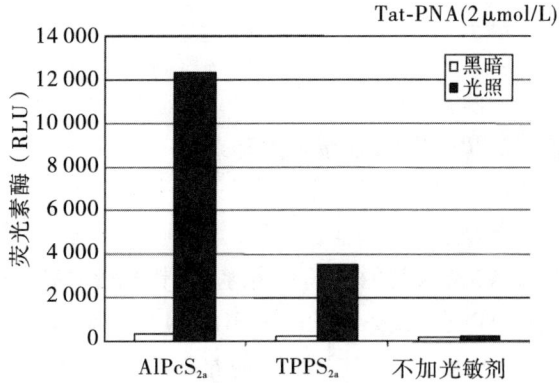

图 28 – 1　两个光敏剂 AlPcS$_{2a}$（铝酞菁；5 μg/mL）或 TPPS（2 μg/mL）对 Tat – PNA（2 μmol/L）转染的影响。将 Tat – PNA 加入到一个光敏剂处理的 HeLa pLuc705 细胞中，4h 后，用荧光照射（AlPcS$_{2a}$，红光照射 10min；TPPS，蓝光照射 5s），然后在完全培养基中培养 24h 后，对细胞进行荧光素酶分析

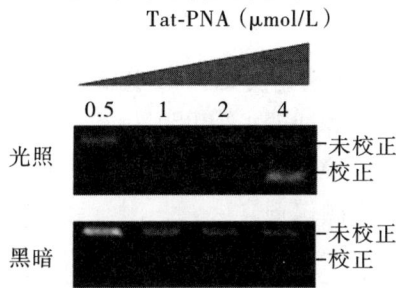

图 28 – 2　Tat – PNA（2 μmol/L）的 PCI 治疗对剪接校正的影响。将 Tat – PNA（0.5 ~ 4 μmol/L，4h）加入到 AlPcS$_{2a}$（5 μg/mL）处理的 HeLa pLuc705 细胞中，然后红光照射 10min，孵育 24h 后，对细胞进行 RT – PCR 分析

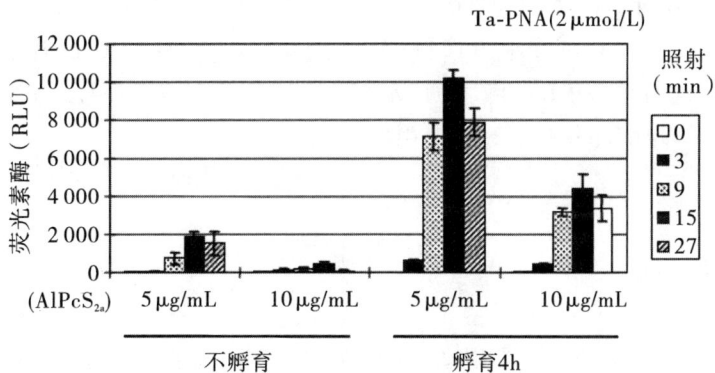

图 28 – 3　不同条件的 PCI（照射时间、光敏剂浓度）对 Tat – PNA（H – GRKKRRQRRRPPQ – eg1 -CCTCTTACCTCAGTTACA – NH$_2$）进入 HeLa pLuc705 细胞的影响（光照射前 4h 孵育）。经 AlPcS$_{2a}$（5 μg/ml 或 10 μg/mL）处理的细胞，加入 Tat – PNA（4h，2 μmol/L）后，在完全培养基中孵育 0h 或 4h 后用红光照射（0 ~ 27min）。再次孵育 24h 后，对细胞进行荧光素酶分析

2. 材 料

2.1. 用 PCI 法进行 CPP – PNA 连接物的转染

（1）细胞生长培养基：含有 10% 胎牛血清（FBS）和 1% 谷氨酰胺的 RPMI 1640 培养基。

（2）带光敏剂的生长培养基：含铝酞菁（$AlPcS_{2a}$；5μg/mL）或四苯基卟啉四磺酸（TPPS；2μg/mL）的 RPMI 1640（含 10% FBS 和 1% 谷氨酰胺）。

（3）OPTI – MEM 无血清培养基。

（4）CPP – PNA 连接物溶液。

（5）HeLa pLuc705 细胞。

设备（必需）：

• 光管：红光照射（荧光管）或蓝光照射（40W/03 荧光灯管，最大发射光为 420nm）。

2.2. 在 HeLa pLuc705 细胞中使用反义 PNA 分析剪接校正

（1）磷酸盐缓冲盐水（PBS）。

（2）细胞裂解液：被动裂解缓冲液。

（3）荧光检测试剂盒。

（4）蛋白标准曲线：被动裂解缓冲液中含 0 ~ 5mg/mL 的牛血清白蛋白（BSA）。

（5）蛋白检测试剂盒：BCA 蛋白检测试剂盒。

（6）总 RNA 提取试剂盒：RNeasy Mini kit。

（7）荧光素酶引物（每个 30μmol/L）：上游 5' – TTGATATGTG-GATTTCGAGTCGTC – 3'和下游 5' – TGTCAATCAGAGTGCTTTTGGCG – 3'。

（8）一步法 RT – PCR 试剂盒中的 RT – PCR 混合溶液：10 个 PCR 样品（每个 10μL）、52.8μL 水、22μL 5 × 缓冲液、4.4μL dNTP（每个 10mmol）、4.4μL 酶溶液、2.2μL 引物（上游和下游）。

3. 方 法

这种方法是以 24 孔培养板为例。可根据实验安排和使用的培养板，调整溶液体积。

3.1. 采用 PCI 法转染 CPP – PNA 连接物

（1）用 0.5mL 含光敏剂（5μg/mL 的 $AlPcS_{2a}$或 2μg/mL 的 TPPS）的生长

培养基在 24 孔培养板上培养 HeLa pLuc705 细胞(8×10^4 个细胞),实验前 1d 在 37℃孵育(附注 2)。

(2)在 37℃过夜孵育细胞(附注 3)。

(3)配制 PNA 溶液,将 PNA 储备液加入 OPI – MEM 培养基中至所需浓度(附注 4)。

(4)除去完全培养基,在培养孔中加入 PNA 溶液,每孔 0.3mL(步骤 3;附注 5)。

(5)在 37℃孵育 4h(附注 6)。

(6)弃去孔中的 PNA 溶液,加入生长培养基,每孔 0.5mL。

(7)在 37℃继续孵育 4h(附注 7)。

(8)为了激发光敏剂,用合适波长的光照射(对于 $AlPcS_{2a}$,650 ~ 680nm 处最大激发光,用红光照射 10min;对于 TPPS,420nm 处最大激发光,蓝光照射 5s;附注 8)。

(9)分析前将培养板孵育 1~3d。

3.2. 在 HeLa pLuc705 细胞中检测 PNA 的剪接校正效果

实验方法是使用 HeLa pLuc705 细胞株,分析 CPP – PNA 复合物的剪接校正效果。这个方法适合于 24 孔培养板,但根据需要可采用不同类型的细胞培养板。

(1)从培养箱中取出 24 孔培养板(副标题 3.1,步骤 9),检查细胞(附注 9)。

(2)除去孔中的完全培养基。

(3)用 PBS 清洗细胞(附注 10)。

(4)每孔加入 0.1mL 的被动裂解缓冲液。

(5)将板在振荡器上摇晃,至少 10min(附注 11)。

(6)将细胞裂解液转至 1.5mL 管内(附注 12)。

(7)用 100μL 荧光素酶检测溶剂分析 10μL 细胞裂解液中的荧光素酶活性(10s 测量法;附注 13)。

(8)根据 BSA 蛋白标准曲线,用 BCA 蛋白检测试剂盒定量测定细胞裂解液的蛋白浓度。

(9)用相对光单位(relative light unit,RLU)表示荧光素酶活性,除以蛋白浓度后,得到每毫克蛋白的荧光素酶活性,用 RLU/mg 表示。

(10)用 RNeasy 试剂盒从 50μL 细胞裂解液中(步骤 6)提取总 RNA,并用不含 RNase 的水调整 RNA 浓度为 1ng/μL(附注 14)。

(11)制备 RT – PCR 混合溶液,加 8μL 混合溶液到 0.2mL PCR 管中(附注 15)。

(12)在冰上向 PCR 管中(步骤 11)加入 2μL 的 RNA 溶液(步骤 10 的

1ng/μL;附注16)。

(13)开启 PCR 仪,当温度达到 55℃ 后将 PCR 管放置进去[(55℃、35min)×1 个循环,(95℃、15min)×1 个循环,(94℃、0.5min,55℃、0.5min,72℃、0.5min)×(26~28)个循环;附注17]。

(14)用 2% 的琼脂糖凝胶电泳分析样品。

4. 附　注

(1)在生长培养基中不加抗生素,因为它可增加细胞毒性。

(2)必须根据细胞类型和实验设计优化光敏剂浓度(图 28-1 对两种光敏剂 AlPcS$_{2a}$ 和 TPPS 进行了对比;图 28-3 阐述了 AlPcS$_{2a}$ 的作用)。

(3)细胞必须以指数方式生长(推荐转染时细胞密度为 40%~60%)。

(4)PNA 溶液每孔至少 0.3mL。实验前 OPTI-MEM 在 37℃ 孵箱里预热至少 30min。

(5)尽量除去培养基,因为血清会抑制 CPP 连接物的细胞摄取。

(6)根据 CPP 连接物和细胞类型优化孵育时间。

(7)照射前孵育(PNA 转染后)将降低细胞毒性。因此,根据光敏剂浓度和细胞浓度优化孵育时间(图 28-3,PNA 转染后孵育 4h 的效果)。

(8)光强度应是将培养皿放置在离灯管 10cm 处。需优化这个照射时间。对于 AlPcS$_{2a}$,可试用 20~30min 的照射时间(图 28-3,AlPcS$_{2a}$ 照射时间的影响);对于 TPPS,可试用 1~60s 的照射时间。

(9)大多数细胞必须有活性(没有明显的细胞死亡)。

(10)温和地洗涤细胞,避免接触细胞。

(11)显微镜观察确保细胞完全裂解,反复冻融有助于细胞完全裂解。

(12)该裂解液能在 -20℃ 中贮存几个月。

(13)预热的所有溶液(荧光素酶测定试剂和细胞裂解液)需冷却至室温,由于荧光素酶反应的最佳温度是 25℃,该测定可在 96 孔培养板中进行,使用信号半衰期长的荧光素酶检测试剂盒(Bright-Glo 检测试剂盒)。

(14)戴上手套处理 RNA 样品以避免 RNAse 污染。

(15)RT-PCR 前将 master mix 溶液及样品置于冰上。

(16)准确吸取 2μL RNA 溶液并确保它们全部加入到 RT-PCR 溶液中。根据实验设计优化反应中的 RNA 量。

(17)根据 RT-PCR 中 RNA 量优化 PCR 循环次数。图 28-2 是 RT-PCR 分析反义 Tat-PNA 剪接校正的一个例子。

参考文献

［1］Mäe M, Langel, et al. Cellpenetrating peptides as vectors for peptide, protein and oligonucleotide delivery. *Curr Opin Pharmacol*,2006,6:509-514.

［2］Debart F, Abes S, Deglane G, et al. Chemical modifications to improve the cellular uptake of oligonucleotides. *Curr Top Med Chem*,2007,7:727-737.

［3］Gait M J. Peptide-mediated cellular delivery of antisense oligonucleotides and their analogues. *Cell Mol Life Sci*, 2003, 60: 844-853.

［4］Zorko M, Langel. Cellpenetrating peptides: mechanism and kinetics of cargo delivery. *Adv Drug Deliv Rev*, 2005, 57: 529-545.

［5］Fotin-MLeczek M, Fischer R, Brock R. Endocytosis and cationic cell-penetrating peptides – a merger of concepts and methods. *Curr Pharm Des*,2005,11:3613-3628.

［6］Nakase I, Niwa M, Takeuchi T, et al. Cellular uptake of arginine-rich peptides: roles for macropinocytosis and actin rearrangement. *Mol Ther*,2004,10:1011-1022.

［7］El-Andaloussi S, Johansson H J, Lundberg P, et al. Induction of splice correction by cell-penetrating peptide nucleic acids.

J Gene Med,2006,8:1262-1273.

［8］Abes S, Williams D, Prevot P, et al. Endosome trapping limits the efficiency of splicing correction by PNA-oligolysine conjugates. *J Control Release*,2006,110:595-604.

［9］Shiraishi T, Pankratova S, Nielsen P E. Calcium ions effectively enhance the effect of antisense Peptide nucleic acids conjugated to cationic tat and oligoarginine peptides. *Chem Biol*,2005,12:923-929.

［10］Turner J J, Ivanova G D, Verbeure B, et al. Cellpenetrating peptide conjugates of peptide nucleic acids (PNA) as inhibitors of HIV-1 Tat-dependent trans-activation in cells. *Nucleic Acids Res*,2005. 33: 6837-6849.

［11］Shiraishi T, Nielsen P E. Photochemically enhanced cellular delivery of cell penetrating peptide-PNA conjugates. *FEBS Lett*,2006,580:1451-1456.

［12］Kang S H, Cho M J, Kole R. Up-regulation of luciferase gene expression with antisense oligonucleotides: implications and applications in functional assay development. *Biochemistry*, 1998,37:6235-6239.

第五部分

细胞穿透肽在体内及未来作为药物的应用

第29章

体内噬菌体展示技术确定管家肽

Antti Rivinoja, Pirjo Laakkonen

摘要：每个正常和病理状态的器官均在其血管上表达一系列的特异性分子。使用体内噬菌体展示技术可有效确定这些信号分子。使用这个技术，分离出了一些肿瘤血管、淋巴血管和(或)肿瘤细胞，以及不同正常器官特异性的管家肽。血管特异性的管家肽可作为正常和病理血管上组织特异性的新型生物标志物，而肿瘤管家肽可成功用于靶向肿瘤治疗和作为肿瘤的造影剂。本章介绍了体外和体内筛选肿瘤管家肽的实验方法。

关键词：噬菌体展示；T7；肽；肿瘤靶向；血管；裸鼠；体外；体内

1. 概　述

最近几年，已经明确了在每个正常及病理状态中的器官的血管上表达不同的分子[1-3]。肿瘤组织的其他类型的细胞也表达有肿瘤特异性分子。体内噬菌体展示技术可用于揭示正常和肿瘤血管上的这些典型的分子标志[4-11]；也能得到靶向关节炎血管的标志物[12]；还可得到肿瘤不同时期的不同特征，以及恶性前组织块、成熟肿瘤与相关的正常器官血管标志物的差别[13,14]；还可确定肿瘤和肿瘤阶段特异性的淋巴管表达的分子标志[15]。肿瘤管家多肽已被成功作为载体，用于靶向输送药物以治疗和对肿瘤进行造影[1,16]。最近，肌肉管家多肽被用于输送反义寡核苷酸进入肌肉细胞，在肌营养不良蛋白缺陷型 mdx 小鼠模型中(假肥大型肌营养不良症模型鼠)，可使肌营养不良蛋白的基因外显子跳跃，从而功能性地重塑了肌营养不良蛋白的表达[17]。

2. 材　料

2.1 细胞培养(附注1)

(1)癌细胞。

（2）含有 10% FBS、谷氨酰胺、100μg 青霉素和链霉素的适合细胞生长的培养基。

（3）1×PBS,pH 7.4。

（4）含 0.25%（w/V）的胰蛋白酶和 1mmol/L EDTA 的无血清培养基或 PBS 溶液。

（5）细胞培养板。

（6）吸管（容量如 2mL、5mL、10mL 和 25mL）。

（7）血细胞计数器。

2.2 癌细胞的皮下注射

（1）无菌注射器。

（2）基底膜（附注 2）。

（3）麻醉剂。

（4）胰蛋白酶消化的细胞（每次注射 50~100μL，约含 $5×10^5$~$5×10^6$ 个细胞）。

（5）如果为非鼠科的癌细胞,则使用免疫缺陷小鼠（附注 3）。

2.3 使用裂解型 T7 细菌噬菌体的噬菌体展示

2.3.1 体外筛选

（1）至少有 1 只带异种移植瘤的小鼠。

（2）一套外科手术器材,包括:止血钳、剪刀、剃须刀片（或解剖刀）和镊子。

（3）每只小鼠用一支无菌注射器。

（4）胶原酶溶液（50mL PBS 中含有 0.5g BSA、50μL DNA 酶、0.125g 胶原酶Ⅳ、0.125g 胶原酶Ⅱ）。

（5）每只小鼠配一个干净的平板（例如空的细菌培养板）。

（6）每只小鼠配一支 50mL 的离心管。

（7）称过重的离心管。

（8）噬菌体（T7 对照噬菌体和噬菌体展示肽文库或者选定的噬菌体溶液;附注 10）。

2.3.2 体内筛选

（1）带异种移植瘤的小鼠。

（2）每只小鼠配一套外科手术器材（副标题 2.3.1）。

（3）每只小鼠配 2 支无菌注射器（一支用于麻醉剂,一支用于尾静脉注射）。

（4）每只小鼠配一支 10mL 的注射器和一个针头。

（5）无菌 1 × PBS,pH 7.4。

（6）胶原酶溶液（副标题 2.3.1）。

（7）每只小鼠配一只 50mL 的离心管。

（8）每只小鼠配一个空的细菌培养板。

（9）称重的离心管。

（10）噬菌体。

2.3.3 T7 细菌噬菌体的生长和扩大培养

（1）BLT5403 或 BLT5615 细菌。

（2）M9TB 生长培养基（含 5mL 20 × M9 无机盐、2mL 20% 的葡萄糖、0.1mL 1mol/L MgSO$_4$、100mL TB），20 × M9 无机盐含 0.37mol/L NH$_4$Cl、0.44mol/L KH$_2$PO$_4$、0.45mol/L Na$_2$HPO$_4$。

（3）抗生素（如 25mg/mL 羧苄西林）。

（4）0.6% 顶层琼脂（每 100mL 含有 1g 细菌蛋白胨、0.5g 酵母提取物、0.5g NaCl、0.6g 琼脂糖、100mL 去离子水）。

（5）加青霉素（如 50μg/mL 羧苄西林）的培养板。

（6）噬菌体。

2.3.4 单肽的确定

（1）1 × TBS, pH 7.8。

（2）编码展示肽的引物。

（3）测序设备。

2.4 展示肽特异性的确定

（1）连有荧光染料或生物素的合成肽。

（2）荷瘤鼠。

（3）每只小鼠配一套外科手术的器材（副标题 2.3.1）。

（4）每只小鼠配 2 支无菌注射器（一支用于麻醉剂，一支用于尾静脉注射）。

（5）每只小鼠配 2 支 10mL 的注射器和针头。

（6）无菌 1 × PBS,pH 7.4。

（7）4% 多聚甲醛的 PBS 溶液。

（8）每只小鼠配一只 50mL 的离心管。

（9）每只小鼠配一个空的细菌培养板。

（10）称过重的离心管。

（11）O.C.T 冰冻切片包埋剂。

（12）冷的含 30% 蔗糖的 PBS 溶液。

（13）冷冻切片机。

（14）荧光显微镜。

---

3. 方 法

　　靶向或管家肽可从任何皮下或腹腔生长的肿瘤中选择。如果肿瘤细胞不是鼠源性,则需使用免疫缺陷小鼠进行肿瘤移植。不同肿瘤模型可选择移植的细胞数量和需要的支持基质(培养基)。体内噬菌体筛选,也称为生物扩增,是将噬菌体文库经尾静脉注射到荷瘤小鼠,在血液中循环 15min 后,分离肿瘤组织,制备肿瘤细胞悬液。通过加入细菌培养液,保留并放大结合的噬菌体。扩增的噬菌体库被用于下一轮的筛选。3 ~ 5 轮筛选后,可得到靶向组织的特异性噬菌体库。

　　体内噬菌体展示常用两个主要的噬菌体系统:基于 M13 细菌噬菌体的 fd – tet 衍生的 FUSE5 载体系统[18] 和 T7 噬菌体系统。这两个噬菌体在大小、形状和生长周期方面均不相同。M13 是 900nm 的长纤维状噬菌体,具有温和生长期,而 T7 是单圆形噬菌体,直径大约为 60nm,有裂解生长期。M13 系统在小衣壳蛋白 P35 的 N—末端融合 5 个复制的展示多肽,这个系统也被广泛用于展示抗体文库[19]。T7 载体在噬菌体衣壳蛋白的 C—末端融合 1 ~ 415 个多肽复制体。本章中,主要使用 T7 噬菌体系统进行体内噬菌体展示。该技术也能用于体外确定和识别不同靶向的多肽,如体外筛选靶向重组蛋白或糖、培养的细胞等。MB 系统的详细描述见参考文献 20。

3.1 肿瘤细胞的增殖(附注 4)

　　（1）细胞融合到 80% ~ 90% 时,用胰蛋白酶 – EDTA 溶液收集细胞。对于 10cm 的细胞培养皿,可用 1 ~ 2mL 的胰蛋白酶 – EDTA 溶液。

　　（2）消化后,除去胰蛋白酶,加入 8mL 含血清的生长培养基,分瓶培养。在 10cm 培养皿中加入 10mL 培养基,15cm 培养皿中加入 20mL 培养基,在细胞培养箱中过夜生长。

　　（3）第 2 天,用胰蛋白酶 – EDTA 溶液收集细胞。消化细胞后,300 ~ 500 g 离心 2 ~ 5min 沉淀细胞。除去上清液,将细胞重悬于 1 × PBS。

　　（4）用血细胞计数器测定细胞个数。

　　（5）将细胞在离心管中离心（300 ~ 500g,2 ~ 5min）。将细胞重悬于适当体积的 1 × PBS,使最终溶液中的细胞量为每 50 ~ 100mL 溶液中有 5×10^5 ~ 5×10^6 个细胞(附注 5)。将细胞冰浴,准备用于肿瘤接种。

3.2 制备移植瘤小鼠

　　（1）麻醉小鼠。

(2)将基底基质膜与 50~100μL 细胞悬液混合(1:1),并将其用无菌注射器在腹部皮下注射给麻醉的小鼠(附注 6)。抽针前停留 30s,让基底基质膜适当固定,否则混合物容易从注射位置流出。建议从腹部的同一侧注射,因为在不同的位置,肿瘤的生长速度不同。

(3)监测肿瘤的生长,并在其达到需要的大小时将其用于实验。

3.3 噬菌体展示

在确定管家肽时,体外与体内结合筛选比单独的体内筛选更有效。这里体外噬菌体展示指的是将噬菌体溶液加入到组织和器官的原代细胞悬液中。首先进行 1~3 轮体外筛选,再进行 3~5 轮的体内筛选。在体外筛选中,可选择能与所有肿瘤细胞结合的肽或噬菌体;而在体内筛选时,尾静脉注射全身给药后,需选择能侵染和结合到肿瘤组织的肽或噬菌体。

3.3.1 体外筛选

(1)实验前 1d,挑选单个的 BLT 5403 或 BLT 5615 菌落,接种并培育过夜(体积为 5mL,添加 10μL 25mg/mL 羧苄西林的培养基)。

(2)按 1:100 稀释培育过夜的培养物,OD_{600} 应约为 1.0(附注 7)。在孵育过程中,完成步骤 3~7。

(3)将一只荷异种移植瘤的小鼠麻醉(附注 8)。

(4)用剪刀将小鼠肋骨下方的腹部和胸腔剪开,暴露心脏用于灌注。注意不要刺到心脏。

(5)在右心房或主要静脉(上腔静脉)处剪开一个小口。

(6)给小鼠灌注 10mL 的 PBS 以清理干净血液。针头只能刺穿左心室壁(即针尖插入心室 2~3mm)。灌注成功的标志是灌注后皮肤和肝脏变得苍白。

(7)切除肿瘤。除去尽可能多的周围组织。

(8)称取肿瘤重量,并用剃须刀片或手术钳将其切碎。

(9)将肿瘤在胶原酶溶液中 37℃ 孵育 30~45min 进行消化。孵育期间,涡旋振荡几次。消化肿瘤时,胶原酶溶液应越来越混浊。合适的胶原酶溶液体积是每克肿瘤 10~15mL。

(10)消化后,加入 15mL 含有 5% FCS 的细胞培养基使胶原酶失活。用细胞过滤网(孔径为 100μm)过滤悬液,离心收集细胞(250g,10min)。弃去上清液,将细胞重悬于 5mL 含 1% BSA 的 DMEM 细胞培养基中。离心收集细胞(250g,10min)。弃去上清液,称取沉淀物的总量。将细胞重悬于 1mL 含 1% BSA 的细胞培养基中。将悬液分成 2 份,其中一份含有 0.05~0.10g 或 10^5~10^6 个肿瘤细胞,可用于体外实验。

(11)向肿瘤细胞中加入 100~500μL 噬菌体文库(附注 9),或者扩增的噬菌体库或单一噬菌体(滴度应为 $10^6 \sim 10^{10}$ pfu/μL),用含有 1% BSA 的 DMEM 将总体积补充至 1mL。用对照噬菌体制备一份相同的悬液(附注 10)。在 4℃将噬菌体或癌细胞悬液摇晃培养。培养时间可能需进行优化,一般为 2~24h。

(12)为了去除未结合的噬菌体,离心收集已结合噬菌体的肿瘤细胞(600g,3min,室温)。将细胞重悬于 0.5mL 含 1% BSA 的细胞培养基中,将悬液转至新的试管中(附注 11)。重复洗涤 4 次,然后将其再转入新的试管中。离心收集细胞。弃去上清,沉淀上加入 50μL 灭菌的 PBS 溶液,以防干燥。此外,还可加入 100μL 含 1% NP-40 的 PBS 裂解沉淀。

(13)在含肿瘤细胞和噬菌体混合物的试管中加入 1mL BLT5403 或 BLT5615 培养液(OD_{600}约为 1.0;来自步骤 2),并混悬均匀。室温下放置 10min,使噬菌体侵染细菌。

(14)为了确定结合噬菌体的数量,向 350μL 的 BLT5403 或 BLT5615 培养液(OD_{600}约为 1.0)和 3mL 融化的顶层琼脂中加入 0.1μL、1μL、10μL 来自步骤 13 的悬液。将包含噬菌体和菌液的顶层琼脂倾倒在含 50μg/mL 氨苄青霉素的 LB 琼脂板上。37℃培养 1.5~3h 或室温下过夜培养。

(15)剩下的悬液可用于扩增(副标题 3.3.5),它们可在 4℃下过夜保存。由于 T7 噬菌体溶液的感染率在不同的细菌培养液中不同,最可靠的结果是同时检测产出和投入(投入是指加入到肿瘤细胞悬液中的噬菌体数量)。

3.3.2 体内筛选

(1)将一只荷移植瘤的小鼠麻醉。

(2)用温水或酒精使小鼠尾静脉扩张,以便于注射。

(3)由尾静脉缓慢注入 150~200μL 的噬菌体溶液(滴度约为 $10^6 \sim 10^{10}$ pfu/μL)。注射速率太快可能引起心脏功能失常,对小鼠有致命威胁。通常 20μL/10s 的速度较为合适。

(4)如 3.3.1 所述,打开胸腔以暴露心脏。

(5)用 10mL 的 PBS 灌注,以除去未结合的噬菌体。

(6)切除肿瘤,尽量将它从小鼠周围组织(例如皮肤)中分离。

(7)称取肿瘤重量。

(8)用胶原酶溶液消化肿瘤,按副标题 3.3.1 中步骤 9~10 所述准备细胞悬液。

(9)洗涤细胞悬液,按副标题 3.3.1 中步骤 10~12 所述加入细菌。

(10)测定噬菌体的滴度,向 350μL 的 BLT 5403 或者 BLT 5615 细胞培养物(OD_{600}约为 1.0)和 3mL 顶层琼脂中分别加 0.1μL、1μL 和 10μL 细胞悬液,保存剩下的悬液用于扩增(副标题 3.3.5)。悬液可在 4℃保存过夜(附注 12)。如果之前没有测定,可制备滴度平板检测噬菌体的投入量。

3.3.3 筛选结果的分析(结合噬菌体的数量)

(1)计数滴度板上的噬菌斑(附注 13)。滴度/微升数 =(斑点数 × 稀释倍数)÷ 噬菌体溶液总体积(附注 14)。

(2)噬菌体的投入量 = 滴度/微升数 × 用于筛选的噬菌体溶液的体积(附注 14)。

(3)用滴度除以微升数乘以含肿瘤细胞、噬菌体和细菌的悬液的总体积,来计算噬菌体的产量。由于肿瘤的大小不同,分析体内筛选结果时,必须考虑肿瘤质量。相对产值需除以肿瘤细胞重量(附注 14)。

(4)产量除以投入量的比值可用于比较不同噬菌体和筛选轮数。每一轮筛选后,这个数值的增加表示含管家肽噬菌体的富集和筛选的成功。相反,数值的降低表示噬菌体库对肿瘤组织的亲和能力降低(附注 15)。

3.3.4 体外或体内筛选后噬菌体的扩增

(1)挑选单个 BLT 5403 或 BLT 5615 菌落,接种过夜(体积 5mL;添加 10μL 25mg/mL 的羧苄西林)。

(2)按 1:100 稀释过夜培养液,体积为 10mL,OD_{600} 约为 0.5(附注 7)。

(3)噬菌体库的扩增:向 IPTG 诱导的 BLT 5403 或 BLT 5615 培养液中(OD_{600} 约为 0.5),加入噬菌体和肿瘤细胞的混合物;单个噬菌体的扩增:从噬菌体培养板上挑选单独的斑块,加入 20μL 的 1 × TBS(pH 7.8)的试管中,并在 IPTG 诱导的培养液中加入 5μL 的噬菌体溶液。

(4)在 37℃ 孵育培养液 3 ~ 5h 或直到其呈透明状(噬菌体裂解了细菌),但有时因存在肿瘤细胞,培养液可能不完全透明,若浊度降低,唯一的可能是发生了裂解。

(5)离心除去细胞碎片(7 670g,10min, 4℃)。注意:倾倒或用移液器将上清液转移至一支新的无菌离心管。

(6)先后使用 0.45μm、0.2μm 的滤膜过滤上清液(可在注射器头上安装合适的过滤器)。现在已准备好了实验用的噬菌体溶液。

3.3.5 噬菌体展示肽的确定

(1)用移液枪枪头或无菌小棒随机挑选单个噬菌体,放入加有 20μL 1 × TBS(pH 7.8)的试管中。需对试管进行标记。

(2)用 PCR 扩增克隆位点。PCR 后残留引物的存在可能会对测序反应造成影响,因此需要进行纯化(附注 16)。

(3)在 2% 琼脂糖凝胶中检测 PCR 产物。

(4)准备测序样品(附注 17)。

3.3.6 肿瘤靶向特异性的确定

一旦肿瘤靶向性噬菌体富集后,需确定它们的特异性。体内噬菌体展示的操作方法见副标题 3.3.2,但使用的是单个噬菌体而不是噬菌体文库。与对照组噬菌体相比,需证明单个噬菌体对目标组织的靶向性,以及证明它是否还与其他组织结合,该步骤对确定噬菌体上是否存在管家肽非常重要(附注 18)。

(1)将一只荷移植瘤小鼠麻醉。

(2)用温水或酒精使小鼠尾静脉扩张,便于注射。

(3)将 150～200μL 噬菌体溶液缓慢注射到小鼠尾静脉,并让其循环 15min。

(4)打开胸腔以暴露心脏。

(5)用 10mL 的 PBS 灌注小鼠。

(6)切除肿瘤和其他必要的对照器官(如肝、肾、肺和脑)。根据靶器官来选择对照器官。

(7)按照副标题 3.3.3 所述,检测不同器官的噬菌体,通过比较目的噬菌体的投入量与对照噬菌体产量之比,来评价噬菌体的特异性(附注 14)。

3.3.7 展示肽特异性的确定

为了确定筛选得到的管家肽的可靠性和特异性,应测定荧光染料或生物素的标记肽的特异性和靶向性。通常给荷瘤小鼠尾静脉注射 100μL 1mmol/L 的标记肽溶液,并让其在血液中循环 15～120min。为了考查肽的靶向性,切除肿瘤和对照器官,进行组织学检查。

(1)给荷瘤小鼠的尾静脉注射肽,并让其在血液中循环15～120min。

(2)依次给小鼠心脏灌注 10mL PBS 和 10mL 含 4% PFA 的 PBS,除去未结合的肽并使组织固定。

(3)切除肿瘤和对照组器官。

(4)培养组织并将它们在 4℃ 4% 的 PFA 中进一步固定 2～4h。

(5)用 PBS 清洗 2 次,并向组织加入 30% 蔗糖,4℃下过夜。

(6)清洗残留的蔗糖,并用冰冻切片包埋剂 O.C.T 固定。

(7)冰冻切片,荧光显微镜观察(附注 19)。

4. 附　注

(1)细胞培养所用的器材和溶液都必须保证无菌。

(2)一些细胞系必须接种基底膜基质才能形成肿瘤。基底膜基质能提供细胞附着生长的基质。基底膜基质必须在 4℃ 过夜慢慢解冻,保持低温和液态;当温度升高时,它将迅速凝固。根据肿瘤模型,基底基质膜的生长因子可提高或降低。

(3)如果肿瘤细胞是非鼠科来源,制备肿瘤时必须使用免疫缺陷小鼠。免疫系统完整的动物,免疫反应将阻止肿瘤的生长,或者导致最初开始生长的肿瘤继而消失。在研究癌症时,性别也应作为一个考虑因素,因为肿瘤生长可能被激素水平所影响,例如,用雌性小鼠研究前列腺癌是不合理的。

(4)应经常对细胞进行污染物检查。只有干净的细胞才能用于接种异种移植肿瘤,这一点非常重要。用于移植小鼠的细胞应处于指数生长期。

(5)植入的细胞数量由细胞类型决定。

(6)如果细胞系不需要基底基质膜,应注射等量的细胞悬液。

(7)一些载体系统(T7Select 1 – 1 和 T7Select 10 – 3,它们分别有平均0.1~1 和 10 个复制的肽或噬菌体),菌种 BLT 5430 和 BLT 5615 需要诱导表达出野生型的衣壳蛋白,以组装噬菌体。通过向细菌生长培养基中加入异丙基硫代半乳糖苷(isopropyl thiogalactoside,IPTG)可达到这样的效果。当菌体在培养液中培养 45~60min 后,加入终浓度为 10μmol/L 的 IPTG。通常也可在 BLT 5615 菌株中扩增 T7Select 415 – 1b 载体,加入 IPTG 后制备嵌合噬菌体。

(8)用于体外实验的肿瘤细胞悬液可被分成几小份。

(9)第一轮筛选的库容量依赖于库的多样性和滴度。第一轮筛选应至少包含每个噬菌体的 10 个复制品(也就是库多样性的 10 倍)。

(10)可用非重组的 T7Select 415 – 1(来自 Novagen T7 阴性对照)作为对照噬菌体,它可展示嵌合编码的 SSVD 肽。

(11)由于噬菌体非常黏稠,可将细胞悬液和黏着的噬菌体一起转移到新的试管,来除去黏附在试管壁上的噬菌体。

(12)为了便于精确地量化结果,每个平板的噬菌体斑应为 20~100 个。如果噬菌体斑的数量太高或太低,第二天需重新滴定噬菌体或肿瘤细胞悬液。即使在 4℃,噬菌体也可能缓慢扩增,为了使结果具有可比性,应同时重新滴定所有噬菌体。

(13)T7 是裂性噬菌体,即随着噬菌体感染细菌细胞,新的噬菌体粒子将释放到培养液中(每个感染细胞大约有 200 个噬菌体)。顶层琼脂可用于阻止释放的噬菌体流失,因此,噬菌体将留在裂解细菌周围,裂解细菌死亡后,导致在培养基中出现孔(斑)。

(14)筛选结果计算举例:

①噬菌体滴度(phage titre;溶液中感染性噬菌体的数量;表 29 – 1):

表 29-1　噬菌体滴度

噬菌体	稀释度	平板(μL)	平板#1	平板#2	平均	滴度/μL(投入)
T7 对照组	$1:10^6$	10	54	57	55.5	5.55×10^6
	$1:10^6$	1	4	5	4.5	4.50×10^6
目标噬菌体	$1:10^6$	10	45	40	42.5	4.25×10^6
	$1:10^6$	1	3	5	4.0	4.00×10^6

②噬菌体投入量(加入到实验中的感染性噬菌体数量;表29-2)。噬菌体的总投入量=滴度/微升数×筛选体系中的噬菌体体积。

表 29-2　噬菌体投入量

噬菌体	平均效价/μL(投入)	投入体积(mL)	投入量
T7 对照组	5.03×10^6	200	1.01×10^9
目标噬菌体	4.13×10^6	200	8.25×10^8

③噬菌体产量(结合到靶位的感染性噬菌体数量;表29-3)。滴度除以微升数是由噬菌斑数量的平均值除以加入到平板中的稀释噬菌体的体积计算得出的。滴度/毫升数的数值由滴度/微升数×1 000而来。

表 29-3　噬菌体产量

噬菌体	稀释度	平板(μL)	平板#1	平板#2	平均	效价/μL(产出)	滴度/mL(产出)
T7 对照组	$1:100$	10	13	15	14	140	1.40×10^5
目标噬菌体	$1:100$	10	167	173	170	1700	1.70×10^6

④噬菌体产量的相对值=产量的每毫升滴度/噬菌体投入量,这个相对值在不同实验和不同噬菌体中具有可比性(表29-4)。在这个实验中,目的噬菌体与肿瘤细胞的结合比对照组高15倍。

表 29-4　噬菌体产量的相对值

噬菌体	平均滴度/mL(产出)	产量/投入量	与对照相比
T7 对照组	1.40×10^5	1.39×10^{-4}	1
目标噬菌体	1.70×10^6	2.06×10^{-3}	14.79

⑤体内实验中噬菌体的产量。在一个体内实验中,应考虑加入的肿瘤细胞数量。组织的每克产量=滴度/毫升数/肿瘤细胞的重量,这个数值再除以投入量得到组织的每克产量与投入量之比的相对值。此值可用于不同噬菌体的产量比较,也可用于比较不同周期的筛选(表29-5)。在本实验中,目的噬菌体与靶器官的亲和力和特异性比对照组高17倍。

表 29 - 5　体内实验中噬菌体的产量

噬菌体	滴度/mL（投入）	重量(g)	组织的产出/g	组织的产量/（投入∶g）	与对照组比较
T7 对照组	1.40×10^5	0.109	1.28×10^6	1.28×10^{-3}	1
目标噬菌体	1.70×10^6	0.097	1.75×10^7	2.12×10^{-2}	16.62

（15）由于筛选或扩增，单个噬菌体在噬菌体库里富集。由于肿瘤上的噬菌体在取出肿瘤时扩增，因此筛选后富集意味着每轮筛选中特异性结合和靶向肿瘤细胞的噬菌体更多。扩增后富集意味着空噬菌体和展示短肽的噬菌体可以更快地增殖，形成噬菌体库。含有短肽序列的噬菌体的富集可能来自编码展示肽 DNA 的突变。

（16）PCR 扩增的上游引物∶5′- AGC GGA CCA GAT TAT CGC TA - 3′，下游引物∶5′- AAC CCC TCA AGA CCC GTT TA - 3′(表 29 - 6)。

（17）准备测序样品的程序很大程度上取决于测序装备的配置和功能。可用上游引物进行测序(附注 16)。

（18）在一定程度上，噬菌体可以非特异性结合到任何表层，因此用对照噬菌体评估结合的对照器官背景很有必要。注意∶投入的噬菌体越多，得到的噬菌体也就越多(对照噬菌体也一样)；器官不同，背景也不相同，所以需要用不同器官比较噬菌体和对照噬菌体的特异性。

（19）如果肽和荧光染料连接，可直接在组织切片上观察。如果荧光需要增强，可用抗荧光染料的抗体检测。注意∶系统的管家肽将由肾脏分泌到尿液，因此，肾小管内总是可检测到多肽，由此肾脏可作为成功注射的参照器官。

表 29 - 6　PCR 扩增的产物

试剂	1 × 反应(μL)
噬菌体 [a] 溶液	2.0
10 × 缓冲液	2.5
dNTPs	0.5
正向引物(10μmol/L)	0.3
反向引物(10μmol/L)	0.3
dH$_2$O	19.4
代谢酶 II	1.0

a∶1 × TBS 为副标题 3.3.4 中步骤 3 的 2 中，所使用的 1 × TBS 中包含有噬菌体

致 谢

这项研究受芬兰癌症组织,芬兰科学院和 Marina Biotech 生物技术合作研究所资助。

参考文献

[1] Ruoslahti E. Specialization of tumour vasculature. *Nat Rev Cancer*,2002,2:83-90.

[2] StCroix B, Rago C, Velculescu V, et al. Genes expressed in human tumor endothelium. *Science*,2000,289:1197-1202.

[3] Oh P, Li Y, Yu J, et al. Subtractive proteomic mapping of the endothelial surface in lung and solid tumours for tissue-specific therapy. *Nature*,2004,429:629-35.

[4] Zhang L, Hoffman JA, Ruoslahti E. Molecular profiling of heart endothelial cells. *Circulation*,2005,112:1601-11.

[5] Arap W, Haedicke W, Bernasconi M, et al. Targeting the prostate for destruction through a vascular address. *Proc Natl Acad Sci USA*,2002,99:1527-31.

[6] Rajotte D, Arap W, Hagedorn M, et al. Molecular heterogeneity of the vascular endothelium revealed by in vivo phage display. *J Clin Invest*,1998,102:430-37.

[7] Pasqualini R,Ruoslahti E. Organ targeting in vivo using phage display peptide libraries. *Nature*,1996,380:364-66.

[8] Porkka K, Laakkonen P, Hoffman JA, et al. A fragment of the HMGN2 protein homes to the nuclei of tumor cells and tumor endothelial cells in vivo. *Proc Natl Acad Sci USA*,2002,99:7444-49.

[9] Laakkonen P, Porkka K, Hoffman JA, et al. A tumor-homing peptide with a targeting specificity related to lymphatic vessels. *Nat Med*,2002,8:751-55.

[10] Pasqualini R, Koivunen E, Ruoslahti E. Alpha v integrins as receptors for tumor targeting by circulating ligands. *Nat Biotechnol*,1997,15:542-46.

[11] Burg MA, Pasqualini R, Arap W, et al. NG2 proteoglycan-binding peptides target tumor neovasculature. *Cancer Res*,1999,59:2869-74.

[12] Gerlag DM, Borges E, Tak PP, et al. Suppression of murine collagen-induced arthritis by targeted apoptosis of synovial neovasculature. *Arthritis Res*,2001,3:357-61.

[13] Joyce JA, Laakkonen P, Bernasconi M, et al. Stage-specific vascular markers revealed by phage display in a mouse model of pancreatic islet tumorigenesis. *Cancer Cell*, 2003, 4:393-403.

[14] Hoffman JA, Giraudo E, Singh M, et al. Progressive vascular changes in a transgenic mouse model of squamous cell carcinoma. *Cancer Cell*,2003,4:383-91.

[15] Laakkonen P, Zhang L, Ruoslahti E. Peptide targeting of tumor lymph vessels. *Ann N Y Acad Sci*,2008,1131, 37-43.

[16] Enback J, Laakkonen P. Tumourhoming peptides: tools for targeting, imaging and destruction. *Biochem Soc Trans*,2007, 35:780-83.

[17] Yin H, Moulton HM, Betts C, et al. A fusion peptide directs enhanced systemic dystrophin exon skipping and functional restoration in dystrophin-deficient mdx mice. *Hum Mol Genet*, 2009,18:4405-14.

[18] Smith G. P, Scott JK. Libraries of peptides and proteins displayed on filamentous phage. *Methods Enzymol*, 1993, 217:228-57.

[19] Hoogenboom HR. Overview of antibody phage-display technology and its applications. *Methods Mol Biol*,2002,178:1-37.

[20] Hoffman JA, Laakkonen P, Porkka K, et al. In vivo and ex vivo selections using phage-displayed libraries//Clarkson T, Lowman H. Phage Display: A Practical Approach. eds. *Oxford University Press*, *Oxford*, 2004:171-92.

第30章

检测 CPP - siRNA 在肺中的作用

Sterghios A. Moschos, Karen G. Spink, Mark A. Lindsay

摘要：生物学发展中两个最有前途和复杂的领域是细胞穿透肽（CPPs）和 RNA 干扰（RNAi），它们既可以作为研究工具，又是潜在的治疗药物。这两个技术的联合使用将解决 RNAi 分子向细胞内转运的难题，极大地扩展了它们的应用范围。本章以肺作为靶组织，介绍 CPPs 偶联 RNAi 直接调节直接调节局部组织的实验方法。本章包括组织样品的收集、保存和加工方法，以及物质转运的定性和定量分析。

关键词：CPPs；siRNA；肺；RNA 提取；蛋白提取；原位杂交；体内 siRNA 定量

1. 概　述

细胞穿透肽（CPPs）作为载体可向细胞内输送多种生物分子[1]。这种方法是否成功多依赖于设计的 CPPs 和负载物。尽管早期报道使用 CPPs 可将小干扰 RNA（siRNA）向体外细胞内输送，但一些实验提示 CPPs 与寡聚核苷酸的连接物不能进行体外和体内的转运[2,3]。

此外，体内证据显示 CPPs 独特的摄取机制可能产生不可预知的副作用，如免疫刺激。事实上，未连接 CPPs 或负载物、以及不同 CPPs 与相同物质的连接，都可能不产生这种现象[4]。副作用的产生可能是由于寡聚核苷酸与载体的连接物激活了布偶样受体（toll - like receptor, TLR）识别位点[5-10]。为降低副作用，一种方法是将 siRNA 与 dsRNA 的结合部分用蛋白骨架代替，从而隐藏 siRNA 的生化性质和激活区域，然后再与 CPPs 连接[11]；或者使用双极性肽与寡聚核苷酸如 siRNA 的脂质复合物连接，从而介导体外转运和生物活性[12]。因此，在 CPP - siRNA 转运的体内研究中，不仅需要测定靶 RNA 和蛋白（相关的）敲除，还要检测脱靶效应，包括局部和全身的免疫刺激等。在本章中，着重介绍使用可靠的实验方法进行最常见的分析测定，同时也列举了常用的技术以避免假阳性或假阴性的实验结果。并且介绍了 siRNA 摄取的定量检测方法。

根据实验要求收集组织（如灌注、支气管肺泡灌洗等）时，建议除去所有非肺组织以避免干扰，如血液、相连组织等。如果可能，可将同一动物的肺组织分成多份,分别进行样品处理,以得到多个实验数据。剂量的选择依赖于给药方法。由于鼻腔给予 siRNA 后吸收率可能较低[13-15],因此建议气管内给药,但这需要熟练的操作技巧。与鼻腔给药不同,多次重复气管内给药在呼吸道可引起免疫反应(Belvisi M.,Birrel M. 未发表的数据)。因此,剂量一般应为一天不超过 2 次,超过 3d 时,一天最多给药 3 次。最简单的肺内给药方法是气雾给药,但这相当耗费实验材料,因为 90% 以上的药物在气雾吸入时损失,需通过一个小的、针型装置(如 Penn - Century)来将损失控制到一定程度。气雾给药适合大体积动物,如大鼠或更大的实验室动物。

　　RNAi 的瓶颈在于有效地输送。所有 RNAi 实验的基本方法都是通过绝对或相对定量的方法测定靶 RNA 的敲除水平。最敏感和最高通量的定量方法是 RT - qPCR。miRNA 的 qPCR 方法是一个简单的、适合于各组织 RNA 提取物中 siRNA 定量的方法[16]。转录定量时可使用大量的商业化试剂和试剂盒。

　　在 qPCR 引物设计时,应考虑物种基因的多态性对检测结果的影响,选择特异性的引物进行实验。选择引物位点时也需认真考虑,RISC 静息子活性产生的 5′ 和 3′ 端的降解速率可能不同,qPCR 测定应包括限性位点以避免低估敲除效率。一个经常忽略的问题是靶转录本的基线是变化的,因此需测定 10 个以上样品才能够进行合理的分析,以保证实验敲除效率的统计学差异。在定量 qPCR 扩增水平的方法中,可选用 $2^{-\triangle\triangle Ct}$ 法进行内源性表达基因的测定[17]。合成的具有 RNA 酶抗性的 RNA 核苷酸模板有不同的反转录效率,如锁核酸(locked nucleic acid,LNA)的 T_M 值较高。建议使用修饰的核酸模板对 siRNA 转运进行定量测定。

　　检测相关靶蛋白水平的方法有免疫印迹、酶联免疫吸附法(ELTSA)和定量免疫组化等,这些均需要小心处理样品以免蛋白降解。

　　目前认为 siRNA 的脱靶效应是由于非特异性敲除(mRNA 水平)和免疫刺激引起的。前者最佳的定量方法是基因组谱的基因表达定量方法。全部基因表达分析后进行生物信息学检测,如果有必要,还可以进行蛋白质组学测定以验证这些变化[18]。多个实验室的资料表明,siRNA 诱导的炎症反应及其动力学来自于转运系统[4-6,19-21]。当然,在这种情况下,没有单个的炎症标志物或可靠的时间点。实验时可在一定时间间隔(若检测时间超过 4h,至少每 6h 测定 1 次)检测一些标志物,如 IL - 6、IL - 8、GM - CSF、TNF - α、IFN - α、IFN - β、IFN - γ、IL - 12 p40 等,以确定内源性的免疫激活。

　　此外,可将 siRNA 及其修饰物进行荧光标记,检测动物体内的荧光分布[4,22],如水溶性高的荧光基因硫代 Cy5 等。小分子脂溶性分子的修饰目前已被普遍接受,如胆固醇等[23]。原位杂交对 siRNA 摄取进行实验验证是一个有效的方法,已被用于 microRNA 表达的分析测试[24]。

2. 材　料

大量商业化的试剂盒和试剂可用于提取总 RNA、小 RNA 和蛋白。本章中使用的 RNA 提取方法是根据供货商产品说明的改进方法,可稳定地从肺中制备高质量的 RNA [产量(±SD):(120 ± 40)μg;纯度(A_{260}/A_{280}):1.9 ± 0.1]。此外,siRNA 回收率的范围一般为 97% ~ 99%。

2.1. RNA 或蛋白提取需要的器材

(1)RNA later® 保护剂或 RNA later® - ICE 保护剂。

(2)5mL 容器。

(3)70% 乙醇。

(4)钝头解剖剪。

(5)有锯齿的钝头镊子。

(6)无菌刀片。

(7)分离针。

2.2. 改良 mirVana™ 试剂盒提取纯化组织中的总 RNA

(1)不含核酸酶的去离子水。

(2)冰。

(3)电子匀浆器。

(4)无水乙醇。

(5)mirVana™ 或 mirVana™ PARIS™ RNA 提取试剂盒(商业化 RNA 提取试剂盒)。

(6)1.5mL 和 2.0mL 无核酸酶的离心管。

(7)无核酸酶的枪头(附注 1)。

2.3. 组织总蛋白的提取

(1)蛋白酶抑制剂 1 × RIPA 缓冲液(包含 25μg/mL 抑肽酶、10μg/mL 亮肽酶素、10μg/mL 亮肽素 A、5mmol/L DTT、0.5mmol/L PMSF、2mmol/L 原钒酸钠、1.25mmol/L NaFl、1mmol/L 焦磷酸钠、25mmol/L Tris - HCl,75mmol/L NaCl、0.5% *V/V* Triton - X - 100、0.05% *w/V* SDS、0.25% 去氧胆酸、5mmol/L EDTA;附注 2)。

(2)2mL 灭菌离心管和(或)5mL 容器(更大组织用)。

2.4. 原位杂交检测 siRNA 转运

(1)70% 乙醇。

（2）钝头解剖剪。

（3）有锯齿的钝头镊子。

（4）有两个弯头的钝头镊子。

（5）大头针。

（6）外科手术线。

（7）小鼠用气管插管。

（8）剪刀。

（9）10% 中性甲醛缓冲液。

（10）1mL 注射器。

（11）装有 50~75mL 中性甲醛缓冲液的组织标本容器。

（12）含 4% 多聚甲醛的 PBS。

（13）蛋白酶 K 缓冲液（含 10μg/mL 蛋白酶 K 的 PBS）。

（14）杂交缓冲液（50% 甲酰胺、5×SSC 缓冲液、250μg/mL 酵母 RNA，DEPC 水配制的 1×Denhardt 溶液）。

（15）严格配制的缓冲液（50% 甲酰胺、DEPC 水配制的 5×SSC 缓冲液）。

（16）封闭缓冲液（配制的含 10% 山羊血清的 PBS）。

（17）双重地高辛标记的 miRNA-16（阳性对照）和随机排序的锁核酸探针（阴性对照）。

（18）碱性磷酸酶标记的山羊抗地高辛 fAb 片段。

（19）AP-底物 BCIP（NBT）的底物试剂盒。

（20）水溶性封固剂。

---

3. 方　法

本章以 BALB/c 小鼠的肺组织为例。不同组织的提取过程可能有一定程度的差异。

3.1. RNA 或蛋白提取需要的组织保存

（1）麻醉成功后，固定动物。

（2）用 70% 的乙醇擦拭老鼠的腹侧面消毒。

（3）仔细操作，暴露胸腔。

（4）用钝头镊子取出小鼠的肺，小心除去结缔组织。

（5）吸干肺的血液，除去所有非肺组织（如气管、心脏、胸腺、食管、结缔组织等）。

（6）用 PBS 清洗，吸干称重，记录重量。

（7）用无菌手术刀将肺切成小于 $1m^3$ 的方块碎片。

（8）将切下的碎片置于有大量 RNA 保护剂的 5mL 容器中。

（9）剧烈震荡混匀组织,保证所有组织碎片全部浸入保护液。

（10）4℃ 过夜保存,然后转移至 – 20℃ ,最好是 – 80℃ 保存(附注 4)。

3.2. 改良 mirVana™ 试剂盒提取纯化组织中的总 RNA

（1）将样品从储存处中拿出,冰上融化(附注 5)。

（2）一旦溶液完全融化,立即吸干组织,称重,将其转移至 2mL 离心管内。

（3）每 100mg 组织加入 1mL 裂解缓冲液,现使用总体积为 1.1 × 裂解缓冲液(体积 A)。

（4）冰上操作,用匀浆器将组织匀浆(附注 6)。

（5）加入 miRNA,体积为总匀浆体积的 1/10(体积 A)。

（6）颠倒混匀。

（7）将匀浆液置于湿冰上,处理下一块组织。

（8）处理完一批组织后,将其置于冰上孵育少于 30min。

（9）若匀浆体积大于 0.8mL,将其等量分装至离心管。

（10）加入与匀浆液等体积的酸或酚氯仿(体积 A)。

（11）涡旋 60s(至少涡旋 60s 才能保证彻底混匀和良好地纯化)。

（12）静置 15min 以保证核糖核蛋白体完全解离。

（13）15 000g、4℃ 离心 15min(附注 7)。

（14）测量体积(体积 B),小心地将上层水相转移至新的 2mL 离心管内,不要破坏两相(附注 8)。

（15）如果水相大于 0.8mL,将其等量分为两管。

（16）在 95℃ 开始加热洗脱液(附注 9)。

（17）水相中加入 1.25 × 体积的无水乙醇(体积 B)。

（18）涡旋混合 10s。

（19）安装柱子滤芯和收集管,每个柱子加入 0.7mL 的水 – 乙醇混合物,在 < 9 900g、4℃ 离心 15s,弃去收集管中的滤出液。

（20）加 0.7mL 洗涤液 I 至过滤柱,9 900g、4℃ 离心 15s,弃去滤出液。

（21）用大于 0.5mL 的洗涤液 II 重复上面操作 2 次。

（22）在 9 900g、4℃ 离心 1min,使过滤柱干燥。

（23）将过滤柱置于新的收集管上,加 0.1mL 预热的洗脱液至滤芯中间。

（24）15 000g、4℃ 离心 30s。

（25）在分光光度计 260nm 和 280nm 处读数,计算纯化的 RNA 的产率和纯度(附注 10)。

3.3. 组织总蛋白的提取

（1）将样品从储存处中拿出,冰上融化(附注 5)。

（2）一旦溶液完全融化，立即吸干组织，称重，将其转移至 2mL 离心管内。

（3）每 100mg 组织加入 1mL 的 1×RIPA（附注 11）。

（4）冰上操作，用匀浆器将组织匀浆。

（5）湿冰上静置少于 60min。

（6）3 500g、4℃ 离心 20min。

（7）将上清液置于新的离心管内，21 000g、4℃ 离心 40min。

（8）将上清液置于新的离心管内，确定蛋白含量。

3.4. 原位杂交检测 siRNA 转运

（1）给予动物 CPP - siRNA 后，将其肺先用标准的甲醛固定方法将肺固定，然后用石蜡包埋（FFPE；附注 12）。

（2）将肺组织切成 10μm 厚的切片，4% 多聚甲醛固定 10min。

（3）PBS 洗涤 3 次，每次 2min。

（4）室温下用 10μg/mL 蛋白酶 K 溶液孵育 10min。

（5）4% 多聚甲醛再次固定。

（6）室温下 PBS 洗涤 10min，洗涤 3 次。

（7）室温下湿润的容器中，用杂交缓冲液预杂交 1h。

（8）在 65℃ 预孵育 LNA 探针 5min，然后将其立即置于冰上。

（9）弃去杂交缓冲液。

（10）在杂交缓冲液中配制 2μmol/L 的 LNA 探针，淹没切片，在湿润的容器中 50℃ 孵育 18h。

（11）用 50℃ 的严格缓冲液将切片清洗 2 次，每次 45min。

（12）室温下用 PBS 洗涤切片 3 次。

（13）室温下用封闭缓冲液孵育 1h。

（14）将 AP 标记的山羊抗 - DIG fAb 片段用封闭缓冲液 1:5 000 稀释，室温孵育 2h。

（15）PBS 洗涤 3 次，每次 2min。

（16）在室温下湿润的容器中，用 AP 底物的 BCIP 或 NBT 底物孵育 12h。

（17）PBS 洗涤 2 次，水洗涤 1 次。

（18）加入水相封固剂。

（19）观察组织切片。

---

4. 附　注

（1）在提取 RNA 时，整个过程中最好使用一次性的、不含核酸酶的枪头。

表 30 –1 蛋白酶抑制剂混合物贮备液的配制(15.7 ×)

抑制剂	贮备浓度	体积(μL)	稀释比例	终浓度
抑肽酶	4mg/mL	62.5	1:160	25μg/mL
亮肽素	4mg/mL	25	1:400	10μg/mL
胃酶抑素 A(甲醇)	4mg/mL	25	1:400	10μg/mL
DTT	1mol/L(154.25mg/mL)	50	1:200	5mmol/L
PMSF[a]	100mmol/L(17.42mg/mL)	50	1:200	0.5mmol/L
原钒酸钠	100mmol/L(18.39mg/mL)	200	1:50	2mmol/L
NaCl	100mmol/L(4.2mg/mL)	125	1:80	1.25mmol/L
焦磷酸钠	100mmol/L(221.94mg/mL)	100	1:100	1mmol/L
总体积	637.5			

所有试剂用去离子水准备,除非有特殊要求,分装并于 – 20℃储存。a:用异丙醇配制

表 30 –2 RIPA 缓冲液贮备液(2 ×):用于配制蛋白酶抑制剂混合液(15.7 ×)

贮备液	所用体积	终浓度
Tris – HCl pH6.8(1mol/L)	5mL	50mmol/L
NaCl (1mol/L)	15mL	150mmol/L
Triton – X – 100	1mL	1%
10% SDS	1mL	0.1%
去氧胆酸	500mg	0.5%
EDTA (0.5mol/L)	2mL	0.01mol/L
去离子水	75mL	
总体积	100mL	

(2)根据表 30 –1 配制蛋白酶抑制剂混合物。637.5μL 的蛋白酶抑制剂可用 1 × RIPA 缓冲液稀释成 10mL。根据表 30 –2 配制 2 × RIPA 母液。

(3)溶剂体积一般为每 100mg 组织 1 ~ 1.5mL。

(4)在室温或 4℃储存对 RNA 的影响可用聚丙烯酰胺或毛细管凝胶电泳检测。

(5)RNA 保护剂在 – 20℃一般不会凝固。

(6)先用较低的速度,然后再用最高速度,确保所有组织碎片能够彻底混匀。

(7)如果得到的相面不够清楚,可增加转速至 20 000g 以上。如果需要,重复离心过程。

(8)可使用标准的 Tri 试剂法(Sigma)。

(9)推荐使用不含核酸酶的水。

(10)用不含 RNase 的水以 1:50 稀释后进行紫外读数。纯化结果一般

为每 100mg 组织中大约含 1mg/mL RNA,A260 与 A280 的比值大约为 1.9。

(11)组织匀浆中没有变性剂和蛋白抑制剂,因此,必须在冰上操作,加入 2×RIPA 缓冲液(含蛋白酶抑制剂)至终浓度为 1×RIPA 缓冲液,以减少蛋白降解。

(12)用固定剂可使肺组织维持形状。确保使用不含核酸酶的溶液和未被核酸酶污染的仪器,减少高温下的操作时间,以避免 siRNA 的降解。另一种切片方法是冷冻切片,用冷冻包埋剂 OCT 包埋组织样品后,放入液氮中冰冻,然后冷冻切片。深低温储藏是至今为止保持组织结构最有效的方法。切片后在室温下 95% 乙醇中脱水 10min。

参考文献

[1] Wagstaff KM, Jans DA. Protein transduction: cell penetrating peptides and their therapeutic applications. Curr Med Chem, 2006,13(12):1371-87.

[2] Morris MC, Deshayes S, Heitz F, et al. Cell-penetrating peptides: from molecular mechanisms to therapeutics. Biol Cell, 2008,100(4):201-17.

[3] Moschos SA, Williams AE, Lindsay MA. Cell-penetrating-peptide-mediated siRNA lung delivery. Biochem Soc Trans,2007, 35(Pt 4):807-10.

[4] Moschos SA, Jones SW, Perry MM, et al. Lung delivery studies using siRNA conjugated to TAT(48-60) and penetratin reveal peptide induced reduction in gene expression and induction of innate immunity. Bioconjug Chem, 2007, 18 (5): 1450-9.

[5] Richardt-Pargmann D, Vollmer J. Stimulation of the immune system by therapeutic antisense oligodeoxynucleotides and small interfering RNAs via nucleic acid receptors. Ann N Y Acad Sci,2009,1175:40-54.

[6] Robbins M, Judge A, Liang L, et al. 2-O-methyl-modified RNAs act as TLR7 antagonists. Mol Ther,2007,15(9):1663-9.

[7] Karik K, Bhuyan P, Capodici J, et al. Small interfering RNAs mediate sequence-independent gene suppression and induce immune activation by signaling through toll-like receptor 3. J Immunol,2004,172(11):6545-9.

[8] Matsukura S, Kokubu F, Kurokawa M, et al. Synthetic double-stranded RNA induces multiple genes related to inflammation through Toll-like receptor 3 depending on NF-kappaB and/or IRF-3 in airway epithelial cells. Clin Exp Allergy,2006, 36(8):1049-62.

[9] Kleinman ME, Yamada K, Takeda A, et al. Nature,2008,452 (7187):591-7.

[10] Fukuda K, Watanabe T, Tokisue T, et al. Modulation of doublestranded RNA recognition by the N-terminal histidine-rich region of the human toll-like receptor 3. J Biol Chem,2008, 283(33):22787-94.

[11] Eguchi A, Meade BR, Chang YC, et al. Efficient siRNA delivery into primary cells by a peptide transduction domain-dsRNA binding domain fusion protein. Nat Biotechnol,2009, 27(6):567-71.

[12] Crombez L, Aldrian-Herrada G, Konate K, et al. A new potent secondary amphipathic cell-penetrating peptide for siRNA delivery into mammalian cells. Mol Ther,2009,17(1): 95-103.

[13] Howard KA, Rahbek UL, Liu X, et al. RNA interference in vitro and in vivo using a novel chitosan/siRNA nanoparticle system. Mol Ther,2006,14(4):476-84.

[14] Zhang X, Shan P, Jiang D, et al. Small interfering RNA targeting heme oxygenase-1 enhances ischemia-reperfusioninduced lung apoptosis. J Biol Chem,2004,279(11):10677-84.

[15] Alvarez R, Elbashir S, Borland T, et al. RNA interference-mediated silencing of the respiratory syncytial virus nucleocapsid defines a potent antiviral strategy. Antimicrob Agents Chemother,2009,53(9):3952-62.

[16] Raymond CK, Roberts BS, Garrett-Engele P, et al. Simple, quantitative primer-extension PCR assay for direct monitoring of microRNAs and short-interfering RNAs. RNA, 2005, 11(11):1737-44.

[17] Livak KJ, Scmittgen TD. Analysis of relative gene expression data using real-time quantitative PCR and the 2-Ct method. Methods,2001,25:402-8.

[18] Wang Z, Gerstein M, Snyder M. RNA-Seq: a revolutionary tool for transcriptomics. Nat Rev Genet,2009,10(1):57-63.

[19] Cubillos-Ruiz JR, Engle X, Scarlett UK, et al. Polyethylenimine-based siRNA nanocomplexes reprogram tumor-associated dendritic cells via TLR5 to elicit therapeutic antitumor immunity. J Clin Invest,2009,119(8):2231-44.

[20] Forsbach A, Nemorin JG, Montino C,et al. Identification of RNA sequence motifs stimulating sequencespecific TLR8-dependent immune responses. J Immunol, 2008, 180 (6): 3729-38.

[21] Judge AD, Sood V, Shaw JR, et al. Sequence-dependent stimulation of the mammalian innate immune response by

synthetic siRNA. *Nat Biotechnol*,2005,23(4):457-62.

[22] Crombez L, Morris MC, Dufort S, et al. Targeting cyclin B1 through peptide-based delivery of siRNA prevents tumour growth. *Nucleic Acids Res*,2009,37(14):4559-69.

[23] Wu Y, Navarro F, Lal A, et al. Durable protection from Herpes Simplex Virus-2 transmission following intravaginal application of siRNAs targeting both a viral and host gene. *Cell Host Microbe*,2009,5(1):84-94.

[24] Williams AE, Moschos SA, Perry MM, et al. Maternally imprinted microRNAs are differentially expressed during mouse and human lung development. *Dev Dyn*, 2007, 236 (2): 572-80.

第31章

应用细胞穿透肽向细胞内输送纳米粒子

Rupa Sawant, Vladimir Torchilin

摘要：细胞穿透肽（CPPs），尤其是 TATp，已被广泛用于向体内外细胞输送不同的生物分子。CPPs 对纳米粒子的修饰方法有共价法和非共价法。本章介绍了 CPPs 与 CPP 连接的多种方法，如 TATp 与载有药物或 DNA 的纳米载体（脂质体和微束）表面的连接方法。由于 TATp 没有细胞选择性，因此可广泛分布于各组织。本章也介绍了使用隐藏的 TATp 制备"聪明"纳米载体的方法。

关键词：CPP；脂质体；微束；纳米粒子；"聪明"药物输送系统；TATp；pH 敏感性；DNA

1. 概　述

目前有效地向细胞内输送治疗性分子仍是一个难题。在过去的十多年里，细胞穿透肽（CPPs）已显示出克服细胞膜障碍向细胞内输送药物的能力[1]。这种肽通常少于 20 个氨基酸，并富含碱性残基。CPPs 包括果蝇触角的同源序列（Antp）、VP22、转运素、模型双极性肽 MAP、信号序列肽和合成的多聚精氨酸等[2-7]。它们已被用于向细胞内输送比它们自身分子量大得多的物质[8]。早期的研究表明，TATp（48～57）与葡聚糖包被的超偏磁离子氧颗粒（CLIO）连接后可有效标记细胞，因此可用作磁共振成像的工具药[9]。细胞摄取 TATp - CLIO 纳米粒子的量比没有修饰的离子氧颗粒大约 100 倍。CPPs 还能向细胞内成功输送蛋白质[10-12]、难以进入细胞的抗体[13,14]和小分子药物[15,16]等。CPPs 也可用于非病毒基因输送系统，能够刺激内吞体逃逸，从而抑制 DNA 降解并使其到达核内靶位[17,18]。CPP 介导的 siRNA 转运也促进了 RNAi 技术的应用[19,20]。

TATp 是来自于 HIV - 1 编码的转录激活蛋白的一段序列[21]。体外和体内的研究显示，与 TATp 连接的几乎任何药物类型包括亲水性化合物和大的蛋白分子（MW > 150kDa），均能够被转运至所有器官，包括脑[22,23]。实际上，TATp 以快速和不依赖受体的方式进入多种动物细胞类型[24,25]。已有报导 TATp 可介导多聚体、质粒 DNA、纳米粒子、脂质体和微束进入细胞[26-39]。TATp 修饰的纳米粒子有输送诊断和治疗药物通透血脑屏障的能力。

TATp – FITC 与硅纳米粒子(FSNPs)连接通过动脉注射到大鼠脑内,可用于体内生物成像。TATp 与 FSNPs 连接标记脑血管,可显示出输送药物进入脑内但不破坏血脑屏障的能力[40]。TATp 功能化的碳纳米粒子可转导进入鼠 EL4 淋巴瘤细胞和 B16F10 黑色素瘤细胞,可用于硼中子俘获治疗[41]。

最常用和已经研究透彻的药物载体是脂质体(主要针对水溶性药物)和微束(主要针对不溶性药物)。脂质体是人工合成的磷脂囊泡,大小约 50 ~ 1 000nm 甚至更大,能够装载不同种类的药物,是一种有前途的药物载体[42,43]。另外,外层添加 PEG 得到长循环脂质体(在血液中能停留较长时间),可使其聚集在有多个渗漏血管的病理区(如肿瘤)[44]。这些长循环脂质体的 PEG 链的水性支点连接抗体或其他特异性分子,可产生"靶向"效果[45,46]。

微束,包括多聚体微束,由于它们体积小(10 ~ 100nm)、在体内稳定、可增溶水不溶性抗癌药物及延长血液循环时间等[47,48],已被广泛认可为药物载体。多聚体微束的典型核壳结构由双极性的共聚体组装形成[47]。特异性双极性分子修饰微束后赋予了微束在静脉给药后有较长的血液半衰期。这种嵌合共聚物微束能够通过主动或被动的方式使它们携带的化合物靶向特定组织。被动靶向是由于它们体积小,通透性较高,能自动快速进入渗漏的血管(肿瘤和梗死区)[47 - 50]。主动靶向则是通过在它们表面连接特异性靶向分子[47,48]。PEG – 磷脂酰乙醇胺(PEG – PE)制备的微束具有独特的性质:与常规的双极性多聚物微束相比,PEG – PE 微束使用脂质作为疏水成分,包覆有亲水成分(PEG 链),从而使颗粒稳定性增加。PEG – PE 胶束有稳定性好、长效、在血管破坏区域聚集等优势(如肿瘤和梗死区)[51,52]。由于磷脂残基的双酰基链之间强烈的疏水作用,因此所有 PEG – PE 复合物是大小不规则的球形(7 ~ 35nm),并具有极低标准的微束浓度值(在高纳米到低纳米之间)。这些微束外层是高度水溶性的 PEG,在生物溶媒中作为一种有效的保护剂。另一方面,微束内核的磷脂残基疏水性极高,可溶解多种难溶性药物,包括紫杉醇、喜树碱、紫菜碱、他莫昔芬、维生素 K_3 和其他药物[53 - 55]。

有许多关于 TATp 修饰脂质体和微束的例子。TATp[47 - 57] 修饰的脂质体可转运进入不同类型的细胞,例如鼠类 Lewis 肺癌(Lewis lung carcinoma, LLC)、人乳腺癌(breast tumor,BT20)和大鼠心肌细胞(H9C2)等[35]。这些脂质体通过连接子(对硝基苯羧基 PEG – PE),以每单个脂质体连接几百个 TATp 的密度与 TATp 相连。TATp 脂质体的制备,可使 TATp 残基与细胞直接接触,可明显增加细胞摄取,这也说明 TATp 脂质体进入细胞需要 TATp 与细胞表面直接、自由地相互作用。TATp 或穿透素介导的脂质体转导与脂质体表面粘连的多肽数量成一定比例,至少 5 倍肽量才可有效增加脂质体的细胞内转运。摄取动力学依赖于肽和细胞类型[56]。由添加少量阳离子脂质(DOTAP)制备的 TATp 脂质体可与 DNA 形成非共价复合物。这种 TATp –

脂质体 – DNA 复合物与鼠成纤维细胞（NIH 3T3）和心肌细胞（H9C2）孵育时，在体外和体内均能高效转染进入细胞，并且显示出比通常使用的阳离子转染试剂更低的细胞毒性[57]。在脂质体/DNA（＋或 –）电荷比例为 5 和 10 时，TATp 脂质复合物明显提高了 U – 87MG 肿瘤细胞内 pEGFP – N1 的摄入量[58]。另一个例子是基因输送入免疫补偿细胞以调节免疫反应。抗原呈递细胞（antigen presenting cell, APC）是免疫系统中最重要的细胞，它们与内在和适应性免疫反应有关，从而决定免疫反应的类型。然而，APC 对转染具有抗性。为增加 APC 转染效率，使用了 TATp 修饰的脂质体，从而增加了编码 pEGFP 质粒的细胞摄取。实验中，含 pEGFP 的脂质体复合物由摩尔比为 60∶30∶10 的 PC、Chol、DOTAP 组成，添加 2% PEG – PE 复合物或 TATp – PEG – PE（TATp – L）保护 DNA 免于被降解[59]。

包裹量子点的 PEG – PE 微束含有 TATp – PEG – PE，可用于成功标记体外的小鼠内皮细胞。体内示踪时，体外制备含有 TATp 量子点微束的骨髓干细胞，然后注射到荷瘤小鼠体内，通过跟踪标记的干细胞的运动以检测肿瘤内的干细胞，为肿瘤新生血管的形成提供详细的信息[60]。有关使用 CPPs 向细胞内输送纳米载体药物的例子见表 31 – 1。

不同类型的转运系统似乎有不同的摄取机制。在一些情况下，摄取依赖于细胞类型和特异性的连接物[73]。CPPs 与大分子（MW > 30 000Da）形成的连接物的摄取机制可能是非脂筏、非网格蛋白介导的内吞作用，即巨胞饮[74]。细胞摄取时的一个重要步骤是阳离子的 TATp 被细胞吸附，与细胞表面的阴离子硫酸乙酰肝素结合[75]。

CPPs 介导生物分子转运的主要限制是细胞内绝大多数物质在内吞体中。在一定情况下，这些分子需要到达细胞器靶位发挥作用。已有多种方法可增加 CPPs 连接物从内吞体逃逸，如致融类脂、膜破坏肽、多聚体和裂解药物等[69,76 – 86]。硬脂酰化 CPPs 是一种有效的提高质粒和 siRNA 转染效率的方法[72,87,88]，它通过非共价方法与纳米粒子形成复合物。

TATp 介导物质转运的主要障碍是 TATp 缺乏选择性，由于在正常组织中发现了药物诱导的毒性反应，因此人们目前尚未接受这种细胞内药物转运方法。这导致"聪明"纳米载体的研究（图 31 – 1），这种方法是通过器官或组织特异性的分子（立体保护多聚物或靶向抗体）屏蔽非特异的 CPPs（TATp），一旦聚集在靶点后，保护性的多聚体或在纳米载体表面结合的抗体通过刺激敏感性键分离，在局部病理状态下（pH 异常），暴露出之前隐藏的 CPPs，使载体随后携带负载物进入细胞[89]。所有这些方法在使用纳米载体输送药物或基因输送系统时有重要作用。本章介绍了 TATp 插入纳米载体、微束和脂质体的不同方法。

表 31 - 1　使用 CPPs 输送纳米粒子进入细胞

粒子与使用的 CPP	靶细胞与研究目的	参考文献
脂质体、TATp、触角蛋白、八聚精氨酸	Airway 细胞经呼吸进入细胞内药物运输	[61]
脂质体、脂质修饰的 TATp	多种细胞	[62]
空间稳定的脂质体，200nm TATp 与连接子连接	小鼠 LLC、人 BT20、大鼠 H9C2、小鼠 LLC 肿瘤。TAT - 脂质体的细胞内输送，在体内外、细胞内的基因运输	[56,57]
脂质体、多聚精氨酸	细胞内输送 siRNA 和基因沉默	[63]
脂质体、TATp	促进培养的脾来源的抗原展示细胞的转染	[59]
低阳离子的脂质体 - 质粒 DNA 复合物（脂质复合物），修饰以 TATp 和（或）心肌细胞特异性的单克隆抗肌球蛋白单克隆抗体 2G4（mAb 2G4）	提高转染效率，在心肌细胞使用 TATp 和（或）mAb 2G4 修饰的脂质复合物，也增加体内缺血心肌的聚集和心肌细胞的有效转染	[64]
带有 pEGFP 的脂质复合物，TATp	促进培养的脾衍生抗原展示细胞的转染	[59]
CLIO（MION）粒子，41nm，TATp	小鼠白细胞、人中性杀伤细胞、HeLa、人肝 CD34+、小鼠中性 C17.2，人白细胞 CD4+、T 细胞、B 细胞、巨噬细胞、免疫细胞、干细胞、细胞内标记、MRI、细胞的磁性分离、细胞成像	[9,31,65]
多聚丙交酯纳米粒子、TATp	药物输送到脑	[34]
多聚乳酸微粒、20 ~ 45nm，TATp	药物输送到酸性肿瘤	[38]
PEG - PE 微粒，TATp	增加体外细胞的相互作用	[66]
带有紫杉醇的 PEG - PE 微粒，TATp	增加体外和体内的细胞毒性	[39]
pH 敏感的多聚物微束、20 ~ 45nm，TATp	多种细胞，肿瘤特异性细胞内药物输送	[38]
金颗粒、20nm，TATp	NIH3T3、HepG2、HeLa、人成纤维细胞 HTERT - BJ1。细胞内定位研究	[67,68]
量子点负荷的多聚物微束、20nm、TATp 与连接子相连	人体干细胞、骨髓来源的内皮细胞。在热状态下研究肿瘤病理生理学，应用于成像和区别血管旁细胞与基质肿瘤血管	[60]

(续表 31 - 1)

粒子与使用的 CPP	靶细胞,研究目的	参考文献
PEI 和 DNA、TATp 纳米复合物	SH - SY5Y 细胞,基因输送神经细胞	[69]
PEG - PEI 连接、TATp	DNA 输送入小鼠肺中	[70,71]
剪接校正聚核苷酸,棕榈酰化 CPP(TP10)	寡核苷酸的非共价运输	[72]
碳化硼纳米粒子、TATp	鼠 EL4 白细胞、B16F10 黑色素瘤细胞,用于硼中子俘获治疗	[41]
树枝状聚合物、多种 CPPs	寡核苷酸输送入多种细胞	[56]

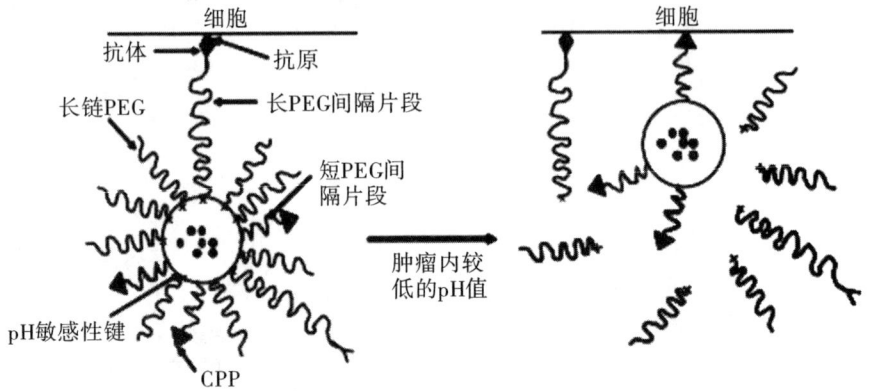

图 31 - 1　暂时隐藏功能的"聪明"纳米载体示意图。多聚体衣壳表层连接具有靶向功能的抗体,暂时掩盖 CPPs 的功能,可使多聚体聚集在特定靶位(肿瘤)。在到达肿瘤后,依赖 pH 的连接件断开,暴露出 CPPs,CPPs 携带多聚体进入肿瘤细胞

2. 材　料

2.1. 制备 TATp 修饰脂质体

(1)卵磷脂(PC)、胆固醇(Ch)和 1,2 - 双棕榈酰 - sn - 甘油 - 3 - 磷酸乙醇胺 - N - (罗丹明 B 磺酰基)(Rh - PE),-80℃储存。

(2)实验室合成的 p - 硝基苯羰基 - PEG - 双油酰脑磷脂(pNP - PEG - PE)[46],-80℃储存。

(3)柠檬酸盐缓冲液(CBS):5mmol/L 枸橼酸钠、141mmol/L NaCl。用 1N HCl 将 pH 调至 5.4,室温储存。

(4)FITC - 葡聚糖(4 400Da)。

(5)硼酸盐缓冲剂:0.1mol/L 四硼酸钠、150mmol/L NaCl。用 1N HCl 或

1N NaOH 将 pH 调至 9.2,室温储存。

(6)公司合成的 TAT 肽(TATp – NH$_2$;11 个氨基酸:TyrGlyArgLysLysArgArgGlnArgArgArg)和 TAT 半胱氨酸肽(TATp – Cys;12 个氨基酸:CYGRKKRRQRRR)。

2.2. 制备 TATp 脂质体质粒复合物

(1)1,2 – 双油酰 – 3 – 三甲基胺 – 丙烷(DOTAP),– 80℃储存。

(2)真核细胞表达的绿色荧光蛋白(GFP)的 pEGFP – N1 质粒。

(3)脂质转染试剂。

2.3. 制备 TATp 修饰的微束

(1)聚乙二醇 – 磷脂酰乙醇胺(PEG$_{750}$ – PE),– 80℃储存。

(2)实验室合成的 TATp – PEG$_{1000}$ – PE[90,91],– 80℃储存。

2.4. 制备 TATp 修饰的 pH 敏感或 pH 不敏感微束

(1)聚乙二醇 – 磷脂酰乙醇胺(PEG$_{2000}$ – PE),– 80℃储存。

(2)实验室合成的 mPEG$_{2000}$ – HZ – PE[90,91],– 80℃储存。

(3)PBS:140mmol/L NaCl、10mmol/L Na$_2$HPO$_4$、1.8mmol/L KH$_2$PO$_4$、2.7mmol/L KCl,用 1N HCl 或 1N NaOH 将 pH 调至 7.4,室温储存。

2.5. 制备 TATp 修饰的免疫载体

(1)Tris 盐缓冲液(tris – buffered saline,TBS):50mmol/L Tris(游离碱)、150mmol/L NaCl,1N HCl 将 pH 调至 8.7,室温储存。

(2)单克隆抗体(mAb)2G4。

2.6. ELISA

(1)Tris 盐缓冲液(TBS):50mmol/L Tris,150mmol/L NaCl,1N HCl 将 pH 调至 7.4,室温储存。

(2)含 0.05% *w/V* 吐温 – 20 的 TBS(TBST),2℃ ~8℃储存。

(3)含 0.05% *w/V* 吐温 – 20 和 2mg/mL 酪蛋白的 TBS(TBST – Cas),2℃ ~8℃储存。

(4)mAb 2G4 溶于 TBST – Cas,浓度为 10mg/mL,2℃ ~8℃储存。

(5)山羊抗鼠 IgG 过氧化物酶混合物用 TBST – Cas 稀释(1:5 000),制备新鲜的母液,– 20℃储存。

(6)TMB 过氧化物酶底物,2℃ ~8℃贮存。

2.7. 体外细胞的相互作用

(1)6 孔培养板。

（2）无菌的 PBS：140mmol/L HaCl，10mmol/L Na_2HPO_4，1.8mmol/L KH_2PO_4，2.7mmol/L KCl，1N HCl 或 1N NaOH 将 pH 调至 7.4，室温储存。

（3）细胞株、细胞培养基和胎牛血清。

3. 方 法

有两种方法可用于制备 TATp 修饰的脂质体。第一种方法：制备包含 pNP－PEG－PE 的脂质体，然后将 TATp 与脂质体的 pNP 末端连接（图 31－2）；第二种方法：先合成 TATp－PEG－PE，然后制备脂质体。这些脂质体可用于制备脂质体质粒复合物（附注 1）。

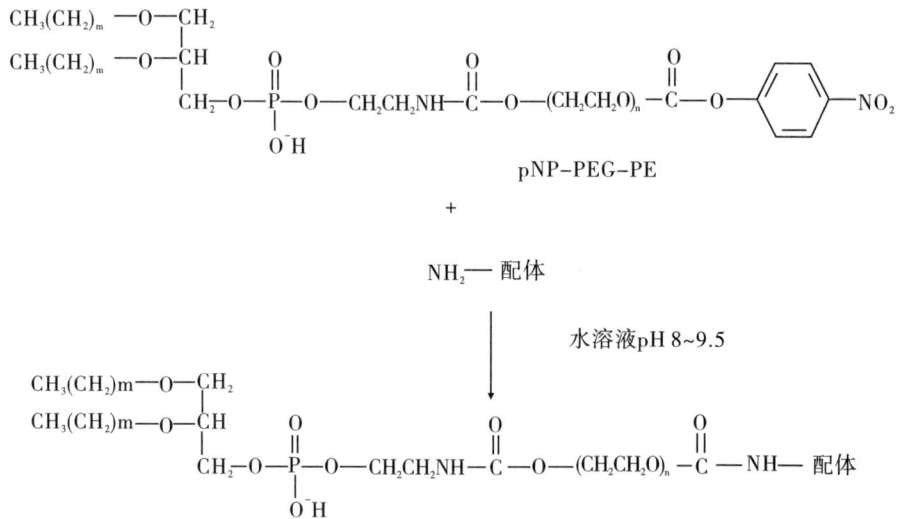

$$CH_3(CH_2)_m —O—CH_2$$
$$CH_3(CH_2)_m —O—CH$$
$$CH_2—O—P—O—CH_2CH_2NH—C—O—(CH_2CH_2O)_n—C—O \bigcirc NO_2$$
$$OH$$

pNP-PEG-PE

+

NH_2—— 配体

水溶液pH 8~9.5 ↓

$$CH_3(CH_2)m—O—CH_2$$
$$CH_3(CH_2)m—O—CH$$
$$CH_2—O—P—O—CH_2CH_2NH—C—O—(CH_2CH_2O)_n—C—NH— 配体$$
$$OH$$

图 31－2　氨基末端配体例如肽与 pNP－PEG－PE 连接示意图

3.1. 制备 TATp 修饰脂质体

（1）圆底烧瓶内，在氯仿中混合脂质组分 PC、Ch 和 pNP－PEG－PE（摩尔比为 7∶3∶0.05；附注 2）。

（2）旋转蒸发除去溶剂，然后冷冻干燥。

（3）用 5mmol/L CBS（pH5.4）水化膜（附注 3）。

（4）在微挤压机上将脂质挤压通过聚碳酸酯滤器（孔径为 200nm）。

（5）为标记脂质体，可在第一步加入 0.5mol% 的 Rh－PE，或水化时在 CBS 中加入 FITC－葡聚糖（45mg/mL）。

（6）为了将 TATp 连接到脂质体，将 1mg 肽的硼酸盐缓冲液加入到 10mg 含 pNP－PEG－PE 的脂质体的 CBS 溶液中（附注 4），室温下过夜孵育（肽连接设计见图 31－2）。用 BioGel A－1.5m（0.7×25cm）柱凝胶过滤纯化 TATp－脂质体，除去未结合的 TATp 和释放的 pNP。

（7）还可通过 TATp 与 pNP - PEG$_{3400}$ - PE 的反应制备 TATp - PEG$_{3400}$ - PE，而不通过 pNP - PEG - PE。一般情况下，将含有 5mg TATp - NH$_2$ 的 1mL 氯仿溶液，加入到溶有 12mg pNP - PEG$_{3400}$ - PE 和 10mL 三乙胺的 0.6mL 氯仿溶液中，室温下搅拌过夜。通过旋转蒸发和冷冻干燥除去有机溶剂。在得到的膜上加入 1mL 去离子水，溶解瓶颈上的膜。用纤维素酯透析膜（MWCO 2000）在室温下纯化 TATp - PEG$_{3400}$ - PE，除去未结合的 TATp - NH$_2$ 和释放的 pNP。

3.2. 制备 TATp 脂质体质粒混合物

为提高 DNA 的入胞效率，使用 CPPs 对 DNA 进行修饰。这里使用带正电荷的 TATp 与脂质体制备了非共价连接的 DNA 复合物。

（1）如前所述，将 PC、Ch、DOTAP 和 pNP - PEG - PE（摩尔比 7∶3∶1∶0.05）混合制备脂质体，加入 pEGFP - N1 后在 4℃ 孵育过夜。一般情况下，在 pH 8.5 的硼酸盐缓冲液中，脂质体 - 质粒混合物包含 2mg 脂质、200μg DNA 和适量的 TATp。在 BioGel A - 1.5m 柱上凝胶过滤纯化。

（2）琼脂糖凝胶电泳验证脂质体中质粒的存在和完整性。

（3）用 Triton X - 100 37℃ 处理脂质体质粒复合物 1h，释放出质粒后，琼脂糖凝胶电泳鉴定。配制对照 Lipofectin - pEGFP - N1 时，根据产品说明书，使用相同量的 DNA。

3.3. 制备 TATp 修饰的微束

多聚体微束也是一个有前途的药物载体，它的表面也能被 TATp 修饰。一种简单的方法可将 TATp 插入到 PEG - PE 微束。这里使用预连接的 TATp - PEG$_{1000}$ - PE 插入微束。

（1）如前所述，按摩尔比 9.7∶0.25∶0.05，将 PEG$_{750}$ - PE、TATp - PEG$_{1000}$ - PE、Rh - PE 混合制备脂质膜。

（2）用 PBS（pH 7.4）水化干燥的脂质膜。

3.4. 制备 TATp 修饰的 pH 敏感或不敏感的脂质体

该方法可制备带有 TATp 的脂质体，其中 TATp 又被 PEG 链包裹。PEG 链是通过与 PEG 连接的 PE 基团插入到脂质体膜中，其中 PEG 和 PE 通过在较低 pH 条件下可降解的咪唑键（PEG - HZ - PE）连接。正常情况下，TATp 与短的 PEG 间隔序列连接，而长的 PEG 2000 包覆在 TATp 外层，保护 TATp。一旦在 pH 较低的靶组织（如肿瘤）中聚集，由于 PEG 降解，脂质体失去外壳，暴露出 TATp。

3.4.1. 脂质体

（1）如前所述，按摩尔比 10∶0.25∶0.1∶15，将 PC∶Ch（7∶3）、TATp -

PEG_{1000} – PE、Rh – PE 和 $mPEG_{2000}$ – Hz – PE（pH 敏感）或 $mPEG_{2000}$ – DSPE（pH 不敏感）混合,制备脂质膜。

（2）用 pH 7.4 的 PBS 水化脂质膜,用微型挤压机通过聚碳酸酯滤器（200nm 孔径）将脂质挤压分散 21 倍。

3.4.2. 微 束

（1）如前所述,按摩尔比 4∶0.5∶0.1∶5.4,将 $mPEG_{750}$ – PE、TATp – PE、Rh – PE、$mPEG_{2000}$ – Hz – PE（pH 敏感）或 $mPEG_{2000}$ – DSPE（pH 不敏感）混合,制备脂质膜。

（2）用 pH 7.4 的 PBS 水化脂质膜。

3.5. 制备 TAT 修饰的免疫载体

含 TATp 的脂质体或微束能再次被抗体修饰,以使它们有靶向性。这种情况下抗体首先与 pNP – PEG_{3400} – PE 连接。

（1）如前所述,制备 pNP – PEG_{3400} – PE 和 $mPEG_{750}$ – PE 脂质膜,用 pH 5.0 的 CBS 水化膜。

（2）加入抗体溶液（用 50mmol/L pH 8.7 的 Tris 盐缓冲液制备）,在 4℃ 与高于 10 倍量的 pNP – PEG_{3400} – PE 一起孵育 24h。

（3）向脂质体或微束（含 TATp）中加入需要量的溶液,孵育 1h。

3.6. 表 征
3.6.1. 大小分布分析

通常用动态光散射（dynamic light scattering,DLS）测量大小（直径）。含 TATp 或不含 TATp 的脂质体大小通常为 150～200nm,而微束则为 7～20nm,也可用冷冻断裂电子显微镜测量大小（图 31 – 3）。

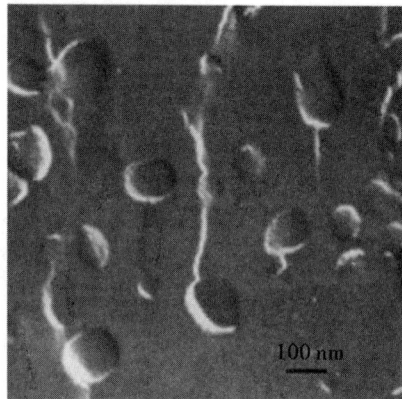

图 31 – 3　TATp 脂质体的冻蚀电子显微镜观察。TATp 脂质体基本成球形,大小约 200nm,有典型的凸面和凹面结构

3.6.2. 连接 mAb 2G4 微束的特异活性

ELISA 法可用于不同 pH 条件下(pH 8 和 5),识别靶向抗原的 pH 敏感免疫载体。

(1)培养板中每孔加入 50μL 10μg/mL 的心肌肌球蛋白溶液,4℃过夜孵育。

(2)用 200μL 的 TBST(TBS,pH 7.4,含 0.05% w/V 吐温 -20)洗涤培养孔 3 次。

(3)加入不同浓度的天然 mAb 2G4(或非特异性的 IgG)和 mAb 修饰的 TBST-酪蛋白微束(含 2mg/mL 酪蛋白的 TBST),室温下孵育 1h。

(4)弃去样品,用 200μL 的 TBST 清洗培养孔 3 次。

(5)每孔加入 50μL TBST-酪蛋白稀释的山羊抗鼠 IgG 过氧化物酶连接物(1:5 000),室温下孵育 1h。

(6)弃去山羊抗鼠 IgG 过氧化物酶连接物,200μL 的 TBST 清洗孔 3 次。

(7)加入 100μL 增强型 Kblue® TMB 过氧化物酶底物,反应 15min 后,在全自动酶标仪上读数,波长为 620nm。

鼠免疫细胞的 ELISA 法检测结果见图 31-4。

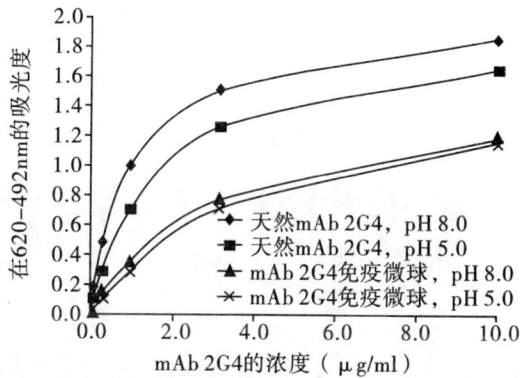

图 31-4　抗肌球蛋白 mAb 2G4-PEG2000-Hz-PE 免疫微球与犬心肌肌球蛋白单层膜的结合(平均值±标准差.;$n=3$)。尽管抗体用 pNP-PEG-PE 修饰并插入到微球结构后,亲和力下降,但这种降低更为显著,这是由于抗体在纳米载体表面的立体定向位置不同,因此并不是所有连接在纳米载体上的抗体能够与底物相互作用

3.6.3. 与体外细胞的相互作用

(1)在 6 孔培养板上培养细胞。

(2)当细胞密度为 60% ~70% 时,用无菌 PBS(pH 7.4)清洗培养板 2 次。

(3)在不含血清的培养基中加入样品(每孔 2mL;对于脂质体和微束,每毫升含 20μg 和 100μg 总脂质;对于 pH 敏感性脂质,在 pH 5 预孵育样品 20min;附注 5)。

(4)孵育不同时间后,除去培养基,用无菌 PBS 清洗培养板 3 次。

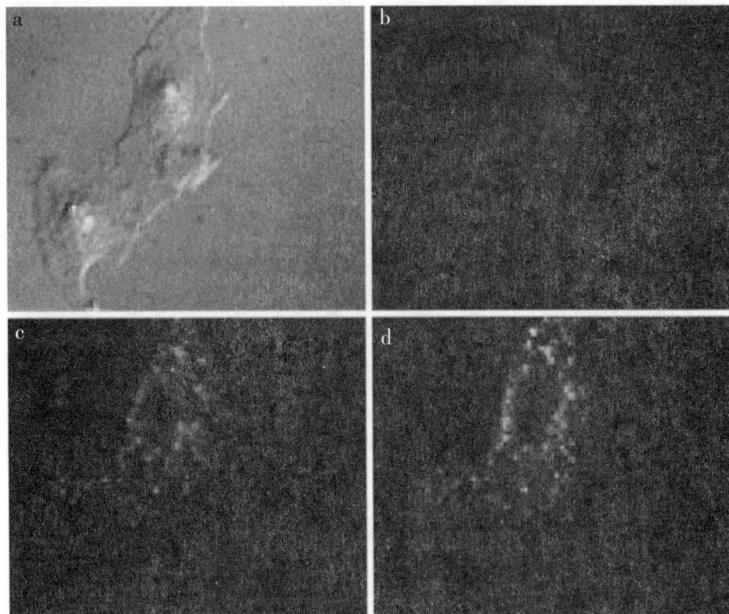

图 31 -5 向 BT20 细胞内转运 Rh - PE 标记的、FITC - 右旋糖苷负载的 TATp 脂质体。1 小时后 TATp 脂质体在细胞内的定位和完整性。(a) DIC;(b) 带有 Rh 滤器的 DIC;(c) 带有 FITC 滤器的 DIC;(d) 带有 Rh 和 FITC 滤器的 DIC(放大倍数,×400). Rh 标记的、FITC - 右旋糖苷负载的 TATp 脂质体快速进入细胞。由于脂质体荧光(FITC - 右旋糖苷)和脂质体膜(Rh - PE 标记)重合,表明在实验期间细胞内脂质体明显保持完整

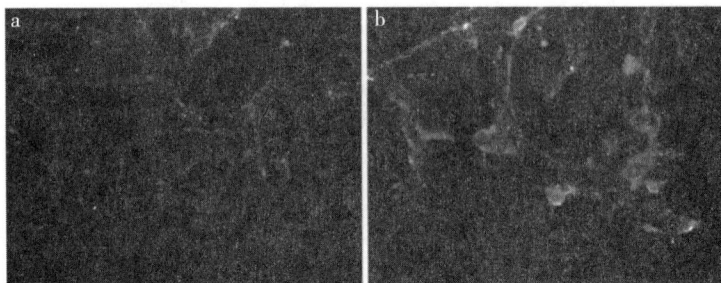

图 31 -6 荧光显微镜显示包含标记 Rh - PE 的 TATp 脂质体内在化进入 U - 87 MG 星形细胞瘤。(a)含有 9 mol% 的 pH 非敏感 PEG - PE(pH 7.4);(b) 含有 9 mol% 的 pH 敏感PEG - Hz - PE 的脂质体在 pH 5.0 时孵育 20 min (在加入细胞前,将 pH 值调节至 pH 7.4)。含有 TATp 的非敏感性脂质体在 pH 7.4 时仅出现在细胞边缘,而含有 TATp 的 pH 敏感脂质体在 pH 5.0 预先孵育 20min 后,在细胞内有较高荧光(即提高了 TATp 与细胞之间的相互作用)

(5)用显微镜在白光或荧光下观察细胞(图 31 - 5、31 - 6;附注 6)。

3.6.4. 体外转染

(1)在盖玻片上培养细胞,加入含 TATp 或不含 TATp 的脂质体 - 质粒复合物(若将浓度为 0.3μg/μL 的 DNA 加入脂质体,每 200 000 个细胞需要 5μg DNA),37℃孵育 4h。

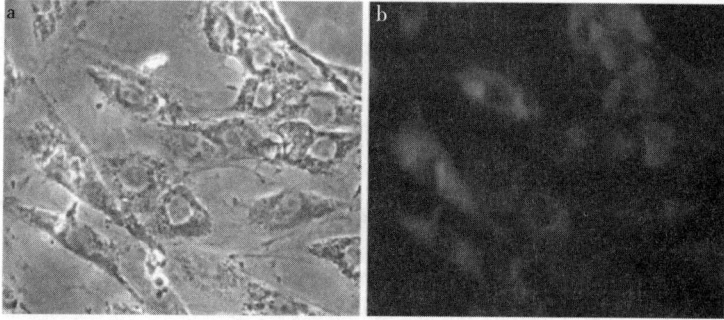

图 31 -7　显微镜下用 TATp - 脂质体/pEGFP - N1 复合物转染的 H9C2 心肌细胞。(a) 光学显微镜下的细胞;(b)带有 FITC 滤片的落射荧光显微镜下的细胞

(2)以相同量的 lipofectin - pEGFP - N1 复合物为对照。

(3)孵育后,弃去培养基,用无菌 PBS 清洗 2 次,在含 10% FBS 的完全培养基内重新孵育 72h。可通过显微镜和带有 FITC 滤片的荧光显微镜观察 GFP 的表达(图 31 - 7)。

3.6.5. 体内研究

TATp 脂质体复合物的体内研究可用荷瘤小鼠的体内转染,或使用"聪明"纳米载体增加细胞内转运。例如,在 C57BL/6 鼠右侧腋下注射 80 000 个 LLC 肿瘤细胞,制作小鼠体内 LLC 肿瘤模型。用 100 ~ 150μL 的 TATp 脂质体复合物的 PBS 溶液多点注射进肿瘤细胞。小鼠在一定时间内脱臼处死,离体肿瘤在 -80℃ 冰冻固定,在冷冻切片机上切片。切片用 PBS 洗涤后,用荧光显微镜分析。给予小鼠含有低 pH 敏感 PEG 的 pGFP - TATp 脂质体后,肿瘤细胞的转染效率高,这是由于肿瘤内 pH 低,低 pH 敏感 PEG 与脂质体之间的键断裂,PEG 被切除,暴露出脂质体上的 TATp,从而提高脂质体在肿瘤细胞的通透性,以及 pGFP 进入细胞的效率(图 31 - 8)。

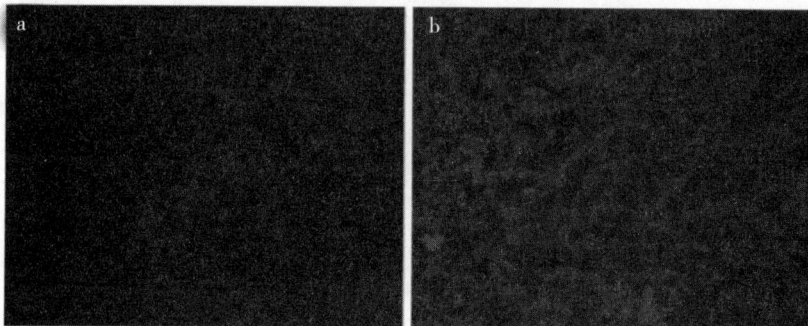

图 31 -8　小鼠 LLC 肿瘤组织切片。(a)给予小鼠没有 pH 敏感性 PEG 包裹的 TAT - 脂质体 - 质粒 pGFP 复合物;(b)给予小鼠有低 pH 敏感性 PEG 包裹的 TAT - 脂质体 - 质粒 pGFP 复合物。其中(b)转染效率明显增高

4. 附　注

（1）这里介绍了两种脂质体或微束的实验方法。这两种方法中，PEG 的长度均非常重要。由于细胞摄取需要 TATp 和细胞膜的直接接触，PEG 应连接在脂质体或微束的保护性 PEG 上层，而不能掩盖该层的内部。如果脂质体表面的 PEG 形成空间位阻，就不能发生有效的转导。

（2）pNP – PEG – PE 可通过疏水性 PE 基团插入脂质体或微束中，并且通过形成稳定的氨基甲酸酯键，从而易于和配体的氨基结合。插入到脂质体脂质混合物的 0.5mol% pNP – PEG – PE，可在一个 200nm 的脂质体表面形成充足的反应基团，与大约 500 个 TATp 分子相结合。

（3）为了防止 pNP 基团的水解，需在酸性缓冲液中水化膜。

（4）加入硼酸盐缓冲液后，混合物的最终 pH 应为 8～8.5，以有效结合 pNP – PEG – PE 中多肽的氨基。

（5）pH 敏感性微束或脂质体在低 pH 条件下预孵育后，加入到细胞前应先将 pH 提高到 7.4。

（6）为了便于显微镜观察，应固定活细胞，虽然这可能产生假阳性结果。

参考文献

[1] Deshayes S, Morris M C, Divita G, et al. Cell-penetrating peptides: tools for intracellular delivery of therapeutics. *Cell Mol Life Sci*, 2005, 62, 1839-1849.

[2] Joliot A, Pernelle C, Deagostini-Bazin H, et al. Antennapedia homeobox peptide regulates neural morphogenesis. *Proc Natl Acad Sci U S A*, 1991, 88:1864-1868.

[3] Elliott G, O'Hare P. Intercellular trafficking and protein delivery by a herpesvirus structural protein. *Cell*, 1997, 88:223-233.

[4] Pooga M, Hallbrink M, Zorko M. Cell penetration by transportan. *FASEB J*, 1998, 12:67-77.

[5] Oehlke J, Scheller A, Wiesner B, et al. Cellular uptake of an alpha-helical amphipathic model peptide with the potential to deliver polar compounds into the cell interior non-endocytically. *Biochim Biophys Acta*, 1998, 1414:127-139.

[6] Rojas M, Donahue J P, Tan Z, et al. Genetic engineering of proteins with cell membrane permeability. *Nat Biotechnol*, 1998, 16:370-375.

[7] Futaki S, Suzuki T, Ohashi W, et al. Arginine-rich peptides. An abundant source of membrane-permeable peptides having potential as carriers for intracellular protein delivery. *J Biol Chem*, 2001, 276:5836-5840.

[8] Gupta B, Levchenko T S, Torchilin V P. Intracellular delivery of large molecules and small particles by cell-penetrating proteins and peptides. *Adv Drug Deliv Rev*, 2005, 57:637-651.

[9] Josephson L, Tung C H, Moore A, et al. High-efficiency intracellular magnetic labeling with novel superparamagnetic-Tat peptide conjugates. *Bioconjug Chem*, 1999, 10:186-191.

[10] Rothbard J B, Jessop T C, Wender P A. Adaptive translocation: the role of hydrogen bonding and membrane potential in the uptake of guanidinium-rich transporters into cells. *Adv Drug Deliv Rev*, 2005, 57:495-504.

[11] Fuchs S M, Raines R T. Pathway for polyarginine entry into mammalian cells Biochemistry, 2004, 43:2438-2444.

[12] Fretz M, Jin J, Conibere R, et al. Effects of Na$^+$/H$^+$ exchanger inhibitors on subcellular localisation of endocytic organelles and intracellular dynamics of protein transduction domains HIV-TAT peptide and octaarginine. *J Control Release*, 2006, 116:247-254.

[13] Snyder E L, Dowdy S F. Cell penetrating peptides in drug delivery. *Pharm Res*, 2004, 21:389-393.

[14] Wadia J S, Dowdy S F. Transmembrane delivery of protein and peptide drugs by TAT-mediated transduction in the treatment of cancer. *Adv Drug Deliv Rev*, 2005, 57:579-596.

[15] Rothbard J B, Garlington S, Lin Q, et al. Conjugation of arginine oligomers to cyclosporine A facilitates topical delivery and inhibition of inflammation. *Nat Med*, 2000, 6:1253-1257.

[16] Goun E A, Pillow T H, Jones L R, et al. Molecular transporters: synthesis of oligoguanidinium transporters and their application to drug delivery and real-time imaging. *Chembiochem*, 2006, 7:1497-1515.

[17] Abes S, Moulton H M, Clair P, et al. Vectorization of mor-pholino oligomers by the (R-Ahx-R)4 peptide allows efficient splicing correction in the absence of endosomolytic agents. *J Control Release*,2006,116, 304-313.

[18] Abes S, Turner J J, Ivanova G D, et al. Efficient splicing correction by PNA conjugation to an R6-Penetratin delivery peptide. *Nucleic Acids Res*,2007,35: 4495-4502.

[19] Meade B R, Dowdy S F. Exogenous siRNA delivery using peptide transduction domains/cell penetrating peptides. *Adv Drug Deliv Rev*,2007,59:134-140.

[20] Meade B R, Dowdy S F. Enhancing the cellular uptake of siRNA duplexes following noncovalent packaging with protein transduction domain peptides. *Adv Drug Deliv Rev*,2008,60: 530-536.

[21] Jeang K T, Xiao H, Rich E A. Multifaceted activities of the HIV-1 transactivator of transcription, Tat. *J Biol Chem*,1999, 274:28837-28840.

[22] Phelan A, Elliott G, O'Hare P. Intercellular delivery of func-tional p53 by the herpesvirus protein VP22. *Nat Biotechnol*, 1998,16: 440-443.

[23] Schwarze S R, Ho A, Vocero-Akbani A, et al. In vivo protein transduction: delivery of a biologically active protein into the mouse. *Science*,1999,285:1569-1572.

[24] Cao G, Pei W, Ge H, et al. In vivo delivery of a Bcl-xL fu-sion protein containing the TAT protein transduction domain protects against ischemic brain injury and neuronal apopto-sis. *J Neurosci*,2002,22:5423-5431.

[25] Denicourt C, Dowdy S F. Protein transduction technology of-fers novel therapeutic approach for brain ischemia. *Trends Pharmacol Sci*,2003,24:216-218.

[26] Astriab-Fisher A, Sergueev D, Fisher M, et al. Conjugates of antisense oligonucleotides with the Tat and antennapedia cell-penetrating peptides: effects on cellular uptake, binding to target sequences, and biologic actions. *Pharm Res*,2002,19: 744-754.

[27] Yang S, Coles D J, Esposito A, et al. Cellular uptake of self-assembled cationic peptide-DNA complexes: multifunctional role of the enhancer chloroquine. *J Control Release*,2009,135: 159-165.

[28] Trabulo S, Mano M, Faneca H, et al. S4(13)-PV cell pene-trating peptide and cationic liposomes act synergistically to mediate intracellular delivery of plasmid DNA. *J Gene Med*, 2008,10:1210-1222.

[29] Fujita T, Furuhata M, Hattori Y, et al. High gene delivery in tumor by intratumoral injection of tetraarginine-PEG lipid-coated protamine/DNA. *J Control Release*, 2008, 129: 124-127.

[30] Zhao M, Kircher M F, Josephson L, et al. Differential conju-gation of tat peptide to superparamagnetic nanoparticles and its effect on cellular uptake. *Bioconjug Chem*, 2002, 13: 840-844.

[31] Lewin M, Carlesso N, Tung C H, et al. Tat peptide-deriva-tized magnetic nanoparticles allow in vivo tracking and reco-very of progenitor cells. *Nat Biotechnol*,2000,18:410-414.

[32] Zhang K, Fang H, Chen Z, et al. Shape effects of nanoparti-cles conjugated with cell-penetrating peptides (HIV Tat PTD) on CHO cell uptake. *Bioconjug Chem*, 2008, 19: 1880-1887.

[33] Berry C C,Fuente J M, Mullin M, et al. Nuclear localization of HIV-1 tat functionalized gold nanoparticles. *IEEE Trans Nanobioscience*,2007,6:262-269.

[34] Rao K S, Reddy M K, Horning J L, et al. TAT-conjugated nanoparticles for the CNS delivery of anti-HIV drugs. *Bioma-terials*,2008,29:4429-4438.

[35] Torchilin V P, Rammohan R, Weissig V, et al. TAT peptide on the surface of liposomes affords their efficient intracellular delivery even at low temperature and in the presence of meta-bolic inhibitors. *Proc Natl Acad Sci USA*,2001,98:8786-8791.

[36] Fretz M M, Koning G A, Mastrobattista E, et al. OVCAR-3 cells internalize TAT-peptide modified liposomes by endocyto-sis. *Biochim Biophys Acta*,2004,1665:48-56.

[37] Levchenko T S, Rammohan R, Volodina N, et al. Tat pep-tidemediated intracellular delivery of liposomes. *Methods Enz-ymol*,2003,372:339-349.

[38] Sethuraman V A, Bae Y H. TAT peptide-based micelle sys-tem for potential active targeting of anti-cancer agents to acid-ic solid tumors. *J Control Release*,2007,118:216-224.

[39] Sawant R R, Torchilin V P. Enhanced cytotoxicity of TATp-bearing paclitaxel-loaded micelles in vitro and in vivo. *Int J Pharm*,2009,374:114-118.

[40] Santra S, Yang H, Dutta D, et al. TAT conjugated, FITC doped silica nanoparticles for bioimaging applications. *Chem Commun (Camb)*,2004,(24):2810-2811.

[41] Mortensen M W, Bjorkdahl O, Sorensen P G, et al. Functionalization and cellular uptake of boron carbide nan-oparticles. The first step toward T cell-guided boron neutron capture therapy. *Bioconjug Chem*,2006,17:284-290.

[42] Lasic D D. Liposomes: From Physics to Applications, Elsevi-er, *Amsterdam*,1993.

[43] Torchilin V P. Recent advances with liposomes as pharmaceu-tical carriers. *Nat Rev Drug Discov*,2005,4:145-160.

[44] Lasic D D, Martin F J. Stealth Liposomes, CRC Press, Boca Raton,1995.

[45] Torchilin V P, Narula J, Halpern E, et al. Poly(ethylene gly-col)-coated anti-cardiac myosin immunoliposomes: factors in-fluencing targeted accumulation in the infarcted myocardi-um. *Biochim Biophys Acta*,1996,1279, 75-83.

[46] Torchilin V P, Levchenko T S, Lukyanov A N. p-Nitrophenyl-lcarbonyl-PEG-PE-liposomes: fast and simple attachment of specific ligands, including monoclonal antibodies, to distal ends of PEG chains via p-nitrophenylcarbonyl groups. *Biochim Biophys Acta*,2001,1511:397-411.

[47] Torchilin V P. Structure and design of polymeric surfactant-based drug delivery systems. *J Control Release*, 2001, 73: 137-172.

[48] Torchilin V P. Micellar nanocarriers: pharmaceutical perspec-tives. *Pharm Res*,2007, 24:1-16.

[49] Maeda H, Wu J, Sawa T, et al. Tumor vascular permeability

and the EPR effect in macromolecular therapeutics: a review. *J Control Release*,2000,65:271-284.

[50] Maeda H, Bharate G Y, Daruwalla J. Polymeric drugs for efficient tumortargeted drug delivery based on EPR-effect. *Eur J Pharm Biopharm*,2009,71:409-419.

[51] Lukyanov A N, Torchilin V P. Micelles from lipid derivatives of water-soluble polymers as delivery systems for poorly soluble drugs. *Adv Drug Deliv Rev*, 2004, 56: 1273-1289.

[52] Lukyanov A N, Gao Z, Mazzola L, et al. Polyethylene glycoldiacyllipid micelles demonstrate increased accumulation in subcutaneous tumors in mice. *Pharm Res*, 2002, 19: 1424-1429.

[53] Eum W S, Kim D W, Hwang I K, et al. In vivo protein transduction: biologically active intact pep-1-superoxide dismutase fusion protein efficiently protects against ischemic insult. *Free Radic Biol Med*,2004,37:1656-1669.

[54] Torchilin V P, Lukyanov A N, Gao Z, et al. Immunomicelles: targeted pharmaceutical carriers for poorly soluble drugs. *Proc Natl Acad Sci USA*, 2003, 100: 6039-6044.

[55] Li M, Chrastina A, Levchenko T, et al. Micelles from poly (ethylene glycol)-phosphatidyl ethanolamine conjugates (PEG-PE) as pharmaceutical nanocarriers for poorly soluble drug camptothecin. *J Biomed Nanotechnol*,2005, 1:190-195.

[56] Tseng Y L, Liu J J, Hong R L. Translocation of liposomes into cancer cells by cell-penetrating peptides penetratin and tat: a kinetic and efficacy study. *Mol Pharmacol*,2002,62: 864-872.

[57] Torchilin V P, Levchenko T S, Rammohan R, et al. Cell transfection in vitro and in vivo with nontoxic TAT peptide-liposome-DNA complexes. *Proc Natl Acad Sci USA*,2003,100: 1972-1977.

[58] Gupta B, Levchenko T S, Torchilin V P. TAT peptide-modified liposomes provide enhanced gene delivery to intracranial human brain tumor xenografts in nude mice. *Oncol Res*,2007, 16:351-359.

[59] Pappalardo J S, Quattrocchi V, Langellotti C, et al. Improved transfection of spleen-derived antigen-presenting cells in culture using TATp-liposomes. *J Control Release*, 2009, 134: 41-46.

[60] Stroh M, Zimmer J P, Duda D G, et al. Quantum dots spectrally distinguish multiple species within the tumor milieu in vivo. *Nat Med*,2005,11:678-682.

[61] Cryan S A, Devocelle M, Moran P J, et al. Increased intracellular targeting to airway cells using octaarginine-coated liposomes: in vitro assessment of their suitability for inhalation. *Mol Pharm*,2006,3:104-112.

[62] Yagi N, Yano Y, Hatanaka K, et al. Synthesis and evaluation of a novel lipid-peptide conjugate for functionalized liposome. *Bioorg Med Chem Lett*,2007,17:2590-2593.

[63] Zhang C, Tang N, Liu X, et al. siRNA-containing liposomes modified with polyarginine effectively silence the targeted gene. *J Control Release*,2006,112:229-239.

[64] Ko Y T, Hartner W C, Kale A, et al. Gene delivery into is-chemic myocardium by double-targeted lipoplexes with antimyosin antibody and TAT peptide. *Gene Ther*,2009,16:52-59.

[65] Dodd C H, Hsu H C, Chu W J, et al. Normal T-cell response and in vivo magnetic resonance imaging of T cells loaded with HIV transactivator-peptide-derived superparamagnetic nanoparticles. *J Immunol Methods*,2001,256:89-105.

[66] Sawant R R, Sawant R M, Kale A A, et al. The architecture of ligand attachment to nanocarriers controls their specific interaction with target cells. *J Drug Target*,2008,16:596-600.

[67] Tkachenko A G, Xie H, Liu Y, et al. Cellular trajectories of peptide-modified gold particle complexes: comparison of nuclear localization signals and peptide transduction domains. *Bioconjug Chem*,2004,15:482-490.

[68] Fuente J M, Berry C C. Tat peptide as an efficient molecule to translocate gold nanoparticles into the cell nucleus. *Bioconjug Chem*,2005,16:1176-1180.

[69] Suk J S, Suh J, Choy K, et al. Gene delivery to differentiated neurotypic cells with RGD and HIV Tat peptide functionalized polymeric nanoparticles. *Biomaterials*, 2006, 27: 5143-5150.

[70] Kleemann E, Neu M, Jekel N, et al. Nano-carriers for DNA delivery to the lung based upon a TAT-derived peptide covalently coupled to PEG-PEI. *J Control Release*, 2005, 109: 299-316.

[71] Nguyen J, Xie X, Neu M, et al. Effects of cell-penetrating peptides and pegylation on transfection efficiency of polyethylenimine in mouse lungs. *J Gene Med*,2008,10:1236-1246.

[72] Mae M, El Andaloussi S, Lundin P, et al. A stearylated CPP for delivery of splice correcting oligonucleotides using a non-covalent co-incubation strategy. *J Control Release*,2009,134: 221-227.

[73] Zorko M, Langel U. Cellpenetrating peptides: mechanism and kinetics of cargo delivery. *Adv Drug Deliv Rev*, 2005, 57: 529-545.

[74] Kaplan I M, Wadia J S, Dowdy S F. Cationic TAT peptide transduction domain enters cells by macropinocytosis. *J Control Release*,2005,102:247-253.

[75] Derossi D, Calvet S, Trembleau A, et al. Cell internalization of the third helix of the Antennapedia homeodomain is receptor-independent. *J Biol Chem*,1996,271:18188-18193.

[76] Hyndman L, Lemoine J L, Huang L, et al. HIV-1 Tat protein transduction domain peptide facilitates gene transfer in combination with cationic liposomes. *J Control Release*,2004,99: 435-444.

[77] Khalil I A, Kogure K, Futaki S, et al. Octaarginine-modified multifunctional envelope-type nanoparticles for gene delivery. *Gene Ther*,2007,14:682-689.

[78] Yamada Y, Akita H, Kamiya H, et al. MITO-Porter: A liposome-based carrier system for delivery of macromolecules into mitochondria via membrane fusion. *Biochim Biophys Acta*, 2008,1778:423-432.

[79] Wadia J S, Stan R V, Dowdy S F. Transducible TAT-HA fusogenic peptide enhances escape of TAT-fusion proteins after lipid raft macropinocytosis. *Nat Med*,2004,10:310-315.

[80]　El-Andaloussi S, Johansson H J, Lundberg P, et al. Induction of splice correction by cell-penetrating peptide nucleic acids. *J Gene Med*, 2006, 8: 1262-1273.

[81]　Plank C, Oberhauser B, Mechtler K, et al. The influence of endosome-disruptive peptides on gene transfer using synthetic virus-like gene transfer systems. *J Biol Chem*, 1994, 269: 12918-12924.

[82]　Sugita T, Yoshikawa T, Mukai Y, et al. Improved cytosolic translocation and tumor-killing activity of Tat-shepherdin conjugates mediated by co-treatment with Tatfused endosome-disruptive HA2 peptide. *Biochem Biophys Res Commun*, 2007, 363: 1027-1032.

[83]　Moore N M, Sheppard C L, Sakiyama-Elbert S E. Characterization of a multifunctional PEG-based gene delivery system containing nuclear localization signals and endosomal escape peptides. *Acta Biomater*, 2009, 5: 854-864.

[84]　Sirsi S R, Schray R C, Guan X, et al. Functionalized PEG-PEI copolymers complexed to exon-skipping oligonucleotides improve dystrophin expression in mdx mice. *Hum Gene Ther*, 2008, 19: 795-806.

[85]　Shiraishi T, Pankratova S, Nielsen P E. Calcium ions effectively enhance the effect of antisense peptide nucleic acids conjugated to cationic tat and oligoarginine peptides. *Chem Biol*, 2005, 12: 923-929.

[86]　Shiraishi T, Nielsen P E. Enhanced delivery of cell-penetrating peptidepeptide nucleic acid conjugates by endosomal disruption. *Nat Protoc*, 2006, 1: 633-636.

[87]　Futaki S, Ohashi W, Suzuki T, et al. Stearylated arginine-rich peptides: a new class of transfection systems. *Bioconjug Chem*, 2001, 12: 1005-1011.

[88]　Tonges L, Lingor P, Egle R, et al. Stearylated octaarginine and artificial virus-like particles for transfection of siRNA into primary rat neurons. *RNA*, 2006, 12: 1431-1438.

[89]　Sawant R M, Hurley J P, Salmaso S, et al. "SMART" drug delivery systems: double-targeted pH-responsive pharmaceutical nanocarriers. *Bioconjug Chem*, 2006, 17: 943-949.

[90]　Kale A A, Torchilin V P. Design, synthesis, and characterization of pHsensitive PEG-PE conjugates for stimuli-sensitive pharmaceutical nanocarriers: the effect of substitutes at the hydrazone linkage on the pH stability of PEG-PE conjugates. *Bioconjug Chem*, 2007, 18: 363-370.

[91]　Kale A A, Torchilin V P. Enhanced transfection of tumor cells in vivo using "Smart" pH-sensitive TAT-modified pegylated liposomes. *J Drug Target*, 2007, 15: 538-545.

第 *32* 章

应用多功能 CPP 聚合物系统靶向肿瘤运输质粒和 siRNA

Christian Dohmen, Ernst Wagner

摘要:细胞穿透肽(CPPs)是一类非常有趣的分子,它们能够克服体内外基因和 siRNA 输送过程中的最大障碍,成为基因和 siRNA 的转运载体。本章介绍了多聚赖氨酸的合成和生物学评价的实验方法。在这个载体系统中,使用的 CPP 为具有膜破坏活性的蜂毒肽。

关键词:内吞体释放;非病毒载体;质粒 DNA;多聚体;多聚复合物;RNA 干扰;siRNA

---

1. 概 述

向体内和体外细胞输送 pDNA 基因或 siRNA 都需要克服多重障碍:细胞外稳定性,寻找并到达其靶细胞,特异性地细胞黏附,内吞体摄取,内吞体逃逸,核酸从载体中释放,以及细胞核对基因的摄取等,每一个步骤都对转运有着重要的影响。

多聚阳离子可能帮助核酸克服上述多种障碍[1]。它们能够通过静电作用与负电荷的核酸结合,相互作用成为所谓的多聚复合物。这些多聚复合物表现出的阳离子性能使它们与细胞膜上的阴离子物质相互作用,最终被摄取进入内吞体。如果再添加靶向配体,就能特异性地与细胞结合,例如肿瘤靶向[2]。在大多数情况下,内吞体逃逸是转运的主要障碍。多聚复合物需要在内吞溶酶体降解前从内吞体逃逸出去。

可生物降解的多聚复合物如多聚赖氨酸或多聚精氨酸已被用作载体。细胞系统可代谢降解多肽,因此它们并不能在细胞内聚集。这些载体的主要障碍是内吞体逃逸。在这些分子中引入内吞体裂解区可能克服这个障碍。

一些 CPPs 可与生物膜产生高度的相互作用,在一些通路中可用作内吞体裂解区[3]。本章介绍的蜂毒肽,是一个有 26 个氨基酸的长肽,它是蜂毒的主要成分,具有破坏细胞膜的高度活性[4,5],因此它可作为一个理想的内吞体裂解区。蜂毒肽的一个主要缺陷是对内吞体缺乏特异性。标准天然序列的蜂毒肽在任何生理 pH 条件下均具有活性,可以破坏包括内吞体和细胞膜在内的所有生物膜。因此,包含这个肽的载体具有明显的高毒性。为解决这个问题,研究者在蜂毒肽结构的第 4 个赖氨酸的 ε - 氨基上添加 2,3 - 二甲基苹果酸(dimethylamleic angydride,DMMAn),以屏蔽其在生理状态下的裂解活性[6,7]。但这种屏蔽是可逆的,在酸性条件下可以断裂。这就形成了在细胞外生理条件下无裂解活性,而在内吞体酸化后有高度活性的裂解分子[7-9]。

　　当用 PEG 修饰的多聚赖氨酸(poly - L - lysine,PLL)和 DMMAn - 屏蔽的蜂毒肽结合(PEG - PLL - DMMAnMel;图 32 - 1)时,功能性聚合物中的分子可具有不同的性质。

　　包含亚结构的所有单个分子在输送过程中具有特殊的功能:PLL 是多功能聚合物的骨架,通过阳离子可与核酸结合并成为离子型的多聚复合物;PEG 提高多聚复合物的可溶性,阻止其在血液循环中聚集;2,3 - 二甲基苹果酸修饰的蜂毒肽促使多聚复合物从内吞体逃逸。

　　下面介绍这个载体系统合成、过程控制和生物学评价的实验方法。这个复合物还可包括更多的功能区,例如,可将靶向配体轻易地导入这个系统。这个系统也能与 siRNA 共价结合,形成在细胞外环境中稳定的复合物,但在胞浆中可释放出 siRNA[9]。

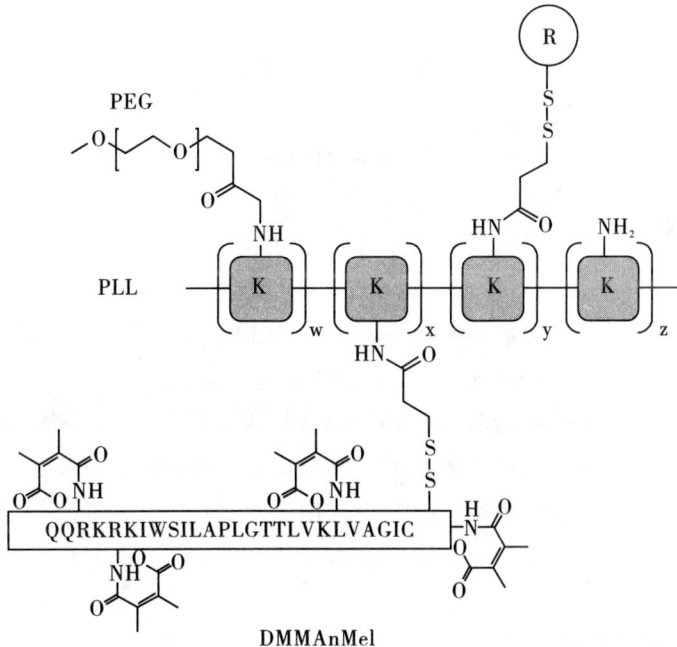

图 32 - 1　PEG - PLL - DMMAnMel 的结构。R 表示可能被插入的备选分子,例如靶向配体或共价连接的 siRNA

2. 材 料

2.1. DTT 测定

(1)HBS:20mmol/L HEPES、150mmol/L NaCl,pH 7.4。

(2)0.1mol/L DTT 的 HBS 溶液。

2.2. TNBS 测定

(1)硼酸盐缓冲液:含 0.1mol/L 四硼酸钠的水溶液,为让其溶于水,需加热到 80℃,并搅拌几个小时。

(2)PLL 标准品:0.5mg/mL PLL 溶于硼酸盐缓冲液。

(3)平底 96 孔培养板。

(4)TNBS 试剂:2,4,6 - 三硝基苯磺酸溶液,33mmol/L 溶于 HBS 中。

2.3. 多聚物的合成

(1)PLL(附注 1)。

(2)样品缓冲液:20mmol/L HEPES,0.5mol/L NaCl,pH 7.4。

(3)mPEG - SPA:带有活性氨基 NHS 酯的 PEG(5 000Da)。

(4)DMSO。

(5)MacroPrep High S 柱 10/16。

(6)Äkta™basic 10。

(7)缓冲液 A:20mmol/L HEPES,600mmol/L NaCl,pH 7.4。

(8)缓冲液 B:20mmol/L HEPES,3mol/L NaCl,pH 7.4。

(9)透析膜(截流分子量 6 000 ~ 8 000 Da)。

(10)SPDP:N - 琥珀酰 - 3 - (2 - 联硫基吡啶) - 丙酸盐。

(11)缓冲液 C:20mmol/L HEPES,1mol/L NaCl,pH 7.4。

(12)DMMAn:2,3 - 二甲基马来酸。

(13)蜂毒肽:序列 CIGA VLKV LTTG LPAL ISWI KRKR QQ。

(14)肽缓冲液:70% 250mmol/L HEPPS,pH 8.2,30% 乙腈(附注 4)。

(15)赖氨酸。

(16)缓冲液 D:20mmol/L HEPES,500mmol/L NaCl,pH 8.2。

2.4. 红细胞渗漏测定

(1)新鲜的柠檬酸盐处理的鼠血液(附注 7)。

(2)PBS:140mmol/L NaCl,10mmol/L Na_2HPO_4,2.7mmol/L KCl,1.8mmol/L KH_2PO_4,pH 7.4。

(3)V 底 96 孔培养板。

(4)150mmol/L NaCl 溶液。

(5)HBS,pH 7.4(副标题 2.1)。

(6)1%(V/V)Triton－X－100 溶于 HBS。

(7)平底 96 孔培养板。

2.5. 凝胶阻滞实验

(1)琼脂糖。

(2)TBE 缓冲液:89mmol/L Tris－HCl,89mmol/L 硼酸,2mmol/L EDTA,pH 8.0。

(3)凝胶。

(4)电泳系统。

(5)上样缓冲液:3mmol/L 溴酚蓝,60mmol/L EDTA,60%(V/V)甘油。

(6)HBG:20mmol/L HEPES(pH 7.4),5%(w/V)葡萄糖。

2.6. 细胞培养

(1)用含有 1g/L 葡萄糖、2mmol/L L－谷氨酰胺、10% 胎牛血清、100U/mL青霉素和 100mg/mL 链霉素的 DMEM 培养 Neuro2A 或 Neuro2A－Luc 细胞。

(2)胰蛋白酶/EDTA。

(3)pDNA 溶液:20μg/mL pEGFpLuc 质粒溶于水中。

(4)siRNA 溶液:50μg/mL Luc－/对照－siRNA 溶于水中。

(5)Luc－siRNA:序列:5′－CUUACGCUGAGUACUUCGAdTdT－3′(正链)。

(6)对照 siRNA:序列:5′－AUGUAUUGGCCUGUAUUAGUU－3′(正链)。

(7)裂解缓冲液:5×的细胞裂解试剂。

(8)LAR 试剂:20mmol/L 双甘氨肽,1mmol/L $MgCl_2$,0.5mmol/L EDTA,3.3mmol/L DTT,0.55mmol/L ATP,pH 8.5。

(9)荧光素的 LAR 溶液:0.5mmol/L 的荧光素溶于 LAR 试剂。

(10)MTT 试剂:3－(4,5－二甲基噻唑－2－yl)－2,5－二苯基四氮唑溴盐的水溶液。

(11)荧光分光光度计。

(12)HBG(副标题 2.5)。

3. 方 法

3.1. 分析方法

DTT 测定是一种测定聚合物组成的方法。本实验对样品中功能性

PDP - 连接子进行定量。

3.1.1. DTT 测定

（1）取含约 10nmol PDP - 连接子的连接溶液，用 HBS 稀释至 100μL，使 PDP 浓度为 100μmol/L。

（2）在 343nm 处测其吸光度，然后调整为 0。

（3）在样品中加入 50μL 0.1mol/L DTT 溶液，切割所有的 PDP 基团，得到游离的吡啶 - 2 - 硫酮。

（4）在 343nm 处测定游离的吡啶 - 2 - 硫酮。

（5）PDP 的浓度可由 $\varepsilon = 8\,080/(\text{mol/L} \cdot \text{cm})$ 处吡啶 - 2 - 硫酮的吸光系数测定。

3.1.2. TNBS 测定

该方法用于检测一级胺结构和溶液中 PLL 的浓度。

（1）稀释含 PLL 的样品和硼酸盐缓冲剂中的 PLL 标准品，使 PLL 浓度为 15μg/mL、30μg/mL 和 45μg/mL。

（2）在 96 孔培养板中分别加入 100μL 样品，3 个复孔，用 100μL 的硼酸盐缓冲剂作为空白对照。

（3）每孔加入 2.5μL 的 TNBS，室温孵育 10min。

（4）405nm 处测吸收值。

3.1.3. 多聚体合成

3.1.3.1. PEG - PLL 的合成

（1）用 2mL 样品缓冲液溶解 1.25μmol PLL（附注 1）；用 400μL DMSO 溶解 1.6μmol mPEG - SPA。

（2）混合上述两种溶液，在氩气存在的情况下，室温下反应 2h。

（3）在 HPLC 系统中，使用 MacroPrep High S 柱通过阳离子交换色谱法纯化 PEG - PLL，除去未反应的 mPEG - SPA。使用前，柱需用标准 CIP（cleaning in place）法清洗。流速为 1mL/min，A_{240nm} 处检测吸收度。用 15mL 缓冲液 A 洗去游离的 PEG。用 100% 的缓冲液 B 在 10min 内洗脱结合的 PEG - PLL。收集 1mL 的溶液（图 32 - 2a；附注 2）。

（4）将纯化的 PEG - PLL 溶液在水中进行透析（MWCO 6 000 ~ 8 000Da），冷冻干燥样品。

（5）在 D_2O 中使用 ^1H - NMR 测定 PEG 与 PLL 的比率，目标比率是 1:1（图 32 - 2b；附注 2）。

3.1.3.2. PEG - PLL - PDP 的合成

（1）用 800μL 样品缓冲液溶解 0.313μmol PEG - PLL；用 200μL DMSO

溶解 3.8μmol SPDP。

（2）混合两种溶液，在氩气存在的情况下，室温下反应 2h。

（3）在 HPLC 系统中，用 Sephadex G25 superfine HR 10 或 30 柱通过阳离子交换色谱纯化 PEG - PLL - PDP，用 30mL 缓冲液 C 平衡柱子，流速为 1mL/min。280nm 和 343nm 处检测波长。收集含产物的溶液（图 32 - 2c；附注 2）。

（4）用 TNBS 法测定 PLL 浓度，DTT 法测定 PDP 浓度，得到 PEG - PLL 与 PDP 的比率。期望的 PLL 与 PDP 的比率是 1:（8~10）。

3.1.3.3. 蜂毒肽的修饰（附注 2~4）

在蜂毒肽与 PEG - PLL - PDP 共价连接之前，先用 2,3 - 二甲基苹果酸（DMMAn）修饰赖氨酸侧链，以可逆性屏蔽其裂解功能。

（1）用 400μL 肽缓冲液溶解 1.38μmol 蜂毒肽；50μL 乙腈溶解 15.8μmol 的 DMMAn。

（2）混合两种溶液，在氩气存在的情况下，室温下反应 30min。

（3）为了避免过量的 DMMAn，用 100μL 肽缓冲液溶解 79μmol 赖氨酸，并将其加入反应液内。在氩气存在的情况下，室温下反应 30min。

3.1.3.4. PEG - PLL - DMMAnMel 的合成

这一步中，在聚合物结构上加入 DMMAn - 修饰的蜂毒肽（附注 6）。

（1）在含 PEG - PLL - PDP 的样品（0.93μmol PDP）中加入乙腈，得到含 30% 乙腈的缓冲液（附注 4）。

（2）加入全部 DMMAn 修饰的蜂毒肽。在氩气存在情况下，室温下反应 1h。

（3）产物用分子排阻层析法纯化。所用的 Superdex 75 HR 10 或 30 柱需用缓冲液 D 平衡（图 32 - 2d；附注 2）。

（4）用 TNBS 法和 DTT 法分析产物。偶联的 DMMAnMel 数量与偶联前后的 PDP 基团或 PLL 不同。

3.1.4. 红细胞渗漏测定

（1）用柠檬酸盐处理的试管收集 1mL 新鲜的鼠血液。为得到红细胞，用 9mL PBS 稀释血液，轻柔混合，在 800g、4℃ 离心 10min 得到红细胞的沉淀，弃去上清液，重复清洗步骤 2 次。

（2）用 10 倍体积的 150mmol/L NaCl 稀释沉淀，进行细胞计数。

（3）将混悬液稀释至红细胞浓度为每毫升 1×10^7 个细胞。

（4）制备含 0.25~16μmol/L 的蜂毒肽或 DMMAn 蜂毒肽的 HBS 溶液的连接物样品。制备同样浓度的第二批样品，其中连接物在 pH 5.5 中预孵育。

至 V 底 96 孔培养板中加入 90μL 样品。用 1% Triton – X 做阳性对照。用 HBS 做阴性对照,设 3 个复孔。

(5)在各孔中加入 10μL 红细胞溶液,连续振动下在 37℃ 孵育 30min。

(6)将板在 300g 下离心 10min 以沉淀红细胞,每孔取 60μL 上清液至平底 96 孔培养板。

(7)用自动酶标仪在 405nm 处检测释放的血红蛋白。

3.1.5. 凝胶阻滞实验

琼脂糖凝胶阻滞实验用于检测核苷酸偶合聚合物的能力。

(1)制备 1% 的琼脂糖凝胶(对 siRNA 用 2.5%)。将 0.4g(1%)琼脂糖溶解于 40g TBE 缓冲液中,然后在 100℃ 煮沸。当冷却至约 50℃ 时,加入 40μL 的凝胶红(Gel Red)。将琼脂糖倾倒进电泳槽中,室温凝固。

(2)制备含 200ng DNA 或 500ng siRNA 的样品。因此,用 10μL HBG 稀释适当数量的 pDNA 或 siRNA;连续稀释聚合物,得到 10μL HBG 中含 100 ~ 1 600ng(250 ~ 4 000ng)的多聚物。混合核苷酸和多聚物,室温孵育 30min,使多聚复合物的重量比为 0.5 ~ 4。

(3)每个样品加 4μL 上样缓冲液,混合。

(4)电泳条件:80V/40min。

3.1.6. 细胞培养

所有预实验均显示这个复杂系统中单个化合物的功能。这个单个部分的相互作用可进行体外转染能力的测定。细胞转染实验可显示这个转运系统的毒性。

3.1.6.1. pDNA 质粒转运(荧光素酶报告基因)

(1)转染前一天,当细胞接近汇合,用胰蛋白酶/EDTA 收集 Neuro2A 细胞,然后每孔加 80μL 培养基到 96 孔培养板(含 10 000 个细胞),孵育 24h。

(2)转染时:制备不同重量比的多聚复合物。设 3 个复孔。在 1.5mL 离心管内加入 30μL 的 pDNA。用 HBS 连续稀释聚合物,得到 30μL 浓度为 (10 ~ 80)μg/mL 的聚合物。

(3)将稀释的 30μL 聚合物分别与 30μL pDNA 混合,室温下放置 30min,形成多聚复合物。

(4)在 96 孔培养板中每孔加入 20μL 的多聚复合物,用 20μL 的 HBG 作对照。

(5)在 37℃ 孵育 4h 后,用 100μL 新鲜培养基替换原液,再培养细胞 24h。

(6)除去培养基,加入 55μL 裂解缓冲液,室温孵育 30min。

（7）取 25μL 细胞裂解物，加入 100μL 荧光素溶液，在发光计上测定生物发光。

3.1.6.2. siRNA 输送（荧光素酶报告基因细胞株）

（1）转染前 1d，当细胞接近汇合时，用胰蛋白酶/EDTA 收集 Neuro2A - Luc 细胞，然后每孔加 100μL 培养基（含 5 000 个细胞），孵育 24h。

（2）转染时，制备不同重量比的多聚复合物。设 3 个复孔。在 1.5mL 离心管内加入 30μL 的 siRNA。用 HBS 连续稀释聚合物，得到 30μL 浓度为（25～200）μg/mL 的聚合物。同样方法制备 Luc - siRNA 对照。

（3）将稀释的 30μL 聚合物分别与 30μL siRNA 混合，室温下放置 30min，形成多聚复合物。

（4）同时用 80μL 新鲜培养基替换原液。

（5）每孔加入 20μL 多聚复合物，孵育 48h，中途不替换培养基。

（6）除去培养基，加入 55μL 裂解缓冲液。室温孵育 30min。

（7）取 25μL 细胞裂解物，加入 100μL 荧光素溶液，在发光计上测定生物发光。

3.1.6.3. MTT 检测

这个方法用于评估多聚复合物的细胞毒性。

（1）按上述方法收集、接种、转染细胞。

（2）实验最后一天不裂解细胞和除去培养基，而是在每个孔内加入 10μL 的 MTT。

（3）在 37℃ 条件下，孵育细胞 2h。

（4）除去培养基，-80℃ 冷冻细胞 2h 以破碎细胞。

（5）每孔加入 100μL MTT，室温下孵育 2h 以溶解结晶。

（6）用自动酶标仪在 590nm 处测定吸收值（参考波长 630nm）。

4. 附　注

（1）购买于 Sigma-Aldrich 公司的 PLL 是多分散体的结构。

（2）请参考图 32 - 2。

（3）蜂毒肽羧基末端有半胱氨酸，可用于 SPDP - 连接子偶联。在水性溶液中巯基易于二聚化。因此，该反应的时间应尽可能短，并总是在氩气下进行。

（4）蜂毒肽在水中的溶解度不高。因此，在处理蜂毒肽或 DMMAn 修饰蜂毒肽时，有必要用含 30% 乙腈的缓冲液，注意不能让乙腈浓度低于 30%，直至肽与 PLL 反应,否则它易聚集成块。与多聚阳离子共价结合后,连接物在没有乙腈的情况下也能溶解。

(5)在酸性 pH 条件下,用 DMMAn 修饰蜂毒肽是可逆的。因此,在每个反应步骤中需保持 pH 在 8 以上。如果含 DMMAnMel 的缓冲液 pH 低于 8,则需重新开始合成。

(6)为了进行共价连接(图 32 - 1;R = siRNA),siRNA 在正链 5′末端需进行巯基修饰[9]。

(7)红细胞在 4℃贮存不要超过 24h,以保证结果的重现性和可比较性。

致　谢

本研究由 DFG SFB486、纳米系统创新性研究杰出团队和欧盟项目 GIANT资助。

参考文献

[1] Schaffert D, Wagner E. Gene therapy progress and prospects: synthetic polymer-based systems. Gene Ther, 2008, 15: 1131-1138.

[2] Philipp A, Meyer M, Wagner E. Extracellular targeting of synthetic therapeutic nucleic acid formulations. Curr Gene Ther, 2008,8:324-334.

[3] Plank C, Zauner W, Wagner E. Application of membrane-active peptides for drug and gene delivery across cellular membranes. Adv Drug Deliv Rev,1998,34:21-35.

[4] Ogris M, Carlisle R C, Bettinger T, et al. Melittin enables efficient vesicular escape and enhanced nuclear access of nonviral gene delivery vectors. J Biol Chem,2001,276:47550-47555.

[5] Boeckle S, Fahrmeir J, Roedl W, et al. Melittin analogs with high lytic activity at endosomal pH enhance transfection with purified targeted PEI polyplexes. J Control Release,2006,112: 240-248.

[6] Rozema D B, Ekena K, Lewis D L, et al. Endosomolysis by masking of a membraneactive agent (EMMA) for cytoplasmic release of macromolecules. Bioconjug Chem,2003,14:51-57.

[7] Meyer M, Zintchenko A, Ogris M, et al. A dimethylmaleic acidmelittin-polylysine conjugate with reduced toxicity, pH-triggered endosomolytic activity and enhanced gene transfer potential. J Gene Med,2007,9:797-805.

[8] Meyer M, Philipp A, Oskuee R, et al. Breathing life into polycations: functionalization with pHresponsive endosomolytic peptides and polyethylene glycol enables siRNA delivery. J Am Chem Soc,2008,130:3272-3273.

[9] Meyer M, Dohmen C, Philipp A, et al. Synthesis and biological evaluation of a bioresponsive and endosomolytic siRNA-polymer conjugate. Mol Pharm,2009,6:752-762.

第33章

细胞穿透肽和 Bax 抑制肽的使用方法

Jose Gomez, Shigemi Matsuyama

摘要：第一批发现的细胞穿透 5 肽(CPP5s)可作为细胞保护性肽,它们的设计源于 Ku70 的 Bax 抑制区。Bax 是一个程序性细胞死亡的诱导因子,Ku70 是一种多功能蛋白,能维持基因组稳定,并通过抑制 Bax 的细胞毒性以保护细胞免于死亡,这种能够结合并抑制 Bax 的肽被称为 Bax 抑制性肽(Bax – inhibiting peptides,BIPs)。第二批 CPP5s 是由 BIP 的氨基酸序列突变发展而来,它们没有 Bax 的结合活性,被用作阴性对照肽以评估 BIPs 的 Bax 抑制活性。当 CPP5s 加入到培养基时,CPP5s 能够进入细胞,但其入胞机制尚不明确。大量的研究显示 BIP 在细胞培养和动物模型中能够使细胞存活,提示 BIP 有治疗应用价值。在细胞培养中浓度甚至高达 1.6mmol 时,BIPs 和非细胞保护性 CPP5s 也没有显示出明显的毒性。尽管仅用了绿色荧光蛋白(green fluorescent protein,GFP)作为负载蛋白,目前的结果仍说明 CPP5s 具有蛋白转导活性。如果 CPP5s 能运送不同种类的分子进入细胞,它们可能会被用作非毒性的药物输送工具。在本章中,介绍了 CPP5s 的合成、储存和应用的实验方法,以检测它们的细胞穿透作用和细胞保护活性。

关键词：CPP;CPP5s;Ku70;Bax;蛋白转导;凋亡;程序性细胞死亡

1. 概 述

第一批发现的细胞穿透 5 肽(CPP5s)是由 Ku70 的 Bax 结合区设计而来,被称为 Bax 抑制性肽(BIPs)[1-3]。Ku70 是一种多功能蛋白,参与非同源末端的 DNA 修复和凋亡调节[1,2,4,5]。Ku70 在胞浆中结合并抑制凋亡前体蛋白 Bax,因此保护细胞免于 Bax 介导的细胞死亡。Ku70 的 Bax 结合区由羧基末端的 5 个氨基酸组成。有趣的是,这个区域的 5 肽具有细胞通透活性,当这些肽被简单地加入到细胞培养基中,可挽救细胞免于死亡,即 BIPs 为细胞保护性肽。从不同种属 Ku70 的 Bax 结合区可设计不同类型的 BIP,包括人(VPMLK)、大鼠(VPALR)和小鼠(VPTLK)等[1,3]。此外,第二批 CPP5s(如 IPMIK 和 KLPVM)由突变的 BIPs 序列发展而来。这些非细胞活性的 CPP5s 被设计作为阴性对照肽,以证实 BIPs 的 Bax 抑制活性。在本章中,介绍了如何测定 BIPs 的细胞通透性和细胞保护性的方法。

2. 材　料

2.1. 多肽合成

　　本章中所有多肽均由多肽公司合成(纯度 >98%)。据报道由于 D 型多肽可对抗蛋白酶的降解,因此,所有 D 型氨基酸合成的多肽在细胞中的稳定性增高[6]。然而,当对比了 D 型和 L 型 VPTLK(从小鼠 Ku70 设计而来的 BIP)的细胞保护作用,并未发现它们有明显的差别。因此,至少对于 VPTLK,D 型氨基酸没有增加其生物活性。但这并不排除在其他 CPP5 中使用 D 型氨基酸可增加其生物活性。

2.2. 多肽的储存

　　当合成 CPP5s 时,公司需提供每管的剂量,如每管 5mg(干粉)。应将肽贮存于 −80℃ 或 −20℃ 的冰箱。肽只要以干粉形式贮存,1 年或更久后肽的生物活性都不会有很大的降低。

　　为了制备母液,可在试管内用 DMSO(dimethyl sulfoxide)溶解肽,浓度为 100mmol/L 或 200mmol/L(每管 0.5mL),溶液存于 −20℃ 或 −80℃ 条件下。母液用 DMSO 制备后,尽管经过 3 次冻融,仍会显示其稳定的生物活性(细胞穿透和细胞保护作用)。用不能氧化的 DMSO 很重要,因为它能使容器中充满不能反应的气体(比如 N_2 气体)。值得注意的是,使用 DMSO 配制时,不能使用玻璃管,贮存于玻璃管的多肽 VPMLK 会丧失细胞保护作用。根据以往经验,使用聚乙烯管(0.5mL 或 1.5mL 离心管)贮存并制备贮备液。

　　大部分 CPP5s 是水溶性的,可用水、PBS 或其他类型的缓冲液制备母液,例如,用 PBS 制备的母液可能适合于体内实验。目前已检测出冻融对溶于 PBS 中的 VPTLK 和 VPMLK 的细胞保护作用的影响,发现两次冻融后生物活性没有明显降低,但第三次冻融后活性明显下降。因此当用水或缓冲液作为贮存液时,应避免超过 3 次的冻融。

2.3. 实验中所需材料

　　(1)6 孔培养板。

　　(2)含 10% 胎牛血清(FCS)的 DMEM。

　　(3)FITC(或其他合适的荧光染料)连接的 CPP5s。

　　(4)BIP(没有连接荧光染料)。

　　(5)0.25% 胰蛋白酶 − EDTA。

　　(6)Hank 缓冲盐水溶液(Hank's buffered saline solution,HBSS)。

　　(7)Hoechst 染料(33258 或相似的核染料)。

2.4. 将多肽加入到培养的细胞中

一般而言,在细胞培养基内可加入 10～400μmol/L 的 CPP5s。对于大多数细胞系,当加入的多肽浓度超过 10μmol/L 并培养 3h 后,就可用荧光显微镜观测 FITC – CPP5 的入胞效果。对于 HeLa 和 DAMI 细胞(人巨核细胞白血病细胞株),在 FITC – VPTLK 和 – KLPVM 孵育细胞 15min 后,就可用流式细胞仪检测 FITC 的荧光[1,7]。为了防止 BIP 诱发细胞凋亡,根据细胞类型可选择 10～400μmol/L 的 BIP,例如,对于 HEK293T 细胞,200μmol/L 的 BIP 可抑制 Bax 的过度表达(Bax 表达质粒的瞬时转染),从而保护细胞。

将 BIP 加入到培养基后,由于 BIP 的细胞保护作用可维持 3d,在实验室中,如果需要多肽的作用超过 3d,可每隔 3d 重新加入 BIP(新培养基)。

2.5. 细胞中荧光染料标记 CPP5 的检测

为了观察细胞中 FITC 标记的 CPP5,通常是在肽浓度为 10μmol/L 或更高时,孵育细胞 3h。培养基中的血清不会影响 CPP5 的细胞摄取。因此,在检测 CPP5 进入细胞和细胞保护作用时,可使用常用的含 10% 血清的培养基,对于 HeLa 和 DAMI 细胞,孵育 15min 就足以用流式细胞仪检测 FITC 标记 CPP5s 的细胞穿透活性[1,7]。

2.6. BIPs 阻止细胞死亡

BIPs 是由几个物种 Ku70 的 Bax 抑制区设计而来。VPMLK 和 PMLKE 来自于人 Ku70,VPTLK 来自于小鼠 Ku70,VPALR 来自于大鼠 Ku70[3]。所有这些 BIPs 均可结合人 Bax 以拯救人类细胞免于 Bax 介导的细胞坏死。其中 VPTLK 的细胞保护活性最为长久。实验中若没有必须使用 VPMLK 或 PLMKE 的特殊原因,推荐使用 VPTLK 保护细胞免于 Bax 介导的细胞死亡。

通常实验中使用 50～400μmol/L 的 BIP[1-3]。BIP 的有效浓度可通过量效依赖性分析,比如 200μmol/L BIP 可有效保护 HeLa 细胞、HEK293 和 (HEK)293T 细胞、DAMI 细胞(人巨核细胞白血病细胞株)和小鼠胚胎成纤维细胞,使其免于抗癌药(如依托泊苷、多柔比星、紫杉酚等)和其他化学方法诱导的细胞凋亡(如星状孢菌素引起的 Bax 介导的细胞凋亡)[1-3]。曾有多个报道显示 BIPs 保护各种细胞类型,如 VPMLK 和 VPTLK 保护视网膜细胞使其免于氧化应激和谷氨酸诱导的细胞死亡[8,9],以及诱导产生的黄斑变性[10]。BIPs 也用于保护神经元免受营养因子缺乏和聚谷氨酰盐过度表达引起的损伤[2,11]。也有研究表明用含 BIP 的培养基预孵育肝细胞可增加小鼠模型中移植肝细胞的存活率[12]。值得注意的是,VPMLK 也能保护原生动物寄生虫(肠兰伯鞭毛虫),使其避免由于哺乳动物 Bax 蛋白异位表达而引起的死亡[13]。

2.7. 多肽用于动物模型

由于 BIPs 能拯救 Bax 介导的死亡程序中的细胞[11,12,14]，因此 BIPs 对小鼠疾病模型有治疗效果。例如，在小鼠视神经损伤引起的细胞凋亡模型中，4μL 的 BIP 溶液(46.9μg/μL 溶于 PBS)玻璃体内注射，每 3 天一次，持续 6 天，可明显挽救小鼠的视网膜细胞[14]。

通过对小鼠静脉注射、腹腔注射和皮下注射 BIPs，以检测 KLPVM 和 VPTLK 的毒性。发现即使给予小鼠最大剂量为 275mg/kg 的多肽，也未显示出任何毒性。

2.8. 蛋白转导活性的检测

除了细胞穿透活性之外，CPP5 可能有蛋白转导活性。在一些报道的 CPP5s 中，KLPVM 和 VPTLK 与 GFP(green fluorescence protein)的 C—末端融合，制备重组蛋白 GFP - CPP5s，当将 1μmol 蛋白加入到 HeLa 细胞的 DMEM 培养基中(含 10% 胎牛血清)培养 24h 后，清洗细胞，荧光显微镜观察细胞荧光，结果显示，GFP - VPTLK 和 GFP - KLPVM 处理的细胞中出现绿色荧光，而 GFP 对照组细胞则没有荧光。这个结果说明 CPP5s 有携带大分子穿过质膜的能力[1,7]。目前正进一步检测 CPP5s 是否与 TAT 肽一样，具有蛋白转导功能[15]。

---

3. 方法举例

3.1. 实验 1

检测 HeLa 细胞中 FITC 标记的 CPP5 的细胞穿透活性。

(1)用含 10% FCS 的 DMEM 在 6 孔板中培养细胞(每孔 2mL 溶液中有 1×10^5 个细胞)，孵育过夜(附注 1)。

(2)配制含 FITC - CPP5 的培养基。如果用 100mmol/L 的 DMSO 母液，将 10μL 母液加入到含 10% FCS 的 10mL DMEM 培养基中，制成含 100μmol/L FITC - CPP5 的培养基。

(3)每孔加入含 FITC - CPP5 的培养基。

(4)孵育 3h。

(5)用 HBSS 清洗细胞，至少 2 次。

(6)重新加入含 10% FCS 的 DMEM，在荧光显微镜下观察细胞。如果使用流式细胞仪检测，先用胰蛋白酶收集细胞，用 HBSS 清洗细胞至少 1 次，离心，然后再用 HBSS 悬浮。

3.2. 实验 2

BIP 保护 HeLa 细胞免受细胞毒性。

（1）用 6 孔培养板培养细胞（每孔 2mL 溶液中含 1×10^5 个细胞）。

（2）制备含 BIP 的培养基。如果用 100mmol/L 的 DMSO 母液，将 20μL 母液加入到含 10% FCS 的 10mL DMEM 培养基中，制成含 200μmol/L BIP 的培养基。

（3）用含 BIP 的培养基培养细胞 3h 或过夜。

（4）用凋亡应激处理细胞，如加入星状孢菌素（终浓度为 100nmol/L）、依托泊苷（1～10μmol/L）或阿霉素（1μmol/L）。如果有必要换培养基，需重新加入 BIP 到新的培养基中。

（5）孵育含凋亡诱导试剂的细胞，时间可为 12h、24h 和 48h。

（6）加 Hoechst 染料到培养基中，终浓度为 4μg/mL，孵育细胞至少 10min。

（7）在荧光显微镜下观察细胞，通过核形态的变化检测细胞凋亡（核浓缩或核断裂）。

4. 附　注

细胞密度是一个重要的影响因子。CPP5s 细胞穿透作用可受培养条件、尤其是细胞密度（每孔的细胞量）的明显影响。在"100%"融合的情况下 CPP5s 进入细胞的效果低于细胞密度低时。因此，实验中的细胞密度应精确，以达到满意的结果。在这个方法中，HeLa 细胞的密度为每孔 1×10^5 个细胞（6 孔培养板），融合度为 30%～40%。在这种情况下，CPP5s 显示了非常快的细胞穿膜活性（15min 内可检测到进入细胞）。

致　谢

本实验受美国国立卫生研究院（National Institute of Health，NIH）、综合性肿瘤病例中心的实验基金和美国心脏病协会支持。本实验也受到凯斯西储大学（Case Western Reserve University）及校医院 P30CA43703 综合肿瘤研究中心的流式细胞和共聚焦室工作人员的支持。

参考文献

[1] Gomez J A, Gama V, Yoshida T, et al. Bax-inhibiting peptides derived from Ku70 and cell-penetrating pentapeptides. *Biochem Soc Trans*, 2007, 35:797-801.

[2] Li Y, Yokota T, Gama V, et al. Bax-inhibiting peptide protects cells from polyglutamine toxicity caused by Ku70 acetyla-tion. *Cell Death Differ*, 2007, 14:2058-2067.

[3] Yoshida T, Tomioka I, Nagahara T, et al. Bax-inhibiting peptide derived from mouse and rat Ku70. *Biochem Biophys Res Commun*, 2004, 321:961-966.

[4] Doherty A J, Jackson S P. DNA repair: how Ku makes ends

meet. Curr Biol,2001,11:R920-R924.

[5] Downs J A,Jackson S P. A means to a DNA end: the many roles of Ku. *Nat Rev Mol Cell Biol*,2004,5:367-378.

[6] Pujals S, Fernandez-Carneado J, Ludevid M D, et al. D-SAP: a new, noncytotoxic, and fully protease resistant cell-penetrating peptide. *Chem Med Chem*,2008,3: 296-301.

[7] Gomez J A, Gama V, Matsuyama S. Cell-permeable pentapeptides derived from Bax-inhibiting peptide. Cell Penetrating Peptide (Ed. Langel, U.). 2nd edition. Boca Raton: *CRC*, 2006:469-481.

[8] Chen Y N, Yamada H, Mao W, et al. Hypoxiainduced retinal ganglion cell death and the neuroprotective effects of beta-adrenergic antagonists. *Brain Res*,2007,1148:28-37.

[9] Iriyama T, Kamei Y, Kozuma S, et al. Bax-inhibiting peptide protects glutamate-induced cerebellar granule cell death by blocking Bax translocation. *Neurosci Lett*,2009,451:11-15.

[10] Maeda A, Maeda T, Golczak M, et al. Involvement of alltran-sretinal in acute light-induced retinopathy of mice. *J Biol Chem*, 2009,284:15173-15183.

[11] Yu L Y, Jokitalo E, Sun Y F, et al. GDNF-deprived sympathetic neurons die via a novel nonmitochondrial pathway. *J Cell Biol*,2003,163: 987-997.

[12] Tanaka K, Kobayashi N, Gutierrez A S, et al. Prolonged survival of mice with acute liver failure with transplantation of monkey hepatocytes cultured with an antiapoptotic pentapeptide V5. *Transplantation*,2006,81: 427-437.

[13] Hehl A B, Regos A, Schraner E, et al. Bax function in the absence of mitochondria in the primitive protozoan Giardia lamblia. *PLoS One*,2007,2:e488.

[14] Qin Q, Patil K, Sharma S C. The role of Bax-inhibiting peptide in retinal ganglion cell apoptosis after optic nerve transection. *Neurosci Lett*,2004,372:17-21.

[15] Wadia J S, Stan R V, Dowdy S F. Transducible TAT-HA fusogenic peptide enhances escape of TAT-fusion proteins after lipid raft macropinocytosis. *Nat Med*,2004,10:310-315.

第 *34* 章

PAIR 技术:活细胞中分离外显子特异性的 RNA 结合蛋白

Thomas J. Bell, Emelía Eiríksdóttir, Ülo Langel, James Eberwine

摘要:RNA 结合蛋白(RNA-binding proteins,RBPs)是所有转录形式和转录后调控基因表达的基本调节蛋白。然而,分离 RBPs 对研究人员而言有技术上的难度。目前,最广泛使用的分离 RBPs 技术是体外生化方法。尽管这些方法有用,但有一些限制。使用体外生化方法的一个主要限制是在非生物状态下分离相互作用的 RBP - RNA。本章介绍了提取鉴定 RBPs 的一个新方法,即 RBPs 的肽核酸辅助检测技术(PNA - assisted identification of RBPs,PAIR)。这个方法比传统方法有两个明显的优势:①它克服了体外生化方法的限制,使得研究者可在体外状态下分离相互作用的 RBP - RNA;②这个方法有高度的 mRNA 特异性,它以一个外显子特异性的方式分离 RBPs。通过使用 PAIP 技术选择性靶向替换剪接的外显子,就能够分离任何目的 mRNA 突变特异性和 mRNA 区特异性(5 - UTR 和 3 - UTR)的 RBP 复合物。

关键词:RNA 结合蛋白;CPP;转录后调节;替换剪接

1. 概 述

所有的转录后基因表达调控,均需要特异性的 RNA 结合蛋白(RBP)与它们的靶 mRNA 关键调节序列之间的相互作用。尽管这种相互作用调控着大多数转录过程,但目前仅确定了相对少量的 RBPs 和它们的靶 mRNA 结合序列。因此,报道中通常仅介绍这个结合的一半,即关键的 RNA 序列。例如,调控 mRNA 前体的关键序列,即控制 KCNMAISTREX 剪接的序列已经确定[2,3],但靶向这个剪接序列的 RBPs 尚没有验证。神经科学领域的研究者对神经元 RBPs 和它们的功能作用特别感兴趣,例如在突触可塑性的研究中,仅确定了小部分的 RBPs,如脆性 X 综合征蛋白(Fragile X mental retardation protein,FMRP)和 CPE(cytoplasmic polyadenylation element)蛋白和神经肿瘤腹面抗原(neoro - oncological ventral antigen,NOVA)[4-9]。在研究脆性 X 综合征时神经元 RBPs 的临床重要性尤为突出,这个报道较多的神经性疾病被认为由 FMRPs 的 RBPs 突变引起,甚至被认为是一个突变的 FMRP 不能"合适地靶向"它的 RNA,导致 RNA 的生物学方面有所改变。

1.1. PAIR 技术分离 RBP 复合物

　　哺乳动物细胞中包含 4 000 ~ 12 000 条 mRNA[10]。这些不同 mRNA 的混合物需要与其相关的 RBP 复合物相互作用,RBP 指导其转录后加工。可能比转录调节更为重要的是,RBP 复合物控制着非常多的转录后事件,最终导致 mRNA 特异性的剪接模式(外显子的利用)、亚细胞内定位模式和 RNA 稳定性等。在作用过程中,大量不同的 RBPs 复合物包裹着一条 mRNA 的全部拓扑区域,每个 RBP 复合物沿着 mRNA 直接调节或间接调节着不同的转录后事件。因此,在选择的基因区(5 – UTR 或 3 – UTR)或外显子区(可变剪接或构建)鉴定 RBPs,是一个直接的、研究不同转录后事件的实验方法。

　　PAIR 技术的优势在于可在活细胞中选择基因区或外显子区确定 RBPs 复合物。与设计 PCR 引物类似,研究者可直接靶向目的 mRNA 的外显子。这个技术不使用核酸探针,而依赖于肽核酸(peptide nucleic acid,PNA)类似物。PNAs 由多肽骨架和核苷碱基组成,因此不能被蛋白酶或核酸酶识别。PNAs 的特殊组成使其在细胞质中有核酸不可比拟的稳定性。PNA 探针的设计思路是 PNA 探针序列需要与它们的靶 mRNA 序列互补,特异基因的长度大约 12 ~ 18 个核苷;为在细胞质中杂交优化,GC 浓度一般被控制在约 50% ;并且 PNA 序列不应有 3 个连续的嘌呤核苷酸。NIH BLAST 检索可确定 PNA 探针是否具有靶序列特异性。最近,为了提高 RBP 筛选的高效性,针对每个外显子至少应设计 2 个 PNA 探针。目前利用 PAIR 技术的灵活性优势,已经为 BKCa 通道的 mRNAs 分离出大量的 RBP 复合物(图 34 – 1)。分离的 RBP 复合物能够调节 BKCa 通道内 mRNA 两个不同形式的转录后加工:内含子保留[11]和活性依赖的可变剪接[3]。

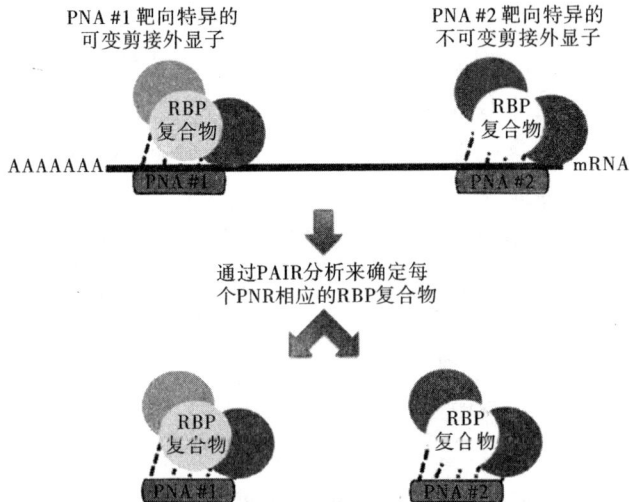

图 34 –1　PAIR 过程能够在同一条 mRNA 上分离不同的 RBP 复合物。PNA#1 可用于确定调节可变剪接外显子表达的 RBP 复合物。PNA#2 可用于确定调节另外一种非可变剪接外显子表达的 RBP 复合物

1.2. PAIR 实验流程

PAIR 的实验流程见图 34－2。这个技术用于在活细胞的细胞质中分离 RBPs[1]。在目前应用的 PAIR 技术中,PNAs 与其他两个分子相连:①通过一个可还原的二硫键与细胞穿透肽(CPPs)连接;②通过肽键与光激活的化合物(Bpa)连接。CPP 可使 CPP－PNA－Bpa 复合物有效进入细胞质内。一旦 CPP－PNA－Bpa 复合物进入细胞质后,复合物中的 CPP 被胞浆中的谷胱甘肽还原,从而将 CPP 从复合物中分离出来。复合物中的 PNA－Bpa,与细胞质中它们的靶 mRNA 序列结合。

PNA－Bpa 复合物与靶 mRNA 结合后,光激活成分(p－benzoylphenylalanine,Bpa)可与附近的 RBP 复合物进行物理连接。为达到这一目的,活细胞需简单地暴露在紫外线照射下。这一步激活的 Bpa 能使 mRNA－PNA－Bpa 复合物与邻近的所有 RBP 复合物进行交联。

PNA－Bpa 与 RBPs 形成交联后,用吐温－100 裂解液处理细胞以破坏细胞膜。随后细胞裂解液用 RNase A 处理以释放 mRNA－PNA－Bpa 复合物。带有 PNA 探针互补的寡核苷酸引物的磁珠被用于分离细胞裂解液中的 PNA－RBP 复合物。PNA－RBPs 从磁珠上洗脱出来后,RBPs 用氯仿－甲醇沉淀以纯化。分离的 RBPs 通过 SDS－PAGE 和银染显色,切割目标蛋白条带或胶区并进行质谱分析。

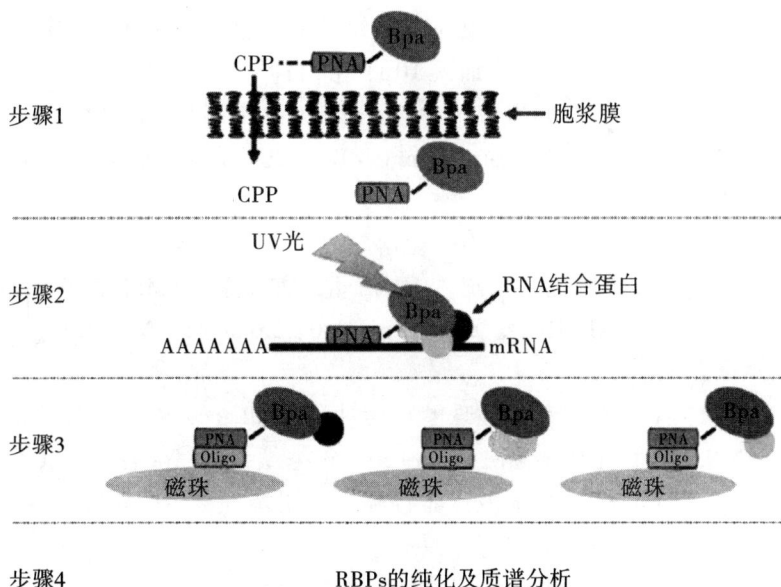

图34－2 PAIR 流程示意图。第一步,CPP 携带 PNA－Bpa 复合物通过胞浆膜;第二步,PNA 与活细胞神经元中靶 mRNA 杂交,随后 UV 光刺激激活 Bpa 并形成 PNA－Bpa－RBP 交联复合物;第三步,收集神经元,用磁珠分离 PNA－Bpa－RBP 复合物;第四步,RNA－RBPs 复合物从磁珠中洗脱,用氯仿－甲醛沉淀以纯化。分离的 RBPs 通过SDS－PAGE 和银染显色,切割目标蛋白条带或胶区并进行质谱分析

1.3. 总 结

在所有的神经元中 RBPs 是基本的调节蛋白。事实上,一个研究最深入的神经性疾病——脆性 X 综合征,是由被称为 FMRP 的 RBP 突变引起的。至今仅确定了几个功能显著的 RBPs。为了理解这些神经元 RBPs 的生物学作用,需要进一步分离、鉴定和了解 RBPs 的作用。创新是促进一个领域发展最好的方法之一。本章着重介绍鉴定体内与特定 RNAs 结合的神经元 RBPs 的新实验方法。PAIR 技术比其他技术更具优势,因为它可以在体内分离任何目的 mRNA 剪接突变特异性或 mRNA 区特异性(5 - UTR 或 3 - UTR)的 RBP 复合物。

---

2. 材 料

2.1. 缓冲液

(1)HEPES 缓冲盐(HBS;pH 7.4):25mmol/L HEPES,0.75mmol/L Na_2HPO_4,70mmol/L $NaCl_2$。过滤灭菌,-20℃储存。

(2)TX - 100 裂解缓冲液,pH 8.0:25mmol/L HEPES,0.1% Triton X - 100,300mmol/L $NaCl_2$,20mmol/L 磷酸甘油,1.5mmol/L $MgCl_2$,1mmol/L DTT,2mmol/L EDTA。过滤灭菌,4℃储存。

实验前在 TX - 100 裂解缓冲液中加入蛋白抑制剂。根据厂家说明书,每 1mL 细胞提取物加入 10μL 蛋白抑制剂。PMSF 的终浓度应为 1mmol/L。

(3)无盐的裂解缓冲液:pH 8.0:25mmol/L HEPES,0.1% Triton X - 100,20mmol/L 磷酸甘油,1.5mmol/L $MgCl_2$,1mmol/L DTT,2mmol/L EDTA。过滤灭菌,4℃储存。

实验前在 TX - 100 裂解缓冲液中加入蛋白抑制剂。根据厂家说明书,每 1mL 细胞提取物加入 10μL 蛋白抑制剂。PMSF 的终浓度应为 1mmol/L。

(4)NH_4HCO_3 缓冲液,pH 8.0:25mmol/L NH_4HCO_3。过滤灭菌,-80℃储存。

(5)链亲和素磁珠贮存缓冲液:Dulbecco 磷酸盐缓冲液(D - PBS;1 ×),0.1% 牛血清白蛋白(BSA),0.2% 叠氮化钠(NaN_3),-20℃储存。

(6)链亲和素磁珠非特异性封闭缓冲液:D - PBS(1 ×),0.1% BSA,4℃储存。

(7)D - PBS(1 ×),pH 7.4,4℃储存。

(8)溶解蛋白碎片的 GnHCl 缓冲液:3mol/L GnHCl。过滤灭菌,4℃储存。

2.2. 蛋白酶抑制剂

(1)蛋白酶抑制剂混合物(Sigma;No:P8340),-20℃储存。

(2)甲苯磺酰氟化物(phenylmethanesulfonyl fluoride solution,PMSF),4℃储存。

2.3. 缓冲液所需的化学试剂

氢氧化钠(NaOH)、二水磷酸氢二钠($Na_2HPO_4 \cdot 2H_2O$)、EDTA、NH_4HCO_3、超纯 1mol/L Tris – HCl pH 8.0、NaCl、Triton X – 100、水合甘油2 – 磷酸二钠盐($C_3H_7O_6Na_2P \cdot xH_2O$)、$MgCl_2 \cdot 6H_2O$、$CaCl_2 \cdot 2H_2O$、KCl、$KH_2PO_4$、$NaN_3$、纯化的 BSA。

2.4. 蛋白沉淀所需的化学试剂

甲醇(MeOH)、氯仿($CHCl_3$)、盐酸胍(GnHCl)。

2.5. SDS – PAGE 蛋白凝胶试剂

10% Bis – Tris 凝胶 1.0mm(12 孔)、样品还原剂(二硫苏糖醇)、LDS 样品缓冲液(月桂醇硫酸盐,锂盐)、抗氧化剂[N,N – 二甲基酰胺和亚硫酸氢钠($NaHSO_3$)]、SilverQuest 银染试剂盒。

2.6. 其他试剂

核酸酶 A(RNase A)、Dynabeads M – 270 链亲和素磁珠(Invitrogen,Cat. No.653.05)、生物素化的正义链寡核苷酸引物(PNA 序列的互补)、无核酸酶的水、细胞刮棒、15mL 带帽的管、离心管、微量离心机、15mL 管的离心机。

2.7. 培养的细胞

该操作方法适用于任何细胞。这里以大鼠皮质神经元为例,在 35mm 的培养皿中,加入约 12mL 培养基(每毫升 400 000 个细胞;每皿约 4.8×10^6 个细胞)。对每个 PNA,实验中使用最少量的 1.4×10^7 个细胞。但 PAIR 分析所需的细胞数量,与靶 mRNA 的含量有关。含量低的 mRNAs 可能需要增加细胞的数量。

3. 方　法

3.1. 在活细胞中形成 PNA – RNA – 结合蛋白复合物

材料:培养的细胞、TX – 100 裂解缓冲液、HBS、RNase A、蛋白抑制剂、干冰、UV 光源、细胞刮棒、15mL 管、PNA 溶液:15μmol/L PNA 溶于 HBS、不同浓度的 PNA。

表 34 - 1　一个代表性的 PAIR 实验所需样品

	处理方法
低浓度 PNA#1	20μL PNA#1
高浓度 PNA#1	40μL PNA#1
低浓度 PNA#2	20μL PNA#2
高浓度 PNA#2	40μL PNA#2
低浓度阴性对照	20μL HBS
高浓度阴性对照	40μL HBS

（1）从培养皿中收集 4mL 培养基至 15mL 管内。吸去皿内剩余的培养基。

（2）将 4mL 培养基重新置于培养皿内。

（3）在培养皿内分别加入 20μL 或 40μL 反应物（表 34 - 1）。

（4）缓慢旋转混合约 20s。

（5）在组织培养箱 37℃ 条件下孵育 90min。

（6）用 4mL 2 × HBS 清洗细胞（室温下）。

（7）在 UV 光源下用 UV 照射 2.5min。

（8）用 4mL 冰预冷的 TX - 100 裂解缓冲液（加入蛋白抑制剂 PI 和 PMSF）替换 HBS。

（9）刮下细胞，用 15mL 管收集裂解物。

（10）每个样品取出 30μL，用于蛋白凝胶分析。 - 80℃ 贮存。

（11）将含有裂解物的 15mL 试管置于干冰上 60min。进行下一步骤或将样品贮存在 - 80℃。

（中止点）

3.2. PNA - RNA 结合蛋白复合物从细胞 mRNAs 中的释放

材料：细胞裂解物、RNase A、干冰、37℃带回旋机的孵育箱、室温水浴锅。

（1）在室温水浴中融化细胞裂解物。

（2）在细胞裂解物中加入 12μL RNase A（1mg/mL）。37℃ 旋转试管 20min。

（3）将裂解物置于干冰上 60min。 - 80℃ 贮存样品。

（中止点）

3.3. 生物素化的正义寡核苷酸引物与链亲和素磁珠的偶联

材料：抗生蛋白链菌素磁珠的封闭非特异性缓冲液、生物素化正义寡核苷酸引物、磁板 Dynabeads M - 270 抗生蛋白链菌素磁珠、1 × D - PBS、室温旋转机。

（1）将 1mL(10mg)链亲和素磁珠加入离心管。

（2）将管置于磁力架上 10min,然后弃去缓冲液。

（3）加入 1mL D – PBS,室温下旋晃 10min。

（4）将管置于磁力架上 10min,然后弃去缓冲液。

（5）用 1mL D – PBS 再次清洗磁珠(重复步骤 2、3)。

（6）溶解寡核苷酸(1mg/mL Tris – EDTA 缓冲液)。

（7）将寡核苷酸溶液 50μL(=50μg)分别加入到 950μL 1×D – PBS 中。

（8）弃去磁珠的缓冲液,重悬于含 50μg 生物素化的正义核苷酸的 1mL 1×D – PBS 中(步骤 7)。

（9）室温下旋晃溶液 1h。

（10）从溶液中磁性分离磁珠。

（11）用 1mL 1×D – PBS 清洗磁珠 5 次(见步骤 2 和步骤 3)。

（12）最后一次洗涤完成后,用含 0.2% BSA 的 1mL D – PBS 重悬磁珠,非特异性封闭磁珠。

（13）室温下旋晃试管 1h。

（14）将试管置于磁力架上 10min,然后弃去缓冲液。

（15）立即用 D – PBS 清洗磁珠 – 链菌素 – 亲和素 – 核苷酸混合物。洗涤时在室温条件下用 1mL PBS 涡旋 10s。

（16）将试管置于磁力架上 10min,然后弃去缓冲液。

（17）再次洗涤(重复步骤 14~16)。

（18）用 1mL 贮存缓冲液重悬磁珠混合物(终浓度为 10mg/mL),4℃贮存。

3.4. 磁珠 – 链亲和素 – 生物素寡核苷酸复合物的洗涤

材料:磁珠偶联的寡核苷酸引物、磁板、TX – 100 裂解缓冲液、蛋白抑制剂、室温旋转机、离心管、微量离心机。

（1）将 30μL 的磁珠 – 链亲和素 – 生物素 – 寡核苷酸混合物(副标题 3.3 制备)置于离心管。

（2）将试管置于磁力架上 10min,然后弃去缓冲液。

（3）加入含有蛋白抑制剂的 1mL TX – 100 裂解缓冲液。

（4）室温下摇动 10min。

（5）短暂离心。

（6）在磁力架上磁性分离 10min,然后弃去缓冲液。

（7）再次清洗磁珠 – 链亲和素 – 生物素 – 寡核苷酸复合物(重复步骤 3~7)。

（8）最后清洗后,弃去缓冲液,用 30μL 的 TX – 100 裂解缓冲液重悬磁珠 – 链亲和素 – 生物素 – 寡核苷酸复合物,其中裂解缓冲液含有新加入的蛋白抑制剂。

　　注意:磁珠可预先制备。清洗后的磁珠可在 4℃ 储存 1 周。

3.5. PNA－RNA 结合蛋白复合物从细胞裂解液中分离

　　材料:细胞裂解物、洗过的磁珠－链亲和素－生物素－寡核苷酸复合物、磁板、TX－100 裂解缓冲液、蛋白抑制剂、室温旋转机、37℃ 旋转孵育箱、微量离心机、室温水浴锅。

　　(1)用室温水浴细胞裂解物。

　　(2)在裂解物中加入 30μL 的磁珠－链亲和素－生物素－寡核苷酸混合物。

　　(3)在 37℃ 摇动试管 30min,然后室温摇动 30min。现在磁珠－链亲和素－生物素－寡核苷酸混合物应通过 RBPs 与 PNAs 交联。

　　(4)在 2 300g 离心样品 1min。

　　(5)在每个 PNA 样品中取出 30μL 混悬液进行蛋白凝胶分析,－80℃ 贮存。

　　(6)在不干扰磁珠的状态下,弃去缓冲液,直到留有 500μL 裂解物。

　　(7)将 PNA 偶联的磁珠转移到离心管。

　　(8)将磁珠从裂解物中磁性分离 10min,吸除混悬液。

　　(9)用 1mL 的 TX－100 裂解缓冲液清洗磁珠 2 次,除去未偶联的裂解蛋白。裂解缓冲液含有新加入的蛋白抑制剂。

　　(10)室温下摇动 20min,短暂离心,磁性分离 10min,然后弃去缓冲液。

3.6. 磁珠上 RBP 复合物的洗脱

　　材料:细胞裂解物、不含盐的 TX－100 裂解缓冲液、蛋白抑制剂、50℃ 水浴、微量离心机。

　　(1)用预热至 50℃ 的 100μL 无盐 TX－100 裂解缓冲液(新加入蛋白抑制剂)重悬磁珠。

　　(2)台式水浴锅 50℃ 孵育磁珠,每隔 20min 轻轻敲击试管。

　　(3)室温下离心 1min,转速为台式离心机的最大转速(16 100g)。

　　(4)将洗脱液置于新的离心管。洗脱液中包含与特异性 PNA 结合的 RBPs。

3.7. RBP 复合物沉淀

　　材料:细胞裂解物、甲醇、NH_4HCO_3 缓冲液、不含核酸酶的水、氯仿、微量离心机。

　　(1)在含洗脱液的试管中加入 400μL 甲醇,涡旋 10s,9 300g 离心 10s。

　　(2)加入 100μL 氯仿,涡旋 10s,10 000r/min,离心 10s。

（3）加入 300μL 不含核酸酶的水,涡旋 10s,4℃下 10 000r/min,离心 3min。

（4）相面之间有蛋白。吸弃上层液,管内留下≤20μL 的上层液。

（5）加入 300μL 甲醇,涡旋 10s,4℃下 13 200r/min 离心 10min。

（6）倾出上清液,碎片风干约 5min。

（7）加入 50μL 的 25mmol/L NH_4HCO_3 缓冲液。

（8）于 -80℃贮存,用于蛋白凝胶分析,或全部用 RBP 沉淀用于质谱分析。

（中止点）

3.8. SDS - PAGE 和银染分析分离的 RBP 复合物

材料:

- 样品(每个 PNA 有 3 个样品):
- 全部的细胞溶胞产物(TCL;副标题 3.1,步骤 10)。
- 洗脱液(FT;副标题 3.5,步骤 5)。
- 单独的 RBP 复合物(副标题 3.7,步骤 8)。
- NuPAGE 10% Bis - Tris 凝胶,1.0mm×12 孔。
- NuPAGE 样品还原剂。
- NuPAGE LDS 样品缓冲液。
- NuPAGE 抗氧化剂。
- SilverQuest 银染试剂盒。

（1）SDS - PAGE 分析每个 PNA 的 RAIP 结果。每个 PNA 上样 3 个样品:总的细胞裂解产物、流出液、RBP 复合物沉淀。

（2）用银染试剂盒进行凝胶染色。

（3）切下目的蛋白条带,并用质谱分析。

---

4. 附　注

（1）在质谱分析中避免角蛋白或其他污染物。角蛋白污染物主要来源于人类皮肤。实验者应戴手套、穿实验服以避免皮肤的直接暴露。另外,应在通风良好的超净台上打开组织培养皿,以避免其他污染物的污染。最后,因 PAIR 操作时使用 BSA 和胰蛋白酶,所以它们极有可能在质谱分析中被检测到。

（2）无 RBPs 或产率低。有的 PNAs 可能不能分离出足量的 RBP 复合物,难以满足质谱分析的要求。因此,每个目的外显子应设计多个 PNAs(至少两种),使用不同浓度的 PNA,以优化它们的产率(副标题 3.1)。

（3）验证 PAIR 结果。对于任何实验结果，都需用其他方法进行验证。在进行复杂的实验（转基因动物）或功能研究（生理或成像实验）之前，研究者可考虑使用免疫沉淀的方法。然而，体外生化方法可能不能重复 PAIR 的结果，因为它们不能再现体外 PAIR 条件。其他依赖靶向 RBP 的抗体实验也有一些局限性。研究者应清楚传统的生化方法可能不能验证所有的 PAIR 结果，一些 PAIR 结果可能不会通过这种方法再现。

（4）预测 PAIR 结果。使用数量有限的几个神经 RBPs 难以预测 PAIR 分析的蛋白。然而，针对目的外显子可找到一些候选蛋白（传统的和非传统的 RBPs），如调节 RBP 复合物与外显子相结合的信号蛋白或已知的 RNA 结合蛋白（如 FRMP）。PAIR 分析能得到新的 RNA 结合蛋白。

（5）确定 PAIR 分离的 RBPs 的功能。PAIR 过程分离 RBP 复合物会选择性地与 mRNA 区域和外显子相结合。大多数分子和电生理技术是在细胞模型上进行的，这需要选择合适的模型进行功能鉴定。常用 RNA 干扰和功能筛选相结合的方法来鉴定 RBP 复合物的功能：①RNA 干扰和原位杂交常用于确定 RBP 能否调节目的外显子的亚细胞定位模式；RNA 干扰和 ISH 可选择性地降低 PAIR 确定的 RBP 水平，通过检测降低程度，判断出目的外显子的亚细胞定位方式。②RNA 干扰和免疫染色被用于鉴定 RBP 是否在调节目的蛋白产物外显子的亚细胞分布中起作用；RNA 干扰和免疫染色可选择性降低 PAIR 确定的 RBP 水平，通过检测降低程度，可判断出外显子所表达的蛋白在亚细胞的定位分布情况。③RNA 干扰和电流钳分析用于鉴定 RBP 是否在调节神经元膜中起作用。RNA 干扰和电流钳分析可选择性地降低 PAIR 确定的 RBP 水平，通过检测降低程度，可判断出神经元膜的性质。

（6）筛选活性依赖性变化的 RBP 复合物。可在细胞模型中进行 PAIR 操作与药理学实验，例如 KCl 和谷氨酸处理的细胞模型，筛选活性依赖性变化的外显子特异性 RBP 复合物。

致　谢

衷心感谢曾帮助进行 PAIR 技术的细胞生物学实验的同事们，他们是 Jennifer Zielinski 博士、Tiina Peritz 博士、Fanyi Zeng 博士、Peter Buckley 博士和 Kalle kilk 博士。本研究受到 NIH 衰老和精神健康机构和瑞典科学基金欧盟资金的资助。

参考文献

[1] Zielinski J, Kilk K, Peritz T, et al. *Proc Natl Acad Sci USA*, 2006,103:1557-1562.

[2] Xie J, Black DL. *Nature*,2001,410:936-939.

[3] Xie J, Jan C, Stoilov P, et al. *RNA*,2005,11:1825-1834.

[4] Huber KM, Gallagher SM, Warren ST, et al. *Proc Natl Acad Sci USA*,2002,99:7746-7750.

[5] Koekkoek SK, Yamaguchi K, Milojkovic BA, et al. *Neuron*, 2005,47:339-352.

[6] Si K, Giustetto M, Etkin A, et al. *Cell*,2003,115: 893-904.

[7] Alarcon JM, Hodgman R, Theis M, et al. *Learn Mem*,2004, 11:318-327.

[8] Wells DG, Dong X, Quinlan EM, et al. *J Neurosci*,2001,21: 9541-9548.

[9] Huang CS, Shi SH, Ule J, et al. *Cell*,2005,123:105-118.

[10] Eberwine J, Belt B, Kacharmina JE, et al. *Neurochem Res*, 2002,27:1065-1077.

[11] Bell TJ, Miyashiro KY, Sul JY, et al. *Proc Natl Acad Sci USA*,2008,105:1901-1906.

第 *35* 章

细胞和局部摄取荧光素－寡聚精氨酸偶联物的定量方法

Jonathan B. Rothbard, Lisa R. Jones

摘要：分子载体与小分子量药物复合物之间的连接方法是临床上影响其发展的一个主要障碍，合适的连接方式可使复合物进入细胞后，控释出游离的药物或探针。建立复合物在体内外细胞摄取过程中快速、实时、定量的检测方法将极大地推动它们的发展。本章介绍了细胞培养和动物模型中载体偶联药物摄取和释放的实时定量检测方法。

关键词：局部给药；偶联药物；荧光素；生物荧光

1. 概　述

　　由于配方和（或）生物利用度的问题，使得许多有前途的化合物不能进入临床。解决的方法通常是制备水溶性强的前药，但这同时出现了水溶性分子难以被动扩散通过相对非极性细胞膜的问题。以往的研究表明，小分子多肽、蛋白、核酸或显像药物与八聚精氨酸或寡聚胍载体连接后，产生的偶联物既是水溶性的，又能快速进入细胞和组织[1-7]。

　　这个领域进一步发展面临的主要障碍是连接方法，它能控制药物或探针在细胞内的释放。这个目标与在细胞和动物中快速实时定量检测偶联药物的摄取和释放直接相关。载体与荧光染料的共价连接可用于检测体外细胞的摄取，但它们不能用于体内分析细胞内偶联物的释放或实时监控。虽然放射性标记的偶联物可用于体内研究，但它们不能区别细胞内外的偶联物，也不能断定它们是完整分子还是释放出的药物。寡聚精氨酸载体通过半胱氨酸二硫键与不能通透细胞的多肽连接时，可检测到细胞内偶联药物的释放[4]。偶联物进入细胞后切割出游离的生物活性肽，可通过其功能进行检测。然而由于这种方法费力、耗时、难以定量，并且是非直接性检测释放的药物活性，这种检测本身不能快速评价载体效率、连接方式或释放系统。为解决这一问题，研究者开发了一个可释放的荧光素偶联物作为一个代表性（报告）分子，可在荧光素酶转染的细胞或转基因动物中，通过发射的荧光实时检测偶联物的摄取和药物的释放。

2. 材　料

2.1. 偶联物的合成

　　　3－巯基－1－乙醇、3－巯基－1－丙醇、3－巯基－1－丁醇、2,2′－二硫基二吡啶、甲醇、光气、甲苯、吡啶、D－荧光素钾盐、NaOH、水、酰化的 D－半胱氨酸 D－八聚精氨酸（肽合成；附注 1）、酰化的 D－半胱氨酸 D－四聚精氨酸（肽合成）、酰化的 D－半胱氨酸 D－四聚赖氨酸（肽合成）。

2.2. 荧光素从偶联物中的体外释放

　　　用预备柱（C18,250 × 22mm）或分析柱（C18,150 × 4.6mm）的分析型 HPLC 进行分析。产物用溶剂梯度洗脱（溶剂 A = 0.1% TFA/H_2O,溶剂 B = 0.1% TFA/CH_3CN）。

　　　其他试剂和仪器:1－萘甲醇作为内标、荧光素钾盐、5mmol 硫酸镁、HEPES 缓冲盐（HBS;150mmol/L NaCl,20mmol/L HEPES）和 1mmol/L EDTA（pH 7.4）、萤火虫荧光素酶、DTT、ATP、光度计。

2.3. 细胞摄取

　　　PC3M－luc 细胞:能稳定表达荧光素酶的贴壁前列腺癌细胞株。含 10% 胎牛血清、谷氨酰胺、青霉素和链霉素的 RPMI 培养基。附带 CCD 照相机、电脑和软件的小动物活体成像仪（附注 2）。

　　　其他耗材和试剂为:聚丙烯 96 孔培养板,HBS、pH7.4（20mmol/L HEPES,150mmol/L NaCl）,高钾 HEPES 溶液、pH 7.4（20mmol/L HEPES,150mmol/L KCl）、荧光素连接的 D－精氨酸四聚体（r4）、荧光素连接的 D－精氨酸八聚体（r8）、荧光素连接的 D－赖氨酸四聚体（k4）。

2.4. 局部应用

　　　转基因报告小鼠（FVB－luc＋）,转基因包括强启动子和萤火虫荧光素酶的编码序列,该动物的所有细胞均能表达荧光素酶报告基因。小动物活体成像仪。

　　　其他试剂和仪器:醋酸钠缓冲液、pH 6.0,PEG400,异氟烷,附带 CCD 照相机、电脑和软件的小动物活体成像仪。

3. 方　法

这个方法的主要障碍是荧光素偶联物的合成困难。尽管荧光素近十年来已作为出色的研究工具，但对它的修饰作用了解甚少。本章探索出一个可释放的连接系统，它能用于各种载体－药物或探针偶联物，并在其进入细胞后能释放药物。这个探针系统是根据萤火虫荧光素或荧光素酶的反应而设计（图 35－1）。

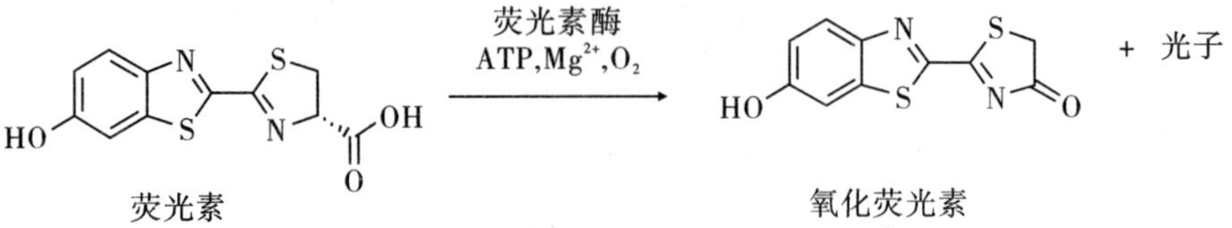

荧光素　　　　　　　　　　　　氧化荧光素
1　　　　　　　　　　　　　　　2

图 35－1　萤火虫荧光素与荧光素酶相互作用产生荧光

3.1. 合成和表征可释性的荧光素和八聚或四聚精氨酸（四聚赖氨酸）偶联物

荧光素－寡聚精氨酸偶联物的合成路线见图 35－2。

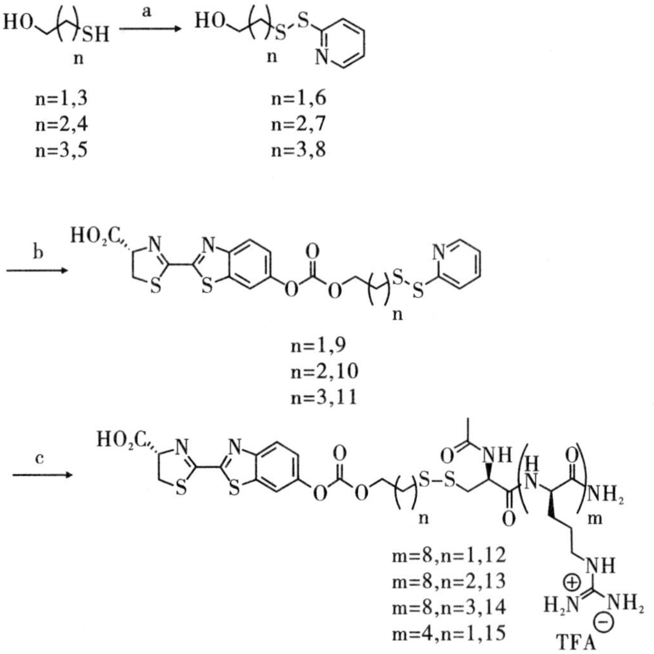

图 35－2　合成偶联物的总体流程。试剂和条件：(a) 2,2′－二巯基双嘌呤、甲醇，室温，n＝1、2、3：97%、91%、80%；(b) ①光气、吡啶、DCM，0℃；②荧光素 K^+ 盐、水、NaOH，4℃，n＝1、2、3：70%、47%、67%；(c) AcHN－D－cys－(D－arg)$_8$－$CONH_2$、DMF、室温，m＝8、n＝1、2、3：59%、66%、24%，m＝4、n＝1，35%

（1）在这个路线中，不同长度的羟基硫醇（3 ~ 5）和 2，2′ – 二巯基双嘌呤作用，转化成为活化的二硫化物（6 ~ 8）。

（2）然后，CH_2Cl_2 中的二硫化物（6 ~ 8），与甲苯中的光气（20%）反应，转化为氯甲酸酯。由于 D – 荧光素（1）在有机溶剂中的溶解度有限，并且为了避免保护基团，应在真空中除去有机溶剂，荧光素钾盐的碱性水溶液加入到氯甲酸酯中，酸化处理后，形成碳酸盐（9 ~ 11）。

（3）这个碳酸盐可作为连接多种载体的试剂（9 ~ 11）。的硫代吡啶基团用酰化的 D – 半胱氨酸 D – 八聚精氨酸（$AcNHcr_8CONH_2$）取代，形成载体 – 连接子 – 偶联物（12 ~ 14），四聚精氨酸（15）和四聚赖氨酸也通过这种方法合成，此方法避免了形成保护基团。对这些紧密的功能性载体偶联物来说，该方法是一个适用性强和简单的合成过程，也可用于合成其他载体 – 药物的偶联物。

3.2. 荧光素从寡聚精氨酸偶联物中释放的检测方法

荧光素可通过二硫键的水解或还原从偶联物中释放出来，释放出的荧光素随后发生环化（图 35 – 3）。为了解细胞内机制，在体外研究了这两个过程的速率。

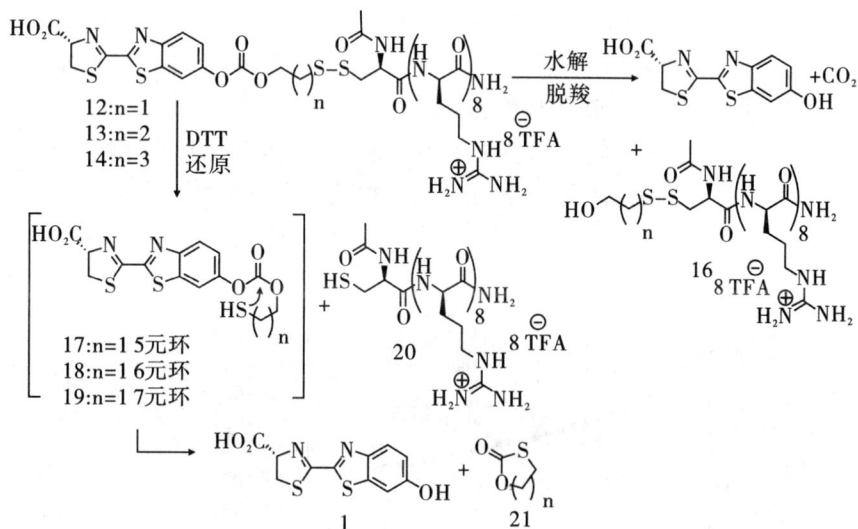

图 35 – 3　荧光素偶联物的分解途径

3.2.1. 偶联物的水解率和脱羧率

（1）在 1.5mL 试管内，偶联物（0.2mg）用 250μL pH 7.4 的 HBS 溶解，加入 10μL 的 1 – 萘甲醇内标（用 24mL 甲醇溶解的 10mg 1 – 萘甲醇），在 37℃ 孵育。

（2）在适当的时间取 20μL 该溶液进行反相 HPLC 分析。

（3）分解百分比可通过偶联物的整合峰面积、内标物和不同分解产物计算。

偶联物的半衰期明显不同:偶联物 12 为 3h,偶联物 13 为 11h,偶联物 14 为 33h。碳酸盐的缓慢水解产物为荧光素、乙醇 16 和 CO_2。稳定性的增加与羧基和近端硫原子之间距离的增加有关,说明这在之后的水解步骤中起了作用。

3.2.2. 偶联物还原和环化后荧光素的释放

(1)将不同浓度(20 ~ 2 000nmol/L)荧光素钾盐的溶液 50mL(含 5mmol/L $MgSO_4$、200mmol/L NaCl、20mmol/L HEPES、1mmol/L EDTA,pH 7.4),加入到 50mL 含有 100ng 的萤火虫荧光素酶溶液中,该溶液与荧光素钾盐的缓冲液相同(但需添加 1mmol/L DTT 和 2mmol/L ATP),光度计上读数,以制作标准曲线。

(2)分别将含 50mmol/L 复合物 12 和 13 的 50mL 溶液(含 5mmol/L $MgSO_4$、200mmol/L NaCl、20mmol/L HEPES、1mmol/L EDTA, pH 7.4)加入到 50mL 含有 100ng 的萤火虫荧光素酶溶液中,该溶液与荧光素钾盐的缓冲液相同(但需添加 1mmol/L DTT 和 2mmol/L ATP),光度计上读数。

(3)荧光信号随着相应底物浓度的增加而升高(图 35 - 4)。荧光曲线下面积与加入荧光素的量相一致。当分析偶联物时,不同的偶联物对光子产量的影响有明显的不同(图 35 - 5)。偶联物 13 产生的光子量仅为偶联物 12 的 12%(图 35 - 5a)。这个差别是由于偶联物中荧光素的释放速率不同,而不是所偶联荧光素量不同。

在每个偶联物在加入酶之前与 1mmol/L DTT 孵育 20min,那么每个偶联物的荧光特征与纯化的荧光素相似(图 35 - 4),并且产生相同的光子量(图 35 - 5b)。

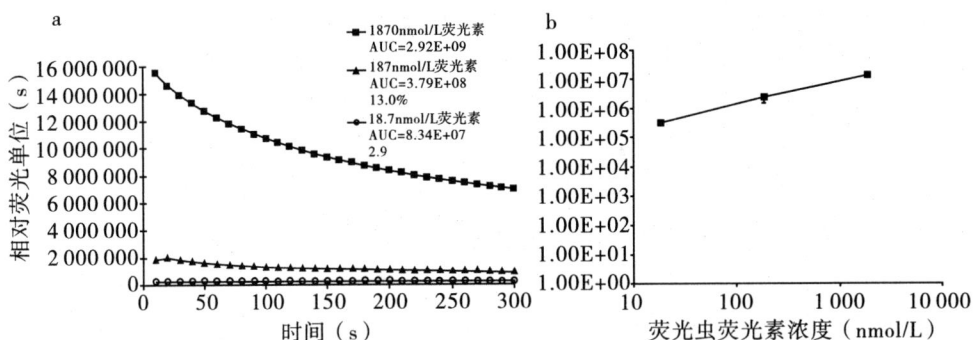

图 35 - 4　将已知量的荧光素加入 100ng 萤火虫荧光素酶后,所产生的荧光量标准曲线。萤火虫荧光素酶所在的溶液为 5mmol/L MgSO4, 200mmol/L NaCl, 20mmol/L HEPES, 1mmol/L EDTA,1mmol/L DTT,2mmol/L ATP,pH 7.4 (a)。曲线下整合面积(AUC)是光子数的量。百分比表示相对于最高剂量荧光素(b)的光子量。从图中可以看出(b),相对荧光量的对数值与荧光素浓度的对数值呈线性关系

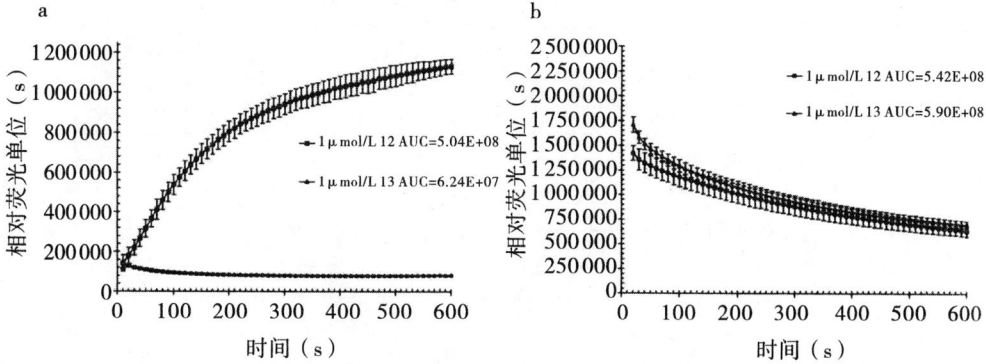

图 35－5　当 r8 偶联物 12 和 13 分别与荧光素酶混合后,所产生荧光量的不同。r8 偶联物 12 和 13 溶液(1mmol/L)与 100ng 萤火虫荧光素酶混合后的结果。萤火虫荧光素酶所在的溶液为 5mmol/L $MgSO_4$, 200mmol/L NaCl, 20mmol/L HEPES, 1mmol/L EDTA, 1mmol/L DTT, 2 mmol/L ATP, pH 7.4 (a)。曲线下整合面积(AUC)是光子数的量。如果两个偶联物在与荧光素酶混合前用 1mmol/L DTT 降解 20min 后,可检测到有相似的荧光曲线。此外,二者产生同量的光子数(b)

3.3. 定量分析细胞摄取的荧光素偶联物

　　目前多种分析测试均采用荧光素或荧光素酶系统[8]。但这个系统需要高敏性照相机来分析细胞和动物实验中产生的荧光[9]。利用荧光素或荧光素酶系统来检测偶联物的释放见图 35－6。

　　实验所用细胞株为 PC3Mluc 细胞。PC3M 细胞是贴壁前列腺癌细胞株,可稳定表达荧光素酶。由于荧光素能少量穿过细胞膜,因此它不能作为阴性对照,而 D－精氨酸的四聚体 r4 不能通过生物膜,可作为阴性对照(图 35－7)。虽然稳定性实验表明复合物在检测期间内稳定,但阴性对照提供了又一个支持证据。最好的实验方法是用高剂量偶联物与细胞短时间孵育后,观察生物发光信号出现还是消失。释放的荧光素量由曲线下面积计算。

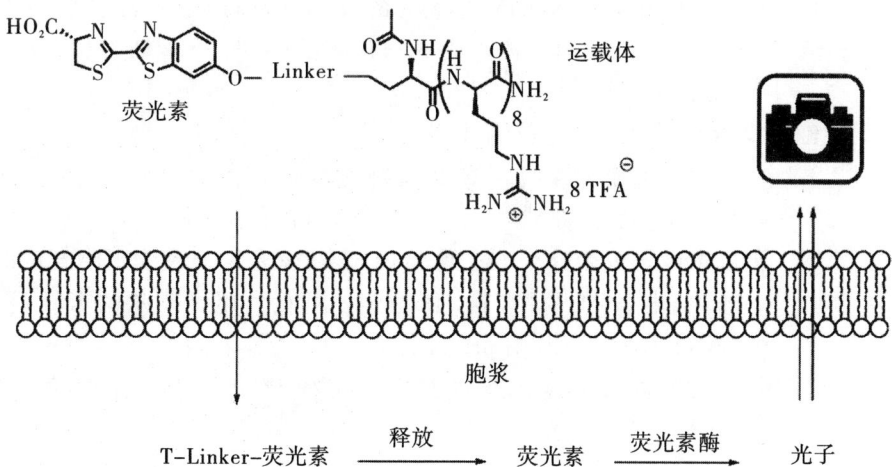

图 35－6　实时检测荧光素从偶联物的载体上释放出来

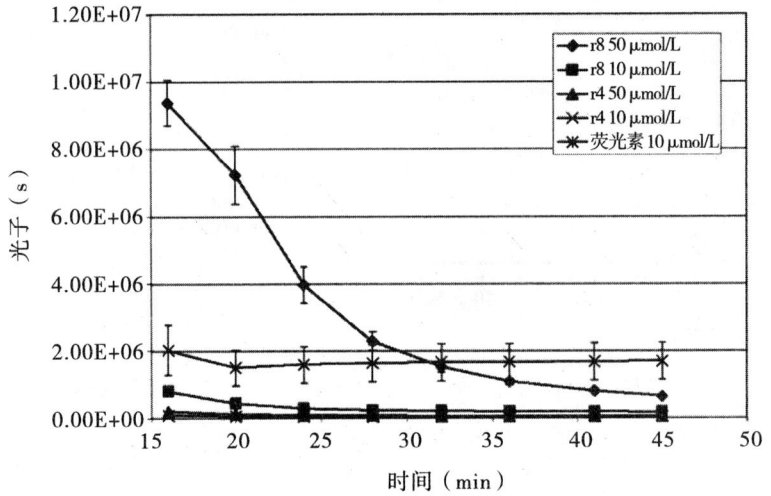

图 35 - 7 用高剂量 r8 碳酸盐[12]、阴性对照,相同连接方式的 r4 连接物[15]、荧光素[1]处理 PC3M - 荧光素细胞后,在不同时间点进行测定。细胞用 $50\mu mol/L$ 和 $10\mu mol/L$ 偶联物的 HBS 溶液(pH7.4)处理 15min 后,洗涤细胞并进行生物发光检测

3.3.1. 药物偶联物处理细胞后生物发光的检测

(1)用 96 孔培养板培养稳定表达荧光素酶的前列腺癌细胞 PC3M - luc,每孔接种 60 000 个细胞后,培养 12h。

(2)用不同浓度的荧光素钾盐或偶联物 12 和 15(HBS,pH7.4)孵育细胞 1min,设 3 个复孔。

(3)用 HBS 洗涤、重悬细胞,用电极耦合装置照相机检测 45min 内生成的荧光,并用活体成像软件分析。

偶联物 r8(12)与其他受试复合物相比,显示出非常突出的活性。它的光子水平相当高,并且时间较长。这可能是由于 r8 运载体(12)比荧光素有更高效的能力进入细胞。若 r8 的数据减去 r4 阴性对照(15)的荧光量,结果见图 35 - 8。数据可拟合成 $R^2 = 0.97$ 的曲线,半衰期为 6.9min。

3.3.2. 细胞摄取偶联物时膜电位的作用

早期的研究表明在寡聚精氨酸多肽穿透生物膜的过程中,细胞膜电位是一个重要的因素[10,11]。一个简单的降低细胞膜电位的方法是增加细胞外钾的浓度。可用这个方法检验荧光素/荧光素酶系统中膜电位的作用。

(1)制备 1L 的"高钾 HEPES 缓冲液",用等摩尔的 KCl 替换 HBS 中的 0.15mol/L 的 NaCl,调 pH 为 7.4。

(2)在 96 孔培养板的每个孔接种 PC3M - luc 细胞 60 000 个,然后培养 12h。

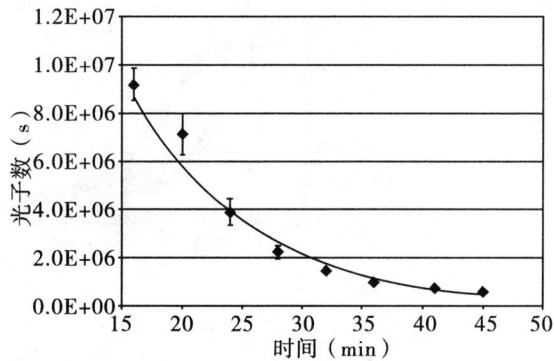

图 35 - 8　当细胞用 r4 偶联物 15 处理后,在不同时间所产生的光子数减去 r8 偶联物 12 产生的光子数,所得到的数据绘成的曲线

　　(3)加入溶解于 HBS 或 K + HBS(pH7.4)的 15μmol/L 偶联物 13 和 14、25μmol/L 的荧光素[1]。

　　(4)将偶联物和荧光素与细胞孵育 1min,培养板在 1 000r/min 旋转 2min 后,吸除上清液,加入新鲜的 RPMI,IVIS 相机测定生物发光,并用活体成像软件分析(附注 2)。

　　细胞经偶联物 13 处理后,荧光在开始几秒轻微增加,然后急剧下降,约 1 000s 左右达到基线(图 35 - 9a)。细胞经相同浓度的偶联物 14 处理后,产生不同的曲线,开始的荧光量较少,并以缓慢的速度降低。与偶联物 13 对比,偶联物 14 产生的荧光只有总体荧光的 2/3(图 35 - 9b)。实验观察到的荧光是由于荧光素进入细胞后,荧光素酶催化其反应,并且偶联物在细胞外没有水解。在高钾情况下(摄取和释放),偶联物的荧光降低了超过 90%,而荧光素的荧光轻微上升。结果说明大部分的荧光来自于偶联物的细胞摄取,以及荧光素的释放。

3.4. 定量测定荧光素偶联物在局部给予小鼠后,偶联物的摄取和释放

　　使用转基因报告小鼠(FVB - luc +),定量检测体内载体 - 连接子 - 荧光素偶联物的摄取和荧光素的释放。转基因 FVB - luc + 由强效肌动蛋白启动子调控,可稳定表达萤火虫荧光素酶的编码序列。该转基因动物的所有细胞都能表达荧光素酶报告基因[12]。

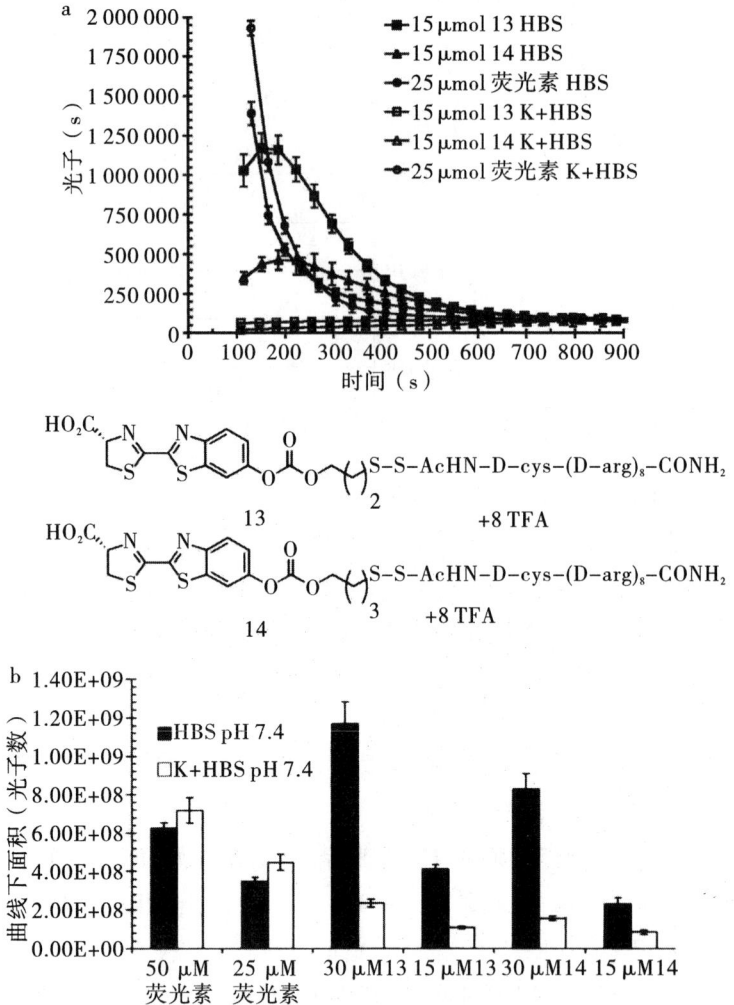

图 35-9　实时检测 PC3M-luc 细胞经偶联物 13、14 和荧光素[1]、存在或不存在钾缓冲液等情况处理后,(a)生物荧光随时间的变化(b)每条曲线下的整合面积。该面积表示在 900s 内所发出的光子总量(μM = μmol/L)

3.4.1. 皮内注射荧光素的测定

　　开始实验时,需检测 FVB-luc+ 小鼠皮肤中能够检测到荧光的游离荧光素量,并且荧光信号应具有剂量依赖性。

　　(1)异氟烷麻醉小鼠。

　　(2)剃去动物腹侧的毛,用脱毛剂处理动物腹侧 3min,然后用湿纸巾擦去毛发(附注 3)。

　　(3)小鼠最少恢复 5d,以改善其角质层(附注 4)。

　　(4)用 1mL 注射器皮内注射 100μL 的 20μmol/L 和 200nmol/L 的荧光素(HBS 溶液)。

　　(5)将动物置于小动物活体成像(IVAX)装置的槽内,测量目的区域的生物发光信号(光/单位时间;图 35-10)。

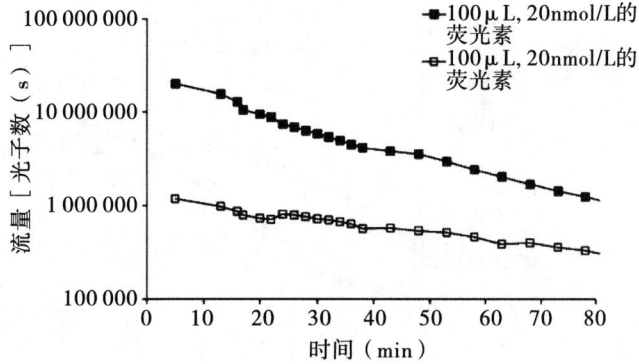

图 35 - 10　皮内注射的荧光素

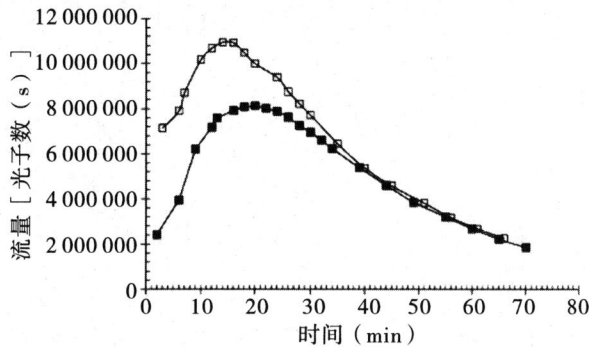

图 35 - 11　将转基因小鼠皮内注射 100μL 的 200nmol/L r8 - 荧光素碳酸盐后的生物荧光结果。实验变量来自两只不同的动物

（6）将 200μL 的 200nmol/L r8 连接物 13 局部注射入第二批动物。

（7）将动物置于 IVAX 装置的槽内,测量目的区域的生物发光信号（光/单位时间;图 35 - 11）。

3.4.2. 皮肤用药

（1）异氟烷麻醉小鼠。

（2）剃去动物腹侧的毛,用脱毛剂处理动物腹侧 3min,然后用湿纸巾擦去毛发（附注 3）。

（3）小鼠最少恢复 5d,以改善其角质层。

（4）配制 5.5mmol/L 含 r8 的偶联物 13 和偶联物 14 溶液,溶剂含有 25% 200mmol/L NaOAc（pH 6.0）, 75% 的 PEG 400。将 15μL 该溶液涂抹在转基因小鼠的裸露面。这个溶液的缓冲作用很关键,因为 5mmol/L 的八聚 D - 精氨酸荧光素偶联物的三氟醋酸盐溶液的 pH 接近 2.0。组织的酸化可强烈抑制生物发光的出现。

（5）将动物置于 IVAX 仪器的空槽中,测量目的区域的生物发光信号（光/单位时间;图 35 - 12）。

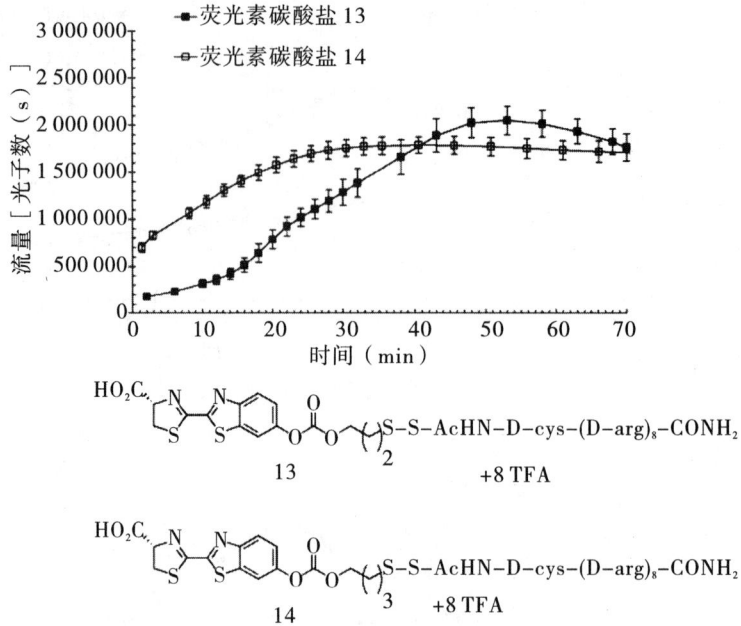

图 35-12 转基因小鼠经皮给予复合物 13 和复合物 14 的生物荧光结果

（6）将 15μL 的 r8 偶联物 13（0.5mmol/L、2.0mmol/L、3.0mmol/L、4.0mmol/L 和 4.5mmol/L）涂抹到转基因小鼠的裸露面。偶联物 13 用 75% PEG 400 或 25% 200mmol/L NaOAc(pH 6.0)溶解。

（7）将 15μL 浓度为 5.5mmol/L 的 D-4 聚赖氨酸偶联物 22 涂抹到转基因小鼠的裸露面,溶剂为 25% 200mmol/L NaOAc(pH 6.0)、75% PEG 400。观察组织内仅有荧光素释放的生物发光。

如图 35-9 所示,两个偶联物都产生了强烈的、可重现的发光信号。这个信号和进入皮肤的偶联物数量的差值代表了全部未起作用的偶联物(例如未完全摄取和断裂、皮肤清除、新陈代谢的偶联物)的量。每 400 个分子皮内注射的游离荧光素,可产生一个可检测光子。因此,荧光素在 1h 内的释放总量 = 曲线下面积 × 400 分子 ÷ 可检测光子。除以阿弗加德罗常数后,表明偶联物 13 的荧光素释放量为 3.62×10^{-12} mol,而偶联物 14 是 2.0×10^{-11} mol。根据涂抹面积和老鼠皮肤的厚度(0.69mm),在超过 1h 的测定期产生的局部累积浓度分别是 47nmol/L 和 62nmol/L。偶联物用量与产生的光子量呈线性相关,偶联物浓度为 0.5~4.5mmol/L 时,累积浓度可高达 299nmol/L(图 35-13)。

为了检测是否荧光素的释放发生在给予或是接触到皮肤表面时,需测定光子来源于细胞内还是细胞外解离和释放的荧光素。为了排除细胞外荧光素释放的影响,每次实验时应洗去小鼠皮肤上的材料,并且通过 HPLC 法检测洗涤液中游离的荧光素。在稳定性检测时,应不出现游离的荧光素。另一个对照实验是检测偶联物的组成。已知 4 聚赖氨酸不能通透皮肤,因此合成 4 聚赖氨酸 22 与荧光素的偶联物。当它与相应的 r8 偶联物 14 对照时

（图 35 - 14），若不能产生光子，则表明荧光来源于细胞内释放，而不是前药的细胞外水解。

随着载体介导药物和探针转运的发展，定量检测载体的转运能力在治疗、诊断或成像中显得非常重要。因此，要求实验方法可定量测定细胞、动物和后续的组织分布。此外，对许多偶联物而言，需检测游离药物的释放，以及在整体动物中药物的实时释出。

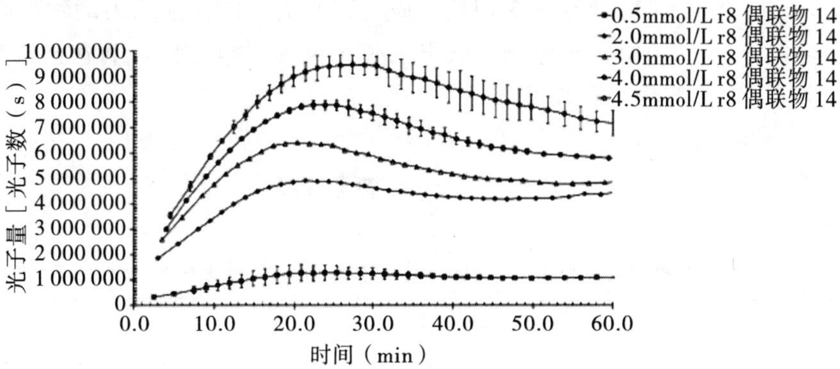

图 35 - 13　经皮给予不同浓度 r8 复合物 14 的剂量 - 反应曲线。在经皮给予 15μL r8 复合物 14（0.5、2.0、3.0、4.0 和 4.5mmol/L）的 75% PEG400/259。200mmol/L NaOAC（pH 6.0）溶液后，一定时间内在荧光素酶转基因小鼠中观察到的光子总量

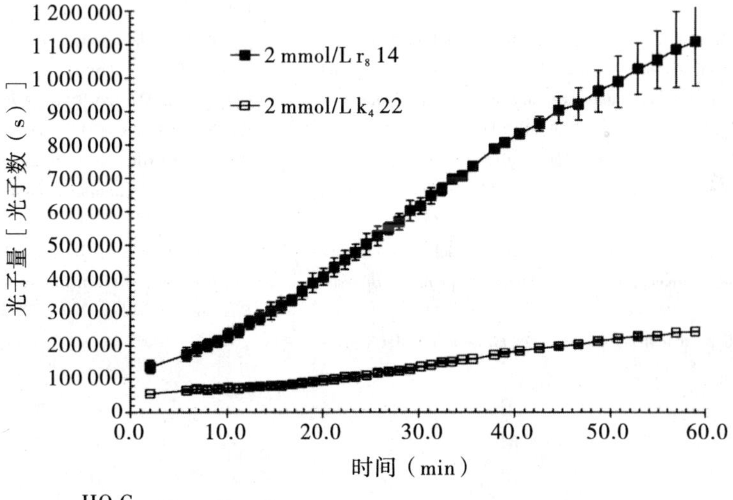

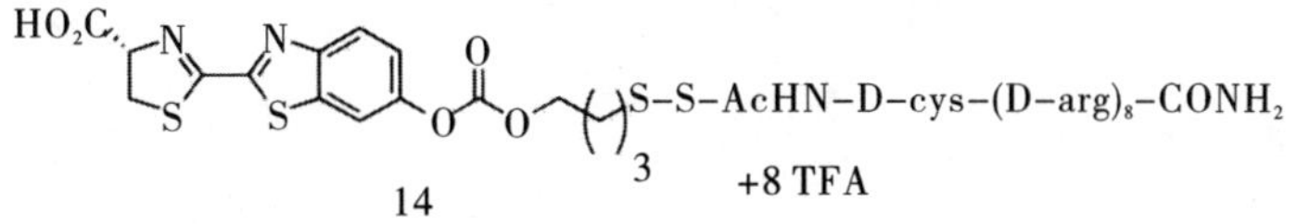

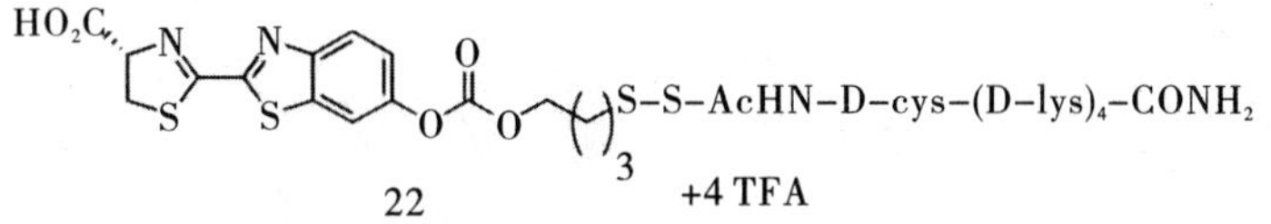

图 35 - 14　在经皮给予 15mL 的 r8 偶联物 14 和 k4 偶联物 22 溶液后（2mmol/L；75% PEG 400/25% 200 mmol/L NaOAc，pH 6.0），在荧光素酶转基因小鼠体内检测到的生物荧光

4. 附 注

（1）八聚精氨酸易吸湿，需放置在干燥器内储存。

（2）对于 CCD 照相系统，请链接网址 http://www.caliperls.com/products/optical-imaging/。

（3）理发器在理发供应公司购买。应仔细除去动物腹侧面和胃部的毛。

（4）每天监测皮肤上的荧光吸收，共监测 5 d，再次形成角质层屏障后，游离药物的吸收减少。

参考文献

[1] Rothbard J, Garlington S, Lin Q, et al. Conjugation of arginine oligomers to cyclosporin A facilitates topical delivery and inhibition of inflammation. *Nat. Med*, 2000,6:1253-1257.

[2] Kirschberg T, VanDeusen C, Rothbard J, et al. Arginine-based molecular transporters: the synthesis and chemical evaluation of releasable taxol-transporter conjugates. *Org. Lett*, 2003,5:3459-3462.

[3] Samuel B, Hearn B, Mack D, et al. Delivery of antimicrobials into parasites. *Proc. Natl. Acad. Sci. USA*, 2003, 100:14281-14286.

[4] Chen L, Wright L, Chen C, et al. Molecular transporters for peptides: delivery of a cardioprotective epsilon PKC agonist peptide into cells and intact ischemic heart using a transport system. R(7). Biol;Chem,2001,8:1123-1129.

[5] Kim D, Mitchell D,Brockstedt D, et al. Introduction of soluble proteins into the MHC class I pathway by conjugation to an HIV tat peptide. *J Immunol*, 1997,159:1666-1668.

[6] Robbins P, Oliver S, Sheu S, et al. Peptide delivery to tissues via reversibly linked protein transduction sequences. *Biotechniques*,2002,33:190-192.

[7] Siprashvili Z, Scholl F, Oliver S, et al. Gene transfer via reversible plasmid condensation with cysteine-flanked, internally spaced arginine-rich peptides. *Hum. Gene Ther*, 2003,14:1225-1233.

[8] Greer L, Szalay A. Imaging of light emission from the expression of luciferases in living cells and organisms: a review. *Luminescence*,2002,17:43-74.

[9] Contag CH, Bachmann MH. Advances in in vivo bioluminescence imaging of gene expression. *Annu. Rev. Biomed. Eng*, 2002, 4:235-260.

[10] Rothbard JB, Jessop TC, Lewis RS, et al. Role of membrane potential and hydrogen bonding in the mechanism of translocation of guanidinium-rich peptides into cells. *J. Am. Chem. Soc*,2004,126:9506-9507.

[11] Rothbard JB, Jessop TC, Wender PA. Adaptive translocation: the role of hydrogen bonding and membrane potential in the uptake of guanidinium-rich transporters into cells. *Adv. Drug Deliv. Rev*, 2005,57:495-504.

[12] Cao YA, Wagers AJ,Beilhack A, et al. Shifting foci of hematopoiesis during reconstitution from single stem cells. USA: *Proc Natl Acad Sci*, 2004,101:221-226.

第*36*章

公司规模化生产 CPP 连接的寡聚核苷酸药物

Ulf Tedebark, Anthony Scozzari, Oleg Werbitzky, Daniel Capaldi, Lars Holmberg

摘要: 本章从公司的角度介绍千克级规模的寡核酸和多肽复合物的生产过程。在结论中,讨论了公司规模化生产时两者可能的连接方法。

关键词: 工业规模;寡核苷酸;siRNA;磷硫酰;肽;CPP;复合物;生产;固相肽合成法(solid – phase petide synthesis,SPPS);Fmoc/tBu 法;HPLC 纯化肽和寡核苷酸;分离肽和寡核苷酸

1. 概　述

1.1. CPP 和寡核苷酸的连接

寡核苷酸(适配子)是一类具有高特异性和广泛治疗潜力的分子,在一定程度上,寡核苷酸比小分子或蛋白药物更有优势。寡核苷酸成为临床药物的主要障碍是难以通透生物膜,开发有效的转运系统,尤其是靶向转运系统,是解决这个难题的有效途径。

静脉注射的游离寡核苷酸在血液中可快速被血清中的核酸酶降解[1]。修饰的第一、二和(或)三代寡核苷酸[2,3]提高了对核酸酶的稳定性,但大小和负电荷仍是其进入细胞的障碍,可能体内输送途径是使用病毒或非病毒载体包装和保护寡核苷酸[4]。刚开始研究的病毒载体如反转录病毒和腺病毒,它们能将 DNA 和 RNA 高效转送到几类细胞系中[5]。尽管与病毒载体相比,非病毒转运寡核苷酸的效率较低,但非病毒载体的毒性和(或)免疫原性低,易于大规模生产,因此受到持续关注。

反义寡核苷酸或小干涉 RNA(short – interfering RNA,siRNA)可与细胞穿透肽(CPPs)或其他类型的非病毒或病毒载体形成连接物[6]。连接物的主要目的是包裹和保护寡核苷酸以免其降解,其次是转运进入细胞或组织内。寡核苷酸作为 CPPs 的负载物之一,可成功地靶向体外细胞或体内组织转运[5]。肽和寡核苷酸的连接能通过可逆的共价连接(二硫键)或不可逆的非共价连接(硫醚键),或者通过 CPPs 的阳性电荷与寡核苷酸的磷酸骨架的阴

性电荷之间的静电作用力进行非共价连接。寡核苷酸也可与多种其他非肽类阳离子化合物组成复合物,但本文不再赘述[7]。阳离子化合物的主要目的是中和电荷,包裹寡核苷酸,使其能够穿透细胞,甚至可能具有细胞或组织特异性。载体上连接细胞受体膜或组织特异性配体(如管家肽、适配子、抗体或表面羧基)可实现靶向转运,从而提高细胞特异性摄取。

开发基于 CPPs 的寡核苷酸药物,需要设计合成 GMP 级的肽和千克级的寡核苷酸。在本章中,以制备寡核苷酸和多肽为主的两个公司——Isis 制药公司和 Lonza AG 公司为例,简要介绍大规模生产寡核苷酸和多肽的过程。

1.2. 寡核苷酸的生产方法

目前所用的大规模合成寡核苷酸的方法是四步固相磷酰胺法,该方法在 25 年前由 Beaucage 和 Caruthers[8]发明,虽然经过了 20 多年,但其核心化学技术仍没有变化,证明其确实简便、有效和实用。虽然合成路线没有明显改变,但试剂、固相材料、合成设计、纯化、分离技术的发展,使得在合理价位上合成几百公斤修饰的 DNA 和 RNA 已成为现实。

1.3. 通过 Fmoc/tBu 法化学合成多肽

固相肽合成技术是连接在固体支持物(树脂)上的多肽链进行连续加合的方法。目前合成 10~40 个氨基酸长链多肽的最简单、最常用、规模化的生产方法是 Fmoc/tBu 化学固相合成法(附注 1)。在过去的 10 多年里,使用这种技术已成功合成了大量的、公司规模的多肽。目的肽链的延长起始于与固相支持物共价连接的 α-N 和侧链保护的末端氨基酸,然后进行下列两个反应将氨基酸一个接一个连接上去:①从固相支持物的产品上切除 α-N 保护性基团;②连接下一个受保护的氨基酸到固相支持物的氨基酸上。根据SPPS 树脂连接子的类型,这个过程可制备羧基末端的肽(如使用 2-CTC 树脂),若使用肽酰胺连接子的树脂(如 Sieber 树脂)可制备肽酰胺末端的肽。总之,以较温和的反应条件为特征,在 Fmoc/tBu 中 SPPS 法有更多的优势(附注 2)。

SPPS 延长结束后,将肽从固相支持物中切割下来。根据切割的不同,这步能够产生保护性肽(侧链上有保护性基团),或者完全脱保护的粗肽。保护性肽可作为进一步化学修饰的中间体,或者直接切割侧链上的保护性基团,从而得到粗肽。

粗肽的质量(纯度、杂质的含量和数量)往往不能满足要求,需要进一步纯化。在这一重要的步骤中,HPLC 色谱是目前可选的方法。这个方法适合大规模生产,并且可稳定得到质量高(如纯度 >98%)和产量好的理想产品。

为了最终得到纯化的固体肽,产品大致上必须从无机溶剂(如乙腈)和水性缓冲液中分离出来。标准的步骤是:①除去有机溶剂(如通过蒸发);

②冷冻干燥除去产品溶液中残余的水分(附注 3)。

本章所指的肽是广义的一类化合物,它们不仅在长度和复杂性方面不同,在化学和物理性质上也可能不同。因此,一个总体的合成路线并不是每个化合物最佳的合成方法。然而,下面介绍的方法对工业化生产和得到可接受的质量和产量目的的产品而言是个好的开始。考虑到化学反应的数量和合成单位的不同,若需优化特定多肽的 SPPS 过程,就要深入研究过程中的每个步骤,尤其是化学步骤。

2. 材 料

2.1. 寡核苷酸化学合成所需试剂

核苷亚磷酰胺(0.2mol/L;在氩气中,溶于无水乙腈 MeCN)、4,5 - 二氰基咪唑(DCI,1.0mol/L 溶于无水乙腈)[12]、苯乙酰二硫化物[PADS,0.2mol/L 溶于无水乙腈和 3 - 甲基吡啶(1:1,V/V)][13]、二氯乙酸(10%,V/V,溶于甲苯)[14]、加帽溶液 A[醋酸酐、吡啶和乙腈(1:1:3,V/V/V)]、加帽溶液 B[N - 甲基咪唑和乙腈(1:4,V/V)]、装有 UnyLinker 的固相载体(例如 GE Primer Support™ 200)[15]、三乙胺(TEA)、无水乙腈(含水量 <50ppm)、甲苯、3 - 甲基吡啶。

2.1.1. 反相纯化

甲醇、纯水、醋酸钠。

2.1.2. 最终脱保护和分离

乙醇、醋酸、NaOH。

2.2. 固相多肽合成
2.2.1. 固相载体

SPPS 的固相载体由带有一个反应基团的多聚物粒子组成,反应基团可将肽链连接到固相载体上。目前使用的大多数大规模的固相载体是微孔隙的聚苯乙烯珠(与 1% 苯二乙烯交联)。这些基质价格相对便宜,并且易与连接物进行功能化修饰。珠子在肽合成溶液中膨胀,因此可较好地应用于分批反应。下面两种类型的固相载体属于对酸超不稳定的 SPPS 树脂类,已经广泛应用于实验室和大规模肽合成:

(1)2 - 氯三苯甲基氯树脂(2 - CTC 树脂)。这个树脂用于带有未修饰羧基末端肽的制备,已经进行商业化生产(附注 4)。

(2)Fmoc Sieber 连接分子树脂(PL - Sieber resin)。这个树脂含有呫吨

基的连接子,可能在低浓度 TFA(1% ~ 5%)下被切割。这可使在羧基末端产生功能性的肽酰胺。这种树脂无需在步骤中连接上第一氨基酸,它可以直接使用,即从 Fmac 脱保护步骤后的延长过程开始。

选择树脂时要考虑的一个很重要的参数是起始上样量(功能化水平)。理论上,上样量越高,越有利于提高产量。然而,对每一个肽而言,由于它们特异性的空间位阻,以及它们的长度,因此有一个能使反应顺利进行、又能得到良好产品的最大上样量。合成中有一个重要的规律,即 15 ~ 20 个氨基酸的多肽,通常上样量大致为 0.4mmol/g;对 10 个氨基酸的小肽,可使用较高的上样量 0.7 ~ 0.9mmol/g;对大于 20 个氨基酸的多肽,应考虑聚合方法。

2.2.2. 溶 剂

(1)肽延伸:使用极性溶剂或溶剂混合物。连接步骤的典型溶剂是 N - 甲基吡咯烷酮(N - methylpyrrolidone,NMP)、N,N - 二甲基甲酰胺(dimethyl formamide,DMF)或带有二氯甲烷(dichloromethane,DCM)的 NMP 或 DMF 混合物。含哌啶的纯净 NMP 或 DMF 用于 Fmoc 脱保护步骤的溶液(附注5)。所有这些溶剂都由不同的实验室化学试剂厂商提供(附注6)。

(2)切割和脱保护:这些反应在 DCM 中通过的酸性混合物完成。甲基叔丁醚(methyl t - butyl ether,MTBE)来自于不同的实验室化学试剂厂商。

(3)色谱法通常需要不同浓度的乙腈(acetonitrile,ACN)。使用 HPLC 级别的 ACN(附注7)。按要求制备色谱溶液纯化水。

2.2.3. 试 剂

(1)9 - 芴甲氧羰基(Fmoc)保护的氨基酸:目前所有 Fmoc 保护的天然氨基酸已经商业化生产(附注8)。

(2)延伸

①偶联试剂:偶联试剂包括 1 - 羟基苯并三唑(HOBt)[16]、HBTU、DIPCDI 等。

②DIEA(Hünigs 碱)。

(3)Fmoc 脱保护:一般的脱保护是用 20%(V/V)哌啶的 DMF 或 NMP 溶液。

(4)切割、侧链脱保护:三氟乙酸(trifluoroacetic acid,TFA)、吡啶和清除剂如三异丙基硅烷(triisopropylsilane,TIS)等。

(5)显色试验:茚三酮、四氯醌、KCN、丙酮、酚和乙醇等。对于茚三酮检测,推荐使用新鲜蒸馏过的吡啶。

2.2.4. HPLC 和柱树脂

为了得到高纯度(如 >95%)的肽,一般需要使用 HPLC 色谱。根据肽的大小和疏水性,可选用硅胶 C18、C8 或 C4(附注9)。

2.2.5. SPPS 反应器

目前实验室规模的自动多肽合成仪在市场上已有销售。大多数这些仪器能够使用一般的合成法有效地制备各样品。然而,这些仪器在合成规模和反应条件(温度控制、添加试剂的方式)上可变范围很小。此外,一般这些仪器中的混合度达不到最佳条件。良好的仪器是手工或半自动合成系统,这个系统有循环反应池,并在反应器的底部出口安装有真空泵以保证实际上的滤过次数和充分混合。250mL 的实验室反应器的直径应为 6 ~ 7cm,并且使用 G3 孔径的垂熔玻璃滤器。这种反应器易于安装一个冷(热)外套、一个机械转子(以便温和有效地混合),以及装料口以便于加入固体、液体试剂和氮气。为加速过滤步骤,在反应器底部出口安装真空泵。这种类型的反应器中 SPPS 过程在实验室玻璃反应器中可达到超过 1 L 的规模,在工厂不锈钢反应器中甚至可达到 1 000L 以上的规模。

2.2.6. 其他反应器和装置

(1)树脂上可切割受保护肽的 SPPS 反应器。

(2)可进行全部侧链脱保护、受保护的粗肽的分离、粗肽蒸发的浓缩的反应器。所有这些反应和完成步骤可在有机化学的标准实验室完成:磁力或机械转子搅动瓶用于反应和沉淀步骤,旋耕机用于浓缩,玻璃除菌滤器用于分离,真空干燥箱用于干燥。

(3)用于纯化的 HPLC:使用带 UV 检测器和分段收集器的实验室标准HPLC 色谱仪。

(4)冻干机,实验室标准的冻干机。

---

3. 方　法

3.1 寡核苷酸合成过程

硫代磷酸寡核苷酸的合成是一个多级过程,包括试剂的准备、合成仪中的固相合成反应、切割和脱保护等步骤。制备一批硫代磷酸寡核苷酸的流程如图 36 - 1 所示。

该流程图介绍了单次合成一批寡核苷酸的过程。当然除固相合成外,合成一批寡核苷酸有时还需其他合成反应。

3.1.1. 寡核苷酸化学合成

化学合成过程中,每个亚磷酰胺单体不断以共价键形式与固相载体上逐渐延伸的寡核苷酸进行连接,每一轮由 4 步组成(图 36 - 2)。

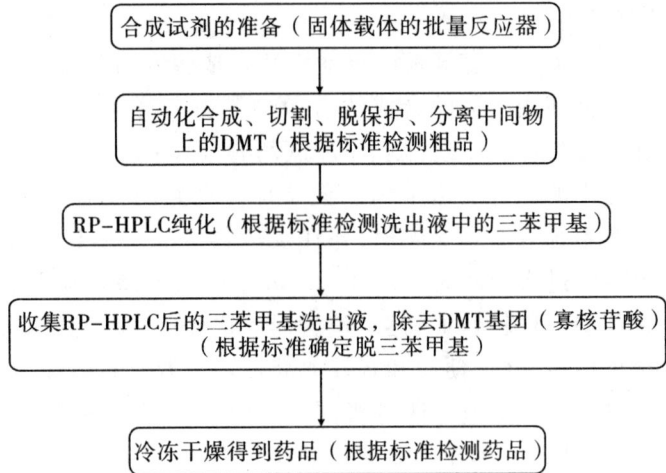

图 36-1　寡核苷酸的生产流程

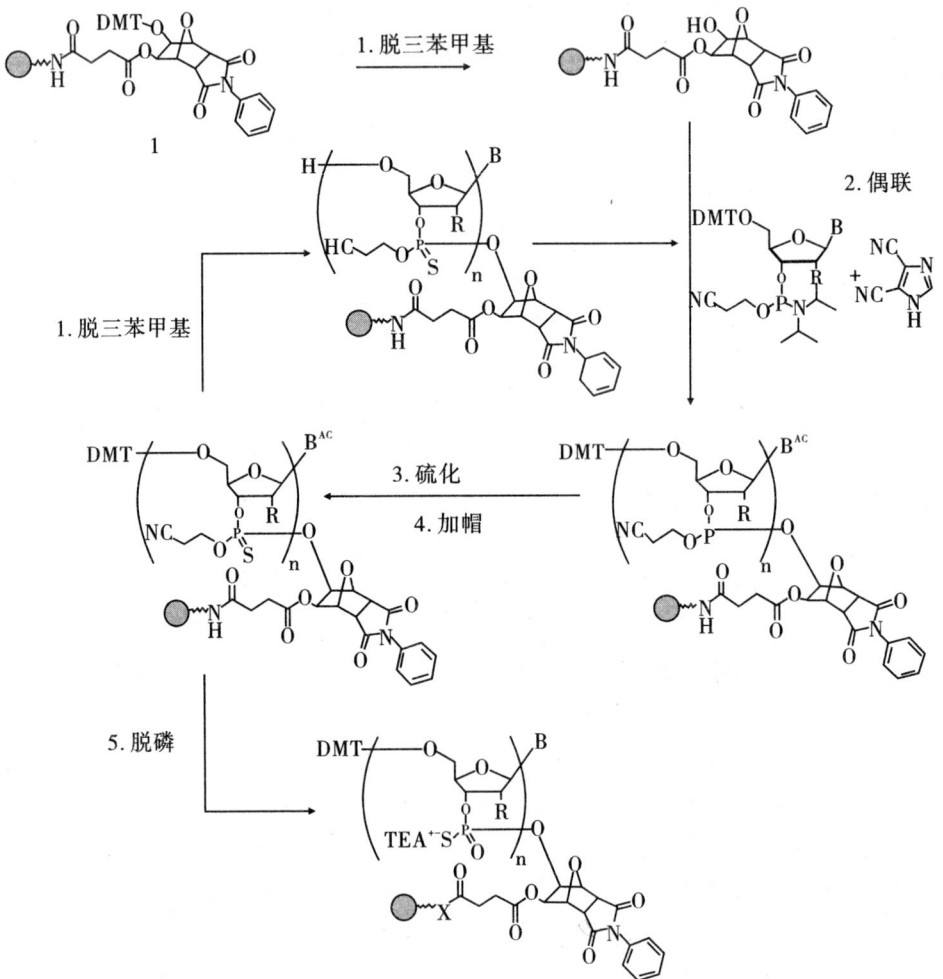

图 36-2　硫代磷酸寡核苷酸的化学合成

（1）脱三苯甲基作用（用二氯醋酸脱去 5′-羟基保护基团）。

（2）偶联（活化的亚磷酰胺与载体结合的寡核苷酸偶联）。

（3）硫化（用苯乙酰二硫化物将磷酸三酯转化为磷硫酰三脂）。

（4）加帽（5′-C 端未反应的乙酰基）。

化学合成的示意图见图 36-2。

最后一轮时，用三乙胺（TEA）的乙腈（MeCN）溶液处理固相载体上的寡核苷酸，以除去磷硫酰三脂保护基团（反应 5）[17]。

合成重量为克级时使用 GE Healthcare ÄKTA™ oligopilot™ 寡核苷酸合成仪，合成重量为千克级时用 GE Healthcare OligoProcess™ 寡核苷酸合成仪。使用的循环参数见表 36-1。

合成在 DMT 模式下进行。合成结束后，需从反应器上除去部分仍结合在固相载体上的脱保护的寡核苷酸，并且在高温下用 NH_4OH 处理。这一步可使寡核苷酸从固相载体上释放出来，并且同时切除了核苷碱基上的保护性基团。过滤固相载体，然后用真空泵除去氨气进行浓缩，分离出寡核苷酸粗品溶液。检测粗品溶液的性质和纯度。

表 36-1　合成参数

步骤	溶剂（试剂）	流速（CV/min）	加入时间	试剂当量
洗柱	甲苯	1	3	NA
脱三苯甲基	10% DCA 的甲苯溶液	1	3.5	98
脱三苯甲基后的洗涤	MeCN	1	3	NA
洗管	MeCN	NA	NA	NA
偶联	0.2mol/L 亚磷酰胺和 1.0mol/L DCI 的 MeCN 溶液	0.38	0.76	1.75/5
促进偶联	乙腈	0.38	0.7	NA
硫化	0.2mol/L PADS 的 MeCN 和甲基吡啶（1:1；V/V）	0.44	1.4	6.5
促进硫化	MeCN	0.44	0.7	NA
加帽	CapA/CapB（1:1；V/V）	0.47	3.5	86[a]
加帽（标准）	CapA/CapB（1:1；V/V）	0.47	0.7	17.5[a]
最终洗涤	甲苯	1	3	NA
脱三苯甲基	10% DCA 的甲苯溶液	1	2.5	70
磷脱保护	50% TEA 的 MeCN 溶液	0.12	120	60
洗柱	MeCN	1	3	NA

a：相当于不加帽时，无水乙酸的量

3.1.2. 反相纯化

合成的产物包括目的寡核苷酸和与合成有关的杂质,如 DMT、大量无 DMT 的短寡核苷酸等。最简单的纯化过程是将含有 DMT 或无 DMT 基团的寡核苷酸分离开来。反相(RP)- HPLC 可用于纯化 DMT 保护的粗品。确切的分离条件根据核苷酸序列而不同,但总体而言,可在 C18 多聚树脂上加入 20% 的水 - 甲醇粗品溶液。UV 吸收光谱连续监控流出曲线。维持上样条件直至洗脱出切割下的保护基团,如苯甲酰胺、乙酰胺和异丁酰胺。然后提高甲醇浓度至 40%,洗脱出所有无 DMT 的序列。再次提高甲醇浓度至约 75%,冲洗出带有 DMT 的产物,收集物作为第一组分。最后,用甲醇冲洗柱子,重新平衡以得到其他纯化产物。纯化时间仅需 2h,包括加样、冲洗、重平衡等过程。这样短的纯化时间和高的上样量,在大量的粗寡核苷酸的有效纯化中只能得到相对较纯的产品。

每一次纯化后的产品用 HPLC 检测其纯度,然后将每一次得到的产品合并在一起。

3.1.3. 最终脱保护和分离

纯化的寡核苷酸仍带有 DMT 基团,必须脱保护才能得到最终的 API。DMT 是一个酸性标签,纯化后的脱保护需在有醋酸的水性环境中进行。完整的脱保护需要 3 个步骤。首先,在 HPLC 缓冲液中加入 3 倍量的乙醇以沉淀寡核苷酸,通过离心除去上清液得到产品,然后将产品溶解到水和醋酸中。脱三苯甲基的效率有赖于 pH、温度和寡核苷酸序列[18]。因此,在大规模脱三苯甲基之前,需通过预实验确定反应的半衰期($t_{1/2}$)。然后,将酸性溶液加入到 3 倍体积的乙醇中,沉淀出脱三苯甲基的寡核苷酸产品。产品被重新溶于纯净水,HPLC 检测脱三苯甲基的程度。如果完全脱去三苯甲基,加入乙醇进行最后一步的脱盐沉淀。得到的固体溶解于纯净水、过滤、冷冻干燥得到寡核苷酸 API。

3.1.4. 产量和纯度

使用上述介绍的方法,可得到终产物的量为(3.2 ~ 3.7)g/mmol 的 20mer 硫代磷酸寡核苷酸。对 600mmol 的合成,终产物重量为 1.9 ~ 2.2kg。这个终产物包括 3% ~5% 残留的水分、0.5% ~1% 的甲醇、0.3% 的 NaOAC。使用特异性和敏感性的离子对 HPLC 并联合 UV 和质谱,测定分离出的产品纯度[19]。用这个方法得到的 20mer 硫代磷酸寡核苷酸,纯度一般为 90% ~92%。

3.1.5. 消耗的试剂和溶剂

使用固相合成任何分子均是高度消耗溶剂的过程。上述方法生产出 1kg 的 20mer 硫代磷酸寡核苷酸,大约需要 4 000kg 的溶剂、试剂和水(表 36 - 2)。

表 36 - 2　生产 1kg 的 20mer 寡核苷酸 API 需消耗的材料

材料	数量(kg)
试剂和起始材料	137
甲苯	525
MeCN	1000
3 - 甲基吡啶	120
纯净水	1200
甲醇	400
乙酸	325

因这个过程大量消耗溶剂,在大规模生产时溶剂的回收利用显得很重要。值得一提的是,由于这些废气具有明显的热值(BTU 值),将其燃烧为生产提供电力是一个有趣的课题。

3.2. 固相多肽合成方法

3.2.1. 制备合成载体和膨胀的树脂(附注 10)

(1)将合成载体置入 SPPS 反应器中(如在 250mL 的 SPPS 反应器中放入 10g 树脂;附注 11)。

(2)在树脂中加入 10 倍体积的溶剂(如 DCM、DMF 或 NMP;附注 12)。

(3)轻微搅拌混悬液混匀 30min。

(4)用 10 倍体积的溶剂清洗膨胀的树脂。清洗时,推荐使用溶剂或溶剂混合物。

(5)滤除剩余的溶剂。

3.2.2. 多肽的延长(附注 13)

3.2.2.1. Fmoc - 脱保护

(1)在 SPPS 反应器中的树脂上加入 3 倍体积的脱保护溶剂(如 20% 的哌啶 DMF 溶液,V/V)。

(2)室温下轻微搅拌 30min。

(3)过滤树脂,再次重复切割步骤 2。

(4)用溶剂[如 5 × (5 ~ 8)倍体积]清洗树脂,直到四氯对苯醌检测后显示滤液里无残留哌啶。

3.2.2.2. 偶　联(附注 14)

(1)在瓶中用 4 倍体积的 DMF/DCM 分别溶解 Fmoc 氨基酸(如上样树脂的 3 个当量)和 HOBt(如上样树脂的 3 个当量;附注 15)[19]。

(2)滴加等摩尔的 DIPCDI(如上样树脂的 3 个当量;附注 16)。

(3)室温下搅拌混合物 15min。

(4)将溶液加入到 SPPS 反应器中的树脂上。

(5)另加入 4 倍体积的溶剂(DCM∶DMF 为 1∶1)。

(6)室温搅拌混合物 4h。

(7)每隔 1h 取出样品进行过程控制(in process control,IPC;茚三酮或四氯对苯醌检测,或者 IPC HPLC)。如果 4h 后偶联没有完成,过滤树脂,重复偶联步骤。

(8)偶联反应完成后(IPC 指示完成),从反应混合物中过滤树脂。

(9)在 Fmoc 脱保护步骤中,用 5~8 倍体积的溶剂(DMF 或 NMP)清洗树脂 5 次。

3.2.3. IPC 延长

3.2.3.1. Fmoc 脱保护后四氯醌对残留哌啶的检测

(1)用丙酮制备四氯醌的饱和溶液。

(2)将 1mL 丙酮转移到小玻璃管内。

(3)加入 1 滴四氯醌溶液。

(4)加入 1 滴样品。

(5)结果:溶液为无色或淡黄色提示无哌啶存在,蓝色提示有残留哌啶。

3.2.3.2. 偶联完成的 Kaiser 检测

(1)准备下列 3 种溶液:5% 茚三酮的乙醇溶液,80% 苯酚的乙醇溶液,2% 水合 KCN 的哌啶溶液(1mmol/L)。

(2)取出带样品的少量树脂(约 5mg)置于玻璃管内,首先用延伸溶剂洗涤干净,然后用甲醛洗涤,倾去上清液。

(3)在树脂的玻璃管内分别加入 3 滴上述 3 种溶液。

(4)完全混合,在 80℃~90℃ 加热约 5min。

(5)若有与树脂结合的游离氨基,则树脂珠显示蓝色(附注 17)。

3.2.3.3. 延长过程中用 HPLC 进行 IPC

(1)取出少量树脂(约 5mg)置于玻璃管内,首先用延伸试剂洗涤干净,然后用 DCM 洗涤,倾去上清液。

(2)在试管内加入 200μL 的 DCM 和 5μL 的 TFA。

(3)室温下反应 5min。

(4)加入 1mL 乙腈,混合,取上清液。

(5)用 HPLC 分析上清液(附注 18)。

3.2.4. 保护性多肽的切割

(1)用 10 倍体积的 DCM 清洗 SPPS 内延伸了的肽树脂。

(2)重复清洗步骤 4 次。

(3)在瓶中配制 1% TFA 的 DCM 溶液(切割溶液;附注 19)。

(4)在 SPPS 内的树脂上加入 10 倍体积的切割溶液。

(5)室温下搅拌混悬液 10min。

(6)从树脂上过滤出切割溶液。

(7)加入 1% 体积的哌啶中和滤液。

(8)重复切割步骤(上述的第 3~7 步)5 次。

(9)收集所有的切割溶液。

(10)通过减压蒸馏除去过多的 DCM,直到初始溶液的 30%,以浓缩溶液。

(11)通过搅拌和依次缓慢加入甲醇和水,沉淀受保护的肽。

(12)将肽过滤,用水洗涤,用真空干燥箱干燥。

3.2.5. 侧链脱保护

(1)在圆底烧瓶中加入 1g 受保护的肽。

(2)加入 10mL 脱保护溶液(包含 95% TFA、2.5% 水和 2.5% TIS)。

(3)室温下在一定时间内进行该反应(附注 21)。

(4)0℃~5℃冷却混合物。

(5)在温度不超过 10℃ 的条件下,在搅拌的反应混合物中缓慢加入 30mL MTBE(注意:该反应非常容易放热)。

(6)真空过滤收集沉淀。

(7)用 MTBE 清洗,真空干燥箱干燥。

3.2.6. HPLC 纯化

(1)制备洗脱液 A(含 10% ACN 的 0.1% TFA 纯水溶液)和洗涤液 B(含 90% ACN 的 0.1% TFA 纯水溶液)。

(2)在 10mL 洗脱液 A 中溶解粗肽,浓度为 0.2g(或更多)肽。

(3)用 10μm 的聚丙烯滤器过滤粗肽溶液。

(4)在 250×10mm 的 HPLC 柱上注入 10mL 滤过的粗肽溶液。

(5)开启色谱泵加入洗脱液 A,速度为 4mL/min。

(6)在 50min 内用 5mL 或 10mL 的 0~50% 洗脱液 B 梯度洗脱分离的部分产品(附注 22)。

(7)用色谱分析单一成分。

(8)将达到预期质量的产品放入烧瓶。

3.2.7. 多肽的分离

(1)在烧瓶内收集所有 HPLC 分离得到的产品。

(2)用旋转减压蒸馏法除去混合液中的乙腈(如 50mBar,40℃)。

(3)用干冰或异丙醇混合冷冻留下的肽溶液。

(4)室温下冷冻干燥产品,直至达到恒重(如 48h;注意:产品会吸湿!)。

3.3. 结论:寡核苷酸 – CPP 复合物

如前两部分所述,目前可大规模生产寡核苷酸和多肽。它们均可在3′或5′、N—末端或 C—末端进行修饰,以进行共价连接。寡核苷酸和多肽形成非共价或共价连接的方法有多种,连接方法的选择依赖于靶细胞或组织的性质,以及肽和核苷酸可能的修饰方法。连接方法应是高产、高特异性、可再生、最好不使用保护基团的方法。临床上使用寡核苷酸作为药物的最大障碍是目前还没有一个靶向、有效、安全和无毒的转运方法。

---

4. 附　注

(1)有多种其他合成和制备多肽的方法(例如液相合成法,Boc 方法的固相合成法,重组合成等)[20]。每种方法都有自身的优势和不足,可根据多肽的结构和复杂性,以及所需的量,选择合适的合成方法。

(2)通过超强酸连接分子(如 2 – CTC 或 Sieber 树脂),侧链保护的多肽经 SPPS 可与连接分子连接。这些中间体能够通过相同的合成路径合成更长的多肽。这种一致的合成过程可产生总产量和质量较高的粗肽,保护性侧链的多肽也可进行侧链的修饰反应。

(3)有时 HPLC 纯化过程并不能得到脱盐的多肽,在这种情况下,需要一个附加的脱盐步骤。盐交换的可能过程包括以下几步:①将包含纯化肽的 HPLC 组分混合在一起;②用等量的水稀释;③将溶液上样到柱子上;④用要求的离子溶液洗涤柱子上的产品,直到原来的离子被完全替换(大致 3 ~ 5 个柱容量);⑤通过增加洗脱液中有机溶剂的浓度将 HPLC 柱子上的脱盐产品洗脱下来。

(4)一些市场上销售的载 2 – CTC 树脂在α – 氨基上不带有 Fmoc 保护性基团。

(5)必须注意:哌啶和 DCM 在有盐的环境中能够相互反应。因此,在反应过程和废气中应避免将这两种物质混合。

(6)根据目的多肽的性质,溶剂的选择对肽延长的质量可产生明显的影响。纯度最高的溶剂应用于特定的多肽合成。然而,为了避免副反应,需认真检查溶剂的质量,如肽合成级的 DMF(其中甲酸和二甲胺浓度最低),并且 DCM 中不应含有 HCl,否则不成熟的肽将可能从树脂上被切割下来。

(7)其他有机溶剂(不包括 ACN),如甲醇或异丁醇含有水分,这可能会出现醚化等副反应,以及在色谱层析时有更高的柱压。

(8)市场有售带有侧链保护基团的氨基酸。

(9)也可使用反相树脂多聚体(如聚苯二烯)。多聚体材料的益处是它们在色谱层析中及清洁色谱柱时对碱溶液稳定。

(10)必须保证在使用前树脂完全膨胀。

(11)肽合成反应不能有雾气(在反应器中使用氮气)。

(12)实验方法中提及的所有容积,指的是干燥树脂的起始容积。

(13)一个延伸循环总是包括一个偶联反应和 Fmoc 脱保护反应。对于带有 Fmoc 保护的标准树脂(如 Sieber 连接子树脂或带有 Fmoc 保护的氨基酸树脂),延伸循环须从 Fmoc 脱保护开始。如果载有氨基酸的树脂没有 Fmoc 保护,延伸循环则从偶联反应开始。

(14)偶联反应是肽合成的关键反应。它对产品质量的影响最大:一方面,需促进每步偶联反应中的转化率(例如转化率 >99.5% 或更高),另一方面,尽可能使副反应较低[21]。最重要的副反应是氨基酸与成长肽链连接时生成错误的异构体。错误异构体的主要来源是在偶联混合物中氨基酸活化时生成的消旋体。在进行偶联反应时,理想的反应状态(与活化的正确氨基酸反应)明显比不理想的状态(含有消旋体或错误异构体)快得多。总之,这是一个比较复杂的化学问题,需在试验中验证最佳反应状态(偶联试剂的筛选、溶剂、温度、预活化或同位偶联,碱基的加入,加入碱基的类型和数量等)。虽然理论上对每个多肽的偶联反应均需优化,但实际上在同一条件下,不同多肽的合成也能得到较好的产品。值得一提的是,消旋化并不是唯一重要的副反应,其他大量的副反应也能导致一系列副产品的产生。

(15)多种因素决定了成功偶联所需的试剂量:①试剂和溶剂的质量,尤其是试剂中的杂质(水、一级胺、酸等),它能干扰进行的反应;②反应器的设计(充分混合);③反应时间(影响副反应水平);④目的肽的序列和结构(有些氨基酸难以偶联)。3 个当量在大部分情况下是足够的。在一个优化的反应中,试剂量的消耗可以达到较低水平(<2 个当量)。

(16)文献报道了 Fmoc/tBu 中进行 SPPS 的其他偶联系统:①使用添加剂(如 PyBop 或 HBTU 和碱);②使用同位活化如 PyBop、HBTU 或 HCTU;③使用其他溶剂混合物(如低比率的 DCM,即 DMF:DCM 为 2:1,或者使用 NMP 取代 DMF)。一些替代的偶联反应比较强烈,可能产生的副反应较多,需要认真操作。

(17)茚三酮检测是测定一级胺简便快捷的方法。但是,脯氨酸由于带有二级胺,不能与茚三酮反应。此外,丝氨酸、天冬氨酸、天冬酰胺与茚三酮反应时,并不呈现深蓝色。因此,推荐在反应控制时(IPC),采用 HPLC 进行分析。

(18)肽合成中 HPLC 分析的可能条件:色谱柱:水、X - Terra MS C18

3.5μm,4.6×150mm；洗脱液 A：含 0.085% TFA 的 ACN 溶液；洗脱液 B：含 0.1% TFA 的水溶液，柱温 35℃，流速 1mL/min；组分：在 20min 内洗脱液 A 从 10% 到 97%；注射量：1 ~ 2.5μL；UV 检测：220nm。请注意，Fmoc 保护性肽的特异性吸收比没有 Fmoc 基团保护的肽有更高的 UV 吸收，这就是用此方法定量的原因。

（19）在 Sieber 连接分子的树脂中，切割时可能需要更高浓度的 TFA（5%，在一些情况下甚至高达 10%）。

（20）沉淀极大程度地依赖于肽的性质，每个多肽需要进行条件优化。研究的参数有：①溶剂的相对量（残余 DCM、乙醇、水）；②加入速度；③沉淀温度。

（21）依赖于侧链保护基团的数量和类型，反应需要 2 ~ 18h。在本实验方法中，Arg(Pbf) 切割速度最慢。

（22）色谱层析可使用 UV 210 ~ 220nm 监控，若多肽包含芳香族侧链，则为 240 ~ 280nm。

致 谢

感谢 Isis 制药公司 Isaiah Cedillo 和 kent Vansooy 提供的帮助。

参考文献

[1] Niven R, Pearlman R, Wedeking T, et al. Biodistribution of radiolabeled lipid-DNA complexes and DNA in mice. *J Pharm Sci*, 1998, 87: 1292-1299.

[2] Behlke M A. Chemical modification of siRNA for in vivo use. *Oligonucleotides*, 2008, 18: 305-320.

[3] Juliano R, Bauman J, Kang H, et al. Biological barriers to therapy with antisense and siRNA oligonucleotides. *Mol Pharm*, 2009, 6 (3): 686-695.

[4] Castanotto D, Rossi J J. The promises and pitfalls of RNA-interferencebased therapeutics. *Nature*, 2009, 457: 426-33.

[5] Anderson W F. Human gene therapy. *Nature*, 1998, 392: 25-30.

[6] Jeong J H, Mok H, Oh Y-K, et al. siRNA conjugate delivery systems. *Bioconjugate Chem*, 2009, 20: 5-14.

[7] Mintzer M A, Simanek E E. Nonviral vectors for gene delivery. *Chem Rev*, 2009, 109: 259-302.

[8] Beaucage S L, Caruthers M H. Deoxynucleoside phosphoramidites-a new class of key intermediates for deoxypolynucleotide synthesis. *Tetrahedron Lett*, 1981, 22: 1859.

[9] Bray B L. Large-scale manufacturing of peptide therapeutics by chemical synthesis. *Nat Rev Drug Discov*, 2003, 2: 587-593.

[10] Verlander M. Industrial applications of solid-phase peptide synthesis-a status report. *Int J Pept ResTher*, 2007, 13 (1-2):

75-82.

[11] Zompra A A, Galanis A S, Werbitzky O, et al. Manufacturing peptides as active pharmaceutical ingredients. *Future Med Chem*, 2009, 1 (2): 361-377.

[12] Vargeese C, et al. Efficient activation of nucleoside phosphoramidites with 4, 5-dicyanoimidazole during oligonucleotide synthesis. *Nucleic Acids Res*, 1998, 26: 1046.

[13] Cheruvallath Z S, et al. Synthesis of antisense oligonucleotides: Replacement of 3H-1, 2-benzodithiole-3-one 1, 1-dioxide (Beaucage reagent) with phenylacetyl disulfide (PADS) as efficient sulfurization reagent: From bench to bulk manufacture of active pharmaceutical ingredient. *Org Process Res Dev*, 2000, 4: 199.

[14] Krotz A H, Cole D L, Ravikumar VT. Synthesis of an antisense oligonucleotide targeted against C-raf kinase: Efficient oligonucleotide synthesis without chlorinated solvents. *Bioorg Med Chem*, 1999, 7: 435.

[15] Kumar R K, et al. Efficient synthesis of antisense phosphorothioate oligonucleotides using a universal solid support. *Tetrahedron*, 2006, 62: 4528.

[16] Subirs-Funosas R, Prohens R, Barbas R, et al. Oxyma: An efficient additive for peptide synthesis to replace the benzotri-

azole-based HOBt and HOAt with a lower risk of explosion. *Chem Eur J*,2009,15:9394-9403.

[17] Capaldi D C, et al. Synthesis of highquality antisense drugs. Addition of acrylonitrile to phosphorothioate oligonucleotides:Adduct characterization and avoidance. *Org Process Res Dev*,2003,7:832.

[18] Krotz A H, et al. Controlled detritylation of antisense oligonucleotides. *Org Process Res Dev*,2003,7:47.

[19] Capaldi D C, Scozzari AN. Manufacturing and analytical processes for 2′-O-(2-methoxyethyl)-modified oligonucleoti-des//Crooke S T, et al. Antisense drug technology: Principals, strategies and applications. 2nd Edition. Boca Raton: CRC Press, 2006:401-434.

[20] Goodmann M. Methods of organic chemistry (Houben-Weyl), synthesis of peptides and peptidomimetics. Volumes E22a and E22b. New York:Georg Thieme Verlag. *Stuttgart*,2002.

[21] Benoiton N L. Chemistry of peptide synthesis. Taylor & Francis Group. Boca Raton: FL,2006.

[22] Chan W C,White P D. Fmoc solid phase peptide synthesis-apractical apapproach. UK:*Oxford University Press*,2000.

第 37 章

应用融合肽 GALA 进行细胞内物质转运

Ikuhiko Nakase, Kentaro Kogure, Hideyoshi Harashima, Shiroh Futaki

摘要: 为增加治疗药物和基因的细胞质输送,研究者应用 pH 敏感和膜融合肽以促进多肽－药物复合物从内吞体逃逸。GALA 是由重复序列 Glu－Ala－Leu－Ala 组成的多肽,它的设计是参考了病毒融合蛋白的功能,即病毒融合蛋白可介导病毒基因从酸性内吞体中逃逸到胞浆。最近,这个肽不仅可提高阳离子脂质体转导质粒 DNA 的效率,也可作为多功能信封样纳米装置(multifunctional envelope-type nanodevice, MEND)的功能分子。使用这个多肽的优势在于 GALA－负载物与阳离子脂质体的复合物可通过有效的内吞体逃逸向胞浆内输送蛋白。本章介绍了使用 GALA 肽向细胞质内有效运送负载物分子的实验方案。

关键词: 细胞质转运;GALA;膜融合肽;阳离子脂质体;内吞体逃逸

1. 概　述

细胞膜对维持细胞生存具有极其重要的作用。然而,细胞膜也是运送药物(尤其是大分子药物,如基因和生物活性蛋白)进入细胞的主要障碍。膜融合肽如 GALA 肽的应用可使药物顺利进入胞浆。

GALA 肽是一个含有 30 个氨基酸残基的双极性肽,它包含 Glu－Ala－Leu－Ala 重复序列,它的设计是参考了病毒融合蛋白序列的功能,该融合蛋白序列可介导病毒基因在细胞内吞病毒后从酸性内吞体中逃逸到胞浆[1,2]。GALA 肽有个特性:当 pH 从 7.0 降到 5.0 时,它的结构可从无规线圈转变成螺旋形式,从而导致脂质膜不稳定[1,2]。

利用这个特性,GALA 肽可刺激脂质体/质粒 DNA 复合物从内吞体中有效逃逸,从而成为提高转导效率的一个方法[3-5]。最近,一个新型的包装方法,即将压缩的质粒 DNA,包封进入 PEG 化和转铁蛋白(Tf)修饰的脂质体(多功能信封状纳米装置,MEND),形成一个核－壳状纳米颗粒[6]。通过同时在 MEND 膜上插入的胆固醇－GALA(Chol－GALA),以及 PEG 链末端的GALA,压缩的核被释放入胞浆,从而导致转导效率的明显增加[6]。此外,有报道称 GALA 肽和阳离子脂质联用可使蛋白靶向胞浆转运[7]。阳离子脂质与负电荷 GALA 的负载物形成复合物后,通过内吞进入细胞, 在 GALA 的帮

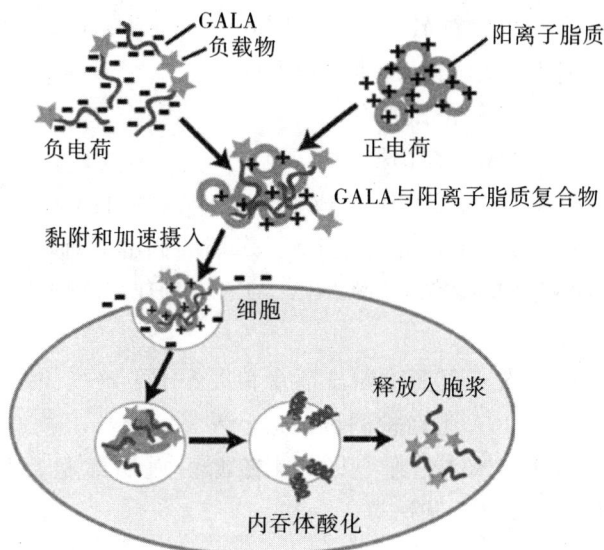

图 37 - 1　使用 GALA 与阳离子脂质体复合物靶向胞浆转运的示意图

助下负载物逃出内吞体[7]（图 37 - 1）。本章介绍了使用 GALA 肽向胞浆有效输送负载物分子的实验方法。

2.　材　料

2.1.　阳离子脂质体联合 GALA 转导质粒 DNA

（1）COS - 7 细胞（猿猴肾细胞并经 SV40 病毒基因转化的细胞系），用含 10% 热灭活的胎牛血清（FBS）的 DMEM 培养基培养。

（2）玻璃皿（35mm）。

（3）阳离子脂质（lipofectin）。

（4）质粒 DNA（增强型绿色荧光蛋白基因，pEGFP - N1）。

（5）GALA 合成肽（氨基酸序列：WEAALAEALAEALAEHLAEALAEALE-ALAA - 酰胺；附注 1）。

2.2.　使用 MEND 转导质粒 DNAs

（1）二油酰磷脂酰乙醇胺（dioleoyl phosphatidylethanolamine，DOPE）、罗丹明 B - DOPE（Rho - DOPE）、胆固醇（Chol）、二硬脂酰磷脂酰乙醇胺 - 聚乙二醇 2000（disteargl phosphatidyl ethanolamine polyethyloneglycd 2000，DSPE - PEG2000）、马来酰亚胺 DSPE - PEG2000。磷酸十六烷酯（DCP）、n - 辛基 - β - D - 吡喃葡萄糖苷（OGP）。

（2）编码荧光素酶的质粒 DNA，pCAcc - Luc + （6 566bp）。

（3）聚 - L - 赖氨酸（PLL，M. W. 27 400）

(4)人含铁转铁蛋白(holo-transferrin, Tf),3－(2－吡啶二巯基)丙酸 N－羟基琥珀亚胺酯(SPDP)。

(5)IT 标记试剂盒。

(6)XAD 多孔珠。

(7)GALA－SH 合成肽(氨基酸序列:WEAALAEALAEALAEHLAEAL-AEALEALAAC－酰胺)和 N—末端胆固醇修饰的 GALA(Chol－GALA;氨基酸序列:Chol－WEAALAEALAEALAEHLAEALAEALEALAA－酰胺;附注 1、2)。

(8)荧光素酶检测试剂盒和报告子裂解缓冲液。

(9)BCA 蛋白检测试剂盒。

(10)K562 细胞(人慢性髓源白血病细胞),用含 10% 热灭活 FBS 的 RPMI1640培养基培养。

2. 3. 与阳离子脂质结合的 FITC－GALA 或 FITC－亲和素/生物素－GALA 复合物的细胞内转运

(1)GALA 的 N—末端与生物素酰胺基己酸盐 N－羟琥珀酰亚胺酯连接,得到生物素化的多肽 biotin－GALA〔氨基酸序列:biotinamidocaproyl－NH－(CH$_2$)$_3$－CO－WEAALAEALAEALAEHLAEALAEALEALAA－酰胺〕,GALA的 N—末端与异硫氰酸荧光素连接,得到荧光素化的多肽 FITC－GALA〔氨基酸序列:FITC－NH－(CH$_2$)$_3$－CO－WEAALAEALAEALAEHLAE-ALAEALEALAA－酰胺〕,见附注 1、3。

(2)FITC－亲和素。

(3)HeLa 细胞(人宫颈癌细胞),用含 10% 热灭活的牛血清(BS)的 α－MEM培养。

(4)阳离子脂质体(Lipofectamine 2000,LF2000)。

3. 方 法

为了有效运送 GALA－负载物分子(在阳离子脂质存在条件下)进入细胞,通过从内吞体逃逸到胞浆并发挥最大的生物学功能,需要考察 GALA、阳离子脂质和负载物分子在形成复合物中的比例。例如,由于 GALA 序列中有 7 个谷氨酸残基,在中性 pH 时带有负电荷,达到一定的比例后会影响复合物总电荷从正值到负值的变化,引起内在化进入细胞效率的改变。此外,脂质体中 GALA 的数量可能影响内吞体膜破裂的效率。因此,复合物比例的优化非常重要。

3.1. 阳离子脂质体联合 GALA 转导质粒 DNA

(1)在培养皿内培养 COS - 7 细胞(每孔 2×10^5 个细胞)。在 5% CO₂、37℃条件下,用 1mL 含 10% FCS 的 DMEM 培养 24h。

(2)将含阳离子脂质(Lipofectin;10μL)的无血清 DMEM(90μL)与带质粒 DNA(pEGFP - N1;1μg)的无血清 DMEM(100μL)混合,室温下放置 10min (附注 4)。

(3)将含 GALA 肽的磷酸盐缓冲液 PBS(6μg/mL,50μL)和阳离子脂质/质粒 DNA 溶液混合,室温下放置 10min。然后混合物用 750μL 的无血清 DMEM 稀释(附注 4)。

(4)用无血清 DMEM 洗涤细胞,随后加入上述溶液(阳离子脂质/质粒 DNA)至细胞中,然后在 5% CO₂、37℃条件下,孵育细胞 5h。

(5)用 2mL 含 10% FCS 的 DMEM 替换质粒溶液,再孵育细胞 24h。

(6)用共聚焦荧光显微镜分析 EGFP 的表达。

3.2. 使用 MEND△ 转导质粒 DNAs

(1)用 5mmol/L HEPES 缓冲液(pH 7.4)溶解 DNA 和 PLL;用 IT 标记试剂盒将 pDNA 用罗丹明标记。为了压缩 pDNA,将含罗丹明标记的 DNA 溶液(总 DNA 溶液量的 20%;0.1mg/mL)加入 PLL 或精蛋白溶液中,室温下涡旋。DNA/多聚阳离子混合物(DPC)中 DNA 的终浓度为 0.05mg/mL,氮和磷的(N:P)比值为 2.4。

(2)加稀释的 DPC 混悬液(0.25mg/mL)至脂质[DOPE/NBD(或罗丹明)- 标记的 DOPE/DCP/DSPE - PEG - 2000 = 77:5:8:10(摩尔比)]和含 5mmol HEPES 缓冲液(pH7.4)的 OGP 表面活性剂复合物中。DNA、脂质、表面活性剂的终浓度分别为 0.023mg/mL、0.49μmol/L 和 18mmol/L。

(3)在这种情况下,形成了富含表面活性剂的小单层水泡(SUV),并结合在 DPC 表面。

(4)为了除去表面活性剂,在 SUV/DPC 混悬液中加入 Amberlite XAD 多孔珠。

(5)为了将 MEND△ 从空脂质体和未包封的 DPC 中分离出来,将样品加入不连续的蔗糖密度梯度(0~40%),在 20℃以 160 000g 离心 2h。

(6)收集 1mL 的上层溶液并检测其荧光强度。将收集的包含 MEND 部分在 1L 的 5mmol/L HEPES 缓冲液(pH 7.4)中透析 3 次,时间超过 3h,以除去蔗糖。

(7)为了用 Chol - GALA 修饰脂质体,在 MEND 悬液中加入 Chol - GALA的 N,N - 二甲基酰胺(DMF)溶液,以致在用 Tf 修饰前溶液终浓度为

△ MEND:multifunctional envelope-type navodevice,多功能信封样纳米装置

1mol%。混合物在 37℃ 孵育 1h。在 PBS 平衡过的 Bio-Gel A 1.5 米柱上（100~200 目）分离未包封的 Chol-GALA。

（8）在室温下用 3-（2-吡啶二硫基）丙酸 N-羟基琥珀酰亚胺酯（SPDP;终浓度为 66μmol/L）处理 Tf（终浓度 62.5μmol/L）30min。在 PBS 平衡的 Sephadex G-25 柱上将 3-（2-吡啶二巯基）丙酰（PDP）-Tf 从未反应的 SPDP 中分离出来。室温下用 50mmol/L 的二硫苏糖醇水溶液将 PDP-Tf 还原 30min,得到 3-巯基丙酮化-Tf,用 Sephadex G-25 柱进行纯化。

（9）为了使 Tf 与脂质体之间形成二硫键,用含有 1mol% 马来酰亚胺 DSPE-PEG 2000 的 MEND 以 1:20 的脂质摩尔比、4℃ 过夜处理 3-巯基丙酮化-Tf。

（10）为了从 MEND 中除去未反应的 Tf,将反应复合物在 4℃、160 000g 离心 2h,除去上清液。用 50mmol/L 的 $Fe_2(SO4)_3$-EDTA（pH 7.4,Fe^{3+} 终浓度为 100μmol/L）平衡 MEND,使 Tf 的 Fe^{3+} 过饱和。

（11）为了在 PEG 末端连接 GALA-SH,加入含 GALA-SH 的 DMSO 溶液到含 2mol% 马来酰亚胺 PEG 脂质的 MEND 混悬液中,加入 Tf 30min,并在 4℃ 过夜孵育后,使 GALA-SH 的终浓度为 1mol%。MEND 混悬液中未反应的 GALA-SH 用凝胶过滤除去。

（12）MEND 包含的 1μg DNA 由罗丹明标记的质粒 DNA 检测,然后用 0.25mL 无血清和无抗生素的 RPMI 1640 混合,再将 MEND 的 RPMI 1640 混悬液加入到 K562（每孔 $5×10^4$ 个细胞）细胞中,37℃ 孵育 3h。

（13）在细胞中加入含 10% 胎牛血清（1mL）的 RPMI 1640,随后孵育 45h。然后收集细胞,洗涤,用报告子裂解缓冲液溶解。

（14）在细胞裂解液中加入 50μL 的荧光素酶,检测荧光素反应,用光度计测量活性。

（15）用 BCA 蛋白检测试剂盒检测细胞裂解液中的蛋白。

3.3. 与阳离子脂质结合的 FITC-GALA 或 FITC-亲和素/生物素-GALA 复合物的细胞内转运

（1）用 33mm 的玻璃皿培养 HeLa 细胞 24h（每孔 $3×10^5$ 个细胞）。

（2）制备 FITC-GALA 和 LF 2000 复合物,在无血清细胞培养液中（18μL）加入 LF 2000（2μL）,并在无血清细胞培养液（20μL）中加入 FITC-GALA（10μmol/L）,室温下混合孵育 15min。在 FITC-GALA/FL 2000 复合物中加入含 13% BS 的 α-MEM（160μL）。

（3）为了制备 FITC-亲和素或生物素-GALA 和 LF 2000 复合物,将生物素-GALA（10μmol/L）的无血清 α-MEM（20μL）和阳离子脂质（LF2000;2μL）的无血清 α-MEM（18μL）混合,室温下孵育 15min,加含 FITC-亲和素的 13% BS 的 α-MEM 溶液,使总体积为 200μL,得到 FITC-亲和素或生物

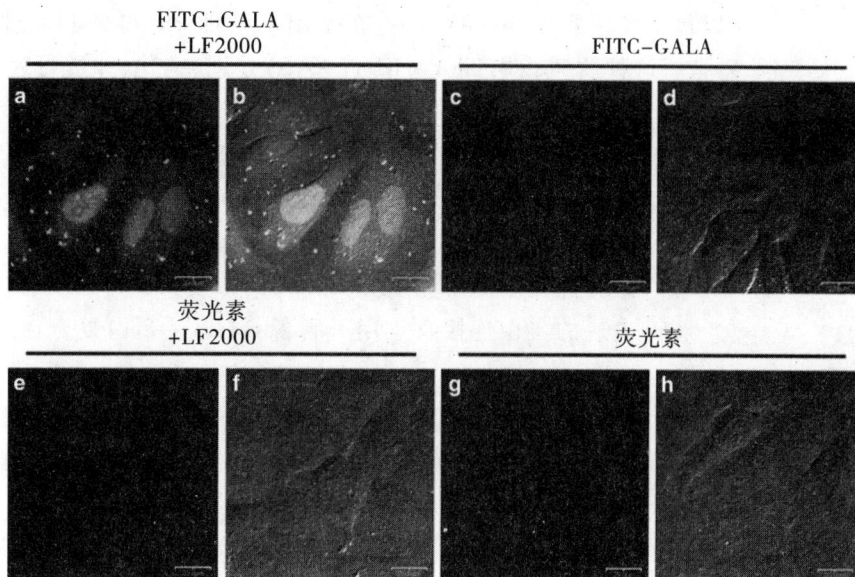

图 37-2　共聚焦显微镜观察不同药物处理的 HeLa 细胞。HeLa 细胞分别用以下药物处理：(a、b)FITC-GALA(1μmol/L)/FL2000[1%(V/V)]复合物；(c、d)FITC-GALA(1μmol/L)；(e、f)荧光素(1μmol/L)/FL2000[1%(V/V)]复合物;(g、h)荧光素(1μmol/L)。药物分别处理 HeLa 细胞4h。荧光照片(a、c、e、g)、荧光和 DIC 重叠照片(b、d、f、h)的尺寸均为20μm

素-GALA 混合物(FITC-亲和素 0.25μmol/L,生物素-GALA 1μmol/L;附注5)。

(4)将上述混合物(200μL)加入到细胞中,在含 5% CO_2、37℃条件下孵育 6h。

(5)用 PBS 清洗细胞,然后加入含 10%BS 的 α-MEM。

(6)用共聚焦显微镜分析,结果如图 36-2 所示。

4. 附　注

(1)在 Rink 胺树脂上通过 Fmoc-固相肽合成技术进行多肽合成,使用标准的肽合成方法[8]。将 6 氟磷酸苯丙三唑-1-氧基三(毗咯烷并)磷(pyBOP)、1-羟基苯丙三唑(HOBT)和 N-甲基吗啉(NMM)联合作为偶联系统。使用 Fmoc-Trp-OH、FmolGluCOtBU)-OH、Fmoc-Ala-OH、Fmoc-leu-OH、Fmoc-His(Trt)-OH、Fmoc-Gly-OH 和 Fmoc-Cys(Trt)-OH 作为氨基酸衍生物。用三氟乙酸(TFA)和二硫醇(EDT)在室温下处理肽树脂3h,然后从树脂中切割多肽及脱保护,继而用反相 HPLC 纯化多肽。合成多肽的结构用基质辅助激光解析电离飞行时间质谱进行确定。

(2)为制备 Chol-GALA,将多肽树脂用 DMF 溶解的胆固醇和三乙醇胺

（以每个肽树脂 1.5eq 的剂量）在室温下处理 2h，得到胆固醇化氧羧基 - 肽树脂。这种肽树脂用 TFA - EDT(95:5) 处理，纯化，并进行表征。

（3）为制备荧光标记的肽，在肽树脂的 N—末端连接一个 GALA 残基作为连接荧光标记物的间隔分子，然后用 DMF 溶解的荧光素 - 5 - 异硫腈酸和 N - 乙基双异丁醇胺（DIEA；3eq/肽树脂）在室温下处理树脂的 N 端 3h。用 TFA - EDT(95:5) 处理以每个肽树脂 1.5eq 的剂量、纯化，并表征[7]。

（4）需要优化阳离子脂质和 GALA 的浓度[3]。

（5）表达的蛋白连接物也用于制备 GALA - 蛋白复合物。

致　谢

本研究的工作由日本的教育部、文化部、运动部、科学部和技术部的科学研究院资助。

参考文献

[1] Subbarao N K, Parente R A, Szoka F C, et al. pHdependent bilayer destabilization by an amphipathic peptide. *Biochemistry*, 1987, 26:2964-2972.

[2] Li W, Nicol F, Szoka F C Jr. GALA: a designed synthetic pH-responsive amphipathic peptide with applications in drug and gene delivery. *Adv. Drug Deliv. Rev*, 2004, 56:967-985.

[3] Futaki S, Masui Y, Nakase I, et al. Unique features of a pH-sensitive fusogenic peptide that improves the transfection efficiency of cationic liposomes. *J. Gene Med*, 2005, 7:1450-1458.

[4] Simões S, Slepushkin V, Gaspar R, et al. Gene delivery by negatively charged ternary complexes of DNA, cationic liposomes and transferrin or fusigenic peptides. *Gene Ther*, 1998, 5:955-964.

[5] Simões S, Slepushkin V, Pretzer E, et al. Transfection of human macrophages by lipoplexes via the combined use of transferrin and pH-sensitive peptides. *J. Leukoc. Biol*, 1999, 65:270-279.

[6] Sasaki K, Kogure K, Chaki S, et al. An artificial virus-like nano carrier system: enhanced endosomal escape of nanoparticles via synergistic action of pH-sensitive fusogenic peptide derivatives. *Anal. Bioanal. Chem*, 2008, 391:2717-2727.

[7] Kobayashi S, Nakase I, Kawabata N, et al. Cytosolic targeting of macromolecules using a pH-dependent fusogenic peptide in combination with cationic liposomes. *Bioconjug. Chem*, 2009, 20:953-959.

[8] Futaki S, Niwa M, Nakase I, et al. Arginine carrier peptide bearing Ni(II) chelator to promote cellular uptake of histidine-tagged proteins. *Bioconjug. Chem*, 2004, 15:475-481.

第38章

以细胞穿透肽为载体的药物转运系统基础和临床研究

付爱玲

摘要：细胞穿透肽（CPPs）是近年发展起来的一个多肽新家族。CPPs 具有携带不同类型的分子进入细胞的能力。以 CPPs 为载体，介导 DNA、RNA、寡核苷酸和蛋白质等向体内和体外细胞内转运，在近 20 多年中已得到了长足地发展，形成了一类新型的药物转运系统。该多肽转运系统在生物学上高效低毒且生物相容性好，化学上易于合成、可量化并具有重复性。目前 CPPs 介导的物质转运已进入临床前和临床研究阶段，主要用于治疗中枢神经系统疾病、心血管疾病和癌症等难治性疾病。

关键词：细胞穿透肽；核酸；蛋白质；细胞摄取；临床前研究；临床试验

1. 概　述

在过去 20 多年生物学领域的研究中，出现了一类具有通透生物膜功能、并能够携带其他分子进行细胞转运的多肽，这些多肽逐渐形成了一个新家族，称为细胞穿透肽（CPPs）。在一些文献中，CPPs 也被称为蛋白转导区（PTDs）或膜穿透肽（MPPs）。

迄今，CPPs 家族包含大约 100 多条短肽，分为天然肽、嵌合肽和合成肽三种类型。这些短肽通常由 6 ~ 30 个氨基酸残基组成，其中碱性氨基酸（尤其是精氨酸）占较大比例。虽然每种 CPP 功能相似，但每条短肽的氨基酸序列和空间构象各不相同，甚至几个人工设计合成的短肽在空间上可形成双亲性的 α - 螺旋结构。目前常用的 CPPs 有 HIV - 1 Tat 衍生肽、多聚精氨酸肽、果蝇触角蛋白的同源结构域（命名为穿透肽）、合成的 Pep - 1 肽等。随着新的 CPPs 被发现或被设计合成，CPPs 家族成员将会不断增多[1]。

生物膜的双层脂质结构是药物进入细胞过程中的主要障碍，而 CPPs 的发现和发展，已被认为是突破生物膜障碍向细胞内运送物质（尤其是肽、蛋白质和核酸）较理想的方法。目前细胞摄取 CPPs 及其偶合物的机制仍存在着极大争议，但这些肽确已成功介导大量不同类型的药物分子进入不同类型的细胞。一些 CPPs 由于相对毒性较低，并且转导效率较高，已经应用于多种临床前实验模型。大部分的 CPPs 具有向细胞核聚集的能力,适合作为基因转运载体;一些 CPPs 具有细胞特异性,能够实现组织靶向性转运;一些 CPPs 能够与其他非病毒载体(纳米粒子、脂质体)结合,促进核酸高效、组织特异性转运[2]。本综述总结了 CPPs 在药物输送中的主要应用,并着重于 CPPs 在核酸转运中的作用。

2. CPPs 在基因转移和表达中的应用

基因治疗的主要目的是将治疗性基因输送到靶细胞核,基因表达后以补充缺失或错误的蛋白质。选择合适的基因转运载体,是决定基因稳定长期表达的关键。

病毒载体在基因治疗中曾表现出一定优势,包括高而持久的转染效率,并且外源性 DNA 有时可稳定整合到宿主基因组中。然而,病毒载体存在几个问题,例如免疫原性、毒性、难以大规模生产、外源性 DNA 大小的限制、随机整合到宿主基因组引起的插入突变,以及通过重组机制产生活性病毒颗粒的风险等。病毒载体的应用局限性,使研究者不得不重新考虑开发非病毒基因载体。

目前,在输送质粒 DNA 时,最常用的非病毒载体有阳离子脂质体、纳米粒子、阳离子聚合物和阳离子多肽 CPPs。CPPs 作为载体的显著优势是通过与 DNA 相互作用后,能使其有效集聚,并促进细胞内在化过程和刺激内吞体的逃逸,尤其是当 CPPs 中含有短的核定位信号(nuclear localization signal, NLS)时,CPPs 携带 DNA 可直接定位于细胞核内[3]。

2.1. CPPs 与 DNA 的连接方法

CPPs 与 DNA 的连接方法有共价和非共价连接。共价方式多采用双硫键连接。CPPs 与核酸的共价连接物稳定、易于纯化和量化,但在细胞内,共价连接物之间共价键断裂的速度和程度,严重影响了最终基因的表达效率。因此,CPPs 与 DNA 多采用非共价方式进行连接。非共价连接方法极其简单,仅将 CPPs 和 DNA 按一定比例在室温或 37℃ 下混合。

由于组成 CPPs 的氨基酸残基和修饰基团不同,在非共价连接中,CPPs 与 DNA 之间的作用方式有以下几种:①正负电荷作用。CPPs 带有正电荷,与带负电荷的 DNA 混合后,通过正负电荷间的静电作用结合。②与特异性碱基对形成氢键。短的肽核酸寡聚体与 CPPs 共价连接后,与互补的质粒形成氢键。③与生物素 – 亲和素相互作用。使用生物素化的 CPPs 与标记有亲和素或链亲和素分子的 DNA 形成复合物。④混合型的相互作用。双极性多肽包裹 DNA 后,多肽与 DNA 之间的相互作用可能有静电作用和疏水相互作用,以及氢键的参与。

DNA 与 CPPs 结合后,可成功转入培养的细胞或动物体内。值得注意的是,多数 CPPs 单独作为基因转运载体,在体外细胞的基因转染实验中比较成功,但它们不能用于体内研究。这是由于这些 CPPs 或 DNA 复合物在血液中不够稳定,或者在血清存在的条件下转染效率较低。目前仅有几个 CPPs 能够用于体内的基因转运。此外,CPPs 与其他非病毒基因载体形成联合载体时,通常可大大提高在体内的转染效率,还可赋予载体其他的性质,如稳定性和靶向性。

2.2. CPPs 介导体外细胞的基因转染

Tat(47~57)是最早用于体外细胞基因转染的 CPPs 之一。Tat(47~57)与含有荧光素酶基因的质粒 pCMV - LUC 在室温下孵育 20min 后,形成的大分子复合物能迅速转染入体外培养的人支气管上皮细胞。

人工设计合成含 27 个氨基酸残基的 MPG 融合肽(GALFLGFLGAAGS-TMGAWSQPKSKPKV),由两个相对独立的区域组成:①HIV gp41 蛋白的 N 端 16 个氨基酸残基的疏水区,可使 MPG 顺利通过细胞脂质双层膜;②SV40 T 抗原的亲水性 C—末端的 NLS,该区域在生理条件下呈正电荷,能与核酸有效结合,并使融合肽具有核定位性[4]。若 NLS 突变后,MPG 则不能向核内输送 DNA。MPG 能够向实验的几个细胞系运输质粒 DNA,如 HS60、NIH - 3T3 成纤维细胞、COS - 7 和 C2C12 肌成纤维细胞等贴壁或悬浮细胞,转染效率比脂质体高 2~7 倍。

MPG 与核酸的非共价连接与富精氨酸肽相似,通过 MPG NLS 上的正电荷与核酸的负电荷经静电作用相结合。然而,琼脂糖凝胶电泳显示,MPG 或 DNA 呈电中性的实际比例远高于理论值。推测多个 MPG 肽之间存在相互作用,可能在 DNA 分子周围形成肽网[5]。这种形式可保护核酸免受酶的降解。目前 MPG 已被应用在质粒 DNA 和寡核苷酸的转运上,

将 CPPs 进行化学修饰也是提高基因转染效率的一个方法。尤其是硬脂酸修饰的富精氨酸肽,例如 HIV - 1 Tat (48~60)、HIV - 1 Rev (34~50)、群舍病毒衣壳 FHV(35~49)、(RxR)4 和 4~16 个残基的寡聚精氨酸,修饰后能够显著提高质粒 DNA 的转染效率。其机制在于硬脂酸修饰后增加了内吞体逃逸程度或者提高了核内转移效率[6-8]。

2.3. CPPs 介导动物体内的基因转染

双极性肽 PPTG1 通过静脉注射后,所携带的质粒 DNA 可在小鼠体内进行明显的基因表达[9]。在另外的研究中,一种新的碱性双亲性多肽,ppTG1 和 ppTG20(20 个氨基酸残基组成),可作为体内和体外基因转染的单组分载体。ppTG1 和 ppTG20 多肽分别能够与核酸通过静电作用结合,并能够破坏

内吞体膜从而逃逸出去。这两个多肽与质粒 DNA 的复合物在细胞培养和小鼠体内实验中,均显示出高水平的基因表达[10]。这些 CPPs 介导动物体内基因转染的机制可能是 CPPs 能够将质粒 DNA 压缩到纳米尺寸,并且保护DNA 不被血液中的核酶降解。

2.4. CPPs 与其他非病毒载体联合介导基因转染

已有的证据表明,CPPs 与其他非病毒转运载体联合应用,与单独作为载体的 CPPs 相比,更有可能达到基因治疗的目的。这些转运载体包括脂质体、纳米粒子和其他多聚复合物。

2.4.1. CPPs 与脂质体结合转运质粒 DNA

若 Tat(47~57)与 DNA 预先孵育后,再加入 lipofectamin™2000 脂质体,所形成的三联复合物转染进入细胞的效率,比 DNA/脂质体复合物增加约390 倍,并且在转染后 4h 即有基因表达。将 Tat(47~57)与较大的药物载体(200nm 脂质体)通过脂质体表面的黏附作用连接,也能够有效输送 DNA 到细胞内,这个复合型的基因载体在体内和体外均能够有效转染进细胞,并且比通常使用的其他转染试剂毒性更低。其内在化机制可能依赖于 Tat(47-57)的细胞穿透作用。其他类似的实验也表明,CPPs 与转运载体联合进行基因转染,体外和体内的基因表达的稳定性和有效性可得到大幅度提高。

将 Tat(47~57)与 25kDa 的 PEI 通过异双聚乙二醇(polyethylenglycol,PEG)进行偶联,制备出 Tat-PEG-PEI 连接物。连接物大小约有 90nm,具有低毒高效的转染效果。将 Tat(47~57)直接连接在 PEG 化的生物反应性脂质纳米颗粒(nanolipid particles,NLPs)的磷酸酯质上,形成 Tatp-lipid 复合物;或者通过 2kDa 的 PEG 与其连接,形成 Tatp-PEG-lipid,分别进行质粒 DNA 的基因转染。结果显示,Tatp-PEG 与 pH 敏感的 NLPs 结合后进行的基因转染效率,与 NLPs 对照组相比,可提高 100 000 倍[11]。若与转染试剂 PEI 组合时,转染效率提高了 8 倍[12]。

质粒 DNA 与来源于抗菌肽 Dermaseptin S4 肽(氨基酸残基 1~13)的 S4$_{13}$-PV CPPs 通过静电连接形成复合物,也能够有效地介导 DNA 转染,并且肽/DNA 电荷比(>5:1)提高时转染效率随之增高。值得一提的是,改变 S4$_{13}$-PV 或者含有 NLS 肽的氨基酸序列,形成的复合物所介导的基因转染效率将可能大大降低,这表明细胞穿透序列在转染过程中具有重要性[13]。

2.4.2. CPPs 与纳米粒子结合转运质粒 DNA

将八聚精氨酸修饰的纳米粒子包裹聚集的质粒 DNA 后进行细胞基因转染,结果显示,转染效率比八聚赖氨酸修饰的纳米粒子高 1 个数量级,还比未修饰的纳米粒子高出 2 个数量级。尽管精氨酸和赖氨酸均为碱性氨基酸,并且多聚精氨酸和多聚赖氨酸修饰的复合物在细胞摄取类型(主要通过巨胞饮)上也相同,但复合物在基因表达上有所不同。这可能是由于精氨酸残基上的胍基在酸性和中性 pH 下能够促进内吞体囊泡破裂,可使复合物从内吞体逃逸出去。

多功能信封型的纳米装置(MEND)由一个聚集的 DNA 核和一个外层包被的脂质纳米材料组成。MEND 在表面修饰有 8 个精氨酸,以增加细胞摄取[14]。与在相似条件下制备的 DNA 或聚 L - 赖氨酸脂质复合物相比,高出 1 000 倍的转染活性。另外,八聚精氨酸 - DOPE 阳离子体来聚集核酸的 MEND 粒子,在真核细胞中具有类腺病毒样高效的转导效率,并且 MEND 粒子没有明显的细胞毒性。

3. CPPs 介导 siRNA 或 miRNA 的体内外转运

RNA 干扰(RNA interference,RNAi)已成为研究基因功能和治疗疾病不可或缺的工具。然而,siRNAs 和 miRNA 遇到与 DNA 同样的细胞内转运问题,限制了它们的治疗应用。尽管研究者设计了大量的病毒和非病毒方法试图解决这个问题,但目前临床上可行的 RNA 运送方法仍尚未建立。

CPPs 与 RNA 的连接方式与 DNA 相似,可通过共价或非共价方法进行结合。CPPs 与 RNA 的共价连接可形成微小、化学计量学明确和重复性高的 CPP - RNA 单体。但目前常用的仍为非共价方式制备 RNA 和 CPPs 的复合物。除了单独作为 RNA 转运载体外,CPPs 也与其他非病毒载体联合使用运载 RNA。

3.1. MPG 肽介导的 siRNA 转运

第一个用于输送 siRNAs 的 CPPs 是 MPG 肽,它通过非共价方式与 siRNA 形成稳定的复合物。将复合物加入到细胞中后,靶蛋白活性明显降低了大约 80%。小鼠胚囊内注射 MPG 与靶向 OCT - 4 的 siRNAs 形成的 MPG - siRNA 复合物,可将周期素 B1 沉默。静脉给予 MPG - siRNA 复合物后,可抑制小鼠肿瘤的生长。结构分析表明,MPG 中 NLS 区的一个氨基酸突变后(MPGΔNLS),MPG 不能进入细胞核,只将 siRNA 快速释放到胞浆,从而增加了 RNA 的干扰效果[15]。

3.2. 病毒蛋白衍生肽段介导的 siRNA 和 microRNA 脑靶向转运

在病毒转染宿主细胞时,其衣壳发挥着重要作用。使用多形瘤病毒或 SV40 的衣壳作为转运载体,可将 DNA 输送进细胞。另外,把 VP1 病毒自我复制后纯化的衣壳蛋白与质粒 DNA 进行混合,发现它能够将 DNA 运载入原病毒敏感细胞,但这种方式的转染效率比原病毒低。

由 29 个氨基酸组成的狂犬病毒糖蛋白(rabies virus glycoprotein,RVG)衍生肽段与含有 9 个 D 型 Arg 的细胞穿透肽连接后,与 siRNA 按摩尔比10∶1 在室温下混合,形成 RVG – 9dR – siRNA 复合物。细胞实验证明,RVG – 9dR/siRNA 能够以剂量依赖性的方式进入神经细胞,但不能转染 HeLa、COS 等非神经细胞,提示 RVG – 9dR 具有细胞选择性。静脉注射治疗肌萎缩侧索硬化症的靶向敲除超氧化物歧化酶 1(superoxide dismutase 1,SOD1)基因的 siRNA(RVG – 9dR/siRNA)到小鼠体内后,RVG – 9dR 能使 siRNA 特异性地进入 CNS 的神经细胞,并使细胞中的 SOD1 基因沉默,而且重复注射 RVG – 9dR 或 siRNA 复合物不会诱导机体产生炎症细胞因子或抗肽抗体[16]。因此,可使用 RVG – 9dR 将为 siRNA 等其他核酸分子穿越血脑屏障靶向中枢神经熊提供一种安全有效的方法。

miRNA 是一类由长度约为 22 个核苷酸的非编码单链 RNA 分子,在动植物中参与转录后基因表达调控。将 miRNA 运送到细胞内,有利于阐明它在细胞内的功能,并可能以此开发出具有药物潜力的特异性 miRNA。将 RVG 与二硫键链接的 PEI(SSPEI)纳米粒子共价连接后,形成 RVG – SSPEI 纳米复合物。通过静电作用与 miRNA 结合,RVG – SSPEI 可特异性地将 miRNA 输送到神经细胞,剂量依赖性地降低相关基因的表达。在体内,RVG – SSPEI 包裹的 miRNA 经尾静脉给予小鼠后,在分离的脑中显示增加了 miRNA 的聚集,表明 RVG – SSPEI 可靶向性运送 miRNA 进入脑内[17]。

3.3. 修饰的 CPPs 介导的 siRNA 转运

CPPs 经化学修饰后,稳定性和细胞穿透效率可能提高,可用于体内外输送 siRNA。例如,化学合成的胆甾醇寡聚精氨酸(9 个氨基酸残基)复合物(– Chol – R_9 –)可作为 siRNA 输送载体,用于介导血管内皮细胞生长因子(vascular endothelial growth factor,VEGF)的基因沉默[18]。

将一个 dsRNA 的结合区(dsRNA binding domain,DRBD)与 Tat(47~57)连接,形成嵌合肽。嵌合肽的 DRBD 部分负责高亲和力地与 siRNA 结合,屏蔽其负电荷,而 Tat(47~57)部分刺激 Tat-DRBD – siRNA 复合物的细胞内转运。Tat-DRBD 或 siRNA 复合物可快速进入原代和转化的细胞中,包括 T 细胞、人脐静脉内皮细胞和人胚胎干细胞,导致有效的靶基因沉默。并且复合物没有明显的细胞毒性,体内应用时也不引发内在的免疫反应[19]。

3.4. 影响 RNA 转导的重要因素

比较不同类型的 CPPs 与 siRNA 在形成复合物的能力、细胞摄取和基因沉默效率上的差异,结果发现三者之间没有直接的联系[20]。尽管所有 CPPs 均能够与 siRNAs 形成复合物,并明显刺激 siRNAs 的细胞摄取,但基因沉默的效率大不相同。

　　虽然 S413 - PV 肽能够与 siRNAs 以静电作用方式形成非共价复合物，但复合物在稳定表达绿色荧光蛋白(green fluorescent protein,GFP)的细胞系中并不引起明显的蛋白沉默。究其原因,S413 - PV 与荧光标记的 siRNAs 复合物出现在内吞体中,内吞体的包裹使复合物难以释放出来发挥作用。将 S413 - PV 或 siRNA 复合物与包含 DOPE(能够促使内吞释放)的一个阳离子脂质体组合,则有效介导了 GFP 的敲除。这些结果证明,内吞体内陷(endosomal entrapment)可能是阻止复合物中 siRNA 不能引起基因沉默的主要原因[21]。

4. CPPs 介导反义寡核苷酸的体内外转运

　　反义技术能够靶向任何目的基因并使其失活,从而调节细胞功能以达到所需的药理学目的。这个技术基于使用特异的寡核苷酸(oligonucleotides, ONs)序列。反义寡核苷酸(antisense oligonucleotides, AS - ONs)是一些合成的短 DNA 链,一般由 15 ~ 25 个核苷酸组成。AS - ON 进入细胞后,可与靶蛋白的 mRNA 以碱基配对原则形成 mRNA - ON 杂交链,细胞内的 RNase N 能降解新生杂交链中的 mRNA,最终抑制蛋白表达。

　　为提高 AS - ON 的稳定性和效能,将其化学修饰或骨架改造。例如,用 N - (2 - 氨基乙基)甘氨酸骨架代替核苷酸的糖 - 磷酸酯骨架作为重复结构单元,合成了以肽键连接的寡核苷酸模拟物,称为肽核酸(peptide nucleic acids, PNAs)。PNAs 比 AS - ONs 与 mRNA 具有更高的亲和性,有较强的抗核酸酶和蛋白酶降解的能力,成为反义应用或者进行 mRNA 剪切校正的强效分子。然而,AS - ONs 的细胞内输送是一个关键问题。虽然脂质体和阳离子聚合物已经在体外成功地将 ODs 转导进入细胞,但这些载体通常在体内应用时转染效率低,而且相关毒性较高。

4.1. CPPs 介导 PNAs 及其衍生物的体内外转运

　　CPPs 通过共价或者非共价方式与 ONs 连接后,可作为有效载体向体内外输送 ONs。第一个报道 CPP - PNA 有效性的实验,是将穿透素或转导肽与含有 21mer 的 PNA 偶联,偶联物在人 Bowes 黑色素瘤细胞中可阻断甘丙肽受体的表达。另外,一个双亲性肽(MAP)与孤啡肽 FQ 受体 mRNA 互补的 PNA 连接,在 CHO 细胞和乳鼠心肌细胞实验上,能够提高 PNA 的细胞摄取效率和空间位阻效应[22]。

　　将 Pep - 2 与新一代的 PNAs(HypNApPNAs)非共价连接,可引导 PNAs 有效进入几个细胞系,相似的结果还见于 Pep - 3。这两个实验证明了 CPPs

可通过非共价连接方式与不带电荷或带电荷的 PNAs 均能形成稳定的复合物,并在不同的细胞系中能够刺激细胞摄取[23]。此外,Pep – 3 与周期素 B1 的 AS – ON 形成复合物后,体内瘤内或静脉注射能够抑制肿瘤的生长;PEG 化的 Pep – 3 可明显促进复合物的体内稳定性,最终增加了 AS – ON 的反义效果。

转导肽 10(TP10)和(RxR)₄ 的硬脂酸衍生物也显示出促进 ONs 细胞摄取的功能,并且多肽经硬脂酸修饰后,内吞体逃逸效率增加。MPGα 也用于介导不同化学修饰的 2′ – O – 甲基锁核酸(locked nucleic acid)和 PNA 的细胞摄取。

4.2. CPPs 介导吗啉代反义寡聚核苷酸的体内转运

吗啉代反义寡聚核苷酸(antisense morpholino oligonucleotides,AMOs)能够与 mRNA 前体结合,调节 mRNA 进行正确剪切从而最终编码获得有活性的蛋白。由此可见,AMOs 是基因治疗遗传疾病的一种有效工具。

在假肥大型肌营养不良动物模型中,将包含有精氨酸、6 – 氨基己酸和(或)β – 丙氨酸的 CPPs 与 AMOs 的连接物给予小鼠,研究显示,CPP – AMO 连接物在多个外周肌肉群中能够重塑高水平的肌营养不良蛋白表达,产生拼接校正作用,并改善了营养不良型小鼠的症状[24]。

特异的 CPPs 可介导 ODs 的脑内转运。已知 AMOs 可以修正 A – T 细胞中 ATM 基因(与 A – T 疾病发生相关)的剪切突变,并能够恢复编码有活性的 ATM 蛋白,使 ATM 蛋白的含量恢复到野生型细胞的 20%。但 AMOs 不能够有效地穿过血脑屏障,不能应用于神经系统遗传疾病如毛细血管扩张性共济失调(A – T,一种常染色体隐形遗传疾病)的治疗。将富含 Arg 的穿膜肽(RXRRBR)₂XB 与 AMOs 形成复合物,实验证明在(RXRRBR)₂XB 的引导下,AMOs 的修正效率得到显著性提高;当增大该复合物剂量时,几乎可以完全修正错误剪切,使纯合突变子 ATM 蛋白含量恢复到正常水平;而杂合突变子中 ATM 蛋白修正呈剂量依赖性。另外,实验证明,A – T 突变细胞在经该复合物处理 21d 后仍能检测到一定量的 ATM 蛋白。静脉注射荧光标记的(RXRRBR)₂XB – AMO 后,可在小鼠脑内检测到荧光,小脑的浦肯野细胞层的荧光尤其明显。多次静脉注射,可提高脑各个区域对该复合物的摄取率,尤其是在小脑和浦肯野细胞。因此,(RXRRBR)₂XB – AMOs 对 A – T 疾病具有治疗潜力,并可应用到其他神经系统遗传疾病的治疗[25]。

4.3. CPPs 介导 ONs 转运的影响因素

尽管一些研究报道 CPPs 与 PNA 或 PMO 连接后能够直接发挥生物活性,但许多报道则是这些分子在存在内吞体裂解剂,如氯喹和钙离子时,才具有明显的活性[26]。由于大部分内吞体裂解剂的毒性太大,不能应用于体内研究,从而促进了在缺乏裂解剂时 CPPs 转运方法的研究和发展。研究的重点是将 CPPs 化学修饰,使其能突破内吞体膜。

首先,将 CPPs 进行精氨酸修饰。这是由于精氨酸上的胍基具有一定的破裂内吞体膜的作用。例如,N—末端修饰有 6 个精氨酸残基的穿透素,比穿透素本身具有更有效地促进 PNA 拼接重定向作用[27]。还有将多聚精氨酸中的精氨酸残基由不同长度和疏水性的氨基酸隔开,以提高内吞体逃逸效率。例如,两个修饰的聚精氨酸——(R - Ahx - R)$_4$ - PMO 和 - PNA,能够有效介导在缺乏内吞体裂解剂时的剪接校正,即使还有大量的连接物存在于内吞囊泡中[28]。

其次,与其他非病毒转运载体联用。S413 - PV 和反向 NLS 肽与脂质复合物(DLS)结合后,所介导的 PMO 产生比较理想的转导和剪切效果[29]。

值得一提的是,内吞体内陷可能不是阻碍 ONs 到达靶位的唯一因素。使用 S413 - PV 肽输送 ONs 时,S413 - PV/ONs 复合物被细胞内在化后,主要存在于内吞体。当使用不同的内吞体裂解剂,复合物依然没有生物学活性。提示 ONs 的运输通路还可能存在着其他的影响因素。

5. CPPs 协助脂质体和纳米粒子的体内输送

工程化的药物纳米载体以靶向或示踪分子作为功能化基团,增加纳米粒子的稳定性、改善其生物利用度和降低毒副作用。CPPs 作为功能化脂质体、微囊和纳米粒子的多肽基团,吸附在聚合物表面,增加它们的靶向性、细胞摄取速度和效率。这些研究多侧重于 CPPs 在药剂学技术上的应用。

6. CPPs 介导蛋白质的体内转运

使用外源性蛋白质或多肽类药物治疗疾病是一个非常有价值的方法。然而,一般情况下蛋白质和多肽难以通过血脑屏障和细胞膜。现在临床使用的蛋白药物多限于在外周与细胞膜受体结合而发挥作用的蛋白质。不同类型的脂质体和多聚物载体(如脂质体、微粒和纳米粒子)用于蛋白转运时,常因细胞转导效率低而不能发挥作用。

自从 CPPs 被识别并鉴定以来,已有数百种蛋白质被成功转导进入不同的细胞中,并表现出其相应的生物活性,还有部分蛋白被转导进入动物体内。经 CPPs 向细胞内运送蛋白质主要有两个方面的作用:一是作为分子生物学工具研究细胞内事件,另一个是发展特异性的治疗药物。CPPs 介导的蛋白转运除效率高之外,吸引人的地方还在于它的转导能力不受分子大小限制,可输送超过 100kDa 的蛋白质进入哺乳动物体内模型。至今已通过蛋白转导将多种不同分子量大小和功能的蛋白质引导入细胞,包括:酶、细胞信号因子、生长因子、细胞因子、其他种类的蛋白质等。

在疾病治疗中,CPP 已成功输送治疗不同疾病的蛋白质进入体内,包括神经系统疾病、心血管疾病、眼科疾病、呼吸系统疾病、免疫系统疾病、内分泌疾病、运动系统疾病、皮肤病和肿瘤等。所使用的 CPPs 多为 Tat、穿透素、多聚精氨酸或 VP22。连接方式多为以基因重组为基础的共价连接,体内给药方式有静脉注射,肌肉注射,肿瘤内和气管内注射,口服,转导进卵母细胞,鼻腔喷雾给药,直肠给药或者皮肤涂抹等。

7. CPPs – 药物的临床前研究

CPPs 自 1988 年发现以来,在至今的 20 多年里得到了长足地发展。大量的研究已经证明 CPPs 的临床应用价值。尤其在神经性疾病、心血管疾病和肿瘤等难治性疾病中,CPPs 介导药物的转运(CPPs – 药物)可发挥出独特的优势,能够高效低毒地输送药物进入中枢神经系统、心脏和肿瘤的等主要组织器官。CPPs 介导的物质转运在医药学领域,已成为一种新型先进的技术手段[30]。

由于 CPPs 携带外源性物质能够进入各种类型的细胞,并通透各种生理屏障,因此,在理论上,CPPs – 药物可用于临床相关所有疾病的治疗。目前的研究集中在中枢退行性疾病(老年痴呆和帕金森病)、脑缺血(卒中)、疼痛、心肌梗死、恶性肿瘤等疾病的治疗上。给药途径几乎包括了临床所有的方式,包括口服、注射给药(肌肉、静脉、皮下)、皮肤涂剂、黏膜给药、鼻腔喷雾等。

CPPs 可使药物快速(15min 内)进入细胞发挥作用,从而改变了药物在体内的分布,缩短了药物在外周血液中的代谢时间,减少了在肝肾中的代谢,使药物在靶细胞内的利用度增高。与原来的药物相比,CPPs – 药物的作用特点是起效快、毒性低、持续时间长。

7.1. CPPs – 药物对中枢神经系统疾病的临床前研究

现代老年社会需要大量治疗脑缺血、老年痴呆等中枢神经系统疾病的药物,然而,市场上的治疗药物严重不足。其主要原因在于血脑屏障(BBB)的存在,严格限制了物质从血液到中枢神经系统的转运通路,使得大量具有治疗潜力的分子难以通过 BBB 进入脑内。CPPs 可携带药物通透 BBB,进入神经细胞内发挥作用。

CPPs 共有 100 多种,临床前研究中常用的有来源于人 HIV – 1 转录激活因子(Tat)的11个氨基酸肽段[TAT(47~57),YGRKKRRQRRR]、多聚精氨酸(RRRRRRRR)和单纯疱疹病毒转录调节蛋白VP22的第三个螺旋区等。

7.1.1. 对神经退行性疾病的作用

我们实验室使用Tat(47~57),与胆碱乙酰基转移酶连接后,形成融合蛋白(Tat–ChAT)。将Tat–ChAT以腹腔注射、静脉注射或者黏膜给药等方式给予老年痴呆模型小鼠,在避暗实验中,Tat–ChAT可延长模型小鼠进入暗室的记忆保留时间;在水迷宫实验中,可缩短动物自起点至终点的游泳时间。这些结果说明,Tat–ChAT具有增强实验动物学习记忆的作用,与阳性对照药石杉碱甲效果相似,表明Tat–ChAT有可能成为治疗老年痴呆的药物[31]。相关的研究正在进行。

7.1.2. 对脑缺血的治疗作用

蛋白激酶C(Protein Kinase C,PKC)是一类由多种同工酶组成的丝氨酸/苏氨酸蛋白激酶家族。PKC处于磷脂酰肌醇代谢的中心环节,与细胞的生长、分化、代谢、基因调节、肿瘤、缺血性脑损伤等生理病理过程有着密切的联系。在大脑中动脉闭塞(middle cerebral artery occlusion,MCAO)动物模型中,Tat(47~57)与具有抗细胞凋亡能力的δPKC C2区片段(δV1–1)通过双硫键连接,复合物被命名为KAI–9803[32]。将KAI–9803腹腔、动脉或静脉注射给予MCAO模型大鼠后,可有效降低缺血面积,阻止神经细胞死亡。当测定神经元和星形胶质细胞的密度时,发现KAI–9803能够降低缺血区及周围的细胞死亡率和组织损伤,保护周围毛细血管的完整性,改善缺血再灌注和长期脑缺血引起的神经损伤。另外,在KAI–9803治疗组中,缺血区周围半暗带内的星形胶质细胞增生非常明显,并且这种作用在一次性静脉注射后可维持7d。

Tat(47~57)与抗凋亡蛋白Bcl–xL通过基因工程技术形成融合蛋白(PTD–HA–Bcl–xL)。将PTD–HA–Bcl–xL腹腔注射到MCAO再灌注的模型大鼠体内,3d后脑区染色结果显示,缺血面积明显缩小,并呈现剂量依赖性[33]。PTD–HA–Bcl–xL还使缺血诱导的端粒酶–3显著降低,提示给药后抑制了缺血所引发的细胞凋亡反应。另外,Bcl–xL的突变体(3个氨基酸突变,FNK)与Tat(47~57)连接后,形成PTD–FNK融合蛋白,在培养的细胞上具有比Bcl–xL更强的抗凋亡活性;在体内双侧颈总动脉暂时结扎引起的沙鼠缺血模型中,低剂量的PTD–FNK可明显缩小缺血面积,并在再灌注7d后,明显增加海马区神经元密度。

Xigen公司开发的XG–102,是Tat(48~57)与抗凋亡肽c–Jun氨基末端激酶的肽抑制剂(D–JNKI1)连接形成的复合物[34]。在体内和体外脑缺血模型中,XG–102可保护神经细胞免受损伤。

以上结果均表明 CPPs 连接抗凋亡肽或蛋白,能够顺利通过 BBB,并有效地进入脑实质,在几个脑缺血的动物模型中降低神经损伤,证明 CPPs 可用于脑缺血的治疗。

7. 2. CPPs – 药物的心肌保护作用

由于脑缺血和心肌缺血机制的相似性,δPKC 抑制剂 KAI – 9803 也应用于治疗心肌缺血及其再灌注损伤。在分离完整的大鼠心脏中,KAI – 9803 可抑制由缺血或再灌注引起的心肌损伤;从心脏搭桥手术的患者中分离出缺血再灌注损伤的心肌,在组织液中加入 KAI – 9803,心肌的收缩功能明显高于 CPP 对照组。

在体内实验,将 KAI – 9803 给予心肌缺血再灌注损伤(结扎冠状动脉左前降支,LAD)的小型猪,结果显示,KAI – 9803 明显降低了心脏坏死面积。此外,KAI – 9803 静脉给予暂时 LAD 结扎引起的急性心肌坏死大鼠,KAI – 9803 也明显降低了心肌坏死面积,阻止微血管破坏和微血栓的形成,并抑制了再灌注后的急性炎症反应,促使心肌功能的恢复[35]。

在大鼠 LAD 结扎模型中,将稳定转染转录因子 GATA4/VP22 CPP 的心脏成纤维细胞移植到心肌。由于存在 CPP 序列,GATA4 可被周围心肌细胞摄取,产生药理作用。这种方法在大鼠 LAD 结扎后 10 周,促使细胞再生,并提高心肌功能[36]。

7. 3. CPPs – 药物对肿瘤治疗的研究

使用 CPPs 输送药物是治疗肿瘤的新方法。p53 是肿瘤细胞中失去活性的一个肿瘤抑制蛋白。多聚精氨酸与 p53 形成融合蛋白后,在体外能够高效抑制人神经胶质瘤细胞的增殖;将 p53 突变成泛素抗性蛋白,与 Tat(47 ~ 57)连接后,给予人类晚期恶性肿瘤的模型动物,可使动物体内的肿瘤完全消失,明显延长生命[37]。

PKC 家族除了可应用于缺血性损伤外,在肿瘤的治疗上也能发挥作用。β – PKC 参与血管形成,这在肿瘤生长过程中具有重要意义。β – PKC 的选择性抑制剂(βII – V5 – 3)与 Tat(47 ~ 57)通过二硫键连接后,将复合物通过埋置的渗透泵,缓慢灌注到移植有前列腺癌的小鼠体内,结果表明,复合物能够剂量依赖性地抑制肿瘤的生长和增殖,细胞内生化指标也出现相应变化[38]。此外,复合物还能够治疗其他疾病引起的病理性血管增生,如糖尿病神经病变和老年性黄斑变性。

CPPs 与小分子化合物连接形成复合物后,可改变其在体内的分布,提高作用效果。例如,蒽环类细胞毒剂阿霉素通过非共价键与来源于肝素结合蛋白和抗 DNA 抗体(Vectocell 肽)的 CPPs 连接,连接物(DTS – 101)增加了抗肿瘤活性,并降低了全身的毒副作用[39]。另外,Vectocell 与伊立替康的一

个活性代谢物连接,复合物与伊立替康相比,毒性并不改变,但药效明显
增加。

7.4. 对疼痛的治疗作用

大量的急性和慢性疼痛目前尚无安全有效的治疗方法。神经损伤导致
的病理性疼痛,糖尿病神经性疼痛,以及创伤有关的神经性疼痛等均难以治
愈。CPP 药物已尝试应用于不同类型疼痛的治疗。

KAI – 1678 由 Tat(47~57) 和 ε – PKC 的肽抑制剂(εV1 – 2)组成。已
经证实该融合肽在三种神经性疼痛模型中有效:L5 脊髓神经横断、神经选择
性损伤和慢性压迫性损伤引发的疼痛。在这些疼痛的动物模型中,KAI –
1678 皮下快速推注或慢性微型渗透泵灌注给药,均能剂量依赖性地降低机
械和热痛敏的疼痛反应[40]。KAI – 1678 也应用于其他急性疼痛的小鼠模
型。在辣椒素注射引起的急性伤害性疼痛模型,皮下推注 KAI – 1678 减轻
了机械痛敏,并剂量依赖性地阻断了脊髓背根的神经激活。在手术后疼痛
的切口模型中,KAI – 1678 降低了痛敏反应。KAI – 1678 还能够剂量依赖性
地抑制角叉菜胶引起的急性炎症疼痛。

Tat(47~57)与结合在 Src 酪氨酸激酶和 NMDA 受体之间的一个肽抑制
剂连接,形成 Src40 – 49Tat 复合物,复合物对炎症和神经性疼痛具有良好的
治疗作用。小鼠静脉或髓鞘内给予 Src40 – 49Tat,能剂量依赖性地降低甲醛
诱发的疼痛反应,还能阻断由 CFA 引发炎症所导致的热和机械性痛觉过
敏[41]。值得一提的是,Src40 – 49Tat 不影响依赖 NMDA 受体的学习记忆。

7.5. CPPs – 药物的抗炎作用

环孢素 A(Cyclosporine A, CsA)是临床常用的免疫抑制剂,具有抗炎活
性。曾设想 CsA 经皮给药治疗皮肤病(银屑病),以降低系统给药的副作用。
然而,CsA 不能通过具有脂质屏障的表皮。目前 CsA 与多聚精氨酸连接,形
成 R7 – CsA 后,给皮给药显示具有通透小鼠真皮和人体皮肤移植小鼠皮肤
的能力[42]。R7 – CsA 被真皮 T 淋巴细胞摄取后,可降低前炎症因子白介素
2 的分泌,在接触性皮炎的小鼠模型中明显降低了皮肤炎症。此外,CPP 复
合物还可被制成前药,在细胞内释放出药物,降低了药物的系统毒性,达到
高效低毒的双重效果[43]。

8. CPPs – 药物的临床试验

临床前大量的研究结果为临床试验奠定了基础。尽管目前尚无 CPPs –
药物问世,但一些已进入临床试验阶段(表 38 – 1)。根据美国 FDA 规定的

表 38 – 1　　CPPs 药物的临床试验阶段

公司名称	化合物名称	CPP	连接物	适应证	临床试验阶段
CapstoneTherapeutics	AZX100	TAT CPP	热休克蛋白 20	皮肤瘢痕	II 期
KAI Pharmaceuticals	KAI –9803	TAT CPP	蛋白激酶 Cδ 抑制剂	心肌梗死	IIb 期
	KAI –1678	TAT CPP	蛋白激酶 Cϵ 抑制剂	疼痛	IIa 期
	KAI –1455	TAT CPP	蛋白激酶 Cϵ 激动剂	缺血	I 期
Xigen	XG –102	TAT CPP	c – Jun 氨基末端激酶的肽抑制剂	听觉丧失、中风	II 期 I 期
Revance Therapeutics	RT001	TAT CPP	A 型肉毒毒素	消除皱纹、多汗症	I 期

新药审批程序,临床试验分为 3 期:Ⅰ 期临床试验的主要目的是检验新药对正常健康人是否有毒副作用;Ⅱ 期的主要目的是检验新药的疗效;Ⅲ 期的主要目的是检验新药的最适剂量。CPPs – 药物多处于 Ⅰ 和 Ⅱ 期试验阶段。

在 FDA 规定的新药研究中,临床试验和后续的新药注册申请至少需要 7 ~ 8 年。CPPs 携带物质细胞内转运的现象发现于 1988 年。1999 年 CPPs 融合蛋白第一次被注射到小鼠体内进行验证,从此,CPPs 的研究才大规模展开。至今已有 CPPs 药物进入临床试验,由此可见 CPPs 的发展非常迅速。

8.1. KAI – 9803

KAI – 9803 具有降低缺血与再灌注损伤的作用,Ⅱ 期临床试验刚刚完成。在评价药物的有效性中,KAI – 9803 或生理盐水安慰剂在再灌注后被注射入冠状动脉,用三个标志性的指标来检测药效[44]。结果显示,在 KAI – 9803 组中,心肌细胞死亡的一个标志物心肌酶显著降低;逆转了心肌微血管损伤导致的急性 ST 段升高,使心率快速恢复正常;随后采用单光子发射计算机断层扫描技术观测左心室缺血面积,KAI – 9803 组的缺血面积明显低于安慰剂组。这些临床结果说明了 KAI – 9803 可作为经皮冠状动脉介入治疗的辅助手段,在治疗中,KAI – 9803 显示出较高的安全性。另外,这些结果还证明了 Tat(47 ~ 57)可安全应用于人类。

8.2. AZX100

　　AZX100 由热休克蛋白 20（heat shock protein 20，HSP20）的磷酸化肽类似物［WLRRAS（phospho）APLPGLK］和 CPP（YARAAARQARA）组成。AZX100 可抑制结缔组织生长因子的表达，降低应力纤维生成，改变人皮肤瘢痕成纤维细胞的形态，从而使纤维化和疤痕最小化[45]。AZX100 的 II 期临床研究已经完成，已证实具有缩小疤痕的作用。

8.3. XG-102

　　XG-102 是 c-Jun 氨基末端激酶的肽抑制剂（含 20 个氨基酸）与 Tat（48~57）组成的复合物。由 Xigen 公司研发。c-Jun 氨基末端激酶在细胞凋亡中起重要作用，是脑缺血、声创伤引起的听觉毛细胞丧失的重要特征。XG-102 在治疗急性声创伤有完整的 I 和 II 期临床试验结果；治疗中风方面，已完成 I 期试验[46]。

8.4. RT001

　　Revance Therapeutics 公司开发了包含 A 型肉毒毒素的复合物 RT001，皮肤给药去除眼周皱纹，以及治疗原发性局部多汗症[47]。RT001 的转运载体包括一个带阳性电荷、富赖氨酸的中央肽区域，两侧各 1 个 Tat（49~57）肽，组成带有 35 个氨基酸残基的多肽（RKKRRQRRRGKKKKKKKKKKKKKKKGRKKRRQRRR）。富赖氨酸区域与 A 型肉毒毒素分子（RTT150）的阴离子部分以非共价静电结合。RT001 在消除皱纹时穿透表皮和真皮，使 A 型肉毒毒素暂时阻断神经肌肉的突触传递，麻醉眼侧的面部肌肉，在临床试验中，已证明安全有效。在多汗症中，RT001 进入真皮，包含的 A 型肉毒毒素暂时阻断交感神经系统汗腺的突触激活。

9. 结　语

　　CPPs 是使外源性分子突破生物膜屏障进入细胞的有效方法。以 CPPs 为载体，可实现 DNA、RNA、ODs 和蛋白质等多个类型的物质向细胞的输送。CPPs 与每种物质的连接方法、转导机制、影响因素等既有所不同，也有规律可循，从而组成了以 CPPs 作为载体的药物转运系统。该多肽转运系统具有作为药物载体的特点：高效、低毒、生物耐受性好；在化学计量学上可量化并具有重复性；并且易于合成和规模化生产。

　　至今，CPPs 已成功输送 300 多个不同种类的药物分子进入体内，发挥相应的生物学作用。在疾病治疗方面，CPPs 开辟了一条新的药物研发途径。由于 CPPs 可携带外源性物质快速通透细胞膜进入机体细胞，生物利用度低或者毒性较大的化合物可通过 CPPs 的作用进入细胞,降低系统毒性。而 CPPs 的临床前研究、临床 I 期和 II 期试验的成功,提示了在临床上的应用价值和巨大潜力。

参考文献

[1] Lim S, Kim WJ, Kim YH, et al. Identification of a novel cell-penetrating peptide from human phosphatidate phosphatase LPIN3. *Mol Cells*. 2012, 34(6): 577 –582.

[2] Moore NM, Sheppard CL, Sakiyama-Elbert SE. Characterization of a multifunctional PEG-based gene delivery system containing nuclear localization signals and endosomal escape peptides. *Acta Biomater*, 2009, 5(3): 854 –864.

[3] Duvshani-Eshet M, Keren H, Oz S, et al. Effect of peptides bearing nuclear localization signals on therapeutic ultrasound mediated gene delivery. *J Gene Med*, 2008, 10 (10): 1150 –1159.

[4] Trabulo S, Cardoso AL, Mano M, et al. Cell-Penetrating Peptides—Mechanisms of Cellular Uptake and Generation of Delivery Systems. *Pharmaceuticals*, 2010, 3: 961 –993.

[5] Deshayes S, Konate K, Aldrian G, et al. Structural polymorphism of non-covalent peptide-based delivery systems: highway to cellular uptake. *Biochim Biophys Acta*, 2010, 1798 (12): 2304 –2314.

[6] El Andaloussi S, Lundin P. A stearylated CPP for delivery of splice correcting oligonucleotides using a non-covalent co-incubation strategy. *J Control Release*, 2009, 134(3): 221 –227.

[7] Lehto T, Abes R, Oskolkov N, et al. Delivery of nucleic acids with a stearylated (RxR)4 peptide using a non-covalent co-incubation strategy. *J Control Release*, 2010, 141(1): 42 –51.

[8] Futaki S, Ohashi W, Suzuki T, et al. Stearylated arginine-rich peptides: a new class of transfection systems. *Bioconjug Chem*, 2001, 12(6): 1005 –1011.

[9] Numata K, Kaplan DL. Silk-Based Gene Carriers with Cell Membrane Destabilizing Peptides. *Biomacromolecules*, 2010.

[10] Rittner K, Benavente A, Bompard-Sorlet A, et al. New basic membrane-destabilizing peptides for plasmid-based gene delivery in vitro and in vivo. *Mol Ther*, 2002, 5(2): 104 –114.

[11] Sirsi SR, Schray RC, Guan X, et al. Functionalized PEG-PEI copolymers complexed to exon-skipping oligonucleotides improve dystrophin expression in mdx mice. *Hum Gene Ther*, 2008, 19(8): 795 –806.

[12] Kleemann E, Neu M, Jekel N, et al. Nano-carriers for DNA delivery to the lung based upon a TAT-derived peptide covalently coupled to PEG-PEI. *J Control Release*, 2005, 109(1 –3): 299 –316.

[13] Mano M, Henriques A, Paiva A, et al. Cellular uptake of S413-PV peptide occurs upon conformational changes induced by peptide-membrane interactions. *Biochim Biophys Acta*, 2006, 1758(3): 336 –346.

[14] Nakamura T, Akita H, Yamada Y, et al. A multifunctional envelope-type nanodevice for use in nanomedicine: concept and applications. *Acc Chem Res*, 2012, 45(7): 1113 –1121.

[15] Simeoni F, Morris MC, Heitz F, et al. Insight into the mechanism of the peptide-based gene delivery system MPG: implications for delivery of siRNA into mammalian cells. *Nucleic Acids Res*, 2003, 31(11): 2717 –2724.

[16] Kumar P, Wu H, McBride JL, et al. Transvascular delivery of small interfering RNA to the central nervous system. *Nature*, 2007, 448(7149): 39 –43.

[17] Hwang do W, Son S, Jang J, et al. A brain-targeted rabies virus glycoprotein-disulfide linked PEI nanocarrier for delivery of neurogenic microRNA. *Biomaterials*, 2011, 32(21): 4968 –4975.

[18] Kim WJ, Christensen LV, Jo S, et al. Cholesteryl oligoarginine delivering vascular endothelial growth factor siRNA effectively inhibits tumor growth in colon adenocarcinoma. *Mol Ther*, 2006, 14(3): 343 –350.

[19] Palm-Apergi C, Eguchi A, Dowdy SF. PTD-DRBD siRNA delivery. *Methods Mol Biol*, 2011, 683: 339 –347.

[20] Mano M, Henriques A, Paiva A, et al. Interaction of S413-PV cell penetrating peptide with model membranes: relevance to peptide translocation across biological membranes. *J Pept Sci*, 2007, 13, 301 –313.

[21] Suma T, Miyata K, Anraku Y, et al. Smart multilayered assembly for biocompatible siRNA delivery featuring dissolvable silica, endosome-disrupting polycation, and detachable PEG. *ACS Nano*, 2012, 6(8): 6693 –6705.

[22] Abes S, Ivanova GD, Abes R, et al. Peptide-based delivery of steric-block PNA oligonucleotides. *Methods Mol Biol*, 2009, 480: 85 –99.

[23] Crombez L, Morris MC, Heitz F, et al. A non-covalent peptide-based strategy for ex vivo and in vivo oligonucleotide delivery. *Methods Mol Biol*, 2011, 764: 59 –73.

[24] Moulton HM, Fletcher S, Neuman BW, et al. Cell-penetrating peptide-morpholino conjugates alter pre-mRNA splicing of DMD (Duchenne muscular dystrophy) and inhibit murine coronavirus replication in vivo. *Biochem Soc Trans*, 2007, 35 (Pt 4): 826 –828.

[25] Du L, Kayali R, Bertoni C, et al. Arginine-rich cell-penetrating peptide dramatically enhances AMO-mediated ATM aberrant splicing correction and enables delivery to brain and cerebellum. *Hum Mol Genet*, 2011, 20(16): 3151 –3160.

[26] Shiraishi T, Nielsen PE. Enhanced delivery of cell-penetrating peptide-peptide nucleic acid conjugates by endosomal disruption. *Nat Protoc*, 2006, 1(2): 633 –636.

[27] Shiraishi T, Nielsen PE. Improved cellular uptake of antisense peptide nucleic acids by conjugation to a cell-penetrating peptide and a lipid domain. Methods Mol Biol, 2011, 751:209 -221.

[28] Abes R, Moulton HM, Clair P, et al. Delivery of steric block morpholino oligomers by (R-X-R)4 peptides: structure-activity studies. Nucleic Acids Res, 2008, 36(20): 6343 -6354.

[29] Cardoso AM, Trabulo S, Cardoso AL, et al. S4(13)-PV cell-penetrating peptide induces physical and morphological changes in membrane-mimetic lipid systems and cell membranes: implications for cell internalization. Biochim Biophys Acta, 2012, 1818(3): 877 -888.

[30] Brasseur R, Divita G. Happy birthday cell penetrating peptides: already 20 years. Biochim Biophys Acta, 2010, 1798 (12): 2177 -2181.

[31] Fu AL, Li Q, Dong ZH, et al. Alternative therapy of Alzheimer's disease via supplementation with choline acetyltransferase. Neurosci Lett, 2004, 268(3): 258 -262.

[32] Miyaji Y, Walter S, Chen L, et al. Distribution of KAI-9803, a novel (delta)PKC inhibitor, after intravenous administration to rats, 2011, (Epub ahead of print).

[33] Cao G, Pei W, Ge H, et al. In Vivo Delivery of a Bcl-xL Fusion Protein Containing the TAT Protein Transduction Domain Protects against Ischemic Brain Injury and Neuronal Apoptosis. J, 2002, 22(13): 5423 -5431.

[34] Liu JR, Zhao Y, Patzer A, et al. The c-Jun N-terminal kinase (JNK) inhibitor XG-102 enhances the neuroprotection of hyperbaric oxygen after cerebral ischaemia in adult rats, 2010, 36(3): 211 -224.

[35] Yonezawa T, Kurata R, Kimura M, et al. PKC delta and epsilon in drug targeting and therapeutics. Recent Pat DNA Gene Seq, 2009, 3(2):96 -101.

[36] Bian J, Popovic ZB, Benejam C, et al. Effect of cell-based intracellular delivery of transcription factor GATA4 on ischemic cardiomyopathy. Circ. Res, 2007, 100:1626-1633.

[37] Michiue H, Tomizawa K, Matsushita M, et al. Ubiquitinationresistant p53 protein transduction therapy facilitates anticancer effect on the growth of human malignant glioma cells. FEBS Lett, 2005, 579:3965-3969.

[38] Mochly-rosen DD, Kim J, Thorne S. Inhibition of tumor metastases using protein kinase C (PKC) inhibitors. United States Patent Application, 2011:014 -4034.

[39] Meyer-Losic F, Quinonero J, Dubois V, et al. Improved therapeutic efficacy of doxorubicin through conjugation with a novel peptide drug delivery technology (Vectocell). J Med Chem, 2006, 49(23): 6908 -6916.

[40] Johnson RM, Harrison SD, Maclean D. Therapeutic applications of cell-penetrating peptides. Methods Mol Biol, 2011, 683: 535 -551.

[41] Liu XJ, Gingrich JR, Vargas-Caballero M, et al. Treatment of inflammatory and neuropathic pain by uncoupling Src from the NMDA receptor complex. Nat Med, 2008, 14 (12): 1325 -1332.

[42] Rothbard JB, Garlington S, Lin Q, et al. Conjugation of arginine oligomers to cyclosporin A facilitates topical delivery and inhibition of inflammation. Nat Med, 2000, 6 (11): 1253 -1257.

[43] Meyer-Losic F, Nicolazzi C, Quinonero J, et al. S-108, a novel peptidic prodrug of SN38: in vivo efficacy and toxicokinetic studies. Clin Cancer Res, 2008, 14(7): 2145 -2153.

[44] KAI Pharmaceuticals. Safety and Efficacy Study of KAI-9803 to Treat Subjects With ST Elevation Myocardial Infarction (Heart Attack) (PROTECTION AMI) Bristol-Myers Squibb The Cleveland Clinic Duke University. NCT00785954.

[45] Flynn CR, Cheung-Flynn J, Smoke CC, et al. Internalization and intracellular trafficking of a PTD-conjugated anti-fibrotic peptide, AZX100, in human dermal keloid fibroblasts. J Pharm Sci, 2010, 99(7): 3100 -3121.

[46] Wiegler K, Bonny C, Coquoz D, et al. The JNK inhibitor XG-102 protects from ischemic damage with delayed intravenous administration also in the presence of recombinant tissue plasminogen activator. Cerebrovasc Dis, 2008, 26 (4): 360 -366.

[47] Waugh JM, Lee J, Dake MD, et al. Nonclinical and clinical experiences with CPP-based self-assembling peptide systems in topical drug development. Methods Mol Biol, 2011, 683: 553 -572.

第 *39* 章

在局部药物开发中自组装 CPP 多肽系统的非临床和临床试验

Jacob M. Waugh, Jane Lee, Michael D. Dake, Dan Browne

摘要:本章介绍了细胞穿透肽透皮转运系统的常规设计方法,并详细描述了对非临床和临床结果产生影响的多肽设计原则。

关键词:肉毒杆菌毒素;鱼尾纹;多汗症;TAT;离子

1. 概　述

本著作的其他章节大量介绍了细胞穿透肽(CPPs)的基础研究工作。至今每天都有更多的文献报道这个家族及它们的潜在应用价值。本章主要关注 CPPs 的应用,尤其是在皮肤学方面的应用,即局部透皮输送大分子物质。

在方法学上,局部用药倾向于采用非共价方法将 CPPs 与治疗分子连接,这有利于分别研究 CPPs 与其负载物的作用,而不影响负载物的活性、药理性质的改变或者关于产生新的化学个体(NCE)的安全性问题。本章着重介绍一个自我装载的离子系统透皮输送大分子物质的常规设计,即拟开发一种治疗面部皱纹和多汗症的肉毒菌素的 CPP 透皮方式。尽管实验室已开展了作为起步的标志性研究和体外试验,这里将着重讨论透皮制剂制备、体内非临床的生物学效应,以及设计原则在实际上对临床效果的主要影响等。

1.1. 肉毒菌素的临床应用和特征

Revance 制药公司(Revance)正开发一种透皮产品——RT001(肉毒菌素 A 皮肤软膏),其中以 150kDa 的肉毒菌素 A(BoNTA)作为活性成分,治疗中、重度的法令纹(鱼尾纹)和严重的腺体多汗症。注射 BoNTA 已成功用于一系列的医学疾病,包括斜视、眼睑痉挛、局部张力障碍、少年大脑瘫痪有关的痉挛和成人脑卒中,以及多种化妆品中[1-5]。因此,从过去的 20 年到现在,在治疗这些疾病的过程中,BoNTA 的安全性和有效性已经得到验证。

麻醉医学在治疗面部疾病方面远远不够。BoNTA 是目前唯一的 FDA 批准的治疗面部皱纹的药物。自从 1992 年 Carruthers 第一次介绍了皱纹的治疗方法后,肉毒菌素被用于多种美容事业和医学实践[6]。2002 年,美国 FDA 同意65 岁及以下成年人可以使用 BOTOX® 化妆品(肉毒菌素 A 纯化后的毒素复合物——艾尔建)调节肌肉活动,以治疗中到重度面部皱纹。患者满意度高达80%,由此 BoNTA 被认为是安全有效的[7]。到 2005 年,BOTOX® 化妆品注射液成为最常用的、非侵入性的、由医生注射的美容药物,注射液使用量超过了 3 200 万 U[8]。此外,肉毒菌素在健康志愿者中显示对降低汗液有效[9,10],随后被用于治疗多汗症,即腋下汗液过多[11-13]。

法令纹(LCLs)一般被称为鱼尾纹,是衰老与肌肉活动联合作用的结果。尽管美国尚未批准鱼尾纹的治疗方案,但注射 900kDa BoNTA 已被广泛用于治疗 LCLs。女性一般首次剂量是每侧 8～16U,男性每侧 12～16U,每次注射3～4U,每侧需注射 3 次;剂量越低,麻痹的持续时间越短。在报道的研究中,不良反应的发生率总的来说也比较低。在研究中[14,15],淤青是最常见的症状,在注射侧和安慰剂对照组都有相似的发生率。同时也报道了严重或不严重的不良反应,剂量相关的反应,嘴唇麻木或肌肉减弱。此外,有人认为BoNTA 注射后的麻痹作用能够扩散至注射位点的 3cm 处,浓度更高和剂量更大时扩散的范围更大[16]。

注射的副作用有疼痛、红斑、肿胀、针孔,及来自于使用针的可能感染等。注射前患者的医嘱通常有避免使用阿司匹林、非甾体类抗炎药、维生素 E 等,以免出血和淤青。淤青在鱼尾纹区域尤为明显,因为此处血管位于表层并且皮肤较薄。治疗多汗症时每个区域需要注射 10～15 次[17],因此在这种情况下注射位点的疼痛是主要问题。

厌氧菌肉毒杆菌菌株产生 7 个典型的肉毒菌素异构体(A、B、C1、D、E、F、G)。目前,在美国和全球批准使用的有 A 型和 B 型。所有类型的肉毒菌素均是通过抑制外周神经肌肉接头的乙酰胆碱释放,从而阻断胆碱能神经传递发挥作用[4]。全长的肉毒菌素 A 是一个非活性的单链多肽,大小为150kDa,随后在发酵液中被蛋白酶裂解,产生含 1 个 100kDa 重链和 1 个50kDa 轻链的双链活性分子,双链之间通过非共价相互作用和一个双硫键连接[18]。重链在肉毒菌素进入神经细胞时起细胞结合、内在化和转位的作用,而轻链起位点专一金属蛋白酶的作用。肉毒菌素作用于腺体分泌、非自主性平滑肌和横纹肌的胆碱能神经末梢,但对心肌不起作用。在神经肌肉接头信号传递中,神经元突触前的乙酰胆碱囊泡必须释放到突触间隙。在横纹肌中,神经递质与肌肉平板上的特异性受体结合后,打开 Na^+ 通道,导致去极化和相邻的横纹肌收缩。乙酰胆碱的释放需要可溶性 N - 乙酰马来酰亚胺敏感的融合黏附蛋白(soluble N-ethylmaleimide-sensitive fusion attachment protein receptor,SNARE)的参与,它介导了突触囊泡与神经元细胞膜的融合[19]。SNARE 蛋白结构是乙酰胆碱囊泡胞吐作用中细胞内膜融合所必需的机械中心。SNARE 复合物至少由 5 个蛋白组成,在外排过程中起不同作用。例如,VAMP(囊泡相关膜蛋白)也称为突触素,与突触囊泡相联系;而 SNAP – 25 与突触膜相联系。在神经元动作电位的影响下,Ca^{2+} 通道开放,Ca^{2+} 与 SNARE 蛋白结合,这引起它们自动组装成一个可溶性的五聚体,并转移到神经元细胞膜,然后 SNARE 复合物能使乙酰胆碱囊泡与细胞膜融合[20]。释放到突触间隙的囊泡越少,导致肌纤维收缩的动作电位产生的可能性就越低。肉毒菌素抑制乙酰胆碱外排是暂时的,神经传递不久就会恢复。

纯化的 RTT150 毒素(150kDa)与毒素复合物的组成不同,毒素复合物在市场上称为 BOTOX® 和 BOTOX® 化妆品(有 150kDa 毒素和几个细菌附属蛋白组成的 900kDa 的复合物)。与其他市场化产品不同[17],RTT150 不由人血清白蛋白、血球凝集素或其他人或动物来源的成分组成。RTT150 的结构对发展 CPP 药物是重要的,因为任何有选择性地干扰、结合或产生功能域的步骤,都可能使产品无效,因此,需使用一个离子性而不是共价键的结合方法,在一定条件下,使 CPP 与 RTT150 自组装形成完整的复合物。尽管尺寸大小和其他物理性质会影响自组装颗粒,使其在药物动力学和药效学方面有很大的不同,但较大的、已经市场化的 900kDa 复合物也存在相似的问题。

2. RT001

RT001 中有效的药物成分是纯化的 150kDa BoNTA,来源于肉毒菌素的水溶性药品 RTT150。RT001 由纯化的 RTT150 组成,与包含有 CPP 样穿透促进肽的 RTP004 形成组方。这个产品中肽进行离子化自组装,并能使毒素透皮转运。RTP004 是一条合成的单链,包含 35 个 L – 氨基酸。RTP004 多肽的理论分子量是 4 698Da。以下是其完整的序列:

Arg – Lys – Lys – Arg – Arg – Gln – Arg – Arg – Arg – Gly – **Lys – Lys – Lys – Lys – Lys – Lys – Lys – Lys – Lys – Lys – Lys – Lys – Lys – Lys – Lys** – Gly – Arg – Lys – Lys – Arg – Arg – Gln – Arg – Arg – Arg。

RTP004 序列的显著特征是包含了两个类型的区域。第一类区域是由 15 个连续的赖氨酸组成的核心区,每个赖氨酸均带有正电荷[21]。这个电荷区的目的是与 RTT150 蛋白(肉毒菌素 A)阴离子表面形成的非共价静电相互作用。

与大多数生物活性蛋白相同,RTT150 在水溶性环境中以阴离子形式维持自身的四级结构,这保证了它在体内相互作用的特异性。RTP004 的阳离子核通过非共价键与 RTT150 形成 RT001,即 Revance 局部复合物(图 39 – 1)。阳离子核长度的选择是被精心设计的,在本章中将进一步讨论。

RTP004 的第二类区域是蛋白转导区（protein transduction domain, PTD），该区与肽的透皮转运有关。RTP004 中的 PTD 是来自 TAT 蛋白的 49～57 位氨基酸残基，有详细和权威的资料支持该 PTD 的应用。

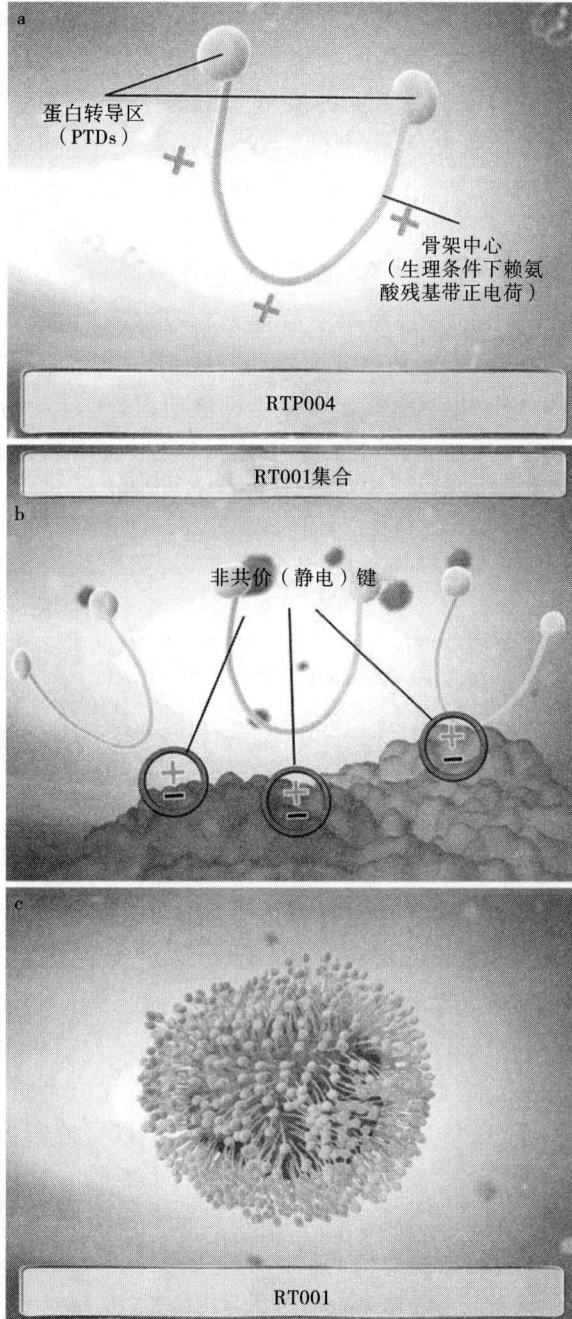

图 39-1　研究中的药物 RT001。RTP004 的阳离子核与 RTT150 非共价键连接后形成 RT001

2.1. 关于正电荷为核心的设计思路

　　为了使包含 1 个治疗性活性分子（如肉毒菌素）和 CPP 载体形成自组装

颗粒,须使用非共价键方式。对生物活性蛋白而言,由于蛋白表面经常带有保守的高密度负电荷氨基酸,因此离子键显得尤为重要。CPP 通过离子间的相互作用与连接物结合在一起,离子的相互作用力是自组装颗粒性质的第一个决定因素。对一个特定的 CPP 和连接物而言,CPP 载体上阳离子数目的变化可改变穿透的效率和深度。例如,CPP 上阳性氨基酸链越长,则使标记物或负载物有更深的渗透。根据这些重要的发现,开发出的能检测功能性肉毒菌素穿透力的体内系统也证实了这个观点。

为了证明阳离子核的长度对肉毒菌素透皮转运的影响,曾构建出了几个肽载体。筛选这些载体与标记物形成复合物后,在动物模型中局部用药观察毒素的功能。将不同长度的多聚阳离子与 PTDs 共价连接后(如 R_9),与没有 PTD 的多聚阳离子或毒素自身进行对比。在这个试验中,使用商业化的 900kDa 肉毒菌素复合物(BOTOX®,艾尔康)作为负载物。根据生产商的说明使用 BOTOX®。在每个试验中,加入过量的多聚阳离子从而使最终复合物呈阳性。根据预试验确定最佳比例(资料未显示)。在所有组别中 BOTOX® 剂量相同,并且在局部应用与复合物相同的总量和 pH。制备的样品见表 39 - 1。

表 39 - 1 制备的样品

组别	PTD	多聚阳离子的 MW	毒素剂量(U)
K125PTD	是	125 000	2
K30PTD	是	30 000	2
K125	否	125 000	2
对照	否	无	2

所有动物模型的操作方案均由 IRB 批准,并与 NIH 和研究所指南的所有操作法规和使用标准相一致。在试验研究中,所有观察者对具体的组别均不知情。动物在处理过程中通过吸入异氟烷麻醉。然后将 C57/6 小鼠(每组 4 只)从脚趾到大腿中部涂抹剂量为 400mcL 的复合物。两侧均给药,但每侧药物不同。不对动物进行脱毛。初始治疗 30min 后,根据偏向分数评估给予 BOTOX® 后,评估足部活动的数字偏向能力[22],同时观测小鼠的活动。两个不知情的观察者分别将数字偏向分数(DAS)做成表格。使用 Stat-View® 软件中的单向 ANOVA 重复测定分析每组的平均值和标准误差。表39 - 2 是单次局部给药后的平均数字偏向分数,图 39 - 2 是给药的代表性图片。结果显示,Revance 多肽载体 KNR 与对照组相比,可显著性地运送BOTOX® 通过皮肤。另外 3 个独立重复的试验也证实了以上结果,并显示了局部给予 BOTOX® 与空白对照组之间无显著差异。有趣的是,小鼠持续朝瘫痪侧活动。

表 39 – 2 给予不同药物后的数字偏向计数

组别	平均值	标准误
K125R	3.333	0.333
K30R	0.500	0.100
K125	0.333	0.333
对照	0.397	0.150

$P = 0.0351$(95% 显著性)

小鼠单次局部给予 BOTOX® 和分子量为 125 000 或 3 000 的聚 – L – 赖氨酸与 PTD 的连接物(K125R 或 K30R),BOTOX® 和多聚阳离子(K125)对照或空白对照(仅使用单独和未处理的 BOTOX®)

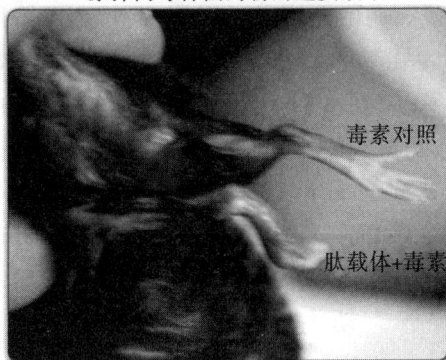

图 39 – 2 涂抹肉毒菌素的透皮效果。用 BOTOX® 和多聚阳离子对聚赖氨酸或 BOTOX® 自身(毒素本身)处理后,后肢能够移动(提起时有防御反应),但用 BOTOX® 和 Revance 肽载体 KNR(肽载体 + 毒素)处理的后肢不能移动

由于化妆品和多汗症的靶位相对较浅,在设计 RTP004 阳离子核心长度时,倾向于表皮转运,因此选择使用较短的阳离子核心而不是长的肽链。如果在可选择性的、无生命危险的情况下,首选靶向表皮和更安全的传递系统。

临床使用 RT001 时,主要的设计思路是安全性高于有效性。因此,需要一个可降解的序列。L 型氨基酸适用于这种序列,整个序列可被胰酶和血清降解。这些作用可使用凝胶电泳和 HPLC 法通过时效和剂量研究进行验证。图 39 – 3 显示了全部序列可被胰酶降解。由此证明,RTP004 的序列是能够在有胰酶活性的器官和血清中安全降解的序列。

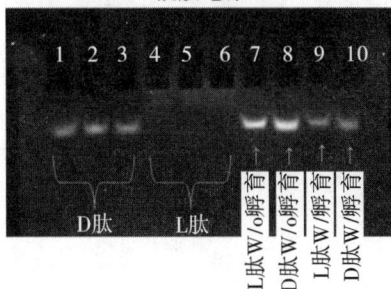

图 39 – 3 凝胶电泳显示胰酶可降解 RTP004

2.2. 对 PTD 序列的设计思路

　　载体阳离子片段的长度对维持负载物活性没有影响,而 CPP 的性质可能影响负载物的转运性质。为了验证 PTD 的性质对肉毒菌素透皮转运的影响,构建出了几个多肽载体并进行筛选,随后在动物模型中检验它们的透皮转运功能。在这个试验中,分子量为 21 000 的聚 L - 赖氨酸与 PTD 连接,这个 PTD 是 TAT 最小的 PTDs 或是 9 个氨基酸的精氨酸(R_9)。以生理盐水为对照,以商业化的 900kDa A 型肉毒菌素(丽舒妥®)为负载物。将体重为 19 ~ 20g 的雌性 C57/6 小鼠用异氟烷麻醉后,后肢被涂抹上溶液(表 39 - 3)。动物苏醒后,用 DAS 值计数后肢肌肉的松弛程度。

　　制备灭菌的生理盐水溶液。多肽载体用生理盐水溶液配制成 1mg/mL 的浓度。用 3mL 的一次性注射器吸取 2.5mL 的丽舒妥®(500U)。将 30U 的丽舒妥® 与肽载体(150μL 的丽舒妥® 加入到 75μL 的肽 A、肽 P 和肽 R 中)加入到离心管中,室温下放置 5min,形成复合物。动物用 1.5% 异氟烷与 O_2 的复合气体麻醉,然后腹腔注射 0.05mL 啮齿类动物的人工冬眠合剂 (3.75mL 100mg/mL 氯胺酮、3.00mL 20mg/mL 甲苯噻嗪及 23.25mL 生理盐水)。麻醉后,将小鼠随机分组(每组 3 只)。使用枪头将药物溶液涂在小鼠后肢上。保存动物本底和处理后的照片、动物苏醒的录像以及苏醒后的 DAS 值。数据用平均值和标准误表示,然后使用 StatView® 软件对每组进行统计学分析。使用单因素 ANOVA 重复试验和 post hoc 检验在 95% 可信限进行显著性对比。使用 DAS 值记录足部活动分数,0 分说明是正常的足部活动(无肌肉弱化现象),4 分则表示足部活动降低程度最大(肌肉弱化程度最大)。

　　将 3 个不同的比较进行统计学分析,结果见表 39 - 4。平均 DAS 值显示,药物组和对照组之间有肌肉弱化或瘫痪程度明显不同。表 4 说明局部涂抹的丽舒妥® 与对照组相比,瘫痪程度也有显著的统计学差异($P = 0.0001$)。苏醒后,动物朝向瘫痪侧转圈。由此证明,TAT - PTD 在运送肉毒毒素中有符合预期的分布、动力学和局部用药性质。

表 39 - 3　受试化合物和肽的透皮载体

组别	受试化合物
TAT	30U 丽舒妥
R_9	30U 丽舒妥
对照	生理盐水

表 39 - 4 足部活动分数 - DAS 值

组别	平均值	标准误
TAT	2.500	0.267
R_9	1.000	0.189
对照	0.333	0.333

在给药后 30min 计算每组的平均值和标准误；$P = 0.0001$（显著性达 95%）

3. 含有 CPP 的 RTP004 肽与肉毒菌素结合后性质的确定

根据肽的长度不同，RTP004 携带的负载物有不同的穿透深度。肽越长穿透越深。在 RTP001 中，RTP004 转运毒素到达中皮层——相对浅显的靶位以消除鱼尾纹或治疗多汗症。局部用多肽时须安全性高于有效性。药理学研究集中于体外 RTP004 介导的 RTT150（使用标记的 RTT150）的透皮量，以及体内使用小鼠 DAS 检测和小鼠肌力测试。正在进行的补充试验包括动力学性质的作用和多次给予动物 RT001 后去神经支配和恢复神经支配的程度。这些研究有助于长期毒性试验的试验设计和用药次数的安排。

3.1. 添加或不添加 RTP004（RTP001 ~ RTP004）的生物素化 RTT150 的透皮量

这个研究的目的是检验 RTT150 自身或与 RTP004 混合后在 Franz 槽中的透皮量。将 RTT150（每个孔 0.05μg）进行生物素修饰，检测与 RTP004（0.055μg）混合的生物素化 RTT150（每个孔 0.05μg）的透皮量。在 Franz 槽中放入新鲜切割的活猪皮，每槽中均加入 200mL 的受试混合物（$N = 4$）。Franz 槽运行 4h，每小时换一个方向。酶联免疫吸附测定（ELISA 法）分析通透液中的结果，通过检测通透液中毒素的百分比确定毒素的转运量。RTT150 和 RTP004 的复合物与 RTT150 本身相比，前者比 RTT150 的通透量明显增高，结果见图 39 - 4，说明 8% ~ 9% 的给药量能够通过皮肤进入槽内的液体中。但有时在缺乏 RTP004 时也能测到有毒素通透，这是由于测定时本底信号的影响。

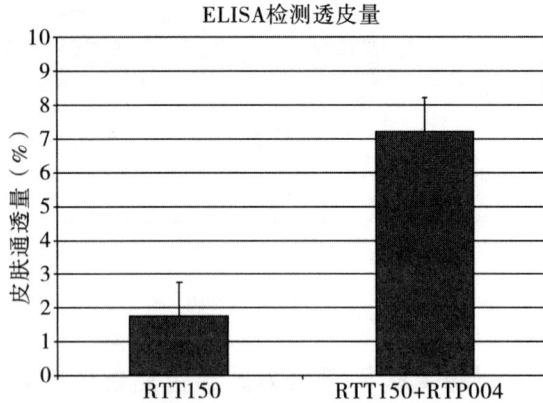

图 39-4　ELISA 测定复合物的透皮量。通过通透液中生物素标记物的百分比表示毒素转运率

3.2. RT001 的透皮量

这个研究的目的是使用 Franz 槽检测 RT001 的透皮量。前面的试验是使用生物素标记的 BoNTA(副标题 3.1),而这个试验较为简单,但可产生较高的本底水平,但计算出的通透率过高。这个方法可直接测定未标记的 BoNTA。将新鲜切割的活猪皮置于槽内,每槽加入 190mcL 的受试混合物(每个受试液有 10 个槽)或 711U(大约 4ng)的 RT001,以加入 RTD006 的槽作为对照。Franz 槽运行 6h,每小时换一次方向。

Alpha-LISA 法是使用 BoNTA 抗体进行定量检测通透液中毒素的方法。用通透量占给药量的百分比表示毒素流量。不同的试验者在重复试验中的结果表明,在 6h 给药期间,透皮量占给药量的 3%~6%。图 39-5 显示的是一次试验结果。

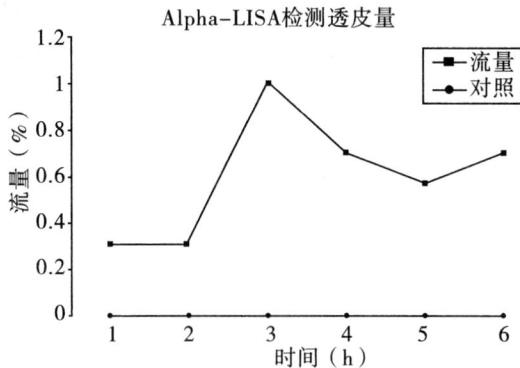

图 39-5　Alpha-LISA 透皮量的测定。对照组在任何时间点均未检测到

临床研究开始前,在小鼠 DAS 偏瘫模型中验证了药物主要分布于小鼠的腓肠肌表层,并且使用单次收缩和强直刺激对小鼠肌肉力进行了非临床的定量测定(资料未显示)。

4. 临床试验

Revance 公司正开发一个局部药品——RT001(A 型肉毒菌素局部软膏)以治疗中到重度的 LCLs 和严重的原发性腋窝多汗症。预期的临床效果是暂时消除 LCLs 和暂时减少汗液。

至今 RT001 的安全性和有效性已在 6 个临床试验中进行(5 个 LCLs 试验和 1 个多汗症试验)。每个皱纹区给予 100U、300U、500U、750U 和 1 000U 剂量,均未出现明显的安全问题。两个 I 期临床试验是局部给予 900kDa BoNTA 或 Revance 制备的多肽制剂治疗 LCLs;一个实验室在墨西哥(试验方案为 RTI002 - CF - 001),使用商业化的 BOTOX® 化妆品;另一个实验室在韩国,使用商业化的 Neuronox®;在治疗原发性腋窝多汗症方面,正在进行一个研究者发起的预试验——使用商业化的 BOTOX® 和 Revance 公司制备的一个肽制剂。

4.1. RT001 治疗鱼尾纹:美国 I 期安全性和耐受性研究(RT001 - CL004CF)

这个研究的目的是评价 RT001 的刺激性和敏感性,局部和系统的安全性以及 RT001 的系统免疫原性。每一个受试者接受两个检测药物:RT001 300U(受试药)和 RTD800(安慰剂)。受试者的一侧前臂上给予 RT001,另一侧则给予 RTD800。研究分为 3 个时相:诱导期(0 ~ 28d),在第 0 天、14 天、28 天在前臂给予药物;静止期(29 ~ 41 天)不进行任何处理;挑战期(42 ~ 56 天),在第 42 天进行第 4 次(最后一次)给药。在第 2 天、16 天、30 天、44 天、45 天(如果需要)和 56 天(研究结束)测定皮肤敏感性。所有的前臂在用药后,均用防水透气膜包裹 30min。安全性评价包括皮肤刺激性和敏感性评价、临床症状描述、不良反应、临床实验室检测、ECG、血清 BoNTA 抗体和肌肉握力。在实验室检测的补充试验中,测定了血清中 RTP004 抗体。

试验期间没有中断的受试者,也没有系统性不良反应的报道,仅有 2 个暂时的、绝对有关的副作用(丘疹和皮肤瘙痒),这 2 例出现了可能相关的轻度关节痛(发生在 2 周后),但在 24h 内解决,其中一个受试者出现了轻度反应,也在 24h 内解决。没有明显的证据表明有出现皮肤敏感性的倾向,也没有引起累积刺激。此外,受试药对肌肉握力、凝血酶原时间或 ECG 结果没有影响。最后,没有发现临床明显的系统和局部异常,受试者均没有 BoNTA 阳性抗体,也没有与 RTP004 反应的抗体。

该 Ⅰ 期临床试验不仅说明了 RTP004 在设计上的合理性,也说明了含有 CPP 的肽如 RTP004 能够安全地应用于临床,至少在低敏感皮肤和较粗糙肌肉上应用时,不会出现刺激性和过敏反应。

4.2. RT001 与不同浓度的 RTP004 消除鱼尾纹的 Ⅱ 期临床研究(RT001 - CL003CF)

这个研究的目的是评估复合物在透皮转运中 CPP 的必要性,以及 RT001 对敏感靶区的安全性。将总共 77 个轻到重度 LCLs 的受试者随机分为两组,一组接受 300U 的 RT001 与不同稀释浓度的 $0.5\mu g/0.5mL$、$2.0\mu g/0.5mL$、$4.5\mu g/0.5mL$ 的 RTD005 组成的复合物,或 RTD800 安慰剂对照(第一组);另一组接受 300U 的 RT001 与不同稀释浓度的 RTD005(每 0.5mL 有 $6.0\mu g$、$7.5\mu g$、$10.5\mu g$)组成的复合物,或者 RTD800 安慰剂对照(第二组)。每一侧 LCA 均用防水透气膜密封 30min。检测指标包括最大微笑程度和安静时的面部鱼尾纹的数量。1 级或较大程度的改善原本的鱼尾纹被认为成功。安全性检测包括不良反应、皮肤刺激和敏感性、眼部刺激、临床实验室检测和颅神经 Ⅱ ~ Ⅶ 功能的评估。

共 49 个受试者(63.6%)出现了 1 个或更多与研究相关的不良反应,在严重程度上为轻或中度。最常见的不良反应是神经系统失调(32.5%,绝大多数是非自主肌肉收缩),给予位点的总体不适(26.0%,大多数是细小红斑23.3%),皮肤和组织不适(16.2%,红斑、疼痛和烧灼感)以及眼部不适(13.0%,典型的眼部刺激、眼部疼痛或异物)。最普遍的系统性反应是头痛(2.6%)。在临床实验室检查中没有出现显著的改变,并且对颅神经Ⅶ的检查中,没有受试者出现异常。

受试者中,安静时绝大多数 LCAs 有 1 分或 2 分的改善,绝大多数在最大微笑程度时 LCAs 也有 1 分的改善。与安慰剂组相比,RT001 的 $7.5\mu g/0.5mL$组的效果最好,安静时有 2 分的改善,最大微笑时有 1 分的改善;在RT001 的 $6.0\mu g/0.5mL$ 组中,最大微笑时也改善了 1 分。结果见图 39 - 6 所示,这个研究不仅说明了 RTP004 在复合物中是必需的,而且在有一定量的负载物时,它必须在靶区有足够的浓度才能达到预期的结果,这个发现与非临床的资料一致,并且也表明了外用的大分子负载物不能顺利通过皮肤,必须有 CPP 的协助才能进行局部透皮转运。同时,RTP004 的阈浓度是这个研究中一个有趣的发现。如同在不敏感部位进行的 Ⅰ 期临床研究中,RT001 呈现出明显的安全性,尤其当考虑到 CPP 是与对人类有强烈毒性的毒素连接。这些结果证明了以往讨论的 RTP004 安全方面的设计,甚至应用于眼部细腻肌肉和敏感皮肤中时也具有合理性。

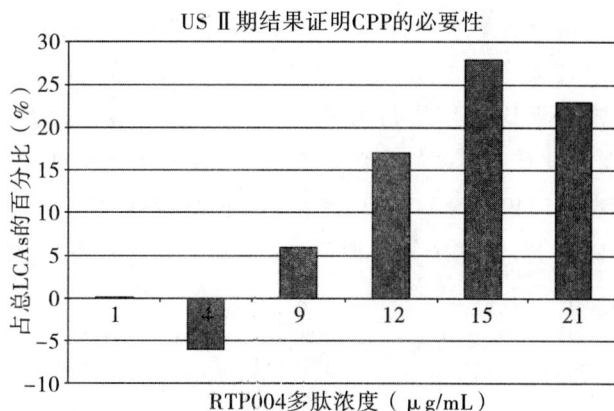

图 39-6　在美国 RT001-CL003CF 的 II 期临床试验结果。RTP004 的浓度须在阈值水平或以上,才能运送毒素通透皮肤

4.3. RT001 局部凝胶的安全性概况

目前所有的安全性资料都来自于 257 个受试者参与的 4 个 LCL 研究。其中 227 个受试者在每个治疗部位接受 100～2 000U 的 RT001,11 个接受肽稀释液(RTD800)。结果显示,90 个受试者(35.0%)出现 1 个或更多与治疗相关的不良反应,其中包括 75(33.0%)个接受 RT0001 的受试者、3 个(27.3%)接受 RT006 溶媒对照的受试者,12 个(63.2%)接受 RTD800 安慰剂稀释液的受试者。最普遍的不良反应是给予部位不适(15.6%)、神经系统失调(14.0%)和眼部不适(7.7%)。在与治疗有关不良反应的发生率上,RT001 和安慰剂组没有出现明显的差别。许多受试者发生的严重程度为轻或中度,但 3 个受试者出现了严重的不良反应。最普遍的中度不良反应是非自主性肌肉收缩(20 个受试者)和应用位点的红斑(6 个受试者)。在 RT001-CL001CF 试验中,严重的症状是应用位点红斑和背痛,而 RT001-CL003CF 试验中是鼻出血,这些均与治疗研究无关。没有发现更加严重的不良反应,也没有受试者由于不良反应而中断试验。在临床实验室的检查结果中,没有出现明显的临床安全性问题,皮肤和眼部刺激也很少发生,并且通常是瞬时、局部和轻微的反应。

4.4. 研究者主导的 A 型肉毒菌素临床试验用于治疗原发性腋窝多汗症

一位研究者主导的预试验是针对原发性腋窝多汗症,目前已在美国的一个单独的中心进行,受试药是商业化的 BOTOX® 和 Revance 多肽稀释液[23]。12 个在 5min 内汗液量至少为 5mg 的成年受试者参与了这个试验。每个受试者以自身为对照,随机地、在不知情的情况下被选择一个腋窝作为治疗部位。受试药与 Cetaphil® 软膏混合在腋窝中应用,并保持 60min。治疗后第 4 周对受试者进行检测。

治疗后第 4 周,BOTOX® 治疗组的腋窝产汗量平均降低了 65.3% ,比对照组腋窝降低了 25.3% ,两者有显著性差异($P < 0.05$)。BOTOX® 治疗组腋窝的平均产汗量与对照腋窝的比率在本底时为 1.3,在治疗后第 4 周为 0.8。没有出现系统性的不良反应,仅有 4 例出现局部的不良反应,但全部发生在对照组腋窝。不良反应有毛囊炎、触痛、红斑、湿疹(在离腋窝 2cm 的背部躯干上)。这个结果说明局部应用 BoNTA 是安全的,可能对治疗腋窝多汗症是有效的。

对 CPP 未来发展更重要的是,CPP 肽的安全性和有效性并不仅针对面对皮肤,也可用于毛囊和汗腺密度高的皮肤。由于多汗症中存在高水平的皮肤水合作用和生理屏障,所以在这些部位输送药物应尤其引起重视。

4.5. RT001 和增加 RT001 量消除鱼尾纹的美国 II 期临床研究(RT001 – CL006LCL、RT001 – CL010LCL 和 RT001 – CL015LCL)

这个研究的目的是在进行 LCLs 治疗时,评价增加 RT001 剂量的安全性和有效性。通过 3 个独立的Ⅲ期研究,将中到重度 LCLs 的 306 个成年受试者随机分组:接受稀释液对照($N = 104$)或接受以下剂量毒素(U)的 RT001 和 9.0μg/mL 的 RTP004:300U($N = 26$)、500U($N = 22$)、1 000U($N = 72$)或 2 000U($N = 82$)。美国多地已开展了这项研究。受试者的每一个 LCA 单次给予 0.5mL 受试药,纱布包裹 30min,随后全部受试者在第 14 天和 28 天,在一些病例中的第 7 天、21 天、60 天、90 天进行检测。检测包括不良反应、临床实验室检查、ECG、皮肤和眼部刺激性评价、颅神经Ⅱ ~ Ⅶ评价以及 IGA – LCL – 安静和 IGA – LCL – 微笑的严重程度。副作用的特点是轻微、瞬时和局部。比较普遍的副作用是给药位点不适和神经系统症状。神经系统症状有烧灼感、面部僵硬(在对照组中有 2 例)和头痛。所有病例的皮肤或眼部刺激都是轻微的。实验室和 ECG 结果中没有明显的临床改变。

这个研究认定的有效性是在 TGA – LCL – 安静分数中有 2 分的改善。剂量组的补充结果见图 39 – 7。结果不仅显示在统计学上明显有效,而且也呈现出量效关系。在此,以Ⅰ期和Ⅱ期临床研究为基础,尤其考虑到所用的 CPP 是与升高剂量对人类有强烈毒性的毒素相连接,RT001 展现出明显的安全性。因此,证明了 CPP 多肽配方的设计是合理的,可在眼周细腻肌肉和敏感皮肤上提高毒素的剂量以达到治疗效果。总之,本章论述了 PTD 通过非共价键连接活性治疗分子,并通透皮肤达到治疗效果的临床有效性。

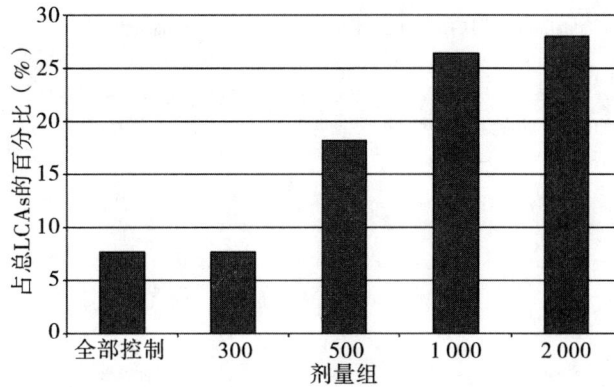

图 39 - 7　美国 Ⅱ 期剂量组试验（RT001 - CL006LCL、RT001 - CL010LCL 和 RT001 - CL015LCL 的补充结果）。有效性被认定为在单次给予 28d 后，IGA - LCL - Rest 分数提高了 2%

参考文献

[1] Scott AB. Botulinum toxin injection of eye muscles to correct strabismus. *Trans Am Ophthalmol Soc*,1981,79:734-770.

[2] Hallett M. One man's poison-clinical applications of botulinum toxin. *N Engl J Med*,1999, 341:118-120.

[3] Spencer JM, Botulinum Toxin B. The new option in cosmetic injection. *J Drugs Dermatol*,2002,1:17-22.

[4] Carruthers A,Carruthers J. Botulinum toxin type A. *J Am Acad Dermatol*,2005,53:284-290.

[5] Carruthers J, Carruthers A. The evolution of botulinum toxin type A for cosmetic applications. *J Cosmet Laser Ther*,2007,9: 186-192.

[6] Carruthers J,Carruthers A. Treatment of glabellar frown lines with C. botulinum-A exotoxin. *J Dermatol Surg Oncol*,1992, 18:17-21.

[7] Carruthers J, Fagien S, Matarasso SL, et al. Consensus recommendations on the use of botulinum toxin type A in facial aesthetics. *Plast Reconstr Surg*,2004,114:1S-22S.

[8] The American Society for Aesthetic Plastic Surgery. Cosmetic Surgery National Data Bank. 2006 statistics, 2007.

[9] Bushara KO, Park DM, Jones JC, et al. Botulinum toxin-a possible new treatment for axillary hyperhidrosis. *Clin Exp Dermatol*,1996,21:276-278.

[10] Schnider P, Binder M, Berger T, et al. Botulinum A toxin injection in focal hyperhidrosis. *Br J Dermatol*,1996,134:1160-1161.

[11] Naumann M, Hofmann U, Bergmann I, et al. Focal hyperhidrosis: effective treatment with intracutaneous botulinum toxin. *Arch Dermatol*,1998,134:301-304.

[12] Heckmann M, Ceballos-Baumann AO,Plewig G. Botulinum toxin A for axillary hyperhidrosis (excessive sweating). *N Engl J Med*,2001,344:488-493.

[13] Naumann M, Lowe NJ. Botulinum toxin type A in treatment of bilateral primary axillary hyperhidrosis: randomised, parallel group, double blind. placebo controlled trial. *BMJ*,2001,323:596-599.

[14] Lowe NJ, Lask G, Yamauchi P, et al. Bilateral, double-blind, randomized comparison of 3 doses of botulinum toxin type A and placebo in patients with crow's feet. *J Am Acad Dermatol*,2002,47:834-840.

[15] Lowe NJ, Ascher B, Heckmann M, et al. BOTOX Facial Aesthetics Study Team. Double-blind, randomized, placebo-controlled, dose-response study of the safety and efficacy of botulinum toxin type A in subjects with crow's feet. *Dermatol Surg*,2005,31:257-262.

[16] Matarasso SL,Matarasso A. Treatment guidelines for botulinum toxin type A for the periocular region and a report on partial upper lip ptosis following injections to the lateral canthal rhytids. *Plast Reconstr Surg*,2001,108:208-214.

[17] Allergan Inc. BOTOX Cosmetic (Botulinum Toxin Type A) Prescribing Information. Allergan:*Inc Irvine CA*,2006.

[18] Aoki KR,Guyer B. Botulinum toxin type A and other botulinum toxin serotypes: a comparative review of biochemical and pharmacological actions. *Eur J Neurol*,2001, 8: 21-29.

[19] Grumelli C, Verderio C, Pozzi D, et al. Internalization and mechanism of action for clostridial toxins in neurons. *Neurotoxicology*,2005,26:761-767.

[20] Dutton JJ, Fowler AM. Botulinum toxin in ophthalmology. *Surv Ophthalmol*, 2007, 52: 13-31.

[21] Ford KG, Souberbielle BE, Darling D, et al. Protein transduction: an alternative to genetic intervention. *Gene Ther*, 2001, 8: 1 – 4.

[22] Aoki KR. A comparison of the safety margins of botulinum toxin serotypes A. B and F in mice. *Toxicon*, 2001, 39: 1815 – 1820.

[23] Glogau RG. Topically applied botulinum toxin type A for the treatment of primary axillary hyperhidrosis: results of a randomized, blinded, vehicle-controlled study. *Dermatol Surg*, 2007, 33: 76-80.